# HANDBUCH DER INNEREN MEDIZIN

BEGRÜNDET VON

L. MOHR UND R. STAEHELIN

HERAUSGEGEBEN VON

H. SCHWIEGK

MÜNCHEN

ACHTER BAND

## NIERENKRANKHEITEN

SPRINGER-VERLAG BERLIN HEIDELBERG GMBH 1968

# NIERENKRANKHEITEN

FÜNFTE VÖLLIG NEU BEARBEITETE
UND ERWEITERTE AUFLAGE

HERAUSGEGEBEN VON

**H. SCHWIEGK**

MÜNCHEN

## TEIL 3

BEARBEITET VON

N. ALWALL · F. ARNHOLDT · D. BECK · H. BICKEL
A. LABHART · F. LINNEWEH · H. LOSSE · G. A. MARTINI
E. MATOUSCHEK · J. MOELLER · E. RITZ · W. SCHEITLIN
E. SCHMIEDT · W. SIEGENTHALER · N. ZÖLLNER

MIT 134 ZUM TEIL FARBIGEN
ABBILDUNGEN

SPRINGER-VERLAG BERLIN HEIDELBERG GMBH 1968

ISBN 978-3-642-95039-1 ISBN 978-3-642-95038-4 (eBook)
DOI 10.1007/978-3-642-95038-4

 Library of Congress Catalog Card Number 52-37168.
Softcover reprint of the hardcover 5th edition 1968



Titel-Nr. 5595

# Inhaltsverzeichnis

Spezielle Pathologie,
Klinik und Therapie der Nierenkrankheiten

# Mitarbeiterverzeichnis von Band VIII/3

ALWALL, N., Prof. Dr., Medizinische Universitätsklinik B (Nierenklinik), Lund (Schweden)

ARNHOLDT, F., Priv.-Doz. Dr., Urologische Klinik, Katharinenhospital, 7000 Stuttgart 1, Kriegsbergstr. 60

BECK, D., Dr., Medizinische Universitäts-Poliklinik, Kantonsspital, Rämistraße 100, CH-8006 Zürich

BICKEL, H., Prof. Dr., Universitäts-Kinderklinik, 6900 Heidelberg 1, Hofmeisterweg 1—9

LABHART, A., Prof. Dr., Medizinische Universitätsklinik, Kantonsspital, Rämistraße 100, CH-8006 Zürich

LINNEWEH, F., Prof. Dr., Universitäts-Kinderklinik, 3550 Marburg/Lahn, Deutschhausstr. 12

LOSSE, H., Prof. Dr., Medizinische Universitäts-Poliklinik, 4400 Münster (Westf.), Westring 3

MARTINI, G. A., Prof. Dr., Medizinische Universitätsklinik, 3550 Marburg/Lahn, Mannkopffstraße 1

MATOUSCHEK, E., Priv.-Doz. Dr. Dr., Urologische Klinik der Universität, 8000 München 15, Thalkirchner Straße 48

MOELLER, J., Prof. Dr., Städtisches Krankenhaus, Medizinische Abteilung, 3200 Hildesheim 2, Weinberg 1

RITZ, E., Dr., Medizinische Universitäts-Klinik, 6900 Heidelberg 1, Bergheimerstr. 58

SCHEITLIN, W., Dr., Medizinische Universitätsklinik, Kantonsspital, Rämistraße 100, CH-8006 Zürich

SCHMIEDT, E., Prof. Dr., Urologische Klinik und Poliklinik der Universität, 8000 München 15, Thalkirchner Straße 48

SIEGENTHALER, W., Prof. Dr., Medizinische Universitäts-Poliklinik, Kantonsspital, Rämistraße 100, CH-8006 Zürich

ZÖLLNER, N., Prof. Dr., Medizinische Poliklinik der Universität, 8000 München 15, Pettenkoferstraße 8a

# Inhaltsverzeichnis des ersten Teiles

Physiologie, Pathologie und Diagnostik



Pathophysiologie und allgemeine Therapie der renalen Syndrome

# Inhaltsverzeichnis des zweiten Teiles

# Niere und Herzinsuffizienz

Von

**W. Siegenthaler, D. Beck** und **E. Ritz**

## I. Einleitung

Schon lange ist bekannt, daß die *hämodynamische Herzinsuffizienz mit Störungen der glomerulären und tubulären Nierenfunktion einhergeht.* Diese lassen sich zum Teil nur mit komplizierten, zum Teil dagegen mit einfacheren Untersuchungen erfassen. Zum Verständnis der beim Herzversagen gestörten Nierenfunktion sollen zunächst die hämodynamischen Veränderungen bei der Herzinsuffizienz und später deren Rückwirkungen auf die Nieren besprochen werden.

## II. Veränderung von Hämodynamik und hydromineralem Gleichgewicht bei Herzinsuffizienz

Die *Hämodynamik bei der Herzinsuffizienz* ist gekennzeichnet durch eine Verminderung des Herzminutenvolumens (HMV), eine Verlängerung der Kreislaufzeiten, eine Zunahme des totalen Blutvolumens, des enddiastolischen ventrikulären Druckes und des Venendrucks (Hegglin 1961, 1963, Lüthy 1961, Wollheim und Schneider 1963). Der Körperkreislauf wird sowohl vom Abfall des Minutenvolumens im Sinne des Forward-failure (Warren und Stead 1944, Merrill 1946, Merrill und Cargill 1948) als auch von der Rückstauung im venösen System im Sinne des Backward-failure (Frank 1895, Starling 1897, Straub 1914, 1916) betroffen. Diese Veränderungen sind für die Ingangsetzung zahlreicher Mechanismen verantwortlich (Siegenthaler 1961, Muller 1962), wobei denjenigen im Bereiche der Nieren eine wesentliche Bedeutung zukommt.

Eines der Leitsymptome der Herzinsuffizienz als *Folge des gestörten hydromineralen Gleichgewichts* ist die *Ödembildung.*

Zunächst scheint eine ganze Reihe von *peripher angreifenden Faktoren* den Austritt von Wasser und Elektrolyten aus der Blutbahn in den interstitiellen Raum zu begünstigen, bzw. deren Rückresorption zu erschweren. Dazu gehören ein erhöhter Venen- und Capillardruck, ein reduzierter kolloidosmotischer Druck des Plasmas, eine vermehrte Permeabilität der Gefäßwände und ein verminderter Gewebsdruck (Riva 1956, Thorn u. Mitarb. 1956).

Patienten mit isolierter Rechts- und kombinierter Links-Rechts-Insuffizienz zeigen regelmäßig eine *Vermehrung der extracellulären Flüssigkeit.* Während diese normalerweise etwa 20% des Körpergewichtes ausmacht, kann sie dann bis zu 66% betragen. Klinisch treten Ödeme in Erscheinung, wenn die Wasserretention 4—5 Liter erreicht hat (Fabre 1957, Friedberg 1956, 1957). Selbst wenn im Verlaufe der kardialen Behandlung die klinischen Insuffizienzzeichen vollständig verschwunden sind, bleibt das Volumen der extracellulären Flüssigkeit oft deutlich vergrößert (Maurice 1953, Farber und Soberman 1956, Fabre 1957, Chobanian u. Mitarb. 1961, Künzler 1961, 1962).

Bei Herzkranken geht diese Wasserretention der *Natriumretention* bis zu einem gewissen Grade parallel (SCHROEDER 1941). Gesteigerte Natriumzufuhr bewirkt eine Zunahme der Ödeme, Natriumentzug bringt sie zur Ausschwemmung (FUTCHER und SCHROEDER 1942). Das gesamte mit radioaktivem Natrium gemessene Körpernatrium ist bei Herzinsuffizienz gegenüber dem Normwert von 40 maeq/kg Körpergewicht (FORBES und PERLEY 1951) auf durchschnittlich 56,7 macq (WARNER u. Mitarb. 1952) bzw. 65,3 maeq/kg Körpergewicht (AIKAWA und FITZ 1955) erhöht. Da die Natriumvermehrung der extracellulären Flüssigkeit bei Herzinsuffizienz und die Wasserretention etwa im gleichen Verhältnis erfolgen, ist die Natriumkonzentration nicht verändert. Im Hinblick auf die Tatsache, daß die Zunahme der Natriummenge im Extracellulärraum geringer ist als die Zunahme des gesamten Körpernatriums, muß angenommen werden, daß das retinierte Natrium auch außerhalb des Extracellulärraumes abgelagert wird. Diese Annahme stimmt mit Untersuchungen überein, wonach bei Bestimmung des Natriumgehaltes in Muskelexzisaten beim Normalen ein Wert von 11,6 maeq, beim herzinsuffizienten Patienten dagegen von 21,7 maeq/100 g fettfreie Muskelsubstanz gefunden wurde (MOKOTOFF u. Mitarb. 1952).

Die Bereitstellung von Ödemmaterial durch die *positive Natrium- und Wasserbilanz* stellt eine conditio sine qua non für die Ausbildung der hypervolämischen kardialen Ödeme dar (SEYMUR u. Mitarb. 1942, NEWMAN 1949, SINCLAIR-SMITH u. Mitarb. 1949, SCHROEDER 1950, RAY u. Mitarb. 1954, SIEGENTHALER 1961, MULLER 1962). Damit rückt das für die Regulation des hydromineralen Stoffwechsels wichtigste Organ, die *Niere*, in den Mittelpunkt des Interesses.

# III. Auswirkungen der Herzinsuffizienz auf die Nierenfunktion

## 1. Störung der renalen Hämodynamik

### a) Methodische Hinweise

Im Rahmen der Beurteilung der Nierenfunktion bei Herzinsuffizienz spielen *Clearance-Bestimmungen* eine wesentliche Rolle. VAN SLYKE bezeichnet als Clearance diejenige virtuelle Plasmamenge, die in der Niere innerhalb einer gegebenen Zeit von einer bestimmten Substanz befreit wird (MÖLLER u. Mitarb. 1920).

Nach dem Fickschen Prinzip entspricht die Clearance einer Substanz, deren Extraktionsrate gleich 1 ist, dem realen *renalen Plasmadurchfluß*. Praktisch genügt dieser Anforderung am besten Paraaminohippursäure (PAH) mit einer Extraktionsrate von 0,94. Eine PAH-Clearance von weniger als 100 ml/min ist allerdings nicht mehr repräsentativ für die Nierendurchblutung (NIETH 1960, REUBI 1960).

Da die renale Extraktion von PAH bei Herzinsuffizienz nicht verändert ist, kann auch in diesem Falle die *PAH-Clearance* ($C_{PAH}$) als Maß der renalen Durchblutung (effektive renale Plasmadurchströmung) verwendet werden (GOLDRING und CHASIS 1944, MERRILL 1946, EDELMAN u. Mitarb. 1950, SMITH 1956, HIMBERT 1962). Der Normwert der $C_{PAH}$ beträgt beim Menschen um 646 ml/min (REUBI 1960). Infolge der physiologischen Rückbildungsvorgänge (Nephronenuntergang ?) fallen die Normwerte für die $C_{PAH}$ mit zunehmendem Alter ab. Über das Ausmaß dieser Einschränkung werden voneinander abweichende Angaben gemacht. In der vorliegenden Übersicht wird folgende Regressionsgleichung (NIETH 1960) verwendet:

$$C_{PAH} = 820 - (6{,}75 \times \text{Alter in Jahren}).$$

Da der Sauerstoffverbrauch der Nieren von der Größe ihrer Durchblutung weitgehend unabhängig sein soll, kann letztere außer mit der PAH-Clearance auch aus der *arterio-venösen Sauerstoffdifferenz* errechnet werden. Dabei ist allerdings das Einlegen eines Nierenvenenkatheters notwendig, was die praktische Bedeutung der Methode weitgehend einschränkt (WARREN u. Mitarb. 1944, MERRILL 1946, 1949).

Die Größe der *glomerulären Filtration* kann ebenfalls mit der Clearance-Methode bestimmt werden, wenn man dazu eine Substanz verwendet, die glomerulär filtriert, tubulär aber weder sezerniert noch rückresorbiert wird (HEIDENREICH 1959, REUBI 1960). Stoffe, welche diese Bedingungen weitgehend erfüllen, sind das *Inulin* (SMITH 1960) und das *Natriumthiosulfat* (GILMAN u. Mitarb. 1946). Der Clearancewert ($C_{Inulin}$ oder $C_{Thio}$) entspricht hier der glomerulären Filtration. Deren Normwert beträgt beim Menschen um 126 ml/min (SMITH 1960, REUBI 1960). Zur Berücksichtigung der altersbedingten Einschränkung wird für die Inulin-Clearance ebenfalls eine Regressionsgleichung angegeben (NIETH 1960):

$$C_{Inulin} = 153{,}2 - (0{,}96 \times \text{Alter in Jahren}).$$

Die Bestimmung der glomerulären Filtration und der renalen Plasmadurchströmung mit Hilfe der Clearance-Methode erlaubt auch eine Berechnung des in den Glomerula filtrierten Plasmaanteils, der sog. *Filtrations-Fraktion* (REUBI 1960). Sie ergibt sich aus dem Quotienten von glomerulärer Filtration und effektiver renaler Plasmadurchströmung:

$$\text{Filtrationsfraktion} = \frac{C_{Inulin}}{C_{PAH}}.$$

Der Normwert liegt im mittleren Alter um 20% bzw. 0,20, im jugendlichen sowie im höheren Alter dagegen um 17% bzw. 0,17 (KLÜTSCH u. Mitarb. 1962).

Als *Nierenfraktion* bezeichnet man den prozentualen Anteil der Nierendurchblutung am Herzminutenvolumen. Bei Gesunden beträgt er 20—25% (SCHWIEGK und RIECKER 1960, MERRILL 1961, KLÜTSCH u. Mitarb. 1962).

## b) Untersuchungsergebnisse

An Hand von neun *eigenen Fällen* (BECK 1964, BECK und SIEGENTHALER 1964) haben wir versucht, einige Zusammenhänge zwischen Herzinsuffizienz und Nierenfunktion zu untersuchen, und zu den Angaben der Literatur Stellung zu nehmen. In erster Linie stützten wir uns dabei auf Clearance-Untersuchungen, die bei unserem Krankengut folgendes Bild ergeben haben (Tabelle 1).

*Clearance-Werte im Zustand der kardialen Dekompensation*

Die $C_{PAH}$ *als Maß der renalen Durchblutung war konstant reduziert*, und zwar in den untersuchten neun Fällen um 12—73% des theoretischen Sollwertes. Die geringsten Abweichungen von 12 bzw. 14% zeigten zwei Patienten (Nr. 4 und 8), die beide nur leicht dekompensiert waren. Die renale Plasmadurchströmung war zudem auch in einem Fall (Nr. 1) von dekompensierter Hypertonie mit Hyperthyreose trotz hochnormalem Herzminutenvolumen stark eingeschränkt (Tabelle 1).

Die $C_{Thio}$ *als Maß der glomerulären Filtration war mehrheitlich reduziert*. Der tiefste Wert von —45% wurde bei einem Patienten (Nr. 9) gefunden, bei dem allerdings ein zusätzlicher Nierenschaden bestand. Bei drei herzinsuffizienten Patienten (Nr. 3, 4 und 8) lag die $C_{Thio}$ dagegen bis +17% über dem theoretischen Sollwert (Tabelle 1).

Die *Filtrationsfraktion* (FF) war *regelmäßig erhöht*, und zwar auf 0,26—0,65. Während die renale Durchblutung ausnahmslos vermindert war, konnte die glomeruläre Filtration sowohl reduziert als auch sogar erhöht sein. Stets aber war sie so verändert, daß eine erhöhte Filtrationsfraktion resultierte (Tabelle 1).

### *Clearance-Werte im Zustand der Rekompensation*

Sechs nach der klinischen Rekompensation erneut untersuchte Fälle wiesen folgendes Verhalten auf (Tabelle 1).

Die $C_{\mathrm{PAH}}$ *zeigte eine deutliche Tendenz zum Anstieg.* Bei der ersten Kontrolle nach klinischer Rekompensation, die 10—35 Tage nach der ersten Clearance durchgeführt wurde, wiesen allerdings zwei Fälle (Nr. 1 und 4) noch eine weitere Verminderung der renalen Durchblutung auf. Diese hat sich dann bei einer erneuten Kontrolle nach 43—56 Tagen deutlich zurückgebildet. Noch ausgesprochener war der *Anstieg der* $C_{\mathrm{Thio}}$. Die *Filtrationsfraktion* ließ bei drei Fällen (Nr. 2, 3 und 6) eine deutliche *Tendenz zum Abfall*, bei drei weiteren Fällen (Nr. 1, 4 und 5) dagegen einen nur unwesentlichen Abfall erkennen. Sie erreichte jedoch auch zu einem späteren Zeitpunkt bei keinem der untersuchten Patienten den Normbereich (Tabelle 1).

Tabelle 1. *Abweichung der Clearance-Werte vom theoretischen Sollwert bei Patienten mit Herzinsuffizienz* (BECK und SIEGENTHALER 1964)

| Fall | Alter | 1. Clearance | | | | 2. Clearance | | | | 3. Clearance | | |
|---|---|---|---|---|---|---|---|---|---|---|---|---|
| | | PAH | Thio | FF | | PAH | Thio | FF | | PAH | Thio | FF |
| 1 | 57 | —41% | — 9% | 0,35 | 14 | —61% | —42% | 0,34 | 56 | — 4% | +16% | 0,38 |
| 2* | 60 | —73% | —24% | 0,65 | 25 | —38% | —57% | 0,16 | 43 | —27% | + 7% | 0,34 |
| 3* | 64 | —62% | + 4% | 0,65 | 10 | —26% | +27% | 0,41 | 49 | —39% | — 5% | 0,36 |
| 4* | 56 | —14% | +17% | 0,31 | 12 | —26% | — 9% | 0,28 | Zeitlicher Abstand | | | |
| 5 | 65 | —64% | —41% | 0,38 | 23 | —21% | +19% | 0,36 | zwischen 1. und | | | |
| 6* | 71 | —71% | —21% | (0,67) | 35 | —1 % | +46% | 0,36 | 3. Clearance in Tagen | | | |
| 7 | 42 | —43% | —29% | 0,26 | Zeitlicher Abstand zwischen | | | | | | | |
| 8 | 76 | —12% | + 9% | 0,32 | 1. und 2. Clearance in Tagen | | | | | | | |
| 9 | 88 | —72% | —45% | (0,60) | | | | | | | | |

1. Clearance bei manifester Dekompensation
2. und 3. Clearance nach klinischer Rekompensation
PAH = PAH-Clearance
Thio = Thiosulfat-Clearance
FF = Filtrationsfraktion
* = Patienten, welche neben Herzglykosiden Diuretica erhielten

Die eigenen Untersuchungen (BECK 1964, BECK und SIEGENTHALER 1964) ergeben somit übereinstimmend mit den *Angaben der Literatur*, daß die Herzinsuffizienz mit einer mäßigen bis hochgradigen *Einschränkung der effektiven renalen Plasmadurchströmung* sowie einer *fakultativen und stets weniger ausgeprägten Reduktion der glomerulären Filtration einhergeht. Der filtrierte Plasmaanteil ist entsprechend konstant erhöht.* Da die Einschränkung der renalen Durchblutung bei der hämodynamischen Herzinsuffizienz stets nachzuweisen ist, ist sie als pathogenetischer Faktor für die Natrium- und Wasserretention ernsthaft in Betracht zu ziehen.

Für die *verschiedenen Stadien der hämodynamischen Herzinsuffizienz* ergibt sich schematisch folgendes Verhalten der renalen Hämodynamik:

Schon bei *Herzinsuffizienz ohne klinisch manifeste Dekompensation* kann die effektive renale Plasmadurchströmung bei noch normaler oder sogar erhöhter glomerulärer Filtration bereits signifikant reduziert sein. Die Verminderung der Nierendurchblutung ist ein konstantes Frühsymptom der Herzinsuffizienz (HELLER und JACOBSON 1950).

Die fortschreitende *Dekompensation des Herzens* führt zu einer progressiven Einschränkung der effektiven renalen Plasmadurchströmung. In diesem Zeitpunkt kann auch die glomeruläre Filtration absinken (MERRILL und CARGILL 1948). Der filtrierte Plasmaanteil ist regelmäßig erhöht.

Die *voll entwickelte Herzinsuffizienz* mit Ödemen zeigt schließlich stets eine ausgesprochene Verminderung der effektiven renalen Plasmadurchströmung, und häufig ist auch die glomeruläre Filtration deutlich reduziert (WARREN und STEAD 1944, MERRILL 1946, MERRILL und CARGILL 1948, MOKOTOFF u. Mitarb. 1948, 1951, DAVIS und SHOCK 1949, FISHMAN u. Mitarb. 1951, BOCK u. Mitarb. 1952, WERKÖ u. Mitarb. 1955, 1957, FREEMAN u. Mitarb. 1955, JUDSON u. Mitarb. 1955, BECK 1964, BECK u. SIEGENTHALER 1964). Dabei ist die Einschränkung der glomerulären Filtration weniger konstant. Sie kann recht ausgesprochen sein (BRADLEY und BLAKE 1949, EICHNA u. Mitarb. 1953) oder auch völlig ausbleiben (BRIGGS u. Mitarb. 1949, DAVIS und SHOCK 1949, 1955, DAVIS u. Mitarb. 1955, BARGER u. Mitarb. 1959). Einzelne Autoren sind andererseits der Meinung, daß die Beeinträchtigung der glomerulären Filtration der Schwere der Herzinsuffizienz parallel läuft (MERRILL 1961). Die Filtrationsfraktion ist ausnahmslos erhöht.

Da bei der Herzinsuffizienz die renale Durchblutung regelmäßig stärker herabgesetzt ist als das Herzminutenvolumen, sinkt die *Nierenfraktion* ab und macht im Durchschnitt nur 8—10% aus (MERRILL 1946, STEAD 1951, MERRILL 1961, HIMBERT 1962). Bei einer Reduktion des Herzminutenvolumens auf etwa die Hälfte der Norm sinkt die Nierendurchblutung somit auf ungefähr 25% des Normwertes (GOODYER 1961). Wenn das Herzminutenvolumen bei Herzinsuffizienz somit unter den für eine optimale Durchblutung aller Organe notwendigen Wert sinkt, tritt eine allgemeine Erhöhung des Vasoconstrictorentonus auf, welche allerdings die Nieren stärker betrifft als andere Organe (GREEN u. Mitarb. 1959, GOODYER 1961, HIMBERT 1962). Dies wird von manchen Autoren als Verteidigungsmaßnahme des Organismus aufgefaßt, um den metabolischen Bedarf lebenswichtigerer Gewebe zu decken (BRADLEY und BLAKE 1949, MERRILL 1949). Allerdings zeigen auch Herzinsuffizienzformen mit erhöhtem Herzminutenvolumen (High output failure bei Hyperthyreose, Beri-Beri oder schwerer Anämie) eine verminderte Nierenfraktion (BRADLEY und BRADLEY 1947, BRADLEY und BLAKE 1949, MERRILL 1949, DAVIES und KILPATRICK 1951, JUDSON 1961, MERRILL 1961). So wies auch der von uns beobachtete Fall von Herzinsuffizienz bei Hyperthyreose (Nr. 1 in Tabelle 1) trotz hochnormalem Herzminutenvolumen ebenfalls eine massive Einschränkung der renalen Durchströmung sowie eine Verminderung der glomerulären Filtration auf. Möglicherweise spielt bei solchen Fällen auch die Autoregulation der renalen Durchblutung eine Rolle (GIEBISCH 1962).

*Arbeitsbelastung* bei Herzinsuffizienz führt zu einer weiteren Einschränkung sowohl der effektiven renalen Plasmadurchströmung als auch der glomerulären Filtration, und zwar bis zu einem gewissen Grade in Korrelation zum Abfall des Herzminutenvolumens (MERRILL und CARGILL 1948, BISHOP u. Mitarb. 1958). Die Arbeitsbelastung reduziert bei Gesunden die Nierenfraktion von durchschnittlich 23 auf 10%, bei Herzkranken von 10% auf 4% (GOODYER 1961). Zu analogen Resultaten kamen auch KAUFMANN u. Mitarb. (1964).

Unsere Verlaufsstudien (BECK 1964, BECK und SIEGENTHALER 1964) stützen weiterhin die Ansicht von SEYMOUR u. Mitarb. (1942), BRIGGS u. Mitarb. (1949), EARLE u. Mitarb. (1949), SINCLAIR-SMITH u. Mitarb. (1949), BROD und FEJFAR

(1950) sowie HELLER und JACOBSON (1950), daß eine weitgehende klinische *Rekompensation* ohne wesentliche Besserung der renalen Hämodynamik möglich ist. Darüber hinaus zeigen unsere Untersuchungen, daß eine solche sogar mit einer weiteren vorübergehenden Verschlechterung der Clearance-Werte einhergehen kann. Später allerdings steigt die effektive renale Plasmadurchströmung signifikant an, oft jedoch ohne den Normwert wieder zu erreichen (SEYMOUR u. Mitarb. 1942, HELLER und JACOBSON 1950, EICHNA u. Mitarb. 1953, HIMBERT 1962, BECK und SIEGENTHALER 1964). Eine Zunahme der glomerulären Filtration kann eintreten (EICHNA u. Mitarb. 1953), aber auch ausbleiben, ohne daß dadurch die kardiale Rekompensation beeinträchtigt wird (SEYMOUR u. Mitarb. 1942, BRIGGS u. Mitarb. 1949, EARLE u. Mitarb. 1949, SINCLAIR-SMITH u. Mitarb. 1949, BROD und FEJFAR 1950, HELLER und JACOBSON 1950). Bei unseren eigenen Untersuchungen (BECK und SIEGENTHALER 1964) erreichte die glomeruläre Filtration den Normbereich einige Zeit nach der Rekompensation regelmäßig (Tabelle 1). Die Filtrationsfraktion sank ab, blieb aber meist erhöht. Die Nierenfraktion dagegen steigt nach Angaben der Literatur mäßig an. Bei sechs Fällen mit vermindertem Herzminutenvolumen (Low-output-failure) von EICHNA u. Mitarb. (1953) betrug der mittlere Anstieg nach Rekompensation +34% (von 10,4 auf 13,9%). Die Normwerte wurden also nicht erreicht.

### c) Pathogenese der reduzierten Nierendurchblutung

Die Einschränkung des renalen Plasmaflusses ist ein ausgesprochenes Frühsymptom der Herzinsuffizienz. Die Nierendurchblutung sinkt dabei erheblich stärker ab als das Herzminutenvolumen (verkleinerte Nierenfraktion), was nur durch eine massive Erhöhung des renalen vasculären Widerstandes erklärt werden kann. EICHNA u. Mitarb. (1953) errechneten bei Herzinsuffizienz einen durchschnittlichen renalen Gesamtwiderstand von 2'590 dyn. sec/cm$^{-5}$, der nach der kardialen Rekompensation auf 1'570 dyn. sec/cm$^{-5}$ absank. Die Vasoconstriction betrifft in erster Linie die efferenten Arteriolen (SCHWIEGK und RIECKER 1960). Dies erklärt, wie trotz der stark reduzierten renalen Durchblutung die glomeruläre Filtration verhältnismäßig hoch gehalten werden kann (GOODYER 1961, HIMBERT 1962). Manche Autoren nehmen allerdings daneben auch eine Verengerung der Vasa afferentia an (BRADLEY und BLAKE 1949). Von den für die Vasoconstriction verantwortlich gemachten Mechanismen sollen einige diskutiert werden.

Der *sympathischen Hyperaktivität* wird in der Pathogenese der renalen Vasoconstriction von vielen Autoren eine wesentliche Bedeutung zuerkannt. Über deren primäre Auslösung besteht keine Gewißheit (BARGER 1956, BARGER u. Mitarb. 1961). Es wurde vermutet, daß der Carotissinus und eventuell auch der Hypothalamus dabei eine Rolle spielen könnten. Als Vermittler der sympathischen Aktivität kommen neurale und humorale Faktoren in Frage.

Die *Niereninnervation* scheint für die kardial bedingte Einschränkung der renalen Durchblutung nicht wichtig zu sein. Auf jeden Fall ist sie zur Aufrechterhaltung der renalen Vasoconstriction nicht notwendig. Dies bestätigen Tierversuche mit vollständig denervierten autotransplantierten Nieren (BERNE und LEVY 1952), sowie die experimentelle Unterbrechung der Niereninnervation durch hohe Spinalanaesthesie bei chronischen Herzpatienten, bei denen die Nierendurchblutung unverändert niedrig blieb (MOKOTOFF und ROSS 1948).

Die *Katecholamine* Adrenalin und Noradrenalin sind ebenfalls Träger der sympathischen Aktivität. Beim Normaltier erzeugen sie eine allerdings nicht ganz konstant auftretende Senkung der Nierendurchblutung durch renale Vasoconstriction (RANGES und BRADLEY 1943, ARONOW u. Mitarb. 1956). Umgekehrt führt die pharmakologische Blockierung der Katecholamine mit Dibenzylen- bzw. Dibenamin-Infusionen bei herzinsuffizienten Menschen (BROD und FEJFAR 1954) und Tieren (BARGER u. Mitarb. 1959) zu einem Ansteigen der Nierendurchblutung, obwohl die dabei angewandten Dosen bei gesunden Individuen keinen Einfluß auf die Durchblutung der Nieren hatten. Während viele Autoren eine verstärkte sympathico-adrenale Tätigkeit bei Herzinsuffizienz annehmen, betonen andere, daß sich oft keine Erhöhung der Katecholamine feststellen läßt (PEEKARINEN u. Mitarb. 1960).

Andererseits konnten im Nierenvenenblut von herzinsuffizienten Patienten größere Mengen von *Renin* und *VEM* (Vaso-excitatory-material) nachgewiesen werden (MERRILL u. Mitarb. 1946). Es wurde darauf hingewiesen, daß auch *Angiotensin*, dessen Bildung durch Renin stimuliert wird, bei intravenöser Zufuhr in subhypertensiven Dosen zu ähnlichen Störungen der renalen Hämodynamik führt, wie man sie bei Herzinsuffizienz antrifft (SCHRÖDER 1963).

Die *renale Ischämie* bei Herzinsuffizienz geht aber wahrscheinlich der Sekretion dieser verschiedenen Substanzen voraus und ist viel eher die Ursache deren vermehrter Produktion als deren Folge. Außerdem pflegt die vasculäre Renin-Wirkung durch das sog. Escape-Phänomen in der Regel rasch nachzulassen (GOODYER 1961). Es ist indessen nicht auszuschließen, daß eine anderweitig bedingte Ischämie durch den Renin-Mechanismus verstärkt und unterhalten wird.

Bei der hämodynamischen Herzinsuffizienz besteht als Manifestation des reduzierten Herzminutenvolumens eine allerdings leichte, inkonstante Verminderung der *Blutdruckamplitude*. Eine solche führt beim isoliert durchströmten Nierenpräparat zur Renin-Sekretion (KOHLSTAEDT und PAGE 1940). Dagegen hat eine arterielle Depulsation der Niere beim lebenden Tier keinen Einfluß auf den renalen Gefäßwiderstand (GOODYER und GLENN 1951). Bei Herzinsuffizienzformen mit erhöhtem Herzminutenvolumen (High-output-failure) kann die renale Durchblutung trotz vergrößerter Blutdruckamplitude reduziert sein (GOODYER 1961). Die Blutdruckamplitude scheint somit keinen wesentlichen Einfluß auf die Nierendurchblutung zu haben.

Die allgemeine Venendruck-Erhöhung bei Rechtsinsuffizienz führt auch zu einer entsprechenden Steigerung des *Nierenvenendrucks*. Dessen Durchschnittswert beträgt normalerweise 152 mm $H_2O$, bei Herzinsuffizienz dagegen 270 mm $H_2O$ (MAXWELL u. Mitarb. 1950). Es lag nahe, nach Zusammenhängen zwischen Nierendurchblutung und Nierenvenendruck zu suchen. HELLER und JACOBSON (1950) fanden dabei eine signifikante inverse Korrelation zwischen den Logarithmen der beiden Werte. Im Gegensatz dazu sind die meisten anderen Autoren zum Schluß gekommen, daß die Nierendurchblutung vom Nierenvenendruck weitgehend unabhängig ist (BRADLEY und BLAKE 1949, HALL und SELKURT 1951, GOODYER 1961, HIMBERT 1962). Nur extrem hohe Venendrucke führen experimentell beim Menschen (FARBER u. Mitarb. 1951, SIROTA und NABOTOFF 1952) und beim Hund (BLAKE u. Mitarb. 1949, FISHMAN u. Mitarb. 1950, MAXWELL u. Mitarb. 1950, SELKURT 1951) zu einer Einschränkung der Nierendurchblutung, die zudem bei letzterem nur vorübergehend ist. Außerdem können bei einer reinen Linksinsuffizienz die effektive renale Plasmadurchströmung und die glomeruläre Filtration trotz normalem Venendruck eingeschränkt sein (JUDSON 1957).

### d) Bedeutung der verminderten glomerulären Filtration (Forward-failure-Theorie)

Nach der Forward-failure-Theorie hat das durch das kardiale Versagen bedingte Absinken des Herzminutenvolumens eine Reduktion der Nierendurchblutung zur Folge. Dies bedingt in wechselndem Ausmaß eine Einschränkung der glomerulären Filtration und damit eine verminderte Natrium-Ausscheidung (Warren und Stead 1844, Merrill 1964, Davis und Smith 1947, Leiter 1948, Merrill und Cargill 1948, Mokotoff u. Mitarb. 1948, Stead 1951, Marriott 1954, Selkurt 1954, Barger 1956, Laragh 1956, Grossman 1957, Wesson 1957, Johnson und Conn 1958, Merrill 1961).

Die *Anhänger der Forward-failure-Theorie* gehen davon aus, daß die tubuläre Natrium-Rückresorption konstant bleibt oder zumindest nicht in dem Maße abnimmt wie die glomeruläre Natriumfiltration (Warren und Stead 1944, Mokotoff u. Mitarb. 1948, Merrill 1961). Dazu muß entweder die Rückresorption einer feststehenden Natriummenge (Wesson u. Mitarb. 1948) oder eines konstanten Prozentsatzes des filtrierten Natriums angenommen werden (Youmans 1954). Zwischen der glomerulären Filtration und der tubulären Natriumrückresorption scheint nach Tierversuchen eine nicht lineare Beziehung zu bestehen (Berliner 1950, Thompson und Pitts 1952, Wesson 1957, Thompson 1961). Bei konstanter tubulärer Rückresorption, die normalerweise 98,5% des glomerulär filtrierten Natriums beträgt, könnten schon geringfügige Schwankungen der glomerulären Filtration auf lange Sicht zu beträchtlicher Natriumretention führen. Tatsächlich verursacht eine akute Verminderung der glomerulären Filtration sowohl beim Menschen (Levitt u. Mitarb. 1952, Farber u. Mitarb. 1953) als auch beim Hund einen Rückgang der Natrium- und Wasser-Ausscheidung (Shannon 1942, Selkurt u. Mitarb. 1949, Pitts und Duggan 1950, Post 1951, Thompson und Pitts 1952). Nach Merrill und Cargill (1948), Merrill (1949) soll unterhalb einer kritischen Filtration von 70 ml/min eine Natrium-Retention eintreten.

Als *Argumente gegen die Forward-failure-Theorie* werden zahlreiche experimentelle und klinische Beobachtungen angeführt, die zeigen, daß zwischen Änderungen der glomerulären Filtration und Natriumretention keine Korrelation besteht (Kattus u. Mitarb. 1949, Briggs u. Mitarb. 1961, Blake u. Mitarb. 1949, Davis und Shock 1949, Newman 1949, Sinclair-Smith u. Mitarb. 1949, Jeanneret 1951, Surtshin u. Mitarb. 1951, Eichna u. Mitarb. 1949, Judson u. Mitarb. 1955, Judson 1957, Merrill 1961, Siegenthaler 1963). So gibt es ödematöse Herzpatienten mit normaler glomerulärer Filtration und Patienten, bei denen die kardiale Rekompensation ohne jede Änderung der glomerulären Filtration erfolgt (Beck 1964, Beck und Siegenthaler 1964). Schließlich tritt auch bei der tierexperimentellen Herzinsuffizienz die Natriumretention vor Verminderung der glomerulären Filtration auf (Barger u. Mitarb. 1955, Barger u. Mitarb. 1959).

Das Fehlen einer streng obligaten Beziehung zwischen Natriumretention und glomerulärer Filtration wird auch deutlich am Beispiel gewisser Nierenkrankheiten, bei denen eine erhebliche Einschränkung der glomerulären Funktion ohne Natrium- und Wasserretention vorkommen kann (Goldring und Chasis 1944, Schwiegk und Riecker 1960). Wohl am eindrucksvollsten zeigt sich bei der unilateralen Nephrektomie, daß ein glomerulärer Ausfall weitgehend durch eine entsprechende Anpassung der tubulären Rückresorption korrigiert werden kann. Die glomeruläre Filtration ist anfangs um 50% und später infolge der Hypertrophie der verbleibenden Niere noch um 20—30% reduziert, ohne daß dabei die Ausscheidungsfähigkeit für Natrium wesentlich gestört wird (Youmans 1954). Es sei hier auch nochmals erwähnt, daß drei unserer entsprechend untersuchten Fälle (Nr. 3, 4, 8 in Tabelle 1) sogar im dekompensierten Stadium eine den theoretischen Sollwert übersteigende glomeruläre Filtration aufwiesen.

Auch die Annahme einer gesetzmäßigen Beziehung zwischen Abnahme des Herzminutenvolumens und Reduktion der glomerulären Filtration blieb nicht unwidersprochen. Die Beobachtung einer verminderten glomerulären Filtration bei erhöhtem Herzminutenvolumen und das Ausbleiben eines Anstieges der glomerulären Filtration oder sogar dessen Absinken im Verlaufe der kardialen Rekompensation stellen wichtige Argumente gegen diese Annahme der Forward-failure-Theorie dar.

Die Verminderung der glomerulären Filtration (Forward-failure-Theorie) scheint nach alledem im Mechanismus der kardialen Natrium- und Wasserretention keine ausschlaggebende Rolle zu spielen. Um so mehr ist es angezeigt, zur Erklärung der bei der Herzinsuffizienz regelmäßig auftretenden Natriumretention andere, insbesondere tubuläre Mechanismen, in Erwägung zu ziehen.

## 2. Störung der tubulären Funktion der Niere

### a) Methodische Hinweise

Theoretisch läßt sich die *Größe der tubulären Rückresorption* einer bestimmten Substanz aus der Differenz von glomerulär filtrierter und ausgeschiedener Menge bestimmen. Praktisch ist dieses Vorgehen bei Substanzen mit weitgehender Rückresorption mit großen Schwierigkeiten verbunden, da schon minime, innerhalb der normalen Fehlergrenze liegende meßtechnisch bedingte Abweichungen der glomerulären Filtration zu ausgesprochenen Fehlbestimmungen der errechneten tubulären Rückresorption führen. Dies trifft auch für das Natrium zu, welches uns in diesem Zusammenhang speziell interessiert (Merrill 1961, Thompson 1961). Die methodischen Schwierigkeiten haben beim Menschen bis jetzt eine genaue Erfassung der Natriumrückresorption verunmöglicht. Daher kommt dem Tierversuch eine besondere Bedeutung zu (Berliner 1950, Thompson und Pitts 1952, Selkurt 1954, Wesson 1957, Barger u. Mitarb. 1959, Merrill 1961, Thompson 1961).

Weiter wurde versucht mittels der *Bestimmung der maximalen tubulären Ausscheidungskapazität* für PAH (TmPAH) gewisse Aussagen über Veränderungen der Tubulusfunktion bei Herzinsuffizienz zu machen. Die Ergebnisse verschiedener Autoren differieren stark. Während die einen bei Herzinsuffizienz normale Werte für TmPAH (Warren u. Mitarb. 1944, Merrill 1946, Edelman u. Mitarb. 1950, Grossman u. Mitarb. 1950) fanden, stellten andere eine inkonstante mäßige Einschränkung (Himbert 1962) oder gar eine massive Erniedrigung bis auf 50% des Normwertes fest (Earle u. Mitarb. 1949, Newman 1949, Heller und Jacobson 1950). In bezug auf die uns hier vor allem interessierende Natriumrückresorption hat die TmPAH aber keine Aussagekraft, da sich die tubuläre Sekretion und die Rückresorption divergent verhalten können und außerdem die Tubuli die verschiedenen angebotenen Stoffe different behandeln (Heidenreich 1959).

*Phenolrot* wird zum größten Teil tubulär sezerniert, teilweise aber glomerulär filtriert (Nieth 1960). Die Phenolrotprobe ohne Bestimmung des Tm ist daher für eine isolierte Beurteilung der Tubulusfunktion nicht geeignet. Bei hämodynamischer Herzinsuffizienz sind die Werte vermindert (Thayer 1960, Thayer und Healy 1963). Im Verlaufe der Rekompensation nehmen sie wieder zu (Seymour u. Mitarb. 1942).

### b) Untersuchungsergebnisse

Die zahlreichen Untersuchungen, welche die weitgehende Unabhängigkeit der renalen Natriumausscheidung von der Größe der glomerulären Filtration nachweisen, sprechen zugleich für die große *Bedeutung des tubulären Faktors* bei der kardial bedingten Natriumretention. Schon eine geringe Erhöhung der Natriumrückresorption führt mit der Zeit additiv zu einer erheblichen Natriumretention (SCHWIEGK und RIECKER 1960, MERRILL 1961, REUBI 1963).

Bereits bei *Herzinsuffizienz* ohne manifeste Wasserretention ist das Ausscheidungsvermögen für Natrium bei noch normaler glomerulärer Filtration eingeschränkt (BARGER u. Mitarb. 1955, BARGER u. Mitarb. 1955, THOMPSON 1961).

Im Tierversuch an Hunden mit experimenteller Herzinsuffizienz konnte nachgewiesen werden, daß die kardial bedingte Natriumretention vor allem über eine erhöhte tubuläre Rückresorption zustande kommt. Bei gleichbleibender glomerulärer Filtration wurde durch Infusion einer hypertonischen Kochsalzlösung in die eine Nierenarterie das Natriumangebot an die Tubuli erhöht (tubular load). Bei gesunden Tieren stieg die Natriumausscheidung der betreffenden Niere entsprechend an, nicht dagegen bei herzinsuffizienten Hunden (GOODYER 1953, BARGER 1956, RUDOLPH u. Mitarb. 1956, BARGER u. Mitarb. 1959).

Es wurde zudem versucht mit Hilfe einer kombinierten Bestimmung von endogener Kreatininclearance, Aldosteron- und Natriumausscheidung beim herzinsuffizienten Menschen den glomerulären und tubulären Anteil an der Natriumretention statistisch zu erfassen. Danach wäre die kardiale Natriumretention zu etwa 16% auf die Verminderung der glomerulären Filtration und bis zu etwa 72% auf eine erhöhte Aldosteronsekretion mit entsprechend erhöhter tubulärer Rückresorption zurückzuführen (BUCHBORN u. Mitarb. 1959). Die Reststreuung wäre zum Teil methodisch bedingt. Da dieser Betrachtung nur zwei an der Natriumretention beteiligte Faktoren zugrunde liegen, dürfen daraus keine zu weitreichenden Schlüsse gezogen werden.

### c) Pathogenese der tubulären Funktionsstörung

Die erhöhte tubuläre Natriumrückresorption wird unter anderem zum Teil mit der verminderten renalen Durchblutung (Forward-failure), zum Teil mit der Rückstauung im venösen System (Backward-failure) in Zusammenhang gebracht.

Bei gleichbleibendem Sauerstoffbedarf des Nierenparenchyms soll eine reduzierte renale Durchblutung eine entsprechend erhöhte Sauerstoffausschöpfung zur Folge haben. Dabei soll es zu einem Absinken des Sauerstoffpartialdrucks in den Capillaren und zu einer *tubulären Hypoxie* kommen (EDELMAN u. Mitarb. 1950), die ihrerseits eine erhöhte Natriumrückresorption verursachen könnte (BRIGGS u. Mitarb. 1949). Die allgemeine oder isoliert renale Hypoxie kann jedoch nach Beobachtungen bei Menschen (BURRILL u. Mitarb. 1945, BERGER u. Mitarb. 1949, BRADLEY und BLAKE 1949, AXELROD und PITTS 1952) und beim Tier (SELKURT 1951, 1953, FERGUSON und SMITH 1953) sogar zu einem Anstieg der Natrium- und oft auch der Wasserausscheidung führen. Damit scheint der renalen Hypoxie im Gegensatz zur Auffassung von KLÜTSCH u. Mitarb. (1960) keine eigentliche Bedeutung zuzukommen.

Der *Nierenvenendruck* ist bei der Herzinsuffizienz im Rahmen der allgemeinen Venendruckerhöhung gesteigert. Je nach dem Grad der Dekompensation fanden MAXWELL u. Mitarb. (1950) in den Nierenvenen Durchschnittswerte von 270 mm $H_2O$ gegenüber einem normalen Nierenvenendruck von 152 mm $H_2O$. Da Ödeme vor allem ein Zeichen der Rechtsinsuffizienz sind, scheint der Venendruck ein wichtiger Faktor für die renale Natrium- und Wasserretention zu sein (JUDSON 1957). Die Nierenvenendruckerhöhung führt denn auch bei Mensch und Tier zu einer allerdings meist nur vorübergehenden Natriumretention ohne meßbare Änderung der renalen Hämodynamik (BRADLEY und BLAKE 1949, BLAKE u. Mitarb. 1949, MAXWELL u. Mitarb. 1950, HWANG u. Mitarb. 1950, STAMLER u. Mitarb. 1951).

Es wurde versucht, diese Tatsache mit einer *direkten Wirkung* auf die tubuläre Funktion zu erklären. Einmal soll der erhöhte Nierenvenendruck zu einer Venolendilatation führen und so die Austauschfläche zwischen Tubuluszellen und peritubulärer Flüssigkeit vergrößern (FISHBERG 1940, HIMBERT 1962). Sodann soll es auch zu einer Störung des Diffusionsgradienten im Niereninterstitium kommen, dessen Druck entsprechend dem Nierenvenendruck schwankt GOTTSCHALCK 1950, SWANN u. Mitarb. 1951). Diese Theorien lassen sich vorläufig weder beweisen noch widerlegen. Besser gesichert erscheint dagegen die *indirekte Wirkung* des erhöhten Venendrucks auf die Nierenfunktion. Eine Natriumretention tritt nämlich auch dann auf, wenn die Versuchsanordnung den Nierenvenendruck unverändert läßt, den Druck in den Extremitätenvenen aber z. B. durch Umschnürung steigert (JUDSON u. Mitarb. 1952, KATZ und STAMLER 1952, LEVITT u. Mitarb. 1952, FARBER u. Mitarb. 1953, FABRE 1957, HIMBERT 1962). Dabei scheint die Ansammlung von Blut im venösen System bzw. deren hämodynamische Folgen im Körperkreislauf auf dem Weg einer hormonalen Übermittlung (Aldosteron, Adiuretin ?) die tubuläre Natrium- und Wasserrückresorption zu beeinflussen.

Bei der hämodynamischen Herzinsuffizienz kommt es zu einer beträchtlichen Erhöhung der *Filtrationsfraktion* von normal 20% auf über 50% (MERRILL 1946, MOKOTOFF u. Mitarb. 1948, HELLER und JACOBSON 1950, FABRE 1957, BECK und SIEGENTHALER 1964). Den peritubulären Capillaren wird dann aus den efferenten Arteriolen stärker eingedicktes Blut zugeführt, dessen kolloidosmotischer Druck auch entsprechend gesteigert ist (VANDER u. Mitarb. 1958, GOODYER 1961). Es liegt daher nahe, die vermehrte tubuläre Wasserrückresorption bei Herzinsuffizienz mit dem vergrößerten kolloidosmotischen Druckgradienten zu erklären. Sekundär würde auf diesem Wege eine entsprechende Quantität Natrium passiv rückresorbiert (GOODYER u. Mitarb. 1949, HELLER u. JACOBSON 1950, WELT und ORLOFF 1958, GOODYER und GLENN 1954, BRESLER 1956, VANDER u. Mitarb. 1958, BARGER u. Mitarb. 1959). Diese Annahme wäre nur dann gültig, wenn die Tubulusmembran für Eiweiß impermeabel, für Wasser und Natrium dagegen frei permeabel wäre. Die Natriumrückresorption ist dagegen nach heutiger Ansicht eine aktive, energiefordernde Leistung der proximalen Tubuluszellen (GOODYER 1961, MERRILL 1961, GIEBISCH 1962, HIMBERT 1963).

Bis jetzt sind auch keine Tatsachen bekannt geworden, welche diese Hyperonkosetheorie ausreichend stützen könnten (STRAUSS und PAPPER 1959, THOMPSON 1961). Sie scheint im Gegenteil durch verschiedene Beobachtungen widerlegt. So hat die experimentelle Einführung einer stark hyperonkotischen Proteinlösung in die proximalen Tubuli wenig Einfluß auf die Natriumrückresorption (WHITTEMBURY u. Mitarb. 1959). Außerdem besteht auch in der Frühphase der Herzinsuffizienz und bei essentieller Hypertonie oft eine erhöhte Filtrationsfraktion, ohne daß Ödeme auftreten (HELLER und JACOBSON 1950, COTTIER 1960, GOODYER 1961, THOMPSON 1961, HEIDLAND u. Mitarb. 1962, REUBI 1963, BECK und SIEGENTHALER 1964). Zwar sinkt die Filtrationsfraktion nach kardialer Rekompensation mit vollständiger Ödemausschwemmung, bleibt aber meist gegenüber dem Normwert deutlich erhöht (HELLER und JACOBSON 1950, EICHNA u. Mitarb. 1953, GOODYER 1961, THAYER und HEALY 1963, BECK und SIEGENTHALER 1964).

Die medulläre renale Durchblutung scheint im Mechanismus der Urinkonzentration eine wichtige Funktion zu haben (GOTTSCHALCK und MYLLE 1959). Die Henleschen Schleifen und Sammelkanälchen lehnen sich anatomisch eng an die Vasa recta an (WIRZ 1956, MOREL u. Mitarb. 1959). Wenn man annimmt, daß letztere die Funktion der Henleschen Schleifen im Sinne des *Haarnadelgegenstromprinzips* verstärken (HARGITAY und KUHN 1951, GOTTSCHALCK 1960, KRAMER u. Mitarb. 1960. LASSEN und LONGLEY 1961, ULLRICH u. Mitarb. 1961, ULLRICH

1962), so wird durch eine Reduktion des medullären Blutstromes der osmotische Druck im Nierenmark erhöht (BERLINER u. Mitarb. 1958, WINTERS und DAVIES 1961). Vorläufig kennt man aber weder die genaue Wirkung einer Veränderung des osmotischen Drucks im Nierenmark auf die resultierende Natriumausscheidung, noch weiß man, in welcher Weise die Herzinsuffizienz die Markdurchblutung beeinflußt (HIMBERT 1962).

Der Vollständigkeit halber seien noch zwei weitere Theorien erwähnt, für die bisher wenig Belege vorliegen.

Die Theorie der *inhomogenen Nephronenpopulation* nimmt an, daß es verschiedene Nephrontypen von unterschiedlicher Natriumrückresorptionskapazität gibt (juxtamedulläre und corticale Nephrone). Eine bevorzugte Durchblutung von Nephronen mit höherer Natriumrückresorptionskapazität müßte demnach zu einer Natriumretention führen (GOODYER u. Mitarb. 1949, GOODEYER 1961).

Die Theorie von PAPPENHEIMER und KINTER (1956) besagt, daß sich in den Nieren ein *Erythrocyten-Plasma-Trennungsprozeß* (plasma skimming) abspielt, der dazu führt, daß die peritubulären Capillaren erythrocytenarmes Blut erhalten. Da dieser Separationsprozeß vom Strömungsdruck abhängt, könnte er bei Vorliegen einer Herzinsuffizienz beeinträchtigt werden. Die peritubulären Capillaren würden dann vermehrt mit Erythrocyten durchströmt und damit durch die Erhöhung des Sauerstoffangebots die Rückresorption von Natrium gesteigert (FABRE 1957).

*Neben diesen hämodynamischen Faktoren werden auch humorale Faktoren für die Natriumretention verantwortlich gemacht.* Unter ihnen stehen vor allem das Adiuretin und das Aldosteron zur Diskussion (SIEGENTHALER 1961).

Normalerweise werden 98—99% des ultrafiltrierten Primärharns rückresorbiert. Ungefähr 85% der Rückresorption von Wasser erfolgt obligat in den proximalen Tubuli, während die fakultative Rückresorption der verbleibenden 15% den Bedürfnissen des Organismus entsprechend durch *Adiuretin* gesteuert wird (SCHWIEGK und RIECKER 1960).

Nach GOODYER (1961) lassen sich zwei Mechanismen unterscheiden. In den Tubuli contorti und den Henleschen Schleifen erfolgt die Wasserrückresorption passiv, isoosmotisch mit dem aktiv rückresorbierten Natrium. In den Sammelrohren dagegen soll es zu einer passiven Diffusion in das durch den medullären Gegenstrommechanismus hyperosmotisch gemachte Interstitium kommen (SWANN u. Mitarb. 1951). Das ADH reguliert dabei die *Permeabilität* der distalen Tubulus- und Sammelrohrepithelien für Wasser (BERLINER u. Mitarb. 1958, JAENICKE 1960, 1961).

Die *Steuerung* der ADH-Sekretion erfolgt durch die effektive Serumosmolarität (Gesamtosmolarität minus Harnstoffpartialosmolarität), wobei vor allem der Konzentrationsgradient zur intracellulären Osmolarität maßgebend ist (BUCHBORN 1956, 1957). Die sog. Osmoreceptoren werden im Hypothalamus vermutet (VERNEY 1946, 1947, 1948).

Ausnahmsweise kann der Osmoreceptorenmechanismus bei einer akuten Änderung des Plasmavolumens (Blutung, Orthostase, Infusion) durch eine *Volumenreceptorensteuerung* überspielt werden (RYDIN und VERNEY 1938, ASMUSSEN u. Mitarb. 1939, BRUN u. Mitarb. 1945, LEWIS u. Mitarb. 1950, WELT und ORLOFF 1951, GINSBURG und HELLER 1953, ANDERSON und LARSEN 1954, GINSBURG 1954, PEARCE und NEWMAN 1954, BUCHBORN 1956, GROSSMAN 1957, JUDSON 1957, SMITH 1957, FARRELL und TAYLOR 1962). Die Erregung der Volumenreceptoren im linken Vorhof und in den Lungenvenen (GAUER und HENRY 1956) würde via Nervus vagus an das Zentralnervensystem weitergegeben (SMITH 1957, THOMPSON 1961).

Verschiedene Autoren vermuten, daß eine veränderte ADH-Aktivität in der Pathogenese kardialer Ödeme eine Rolle spielen könnte (GAUNT u. Mitarb. 1949, LEAF und MAMBY 1952, HERKEN 1957). Dafür wird angeführt, daß in einigen Fällen von schwerer Herzinsuffizienz die Wasserretention die Natriumretention übersteigt (GOODYER und GLENN 1954, WESTON u. Mitarb. 1959). Diese *Verdünnungshyponatriämie* ist meistens ein ominöses Zeichen (STRAUSS und PAPPER 1959, GOODYER 1961). Pathogenetisch soll dabei das schwere Kreislaufversagen zur Erregung von Volumenreceptoren führen, die ihrerseits die ADH-Sekretion stimulieren (ELKINTON 1960). Teleologisch betrachtet würde dabei der Organismus das osmolare Gleichgewicht im Kampf um die Aufrechterhaltung des Herzminutenvolumens durch Steigerung des Flüssigkeitsvolumens opfern (WESTON u. Mitarb. 1959, ELKINTON 1960, WELT 1960). Indessen können außer ADH eine ganze Reihe von anderen Faktoren, so auch therapeutische Maßnahmen, bei Herzinsuffizienz zu einer Hyponatriämie führen (STRAUSS und PAPPER 1959, TAKASU u. Mitarb. 1961).

Heute sind die meisten Autoren der Ansicht, daß dem *ADH in der Pathogenese der kardialen Ödeme* keine wesentliche Rolle zukommt. Bei der hämodynamischen Herzinsuffizienz geht die Wasserretention meist der Natriumretention parallel. Die sekundäre Steigerung der ADH-Sekretion steht als Reaktion auf die vermehrte Natriumrückresorption im Dienste der Konstanterhaltung des osmotischen Milieus (STEIN u. Mitarb. 1954, BUCHBORN 1958, SCHWIEGK und RIECKER 1960, GOODYER 1961, SIEGENTHALER 1961, LARAGH und CANNON 1962).

Zahlreiche Arbeiten der letzten Jahre haben gezeigt, daß den mineralocorticoiden Hormonen und vorab dem *Aldosteron* bei der Natriumretention eine wichtige Rolle zukommt (WOLFF u. Mitarb. 1956, 1957).

Für sich allein führt der Hyperaldosteronismus noch nicht zur Ödembildung. Der *primäre Hyperaldosteronismus* (Conn-Syndrom) zeigt zwar eine positive Natriumbilanz, aber keine wesentliche Wasserretention (CONN 1955, SIEGENTHALER und TRUNIGER 1961, MULLER 1962, SIEGENTHALER 1963). Zudem führt auch bei Gesunden (MULLER u. Mitarb. 1959) die exogene Aldosteronzufuhr zu einer nur vorübergehenden Natriumretention (Escape-Phänomen). Ödeme können sich also nur ausbilden, wenn noch zusätzliche Bedingungen erfüllt sind (SCHRÖDER 1963). Im Falle der Herzinsuffizienz dürften die hämodynamischen Störungen von wesentlicher Bedeutung sein.

Bei hämodynamischer Herzinsuffizienz kann ein sog. *sekundärer Hyperaldosteronismus* häufig, jedoch nicht regelmäßig machgewiesen werden (SINGER und WEHNER 1953, GORDON 1955, WOLFF u. Mitarb. 1956, 1957, DAVIS 1960, SIEGENTHALER 1961, MULLER 1962). Dieser geht manchmal dem Ausmaß der Ödemzunahme in der Zeiteinheit parallel. Bei stationären oder langsam progredienten Ödemen ist deshalb häufig keine erhöhte Aldosteronaktivität nachzuweisen (TRUNIGER 1960, SIEGENTHALER 1961). Was die Pathogenese des sekundären Hyperaldosteronismus bei Herzinsuffizienz betrifft, so ist es wahrscheinlich, daß die verminderte Herzleistung zu einer hämodynamisch bis heute nicht genau definierten Veränderung der renalen Zirkulation führt, welche ihrerseits die Aldosteronproduktion stimuliert. Dies kann im Sinne eines Kompensationsmechanismus verstanden werden, indem die Retention von Natrium und Wasser das verminderte Herzminutenvolumen verbessern soll (SARRE 1958, SIEGENTHALER 1960, 1961, SIEGENTHALER u. Mitarb. 1961, RATNER 1961). Nach neueren Untersuchungen könnte dabei der Renin-Angiotensin-Mechanismus eine wichtige Rolle spielen, indem bei Herzinsuffizienz die schlecht durchbluteten Nieren im juxtaglomerulären Apparat vermehrt Renin produzierten (LARAGH 1962, DAVIS u. Mitarb. 1962, URQUHART und DAVIS 1963, SIEGENTHALER 1963, SIEGENTHALER u.

Mitarb. 1964). Das Renin wiederum führt zur gesteigerten Bildung von Angiotensin, welches seinerseits die Aldosteronsekretion stimulieren (SIEGENTHALER 1963, 1964) und damit die Natriumretention und Ödembildung indirekt unterstützen könnte.

Für das Zustandekommen der erhöhten Aldosteronaktivität bei Herzinsuffizienz kommen folgende Faktoren in Frage:

Eine *vermehrte Aldosteronproduktion* konnte bei Tieren mit experimenteller Herzinsuffizienz regelmäßig (DAVIS u. Mitarb. 1956, 1957) und weniger regelmäßig auch bei herzinsuffizienten Menschen (MULLER u. Mitarb. 1959, SIEGENTHALER 1961) nachgewiesen werden.

Eine *Störung des Aldosteronabbaus* in der Leber tritt ein, wenn deren Funktion durch die kardiale Stauung oder eine zusätzliche Leberkrankheit beeinträchtigt wird (CHART u. Mitarb. 1956, YATES 1958, YATES u. Mitarb. 1958, KOCZOREK und WOLFF 1959).

Schließlich wird von verschiedenen Autoren bei der hämodynamischen Herzinsuffizienz eine *erhöhte tubuläre Ansprechbarkeit* auf Aldosteron angenommen (BUCHBORN u. Mitarb. 1957, BARGER u. Mitarb. 1959, BARGER 1960, THOMPSON 1961).

Der Aldosteronmechanismus allein scheint für die Natriumretention bei der Herzinsuffizienz keine ausreichende Erklärung zu liefern. Die Tatsache, daß bei körperlicher Belastung Herzkranker sowohl die Natriumelimination als auch die Kaliumausscheidung reduziert werden, spricht dagegen, daß es sich dabei um einen ausschließlichen Aldosteroneffekt handelt (KAUFMANN u. Mitarb. 1964).

### d) Bedeutung der gestörten tubulären Funktion

Auf Grund der heutigen Kenntnisse über die Bedeutung der Veränderungen der glomerulären und tubulären Funktion der Niere bei Herzinsuffizienz darf angenommen werden, daß die im Mittelpunkt der Störung stehende positive Natriumbilanz sehr wahrscheinlich nicht auf einer Änderung der glomerulären Filtration (Forward-failure-Theorie im engeren Sinne), sondern vielmehr auf einer Änderung der tubulären Funktion beruht. Dabei spielen offensichtlich Forward-failure-Mechanismen im weiteren Sinne (absolute oder relative Verminderung des Herzminutenvolumens) eine wesentliche Rolle. Der Backward-failure-Mechanismus (Erhöhung des Nierenvenendruckes) ist dagegen nach heutiger Auffassung für die Pathogenese der Natriumretention ohne Bedeutung.

## IV. Klinische Symptomatologie der gestörten Nierenfunktion bei Herzinsuffizienz

### a) Ödembildung

Im Mittelpunkt des Interesses steht bei der hämodynamischen Herzinsuffizienz das Versagen einer adäquaten renalen Natriumausscheidung (MERKLEN 1923, VAQUEZ 1927, FUTCHER und SCHROEDER 1942, MACH und FABRE 1951, SARRE 1958). Da das Körpermilieu isoosmotisch gehalten wird, führt eine *positive Natriumbilanz* zwangsläufig zu einer gleichzeitigen Wasserretention und Ödembildung.

### b) Azotämie

Der Rest-Stickstoff (Rest-N) kann bei der Herzinsuffizienz mäßig erhöht sein (THAYER 1960, GOODYER 1961, SARRE 1958), und zwar in 17% (ROWNTREE u. Mitarb. 1913, 1915) bis 33% der Fälle (AGNEW 1914). Es werden Werte von etwa

60—70 mg-% erreicht (FISHBERG 1940, SCHWIEGK und RIECKER 1960). Mit der Einleitung der Flüssigkeitsausschwemmung sinken die Werte wieder ab. Der *Rest-N-Anstieg* hängt zum Teil sicher mit der kardial bedingten Oligurie zusammen. Auch bei stärkster Urinkonzentrierung müssen mindestens 500—600 ml Urin pro Tag ausgeschieden werden, um die täglich anfallenden 600—800 mOsm an fester Substanz vollständig zu eliminieren (SCHWIEGK und RIECKER 1960).

### c) Spezifisches Gewicht des Urins

Typischerweise besteht bei der Herzinsuffizienz eine *Oligurie mit hohem spezifischem Gewicht des Urins*. Der Harnstoffgehalt des Urins ist hoch, Natrium und Chloridgehalt sind dagegen niedrig (SARRE 1958). Während des Schlafes ist beim Gesunden die Urinausscheidung vermindert und gleichzeitig besteht eine Hämodilution. Herzinsuffiziente Patienten mit einer permanenten, auch während der Nacht anhaltenden Oligurie zeigen dasselbe Verhalten. Bei den meisten Fällen von Herzinsuffizienz tritt jedoch die charakteristische Nykturie auf, welche zu einer vermehrten Urinmenge bei absinkendem spezifischem Gewicht führt (THAYER 1960). Dabei steigt die Urinproduktion stärker an als die glomeruläre Filtration, was einer verminderten tubulären Wasserrückresorption entspricht (BALDWIN u. Mitarb. 1950, SMITH 1951). An Stelle der normalerweise auftretenden nächtlichen Hämodilution kommt es dabei kurz nach der nächtlichen Erhöhung des Urinflusses zu einer vorübergehenden Hämokonzentration (PERERA und BERLINER 1943, BROD und FEJFAR 1950, 1954).

### d) Urinfarbe

Die Urinfarbe besteht aus drei Komponenten, einer geringen Menge Urobilin, etwa 15% Uroerythrin und einem großen Restanteil Urochrom B, dessen chemische Struktur noch nicht geklärt ist. Die Verteilung der Komponenten ist sowohl beim normalen wie beim pathologischen Urin ziemlich gleichmäßig. Dies ermöglicht eine photometrische Messung der totalen Farbstoffausscheidung im Urin, welche dann auf ein mittleres spezifisches Gewicht von 1020 extrapoliert wird. Bei der Rechtsinsuffizienz kommt es nun zu einer *Erhöhung der Harnfarbstoffausscheidung*, und zwar in guter Korrelation zur Erhöhung des Mitteldruckes im rechten Vorhof. Als Ursache wird eine Leberfunktionsstörung durch die kardiale Stauung vermutet. Tatsächlich wird oft auch ein positiver Urobilinogennachweis im Urin erhoben. Parallel zum Rückgang der Rechtsinsuffizienz nimmt dann auch die Harnfarbstoffausscheidung ab (WEISSLEDER u. Mitarb. 1961).

### e) Proteinurie

Die Proteinurie ist bei der Stauungsinsuffizienz der konstanteste abnorme Befund im Urinstatus (ROWNTREE u. Mitarb. 1913, STARR 1926, GOLDRING 1931, WEGRIA u. Mitarb. 1955, RACE u. Mitarb. 1956, THAYER 1960, THAYER und HEALY 1963). Als Proteinurie wird eine tägliche Proteinausscheidung im Urin von mehr als 150 mg bezeichnet (STRAUSS und WELT 1963). Die durchschnittliche tägliche Proteinausscheidung bei Stauungsinsuffizienz beträgt demgegenüber um 1 g (THAYER 1960). Das Ausmaß der Proteinurie kann selbst bis zum Bild eines nephrotischen Syndroms mit massiver Proteinurie, Ödemen, Hypalbuminämie, typischer Serumelektrophorese und Cholesterinerhöhung führen (RACE u. Mitarb. 1956, LIPPMAN 1957, BURACK u. Mitarb. 1958, THAYER 1960). Bei derartigen Zuständen ist stets eine Quecksilbernephrose nach langdauernder Therapie mit Quecksilberdiuretica auszuschließen (THAYER u. Mitarb. 1961). Während man früher mit der chemischen Methode der Aussalzung die Urineiweißkörper als Albumine charakterisierte (BING 1936), fand man mit der Elektrophorese bei Stauungsproteinurie daneben auch alle Globulinfraktionen in quantitativ wechselndem Ausmaß (LUETSCHER 1940, LASCH 1953, AUDIER und RUF 1957, LENÈGRE und HIMBERT 1956). Auf den Versuch, bei einer Stauungsproteinurie elektrophoretisch einen Nephrose-, Serum- und Mischtyp zu unterscheiden, soll hier nicht weiter eingegangen werden (BRÜDIGAM u. Mitarb. 1960).

Theoretisch kommen nach RACE u. Mitarb. (1956) als *Ursache der Proteinurie* eine vermehrte glomeruläre Permeabilität, eine verminderte tubuläre Rückresorption, eine Eiweißsekretion der Tubuluszellen oder ein Zustrom von Lymphe in Frage. Keiner der drei Mechanismen ist bisher als Ursache der Stauungsproteinurie experimentell bewiesen. Histologisch ist die Glomerulummembran nach RACE u. Mitarb. (1956) nicht regelmäßig verändert.

Ebensowenig ist geklärt, welcher hämodynamische Faktor die Proteinurie auslöst. Die experimentellen Untersuchungen lassen zwei Faktoren als wesentlich erkennen.

ROWNTREE u. Mitarb. (1913), THEOBALD (1931) und WEGRIA u. Mitarb. (1955) fanden in der akut kongestionierten Niere des Hundes bei einer *Steigerung des Venendrucks* auf 250 mm Quecksilber eine innerhalb 1 Std auftretende reversible Proteinurie, die unabhängig war von Veränderungen der renalen Hämodynamik. Als klinisches Pendant läßt sich in diesem Zusammenhang das nephrotische Syndrom bei Nierenvenenthrombose und konstriktiver Perikarditis anführen (WINTON 1931, BLAINEY u. Mitarb. 1954, HARRISON u. Mitarb. 1956, BRONSTET u. Mitarb. 1957, BURACK u. Mitarb. 1958). BURACK u. Mitarb. (1958) fanden andererseits keinen Zusammenhang zwischen der Venendruckerhöhung bei Stauungsinsuffizienz und dem Ausmaß der Proteinurie.

In den Untersuchungen von STARR (1926) und den neueren Experimenten von KING und BALDWIN (1956) ließ sich bei Katzen nach Epinephrin-Injektion regelmäßig eine vorübergehende Albuminurie erzeugen. Gleichzeitig fand man eine Reduktion der Nierendurchblutung und der glomerulären Filtration bei einem Anstieg der Filtrationsfraktion und der renalen Gefäßwiderstände. Diese unter dem *Einfluß adrenergischer Substanzen* beobachteten Veränderungen der renalen Hämodynamik entsprechen den bei der Stauungsinsuffizienz gefundenen Verhältnissen (BECK 1964). Als möglicher Mechanismus wurde eine vermehrte glomeruläre Permeabilität erwogen (KING und BALDWIN 1956), wogegen eine verminderte tubuläre Rückresorption wegen des gleichzeitig unveränderten TmG und TmPAH weniger wahrscheinlich schien.

## f) Urinsediment

Es ist bekannt, daß bei Herzinsuffizienz im Urinsediment der Gehalt an Zellen und Zylindern vermehrt sein kann (ROWNTREE u. Mitarb. 1913, PAUL u. Mitarb. 1957, SAPHIR 1958, KLEINSCHMIDT 1960, THAYER und HEALY 1963). Die quantitative Bestimmung dieser Elemente erfolgt mittels der Zählung nach ADDIS (1925).

Normalerweise beträgt die *Erythrocytenausscheidung* pro Tag höchstens 1 Mill. (THAYER 1960) bis 2 Mill. Erythrocyten (SARRE 1958). Bei Herzinsuffizienz findet sich in etwa 45% der Fälle eine Mikrohämaturie mit einer mittleren täglichen Erythrocytenausscheidung von 2,7 Mill. und einem Maximalwert von 16 Mill. (THAYER 1960). Bei einer stärkeren Hämaturie muß an andere Ursachen, wie renale Affektionen oder Antikoagulantieneinfluß, gedacht werden.

Die *Leukocytenausscheidung* im Urin beträgt beim Gesunden höchstens 2 Mill. (THAYER 1960) bis 3 Mill. Leukocyten (SARRE 1958). Eine Leukocyturie besteht nach THAYER (1960) in 61% der Herzinsuffizienzfälle und zwar mit einem Mittelwert von 5,5 Mill. Leukocyten pro 24 Std und einem Höchstwert von bis zu 35 Mill. Leukocyten pro 24 Std.

Normalindividuen scheiden täglich etwa 2000 *hyaline Cylinder* im Urin aus (SARRE 1958). Die obere Grenze wird mit etwa 100000 Cylindern pro die angenommen (THAYER 1960). Herzinsuffiziente Patienten zeigen in 29% eine Cylindrurie. Der Mittelwert beträgt dabei 290000 Cylinder pro Tag, die maximalen Werte betragen bis zu 4,5 Mill. täglich (THAYER 1960).

Als Ursache der vermehrten Ausscheidung von Erythrocyten, Leukocyten und Cylindern im Urin wird der erhöhte Nierenvenendruck angesehen. Tatsächlich lassen sich entsprechende Veränderungen durch experimentelle Nierenvenendruckerhöhung reproduzieren (ROWNTREE u. Mitarb. 1913). Danneben sind an der bei Herzinsuffizienz auftretenden Leukocyturie und Cylindrurie auch degenerative tubuläre Veränderungen beteiligt (THAYER 1960).

## Literatur

**Addis, T.:** The number of formed elements in the urinary sediment of normal individuals. J. clin. Invest. **2**, 409 (1925). — **Agnew, J.H.:** Comparative study of the PSP elimination and the incoagulable nitrogen of the blood in cardiorenal diseases. Arch. intern. Med. **13**, 489 (1914). — **Aikawa, J.K.,** and **R.H. Fitz:** Alterations in exchangeable sodium content "sodium space" and body weight during the treatment of congestive heart failure. Circulation **12**, 897 (1955). — **Andersson, B.,** and **S. Larsen:** Inhibitory effects of emesis on water diuresis in dog. Acta physiol. scand. **32**, 19 (1954). — **Aronow, L., F.A. Howard,** and **D. Wolff:** Plama epinephrine and norepinephrine in mammals. J. Pharmacol. exp. Ther. **116**, 1 (1956). — **Asmussen, E., E.H. Christensen** u. **M. Nielsen:** Über die Kreislaufinsuffizienz in stehender Stellung bei normalem arteriellem Druck und herabgesetztem Minutenvolumen. Scand. Arch. Physiol. 81, 214 (1939). — **Audier, M.,** et **G. Ruf:** La protéinurie de l'insuffisance cardiaque étudiée par l'électrophorèse sur papier. Presse méd. **65**, 909 (1957). — **Axelrod, D.R.,** and **R.F. Pitts:** Effects of hypoxia on renal tubular function. J. appl. Physiol. **4**, 593 (1952).

**Baldwin, D.S., J.H. Sirota,** and **H. Villareal:** Diurnal variations of renal function in congestive heart failure. Proc. Soc. exp. Biol. (N.Y.) **74**, 578 (1950). — **Barger, A.C.:** The pathogenesis of sodium retention in congestive heart failure. Metabolism **5**, 480 (1956). ~ The kidney in congestive heart failure. Circulation **21**, 124 (1960). — **Barger, A.C., M.R. Liebowitz,** and **R.P. Muldowney:** The role of the kidney in the homeostatic adjustments of congestive heart failure. J. chron. Dis. **9**, 571 (1959). — **Barger, A.C., F.P. Muldowney,** and **M.R. Liebowitz:** Role of the kidney in the pathogenesis of congestive heart failure. Circulation **20**, 273 (1959). — **Barger, A.C., R.S. Ross,** and **H.L. Price:** Reduced sodium excretion in dogs with mild valvular lesions of the heart and in dogs with congestive heart failure. Amer. J. Physiol. **180**, 249 (1955). — **Barger, A.C., A.M. Rudolph,** and **E.F. Yates:** Sodium excretion and renal hemodynamics in normal dogs, dogs with mild valvular lesions of the heart and dogs in frank congestive heart failure. Amer. J. Physiol. **183**, 595 (1955). — **Beck, D.:** Die Nierenfunktion bei der hämodynamischen Herzinsuffizienz und im Verlaufe der Rekompensation. Inaug.-Diss. Zürich 1964. — **Beck, D.,** u. **W. Siegenthaler:** Die Nierenfunktion bei Herzinsuffizienz und nach Rekompensation. Schweiz. med. Wschr. **94** (1964) (im Druck). — **Berger, E.Y., M. Galston,** and **S.A. Horwitz:** The effect of anoxic anoxia on the human kidney. J. clin. Invest. 28, 648 (1949). — **Berliner, R.W.:** Renal excretion of water, sodium, chloride, potassium calcium and magnesium. Amer. J. Med. **9**, 541 (1950). — **Berliner, R.W., N.G. Levinsky, D.G. Davidson,** and **M. Eden:** Dilution and concentration of the urine and the action of antidiuretic hormone. Amer. J. Med. **24**, 730 (1958). — **Berne, R.M.,** and **M.N. Levy:** Effect of acute reduction in cardiac output on the denervated kidney. Amer. J. Physiol. **171**, 558 (1952). — **Bing, J.:** Studies on proteinuria. Acta med. scand., Suppl. **76**, 1 (1936). — **Bishop, J.M., O.L. Wade,** and **K.W. Donald:** Changes in jugular and renal arteriovenous oxygen content difference during exercise in heart disease. Clin. Sci. **17**, 611 (1958). — **Blainey, J.R., J. Hardwicke,** and **A.G.W. Whitfield:** The nephrotic syndrome associated with thrombosis of the renal veins. Lancet **1954 II**, 1208. — **Blake, W.D., R. Wegria, R.P. Keating,** and **H.P. Ward:** The effect of increased renal venous pressure on renal function. Amer. J. Physiol. **157**, 1 (1949). — **Bock, H.E., G. Schettler** u. **P. Schoelmerich:** Nierenfunktion und Kreislauf beim Herzkranken. Medizinische **21**, 626 (1952). — **Bradley, St.E.,** and **W.D. Blake:** Pathogenesis of renal dysfunction during congestive heart failure. Amer. J. Med. **6**, 470 (1949). — **Bradley, St.E.,** and **G.P. Bradley:** Renal function during chronic anemia in man. Blood **2**,

192 (1947). — **Bresler, E.H.:** The problem of the volume component of body fluid homeostasis. Amer. J. med. Sci. **232**, 93 (1956). — **Briggs, A.P., D.M. Fowell, W.F. Hamilton, J.W. Remington, N.C. Wheeler,** and **J.A. Winslow:** Renal and circulatory factors in the edema formation of congestive heart failure. J. clin. Invest. **27**, 810 (1948). — **Brod, J.,** and **Z. Fejfar:** The origin of edema in heart failure. Quart. J. Med. **19**, 187 (1950). ~ The role of neuro-humoral factors in the genesis of renal hemodynamic changes in heart failure. Acta med. scand. **148**, 273 (1954). — **Bronstet, P., S. Dubourg, H. Bricaud, J. Gazeau, P. Millon, G. Cabanien, F. Fontan** et **D. Cottin:** Albuminuries massives traitées par les diurétiques mercuriels. Arch. Ma. Cœur **50**, 169 (1957). — **Bruedigam, B., G. Fuchs** u. **J. Moeller:** Proteinurie und Stauungsniere. Z. Kreisl.-Forsch. **49**, 204 (1960). — **Brun, C., E. Knudsen,** and **F. Raaschou:** One cause of post-syncopal oliguria. Acta med. scand. **122**, 486 (1945). — **Buchborn, E.:** Adiuretin und Serumosmolarität. Klin. Wschr. **34**, 953 (1956). ~ Effektiver osmotischer Plasmadruck undAdiuretinproduktion. Untersuchungen bei chronischer Niereninsuffizienz. Klin. Wschr. **35**, 717 (1957). ~ Plasma level of antidiuretic hormone and serum osmolarity in normal adults. Endocrinology **61**, 375 (1957). ~ Vasopressin und Ödementstehung. Dtsch. med. Wschr. **83**, 375 (1958). — **Buchborn, E., K.R. Koczorek** u. **H.P. Wolff:** Aldosteronausscheidung und tubuläre Nierenfunktion. Klin. Wschr. **35**, 452 (1957). ~ Aldosteron, Glomerulusfiltrat und Na-Retention. Klin. Wschr. **37**, 71 (1959). — **Burack, W.R., J. Pryce,** and **J.F. Goodwin:** A reversible nephrotic syndrome associated with congestive heart failure. Circulation **18**, 562 (1958). — **Burrill, M.W., S. Freeman,** and **A.C. Ivy:** Sodium, potassium and chloride excretion of human subject exposed to a simulated altitude of 18000 feet. J. biol. Chem. **157**, 297 (1945).

**Chart, J.J., E.S. Gordon, P. Helmer,** and **M. Lesher:** Metabolism of salt retaining hormone by surviving slices. J. clin. Invest. **35**, 254 (1956). — **Chobanian, A.V., B.A. Burrows,** and **W. Hollander:** Body fluid and electrolyte composition in cardiac patients with severe heart diseases but without peripheral edema. Circulation **24**, 743 (1961). — **Conn, J.W.:** Presidential address. Primary aldosteronism, a new clinical syndrome. J. Lab. clin. Med. **45**, 3 (1955). — **Cottier, P.:** Renale Hämodynamik, Wasser- und Elektrolytausscheidung bei Hypertonie. Helv. med. Acta **27**, Suppl. XXXIX (1960).

**Davies, C.E.,** and **J.A. Kilpatrick:** Renal circulation in "low output" and "high output" heart failure. Clin. Sci. **10**, 53 (1951). — **Davis, J.O.:** Mechanisms of salt and water retention in congestive heart failure. The importance of aldosterone. Amer. J. Med. **29**, 486 (1960). — **Davis, J.O., M.J. Goodkind, M.M. Pechet,** and **W.C. Ball:** Increased excretion of aldosterone in urine from dogs with right-sided congestive heart failure and from dogs with thoracic inferior vena cava constriction. Amer. J. Physiol. **187**, 45 (1956). — **Davis, J.O., P.M. Hartroft, E.O. Titus, C.C.J. Carpenter, C.R. Ayers,** and **H.E. Spiegel:** The role of the renin-angiotensin system in the control of aldosterone secretion. J. clin. Invest. **41**, 378 (1962). — **Davis, J.O., D.S. Howell,** and **R.E. Hyatt:** Sodium excretion in adrenalectomized dogs with chronic cardiac failure produced by pulmonary artery constriction. Amer. J. Physiol. **183**, 263 (1955). — **Davis, J.O., R.E. Hyatt,** and **D.S. Howell:** Right-sided congestive heart failure in dogs produced by controlled progressive constriction of the pulmonary artery. Circulat. Res. **3**, 252 (1955). — **Davis, J.O., M.M. Pechet, W.C. Ball,** and **M.J. Goodkind:** Increased aldosterone secretion in dogs with rightsided congestive heart failure and in dogs with thoracic inferior vena cava constriction. J. clin. Invest. **36**, 689 (1957). — **Davis, J.O.,** and **N.W. Shock:** The effect of theophylline-ethylene-diamine on renal function in patients with congestive heart failure. J. clin. Invest. **28**, 1459 (1949). — **Davis, J.O.,** and **J.R. Smith:** Pathogenesis of peripheral cardiac edema. Amer. J. Med. **3**, 704 (1947).

**Earle, D.P., S.J. Farber, D.J. Alexander,** and **L.W. Eichna:** Effect of treatment on renal function and electrolyte excretion in congestive heart failure. J. clin. Invest **28**, 778 (1949). — **Edelman, J.S., B.W. Zweifach, J.W. Escher, J. Grossman, R. Mokotoff, R.F. Weston, L. Leiter,** and **E. Shorr:** Studies on VEM and VDM in blood in relation to renal hemodynamics and renal oxygen extraction in chronic congestive heart failure. J. clin. Invest. **29**, 925 (1950). — **Eichna, L.W., S.J. Farber, A.R. Berger, P.F. David, B. Rader, E. Pellegrino, R.E. Albert, J.D. Alexander, H. Taube,** and **S. Youngwirth:** Cardiovascular dynamics, blood volumes, renal functions and electrolyte excretions in the same patients during congestive heart failure and after recovery of cardiac compensation. Circulation **7**, 674 (1953). — **Elkinton, J.R.:** Regulation of water and electrolytes. Circulation **21**, 1184 (1960).

**Fabre, J.:** Les troubles du métabolisme électrolytique dans l'insuffisance cardiaque Cardiologia (Basel) **31**, 219 (1957). — **Farber, S.J., J.D. Alexander,** and **L.W. Eichna:** Renal hemodynamics and salt and water excretion during induced congestion of the inferior vena cava of man. J. clin. Invest. **30**, 638 (1951). — **Farber, S.J., W.H. Becker,** and **L.W. Eichna:** Electrolyte and water excretion and renal hemodynamics during induced congestion of the superior and inferior vena cava of man. J. clin. Invest. **32**, 1145 (1953). — **Farber, S.J.,** and **R.J. Soberman:** Total body water and total exchangeable sodium in edematous states due to cardiac, renal or hepatic disease. J. clin. Invest. **35**, 779 (1956). — **Farrell, G.,** and **A.N. Taylor:** Neuroendocrine aspects of blood volume regulation. Amer. J. Physiol. **24**, 471

(1962). — **Ferguson, F.P.**, and **D.C. Smith:** Effects of acute decompression stress upon plasma electrolytes and renal function in dogs. Amer. J. Physiol. **173**, 503 (1953). — **Fishberg, A.M.:** Heart failure, 2nd. ed. Philadelphia: Lea & Febiger 1940. — **Fishman, A.P., M.H. Maxwell, C.H. Crowder**, and **P. Morales:** Kidney function in cor pulmonale. Particular consideration of changes in renal hemodynamics and sodium excretion during variation in level of oxygenation. Circulation **3**, 703 (1951). — **Fishman, A.P., J. Stamler, L.N. Katz, A.J. Miller, E.N. Silber**, and **L. Rubenstein:** Mechanisms of edema formation in chronic experimental pericarditis with effusion. J. clin. Invest. **29**, 521 (1950). — **Forbes, G.B.**, and **A. Perley:** Estimation of total body sodium by isotopic dilution. J. clin. Invest. **30**, 558 (1951). — **Frank, O.:** Zur Dynamik des Herzmuskels. Z. Biol. **32**, 370 (1895). — **Freeman, O.W., G.W. Mitchell, S.J. Wilson, F.W. Fitzhugh**, and **A.J. Merrill:** Renal hemodynamics, sodium and water excretion in supine, exercising, normal and cardiac patients. J. clin. Invest. **34**, 1109 (1955). — **Friedberg, C.K.:** Diseases of the heart, 2nd ed. Philadelphia: W.B. Saunders Co. 1956. ~ Fluid and electrolyte disturbance in heart failure and their treatment. Circulation **16**, 437 (1957). — **Futcher, P.H.**, and **H.A. Schroeder:** Studies on congestive heart failure. II. Impaired renal excretion of sodium chloride. Amer. J. med. Sci. **204**, 52 (1942).

**Gauer, O.H.**, u. **J.P. Henry:** Beitrag zur Homöostase des extraarteriellen Kreislaufes. Volumenregulation als unabhängiger physiologischer Parameter. Klin. Wschr. **34**, 356 (1956). — **Gaunt, R., J.H. Birnie**, and **W.J. Eversole:** Adrenal cortex and water metabolism. Physiol. Rev. **29**, 281 (1949). — **Giebisch, G.:** Kidney, water and electrolyte metabolism. Ann. Rev. Physiol. **24**, 357 (1962). — **Gilman, A., F.S. Philips**, and **E.S. Koelle:** Metabolism reduction and nephrotoxic action of tetrathionate in relation to possible interaction with sulfhydryl compounds. Amer. J. Physiol. **147**, 115 (1946). — **Ginsburg, M.:** Secretion of antidiuretic hormone in response to hemorrhage and fate of vasopressin in adrenalectomized rats. J. clin. Endocr. **11**, 165 (1954). — **Ginsburg, M.**, and **H. Heller:** Antidiuretic activity in blood obtained from various parts of cardiovascular system. J. clin. Endocr. **9**, 274 (1953). — **Goldring, W.:** Observations on the clinical application of the urine sediment count (Addis). J. clin. Invest. **10**, 355 (1931). — **Goldring, W.**, and **H. Chasis:** Hypertension and hypertensive disease. New York: Commonwealth 1944. — **Goodyer, A.V.N.:** Renal function and renal impairment in congestive heart failure. Progr. cardiovasc. Dis. **3**, 483 (1961). — **Goodyer, A.V.N.**, and **W.W.L. Glenn:** Relation of arterial pulse pressure to renal function. Amer. J. Physiol. **167**, 689 (1951). ~ Excretion of solutes injected into the renal artery of the dog. Amer. J. Physiol. **168**, 66 (1952). ~ Observation on the hyponatremia following mitral valvulotomy. J. clin. Invest. **33**, 937 (1954). — **Goodyer, A.V.N., E.R. Peterson**, and **A.S. Relman:** Some effects of albumin infusions on renal function and electrolyte excretion in normal man. J. appl. Physiol. **1**, 671 (1949). — **Gordon, E.S.:** The role of aldosterone in congestive heart failure. J. Lab. clin. Med. **46**, 820 (1955). — **Gottschalck, C.W.:** An experimental and comparative study on renal interstitial pressure. Amer. J. Physiol. **163**, 716 (1950). ~ Osmotic concentration and dilution in the mammalian nephron. Circulation **21**, 861 (1960). — **Gottschalck, C.W.**, and **M. Mylle:** Micropuncture study of the mammalian urinary concentration mechanism; evidence for the countercurrent hypothesis. Amer. J. Physiol. **196**, 927 (1959). — **Green, H.D.**, and **J.H. Kepchar:** Control of peripheral resistance in major systemic vascular beds. Physiol. Rev. **39**, 617 (1959). — **Grossman, J.:** Volume factors in body fluid regulation. Arch. intern. Med. **99**, 93 (1957). — **Grossman, J., R.E. Weston, J.P. Halperin**, and **L. Leiter:** The nature of the renal circulatory changes in chronic congestive failure as reflected by renal tubular maximal functions. J. clin. Invest. **29**, 1320 (1950).

**Hall, P.W.**, and **E.E. Selkurt:** Effects of partial graded venous obstruction on electrolyte clearance by the dogs kidney. Amer. J. Physiol. **164**, 143 (1951). — **Hargitay, B.**, u. **W. Kuhn:** Das Multiplikationsprinzip als Grundlage der Harnkonzentrierung in der Niere. Z. Elektrochem. **55**, 539 (1951). — **Harrison, C.V., M.D. Milne**, and **R.E. Steiner:** Clinical aspects of renal vein thrombosis. Quart. J. Med. **25**, 285 (1956). — **Hegglin, R.:** Die klinische Bedeutung der Kreislaufzeiten. Schweiz. med. Wschr. **91**, 933 (1961). ~ Die Symptome der chronischen Herzinsuffizienz. Dtsch. med. J. **14**, 683 (1963). — **Heidereich, O.:** Zur Physiologie der Niere. Basel: Ciba 1959. — **Heidland, A., K. Kluetsch, K.W. Schneider**, u. **L. Lippig:** Nierenhämodynamik bei kompensierter und plusdekompensierter essentieller Hypertonie. Klin. Wschr. **40**, 1003 (1962). — **Heller, B.I.**, and **W.E. Jacobson:** Renal hemodynamics in heart failure. Amer. Heart J. **39**, 188 (1950). — **Herken, H.:** Die Rolle des Vasopressins in der Pathogenese des Oedems. Dtsch. med. Wschr. **82**, 2177 (1957). — **Himbert, J.:** L'hémodynamique renale dans l'insuffisance cardiaque. Acta cardiol. (Brux.) **17**, 510 (1962). — **Hwang, W.L., L.C. Akman, A.J. Miller, E.N. Silber, J. Stamler**, and **L.N. Katz:** Effects of sustained elevation of renal venous pressure on sodium excretion in unanesthetized dog. Amer. J. Physiol. **162**, 649 (1950).

**Jaenicke, J.R.:** Urea enhancement of water reabsorption in the renal medulla. Amer. J. Physiol. **199**, 1205 (1960). ~ The influence of vasopressin on the permeability of the mammalian collecting duct to urea. J. clin. Invest. **40**, 144 (1961). — **James, D.F., H. Turner**, and **A.J.**

**Merrill:** Circulatory and renal effects in congestive heart failure. Amer. J. Med. **5**, 619 (1948). — **Jeanneret, P.:** A modified procedure for assessing separate kidney function in chronic dog preparations with observations on the effect of chronic unilateral venous congestion. J. Lab. clin. Med. **38**, 604 (1951). — **Johnson, R.D.,** and **J.W. Conn:** Aldosterone, antidiuretic hormone and congestive heart failure. Mod. Conc. cardiov. Dis. **27**, 431 (1958). — **Judson, W.E.:** Mechanisms in peripheral edema of congestive heart failure. J. Indiana med. Ass. **50**, 1500 (1957). ~ Cardiovascular renal regulation in the hyperkinetic states. Progr. cardiovasc. Dis. **4**, 65 (1961). — **Judson, W.E., J.D. Hatcher, M.H. Halperin,** and **R.W. Wilkins:** Further studies on the antidiuresis and decrease in sodium excretion during venous congestion of the limbs: its prevention in normal subjects by a large transfusion; its absence or presence in patients with or without cardiac failure. J. clin. Invest. **31**, 642 (1952). — **Judson, W.E., W. Hollander, J.D. Hatcher,** and **M.H. Halperin:** The effects of exercise on cardiovascular and renal function in cardiac patients with and without heart failure. J. clin. Invest. **34**, 1546 (1955).

**Kattus, A.A., B. Sinclair-Smith, J. Genest,** and **E.V. Newman:** The effect of exercise in the renal mechanism of electrolyte excretion in normal subjects. Bull. Johns Hopk. Hosp. **84**, 344 (1949). — **Katz, N.,** and **J. Stamler:** Venous pressure, renal function and edema formation. Cardiologia (Basel) **21**, 307 (1952). — **Kaufmann, W., H. Nieth, H. Heckermann** u. **M. Franke:** Exkretionsfunktion und Haemodynamik der Nieren bei körperlicher Belastung Herzkranker unter Thermoindifferenzbedingungen. Verh. dtsch. Ges. Kreislaufforsch., Bad Nauheim 1964. — **King, S.E.,** and **D.S. Baldwin:** Production of renal ischemia and proteinuria in man by the adrenal medullary hormones. Amer. J. Med. **20**, 217 (1956). — **Kleinschmidt, A.:** Die Mikrohämaturie, Pathogenese und diagnostische Bedeutung. Internist (Berl.) **1**, 112 (1960). — **Klütsch, K., A. Heidland, L. Lippig** u. **K.W. Schneider:** Beziehungen zwischen effektivem Nierenplasmastrom und aktiver Plasmamenge. Klin. Wschr. **40**, 346 (1962). — **Klütsch, K., A. Heidland** u. **A. Obek:** Altersabhängigkeit der Nierenhämodynamik. Klin. Wschr. **40**, 1002 (1962). — **Klütsch, K., A. Heidland** u. **K.W. Schneider:** Nierenfunktion und peripherer Venendruck unter Sauerstoffbeatmung bei kardialer Dekompensation. Klin. Wschr. **38**, 842 (1960). — **Koczorek, K.R.,** u. **H.P. Wolff:** Die Ausscheidung von endogenem und exogenem Aldosteron in Abhängigkeit von der Leber- und Nierenfunktion bei Gesunden und Kranken. Verh. dtsch. Ges. inn. Med., Wiesbaden 1959. — **Kohlstaedt, K.G.,** and **I.H. Page:** Liberation of renin by perfusion of kidneys following reduction of pulse pressure. J. exp. Med. **72**, 201 (1940). — **Kramer, K., K. Thurau** u. **P. Deetjen:** Haemodynamik des Nierenmarks. I. Kapilläre Passagezeit, Blutvolumen, Durchblutung, Gewebshaematokrit und $O_2$-Verbrauch des Nierenmarkes in situ. Pflügers Arch. ges. Physiol. **270**, 251 (1960). — **Künzler, D.:** Die Bestimmung der Flüssigkeitsräume bei Normalpersonen und Patienten mit Oedemen kardialer Genese. Inaug.-Diss. Zürich 1961. ~ Der Intracellulärraum bei kardial dekompensierten Patienten mit Oedemen. Schweiz. med. Wschr. **92**, 968 (1962).

**Laragh, J.H.:** Mechanisms of edema formation and principles of management. Amer. J. Med. **21**, 423 (1956). ~ Hormones and the pathogenesis of congestive heart failure: vasopressin, aldosterone, and angiotensin II. Circulation **25**, 1015 (1962). — **Laragh, J.H.,** and **P.J. Cannon:** Endocrine factors in congestive heart failure: vasopressin, aldosterone, and angiotensin. Med. Clin. N. Amer. **46**, 1471 (1962). — **Lasch, F.:** Zur Frage der Proteinurie und ihrer differentialdiagnostischen Bedeutung. Schweiz. med. Wschr. **83**, 153 (1953). — **Lassen, N.A.,** and **J.B. Longley:** Countercurrent exchange in vessels of renal medulla. Proc. Soc. exp. Biol. (N.Y). **106**, 743 (1961). — **Leaf, A.,** and **A.R. Mamby:** An antidiuretic mechanism not regulated by extracellular fluid tonicity. J. clin. Invest. **31**, 60 (1952). — **Leiter, L.:** The role and control of renal dysfunction in congestive heart failure. N. Y. St. J. Med. **48**, 1803 (1948). — **Lenègre, J.,** et **J. Himbert:** L'albuminurie des cardiaques et des hypertendus. Rev. Prat. (Paris) **6**, 493 (1956). — **Levitt, M.F., C.B. Turner,** and **A.Y. Sweet:** The effect of experimental venous obstruction on salt and water distribution and excretion in man. J. clin. Invest. **31**, 885 (1952). — **Lewis, B.M., R.M. Bui, S.M. Sevier,** and **T.R. Harrison:** The effect of posture and of congestion of the head on sodium excretion in normal subjects. Circulation **2**, 822 (1950). — **Lippman, R.W.:** Urine and the urinary sediment. Springfield (Ill.): Ch.C. Thomas 1957. — **Luetscher, J.A.:** Electrophoretic analysis of plasma and urinary proteins. J. clin. Invest. **19**, 313 (1940). — **Lüthy, E.:** Die Rechtsinsuffizienz des Herzens. Schweiz. med. Wschr. **91**, 433 (1961).

**Mach, R.S.,** et **J. Fabre:** Méchanisme de la rétention des sels et de l'eau au cours de l'insuffisance cardiaque. Acta cardiol. (Brux.) **6**, 791 (1951). — **Marriott, H.J.L.:** Some observations on the pathogenesis of cardiac edema. Ann. intern. Med. **41**, 377 (1954). — **Maurice, P.A.:** La répartition de l'eau chez l'homme normal et chez les sujets atteints d'insuffisance cardiaque. Helv. med. Acta **20**, Suppl. **30** (1953). — **Maxwell, M.H., E.S. Breed,** and **I.L. Schwartz:** Renal venous pressure in chronic congestive failure. J. clin. Invest. **29**, 342 (1950). — **Merklen, P.:** La rétention de sodium dans l'œdème cardiaque. Bull. Soc. méd. Hôp. (Paris) **20**, 725 (1923). — **Merrill, A.J.:** Edema and decreased renal blood flow in patients with chronic congestive heart failure: evidence of "forward failure" as the primary cause of edema. J. clin. Invest. **25**, 289 (1946). ~ Mechanisms of salt and water retention in heart failure. Amer. J. Med. **6**, 357 (1949). — **Merrill, A. J.**, and **W. H. Cargill:** The effect of exercise on the renal plasma flow and filtration rate of normal and cardiac subjects. J. clin. Invest. **27**, 272 (1948). — **Merrill, A. J., L. J. Morrison**, and **E. S. Brannon:** Concentration of renin in renal venous blood in patients with chronic heart failure. Amer. J. Med. **1**, 468 (1946). — **Merrill, J. P.:** Renal circulation in congestive heart failure. Progr. cardiovasc. Dis. **3**, 511 (1961). — **Mokotoff, R.**, and **G. Ross:** The effect of spinal anesthesia on the renal ischemia in congestive heart failure. J. clin. Invest. **27**, 335 (1948). — **Mokotoff, R., G. Ross**, and **P. Leiter:** Renal plasma flow and sodium reabsorption and excretion in congestive heart failure. J. clin. Invest. **27**, 1 (1948). ~ The electrolyte content of skeletal muscle in congestive heart failure; a comparison of results with inulin and chloride as reference standards for extracellular water. J. clin. Invest. **31**, 291 (1952). — **Møller, E., J. F. McIntosh**, and **D. D. van Slyke:** Studies of urea excretion; relationship between urine volume and rate of urea excretion by patients with Bright's disease. J. clin. Invest. **6**, 427 (1928). — **Morel, F., C. Amiel** et **A. Falbriard:** Les méchanismes d'excretion de l'eau par le rein étudiés à l'aide d'eau tritiée chez le lapin au cours de l'épreuve de diurèse interrompue. Rev. franç. Étud. clin. biol. **4**, 773 (1959). — **Muller, A. F.:** Wasserhaushalt bei Herzinsuffizienz. Schweiz. med. Wschr. **32**, 836 (1962). — **Muller, A. F., R. Veyrat** et **E. L. Manning:** Etude de la sécrétion de l'aldostérone marquée au tritium. Helv. med. Acta **26**, 714 (1959).

**Newman, E. V.:** Function of the kidney and metabolic changes in cardiac failure. Amer. J. Med. **7**, 490 (1949). — **Nieth, H.:** Diagnostische Methoden bei Nierenerkrankungen. Basel: Ciba 1960.

**Pappenheimer, J. R.**, and **W. B. Kinter:** Hematocrit ratio of blood within mammalian kidney and its significance for renal hemodynamics. Amer. J. Physiol. **185**, 377 (1965). — **Paul, O., G. F. Vawter, A. W. Schweitzer**, and **G. M. Haas:** Pathological changes in congestive heart failure. Arch. Path. **64**, 363 (1957). — **Pearce, M. L.**, and **E. V. Newman:** Some postural adjustment of salt and water excretion. J. clin. Invest. **33**, 1089 (1954). — **Pekkarinen, A., E. Iisalo, A. Kasanen, A. Lailinen**, and **B. Thomasson:** Adrenosympathetic and adrenocortical function in cardiac insufficiency. Amer. J. Cardiol. **5**, 604 (1960). — **Perera, G. A.**, and **R. W. Berliner:** The relation of postural hemodilution to paroxysmal dyspnoe. J. clin. Invest. **22**, 684 (1943). — **Pitts, R. F.**, and **J. J. Duggan:** Studies on diuretics. II. The relationship between glomerular filtration rate, proximal tubular absorption of sodium and diuretic efficacy of mercurals. J. clin. Invest. **29**, 372 (1950). — **Post, R. S.:** Decrease of cardiac output by acute paricardial effusions and its effect on renal hemodynamics and electrolyte excretion. Amer. J. Physiol. **165**, 278 (1951).

**Race, G. A., C. M. Scheifly**, and **J. E. Edwards:** Albuminuria in congestive heart failure. Circulation **13**, 329 (1956). — **Ranges, H. A.**, and **S. E. Bradley:** Systemic and renal circulatory changes following the administration of adrenin, epinephrine, and paredrinol to normal man. J. clin. Invest. **22**, 687 (1943). — **Ratner, M. I.:** Salt and water retention in heart failure. Lancet **1961 I**, 207. — **Ray, C. T., S. A. Threefoot**, and **G. E. Burch:** Studies on the excretion of chloride by man with and without congestive heart failure, using longlife radiochloride, Cl 36. J. Lab. clin. Med. **44**, 663 (1954). — **Reubi, F.:** Nierenkrankheiten. Bern u. Stuttgart: Hans Huber 1960. ~ Clearance tests in clinical medicine. Springfield (Ill.): Ch. C. Thomas 1963. — **Riva, G.:** Die Klinik der Oedeme. Helv. med. Acta **23**, 359 (1956). — **Rowntree, L. G., R. Fitz**, and **J. T. Garaghty:** The effects of experimental chronic passive congestion on renal function. Arch. intern. Med. **11**, 121 (1913). — **Rowntree, L. G., E. D. Marshall**, and **W. A. Baetjer:** Further studies of renal functions, cardiorenal and cardiac diseases. Arch. intern. Med. **15**, 543 (1915). — **Rudolph, A. M., S. M. Rokaw**, and **A. C. Barger:** Chronic catheterization of the renal artery. Technique for studying direct effects of substances on kidney function. Proc. Soc. exp. Biol. (N.Y.) **93**, 323 (1956). — **Rydin, H.**, and **E. B. Verney:** The inhibition of water-diuresis by emotional stress and by muscular exercise. Quart. J. exp. Physiol. **27**, 343 (1938).

**Saphir, O. A.:** A text on systematic pathology. New York and London: Grune & Stratton 1958. — **Sarre, H.:** Nierenkrankheiten. Stuttgart: Georg Thieme 1958. — **Schroeder, H. A.:** Studies on congestive heart failure. I. The importance of restriction of salt as compared to water. Amer. Heart J. **22**, 141 (1941). ~ Studies on congestive circulatory failure. III. The relation of edema to urinary chloride. Circulation **1**, 481 (1950). — **Schröder, R.:** Untersuchungen über das Verhalten der Nebennierenrindenhormone bei hydropischer Herzinsuffizienz. Dtsch. Arch. klin. Med. **209**, 20 (1963). — **Schwiegk, H.**, u. **G. Riecker:** Die Veränderungen der Nierenfunktion bei Herzinsuffizienz, S. 255. In Handbuch der inneren Medizin Bd. 9/1. Berlin-Göttingen-Heidelberg: Springer 1960. — **Selkurt, E. E.:** Effects of pulse pressure and mean arterial pressure modification on renal hemodynamics and electrolyte and water excretion. Circulation **4**, 541 (1951). ~ Influence of hypoxia on renal circulation and on excretion of electrolytes and water. Amer. J. Physiol. **172**, 700 (1953). ~ Sodium excretion by the mammalian kidney. Physiol. Rev. **34**, 287 (1954). — **Selkurt, E.E., P.W. Hall,** and **M.P. Spencer:** Influence of graded arterial pressure decrement on renal clearance of creatinine, p-aminohippurate and sodium. Amer. J. Physiol. **159**, 369 (1949). — **Seymour, W.B., W.H. Pritchard, L.P. Longley,** and **J.M. Hayman:** Cardiac output, blood and interstitial fluid volume, total circulating serum protein and kidney function during cardiac failure and after improvement. J. clin. Invest. **21**, 229 (1942). — **Shannon, J.A.:** The control of the renal excretion of water. I. The effects of variation in the state of hydration on water excretion in dogs with diabetes insipidus. J. exp. Med. **76**, 371 (1942). — **Siegenthaler, W.:** Zur Aldosteronregulation beim Menschen. 6. Internat. Kongr. inn. Med., Basel 24.—27. August 1960. ~ Klinische Physiologie und Pathologie des Wasser- und Salzhaushaltes, mit besonderer Berücksichtigung der Beziehungen Aldosteron — Oedeme — Diuretica. Berlin-Göttingen-Heidelberg: Springer 1961. ~ Klinische Syndrome mit Hyperaldosteronismus unter besonderer Berücksichtigung pathogenetischer Gesichtspunkte. Schweiz. med. Wschr. **93**, 1803 (1963). — **Siegenthaler, W., M. Mann, J. Gfeller** u. **A. Ganzoni:** Aldosteronforschung und klinische Medizin. Schweiz. med. Wschr. **94**, 685 (1964). — **Siegenthaler, W.,** u. **B. Truniger:** Neuere Erfahrungen in der Behandlung mit Diuretica. Schweiz. med. Wschr. **91**, 146 (1961). — **Siegenthaler, W., B. Truniger, H. Bächtold, F. Rhomberg** u. **G. Siegenthaler:** Experimentelle und klinische Erfahrungen mit Aldosteronantagonisten (Spirolactone). Schweiz. med. Wschr. **91**, 314 (1961). — **Siegenthaler, W., B. Truniger, W. Rutishauser, E. Lüthy** u. **R. Hegglin:** Hämodynamik und Aldosteronausscheidung. Ein Beitrag zur Volumenregulation beim Menschen. Schweiz. med. Wschr. **91**, 259 (1961). — **Sinclair-Smith, B., A.A. Kattus, J. Genest,** and **E.V. Newman:** The renal mechanisms of electrolyte excretion and the metabolic balance of electrolytes and nitrogen in congestive cardiac failure: the effects of exercise, rest, and aminophyllin. Bull. Johns Hopk. Hosp. **84**, 369 (1949). — **Singer, B.,** and **J. Wehner:** Excretion of sodium-retaining substances in patients with congestive heart failure. Amer. Heart J. **45**, 795 (1953). — **Sirota, J.H.,** and **R.A. Nabotoff:** Effects of unilateral renal hypertension secondary to splenorenal vein anastomosis on individual kidney function. Amer. J. Med. **13**, 242 (1952). — **Smith, H.W.:** The kidney. New York: Oxford University Press 1951. ~ Principles of renal physiology. New York: Oxford University Press 1956. ~ Salt and water volume receptors. Amer. J. Med. **23**, 623 (1957). — **Stamler, J., H. Goldberg, A. Gordon, M. Venishel,** and **L.N. Katz:** Relationship of elevated renal venous pressure to sodium clearance and edema formation in unanesthetized dogs. Amer. J. Physiol. **166**, 400 (1951). — **Starling, E.H.:** Some points in the pathology of heart disease. Lancet **1897 I**, 652. — **Starr, I.:** The production of albuminuria by renal vasoconstriction in animals and man. J. exp. Med. **43**, 31 (1926). — **Stead, E.A.:** Renal factor in congestive heart failure. Circulation **3**, 294 (1951). — **Stein, M., R. Schwartz,** and **J.A. Mirsky:** The antidiuretic activity of plasma of patients with hepatic cirrhosis, congestive heart failure, hypertension and other clinical disorders. J. clin. Invest. **33**, 77 (1954). — **Straub, H.:** Dynamik des Säugetierherzens. I. Dtsch. Arch. klin. Med. **115**, 531 (1914). II. Dtsch. Arch. klin. Med. **116**, 409 (1916). — **Strauss, M.B.,** and **S. Papper:** Sodium and water retention in chronic congestive heart failure. J. chron. Dis. **9**, 536 (1959). — **Strauss, M.B.,** and **L.G. Welt:** Diseases of the kidney. Boston: Little, Brown & Co. 1963. — **Surtshin, A., D. Rolf,** and **L.H. White:** Constancy of sodium excretion in the presence of chronically altered glomerular filtration rate. Amer. J. Physiol. **165**, 429 (1951). — **Swann, H.G., A.V. Montgomery,** and **J.S. Lowry:** Effect of renal venous occlusion on intrarenal pressure. Proc. Soc. exp. Biol. (N.Y.) **76**, 773 (1951).

**Takasu, T., N. Lasker,** and **R.J. Shalhoub:** Mechanisms of hyponatremia in chronic congestive heart failure. Ann. intern. Med. **55**, 368 (1961). — **Thayer, J.M.:** Urinary abnormalities in congestive heart failure. Med. Ann. D. C. **29**, 485 (1960). ~ Renal abnormalities in congestive heart failure. Stanf. med. Bull. **18**, 129 (1960). — **Thayer, J.M., W.J. Gleckler,** and **R.O. Homes:** The development of the nephrotic syndrome during the course of congestive heart failure. Case report and review of the literature. Ann. intern. Med. **54**, 1013 (1961). — **Thayer, J.M.,** and **F.A. Healy:** Management of renal dysfunction in congestive heart failure. In: Biochemical Clinics, ed. by **I.N. Kugelmass**. New York: The Reuben H. Donnally Corporation 1963. — **Theobald, G.W.:** The albuminuria of pregnancy, a mechanical hypothesis. Lancet **1931 II**, 948. — **Thompson, D.D.:** Salt and water excretion in heart failure. Progr. cardiovasc. Dis. **3**, 520 (1961). — **Thompson, D.D.,** and **R.F. Pitts:** Effects of alterations of renal arterial pressure on sodium and water excretion. Amer. J. Physiol. **168**, 490 (1952). — **Thorn, G.W., A.E. Renold, E.R. Froesch,** and **J. Crabbé:** Pathophysiology of edema. Helv. med. Acta **23**, 334 (1956). — **Truniger, B.:** Untersuchungen zum Problem des sekundären Hyperaldosteronismus bei Oedemkrankheiten. Helv. med. Acta **27**, 119 (1960).

**Ullrich, K.J.:** Das Gegenstromsystem im Nierenmark. Stuttgart: Friedrich-Karl Schattauer 1962. — **Ullrich, K.J., K. Kramer,** and **J.W. Boylan:** Present knowledge of the countercurrent system in the mammalian kidney. Progr. cardiovasc. Dis. **3**, 395 (1961). — **Urquhart, J.,** and **J.O. Davis:** Role of the kidney and the adrenal cortex in congestive heart failure (I). Mod. Conc. cardiov. Dis. **32**, 781 (1963).

**Vander, A. J., R. L. Malvin, W. S. Wilde,** and **L. P. Sullivan:** Reexamination of salt and water retention in congestive heart failure. Amer. J. Med. **25**, 497 (1958). — **Vaquez, H. L.:** Traité des maladies du cœur. Paris: Maloine 1927. — **Verney, E. B.:** Absorption and excretion of water: the antidiuretic hormone. Lancet **1946** II, 739, 781. ~ The antidiuretic hormone and the factors with determine its release. Proc. roy. Soc. B **135**, 25 (1947). ~ Agents determining and influencing functions of pars nervosa of pituitary. Brit. med. J. **1948 II**, 119.

**Warner, G. F., E. L. Dobson, C. E. Rodger, M. E. Johnston,** and **N. Pace:** The measurement of total "sodium space" and total body sodium in normal individuals and in patients with cardiac edema. Circulation **5**, 915 (1952). — **Warren, J. V., A. J. Merrill,** and **E. S. Brannon:** Observations of renal venous blood in normal unanesthetized subjects and patients with severe congestive heart failure. J. clin. Invest. **23**, 928 (1944). — **Warren, J. V.,** and **E. A. Stead:** Fluid dynamics in chronic congestive heart failure. Arch. intern. Med. **73**, 138 (1944). — **Wegria, R., N. E. Capeci, M. R. Blumenthal, F. Kornfeld, D. R. Hays, R. A. Elias,** and **J. G Hilton:** The pathogenesis of proteinuria in the acutely congested kidney. J. clin. Invest. **34**, 737 (1955). — **Weissleder, H., H. Stein** u. **H. Reindell:** Die Harnfarbstoffausscheidung beim insuffizienten und gesunden Herzen. Klin. Wschr. **39**, 406 (1961). — **Welt, L. G.:** Extrarenal regulation of salt and water exchange: Volume receptors. Circulation **21**, 1002 (1960). — **Welt, L. G.,** and **J. Orloff:** The effects of an increase in plasma volume on the metabolism and excretion of water and electrolytes by normal subjects. J. clin. Invest. **30**, 751 (1951). — **Werkö, L., J. Ek, E. Varnauskas, H. Bucht, B. Thomasson,** and **H. Eliasch:** The relationship between renal blood flow, glomerular filtration rate, sodium excretion, cardiac output and pulmonary and systemic blood pressures in various heart disorders. Amer. Heart J. **49**, 823 (1955). — **Werkö, L., E. Varnauskas, J. Ek, H. Bucht, B. Thomasson, J. Bergtrom,** and **H. Eliasch:** Studies on the renal circulation and renal function in mitral valvular disease. II. Effect of apresoline. Circulation **9**, 687 (1954). — **Wesson, L. G.:** Glomerular and tubular factors in the renal excretion of sodium chloride. Medicine (Baltimore) **36**, 281 (1957). — **Wesson, L. G., W. P. Anslow,** and **H. W. Smith:** The excretion of strong electrolytes. Bull. N. Y. Acad. Med. **24**, 586 (1948). — **Weston, R. E., J. Grossman, E. R. Borun,** and **I. B. Hanenson:** Pathogenesis and treatment of hyponatremia in congestive heart failure. Amer. J. Med. **25**, 558 (1959). — **Whittembury, G., D. E. Oken, E. E. Windhager,** and **A. K. Solomon:** Single proximal tubules of Necturus kidney. IV. Dependence of $H_2O$ movement on osmotic gradients. Amer. J. Physiol. **195**, 563 (1959). — **Winters, R. W.,** and **R. E. Davies:** The role of countercurrent mechanisms in urine concentration: a review. Ann. intern. Med. **54**, 810 (1961). — **Winton, F. R.:** The influence of venous pressure in the isolated mammalian kidney. J. Physiol. (Lond.) **72**, 49 (1931). — **Wirz, H.:** Der osmotische Druck in den corticalen Tubuli der Rattenniere. Helv. physiol. pharmacol. Acta **14**, 353 (1956). — **Wolff, H. P., K. R. Koczorek,** and **E. Buchborn:** Hyperaldosteronism in heart disease. Lancet **1957 II**, 63. — **Wolff, H. P., K. R. Koczorek, E. Buchborn** u. **M. Kohler:** Über die Aldosteronaktivität und Natriumretention bei Herzkranken und ihre pathophysiologische Bedeutung. Klin. Wschr. **34**, 1105 (1956) — **Wollheim, E.,** u. **K. W. Schneider:** Herz- und Gefäßinsuffizienz S. 207 in Praxis der Herz- und Kreislauferkrankungen. München: J. F. Lehmann 1963.

**Yates, E. F.:** Effects of central venous congestion on sodium, potassium and water metabolism in the rat. Amer. J. Physiol. **194**, 57 (1958). — **Yates, E. F., J. Urquhart,** and **A. L. Herbst:** Impairment of the enzymatic inactivation of adrenal cortical hormones following passive venous congestion of the liver. Amer. J. Physiol. **194**, 64 (1958). — **Youmans, W. B.:** Renal functions in congestive heart failure. Ann. intern. Med. **41**, 739 (1954).

Abgeschlossen im August 1964

# Über die (aseptische) Harnstauungsniere

Von

**E. Matouschek**

Mit 8 Abbildungen

Dossot wies darauf hin, daß die Beschreibung der Harnstauungsniere und ihrer Ursachen nicht nur die Aufzählung so gut wie aller die harnleitenden Wege betreffenden Erkrankungen erfordert, sondern darüber hinaus auch die Beschreibung einer Anzahl krankhafter Zustände anderer Systeme notwendig macht. Eine im Rahmen eines begrenzten Handbuchbeitrages gegebene Darstellung der Harnstauungsniere, ihrer Ätiologie, Pathophysiologie, Histologie, Diagnostik und Klinik kann naturgemäß nur einen skizzenhaften und unvollständigen Überblick über dieses große Gebiet geben. Bewußt mußte manchmal auf die Vollständigkeit der Darstellung verzichtet werden, wobei allerdings versucht wurde, die den Internisten besonders interessierenden Themen hinreichend zu berücksichtigen.

Jede Behinderung des Urinabflusses führt oberhalb des Hindernisses zu einer Druckerhöhung in den harnleitenden Wegen und damit zu funktionellen und morphologischen Änderungen nicht nur der Harnwege, sondern auch der Nieren. Nach v. Lichtenberg sind deshalb alle klinischen Äußerungen der Harnentleerungsstörungen unter dem Gesichtspunkt einer Systemerkrankung aufzufassen. Zu den Harnstauungsnieren zählen alle durch eine Behinderung des Harnabflusses entstandenen aseptischen Stauungszustände der Nieren, deren Wesen in einer durch die Drucksteigerung verursachten Erweiterung des Hohlsystems und der daraus resultierenden Beeinträchtigung des Parenchyms liegt.

Unabhängig von dem Ausmaß der durch die Harnstauung verursachten Schädigung an den Nieren und harnleitenden Wegen hat es sich im medizinischen Sprachgebrauch eingebürgert, jegliche Erweiterungen des Nierenhohlsystems als Folge einer Abflußstörung mit dem von Rayer 1841 geprägten Begriff der Hydronephrose zu benennen. Die von älteren Autoren für eine Harnstauung der Niere vorgeschlagene Bezeichnung, wie etwa Uronephrose (Guyon und Albarran), Cystennephrose (Küster) und Nephrohydrose (Albrecht) vermochten sich im Laufe der Jahre ebensowenig einzuführen wie Voelckers Nomenklatur der Harnstauungsniere nach dem Grade der Dilatation. Voelcker unterschied die Pyelektasie, Nephrektasie, Sackniere und Hydro- oder Uronephrose voneinander. Daß aber die Bezeichnung Hydronephrose, die an Hand pathologischer Befunde von hydronephrotischen Endzuständen geprägt wurde, keinen einheitlichen Oberbegriff darstellt und zur Erfassung vor allem funktioneller Veränderungen nicht ausreicht, wurde in neuerer Zeit besonders von Alken und Kairis herausgestellt. Alken schlägt vor, daß die nach einer Harnstauung auftretenden funktionellen und morphologischen Veränderungen, die sich nach Beseitigung des Hindernisses vollständig zurückbilden, so lange als reversible Ektasie gedeutet werden sollten, bis die Ausbildung degenerativer Veränderungen die Bezeichnung Hydronephrose rechtfertigt. Wildbolz versteht unter dem Begriff einer Hydronephrose einen Zustand, bei dem nach der Dekompensation der ableitenden Harnwege die Niere durch die Stauung

„unmittelbar in Mitleidenschaft gezogen" wird. BOSHAMER bezeichnet als Hydronephrose die Ausweitung des Nierenhohlsystems unter Verschmälerung des Parenchyms und spricht von Pyelektasie, wenn diese Verschmälerung fehlt. BOEMINGHAUS sieht als Hydronephrosen die fortgeschrittenen Stadien der Harnstauungsnieren (Sacknieren), also mehr einen Endzustand, weniger den Entstehungsgang des Leidens an. Für STAEHLER bedeutet die Bezeichnung Hydronephrose ebenfalls einen Endzustand, bei welchem große Teile der Niere durch Druckatrophie zugrunde gegangen sind. BABICZ und RÉNYI-VÁMOS sprechen im Verlauf von Harnstauungen erst nach Erschlaffen der Kelchmuskulatur und nach Zusammenfließen von Nierenbecken und Kelchsystem sowie dem Absinken des anfänglich erhöhten intrapelvinen Druckes von einer Hydronephrose. BROSIG et al. verstehen dagegen unter dem Begriff Hydronephrose die primär angeborenen oder anlagebedingten Erweiterungen des Nierenbeckenkelchsystems, während sie die sekundär als Folge mechanischer Hindernisse an den Nieren und Harnwegen auftretenden Änderungen unter dem Begriff der „Harnstauungsniere" zusammenfassen. BISCHOFF und andere Autoren glauben, daß sich unter dem Begriff der „Harnstauungsniere" aber am besten *alle* an den Nieren als Folge einer aseptischen Harnstauung auftretenden Änderungen zusammenfassen lassen, „weil dieser Ausdruck klar und bildhaft jeden Zustand dieses von den leichtesten Entleerungsbehinderungen bis zu den schwersten Endzuständen der funktionslosen Sackniere fortschreitenden Prozesses beinhaltet". Der Ausdruck Harnstauungsniere ist auch unserer Meinung nach im allgemeinen treffend und verständlich und erlaubt leicht und folgerichtig die Unterscheidung in partielle, totale, intermittierende, kongenitale und erworbene Formen. Das klinische und insbesondere funktionelle Geschehen hebt sich aus diesen Begriffen so plastisch hervor, daß uns andere Bezeichnungen im wesentlichen entbehrlich erscheinen. Sofern der Begriff der Hydronephrose weitere Verwendung findet, sollte er zur Bezeichnung der durch die Harnstauung verursachten Endzustände vorbehalten bleiben.

## I. Ätiologie

In großen Zügen lassen sich zunächst *erworbene* Entleerungsstörungen von *angeborenen* Formen unterscheiden, wobei letztere bereits zum Zeitpunkt der Geburt nachweisbar sein können oder sich als Folge eines Entwicklungsfehlers erst später manifestieren (KÜSTER). Erworbenen und kongenitalen Formen ist als Ursache häufig ein anatomisch nachweisbares mechanisches Abflußhindernis gemeinsam, das irgendwo im Verlauf der harnleitenden Wege den Harntransport hemmt. Nach Meinung verschiedener Autoren sollen jedoch für das Zustandekommen von Harnstauungen mechanische Ursachen als Erklärung allein nicht ausreichen, und es wurde schon sehr früh von ISRAEL, FEDOROFF, RUMPEL u.a. darauf hingewiesen, daß auch Störungen der harnaustreibenden Kräfte selbst Anlaß von Transportbehinderungen sein können. Wohl als erste prägten ISRAEL und FEDOROFF den Begriff der „dynamischen" Abflußstörung und LEGUEU und FEY haben die Ursachen der „dynamischen" Erweiterungen der harnleitenden Wege erforscht. Weitere Erkenntnisse, die die Motilität der Entleerungsvorgänge und ihre Störungsmöglichkeiten betreffen, wurden in den letzten Jahren besonders von NARATH, GREGOIR, KIIL und AUVERT erarbeitet. DEUTICKE, BISCHOFF, CAMPBELL und andere Autoren weisen aber darauf hin, daß auch bei sog. „dynamischen Hydronephrosen" mechanische Vorgänge in ihrer ursächlichen Bedeutung nicht unterschätzt werden sollten. Dies trifft besonders für diejenigen Folgezustände von Harnstauungen zu, deren Entstehung auf eine intrafetale Behinderung des Urinabflusses zurückgeht, die zum Zeitpunkt des Auftretens klinischer Beschwerden aber nicht mehr nachweisbar ist.

KAIRIS hat besonders darauf hingewiesen, daß die ätiologischen Momente, die eine Abflußstörung bedingen, nicht scharf voneinander zu trennen sind, und daß zwei oder sogar mehrere Ursachen zusammen auftreten können, um eine Abflußbehinderung zu verursachen. Die gegenseitigen Beziehungen mechanischer, kongenitaler, dynamischer, neurogener und idiopathischer Entstehungsfaktoren bei Entleerungsstörungen wurden von KAIRIS in dem nachstehenden Schema veranschaulicht.

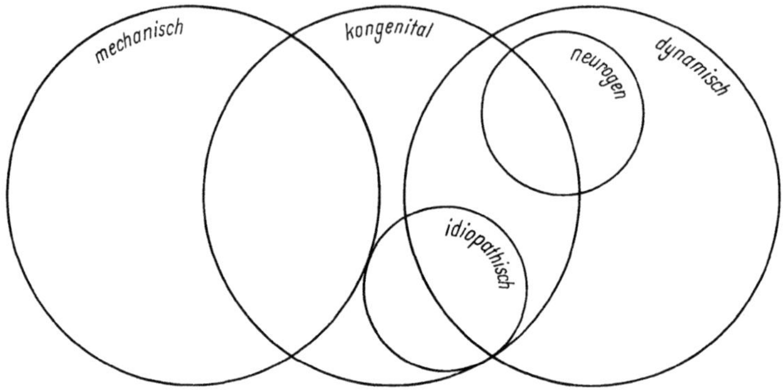


Schematische Darstellung der gegenseitigen Beziehungen der Entstehungsfaktoren bei Entleerungsstörungen

Auch sog. konstitutionelle Faktoren sollen nach Ansicht verschiedener Autoren zur Entstehung von Harnstauungsnieren beitragen. ALBARRAN spricht im Zusammenhang mit seiner Unterteilung der Hydronephrosen von „ererbter Schwäche", POSNER glaubt an eine weitverbreitete „Disposition" zur Hydronephrose, nach v. LICHTENBERG sollen „konstitutionelle Momente" für das Ausmaß einer Erweiterung als Folge einer Stauung maßgeblich sein, und KATZENSTEIN nimmt für die häufig bei Wandernieren beobachteten Nierenbeckenerweiterungen eine „konstitutionelle Schwäche" bei asthenischem Habitus an. Auch DEUTICKE erwähnt einen konstitutionellen Faktor bei der Entstehung von Hydronephrosen. Systematische genetische Untersuchungen und anthropometrische Befunde, die die Habituseigentümlichkeiten von Kranken mit Harnstauungsnieren betreffen, liegen aber nicht vor. Dagegen finden sich im einschlägigen Schrifttum kasuistische Mitteilungen über das gelegentliche familiäre Vorkommen von Harnstauungsnieren (MACKAY; RAFFLE; AARON und ROBBINS; CANNON; LENZ; JEWELL und BUCHERT).

Eine Harnstauungsniere kann selbstverständlich in allen Lebensaltern auftreten. KÜSTER berichtet über das häufige Vorkommen von Harnstauungsnieren in den ersten Lebensjahren, und CAMPBELL wies darauf hin, daß 90% aller urologischen Erkrankungen bei Säuglingen und Kindern die Obstruktion der Harnwege betreffen. AHLFELD publizierte einen Fall einer Harnstauungsniere, der sogar ein Geburtshindernis abgegeben hat. Das besonders häufige Vorkommen von Harnstauungsnieren bei Säuglingen geht auch aus einer Statistik von CAMPBELL hervor, der unter 828 Hydronephrosen bei Kindern bis zum 15. Lebensjahr 45% der Fälle in den ersten zwölf Lebensmonaten fand. Daß 70% dieser Kinder im Verlauf des ersten Lebensjahres starben, beweist die im Vergleich zum Erwachsenen viel größere Anfälligkeit des kindlichen Nierenparenchyms gegenüber Harnstauungen. Beim Erwachsenen kommt die größere Anzahl der Harnstauungsnieren zwischen dem 20. und 40. Lebensjahr zur Beobachtung.

Während nach SIMON Harnstauungen mehr *männliche* als *weibliche* Individuen betrafen, kam KÜSTER zu einer gegenteiligen Feststellung. Auch am eigenen

Krankengut überwogen unter 184 wegen Harnstauungsschäden an den Nieren nephrektomierter Patienten mit 67% die Frauen. Zu ähnlichen Ergebnissen kam auch FERREIRA PINTO CARVALHO, bei dem sich unter 100 wegen Harnstauungen operierter Kranker 69 Frauen fanden. In der von CAMPBELL angegebenen Statistik überwogen unter den von Harnstauungen betroffenen Kindern mit 53% dagegen die Knaben. Bei 316 an Harnstauungen verstorbener Kinder erhöhte sich der Anteil der Knaben sogar auf 76%.

Die Ursachen von Harnstauungsnieren sind mannigfacher Natur. Zahlreiche Autoren haben den Versuch unternommen, einschlägige Schemata aufzustellen.

ALBARRAN unterteilt die Hydronephrosen in solche, die durch Stellungs- und Lageanomalien der Nieren verursacht werden, und solche, für deren Entstehungsweise eine ererbte Schwäche oder intrafetale Behinderung des Nierenabflusses oder auch im intrafetalen Leben bestehende Steine verantwortlich sind. HERBUT unterteilt die Entleerungsstörungen ihrer Ätiologie nach in kongenitale, entzündliche, neoplastische und mechanische. Eine Übersicht und Gruppierung der Entleerungsstörungen nach topographischen Gesichtspunkten gab v. LICHTENBERG. Eine ähnliche Einteilung der Entleerungsstörungen nach dem Sitz des Abflußhindernisses stammt von KALÓ. Auch WILDBOLZ unterscheidet der Lokalisation des Abflußhindernisses nach Verstopfungszustände in den oberen Harnwegen, die die Miktion freilassen, und Verstopfungen in den unteren Harnwegen, die zuerst zu Miktionsstörungen führen und erst sekundär Stauungen der oberen Harnwege verursachen. ISRAEL gab eine Einteilung der Entleerungsstörungen nach ätiologischen Gesichtspunkten, Er unterscheidet Hydronephrosen, bei denen die Harnstauung a) auf mechanischen und b) auf dynamischen Entleerungsstörungen beruht. Nach KATZENSTEIN entspricht der mechanischen Entstehungsgruppe die sekundäre Wanddehnung durch Harnstauung, während die dynamischen Hydronephrosen durch primäre Einwirkung auf Nierenbecken- und Ureterwand hervorgerufen sind. Die oben erwähnten Gruppen können in angeborene oder erworbene Formen weiter unterteilt werden. Die im folgenden gegebene Aufzählung der eine Harnstauung auslösenden Ursachen folgt im wesentlichen dem von ISRAEL angegebenem Schema.

## 1. Mechanische Ursachen von Harnstauungen

Eine mechanische Abflußbehinderung kann überall im Verlauf der Harnwege vom Kelchhals bis zur äußeren Harnröhrenmündung lokalisiert sein und nicht nur als Folge urologischer Erkrankungen, sondern auch als Folge krankhafter Zustände anderer Systeme auftreten.

Die Transportstörung kann dabei durch ein Hindernis im Hohlsystem selbst, etwa Klappenbildungen am Ureterabgang, Falten, Strikturen, Sporenbildungen, Tumoren, Steine usw., oder durch Kompression von außen, etwa durch eine fixierte Ureterknickung, Verwachsungen des Ureters mit dem Nierenbecken, Narbenstränge, akzessorische Gefäße, entzündliche Prozesse, Tumoren verschiedenster Genese usw. zustande kommen. Der Harnfluß kann dadurch völlig oder teilweise, dauernd oder zeitweilig, einseitig oder beidseitig behindert sein. Unter den mechanischen Abflußstörungen nehmen kongenitale Hindernisse oder als Folge eines Entwicklungsfehlers erst später auftretende Transportstörungen einen breiten Raum ein.

Zu den häufigsten mechanischen Ursachen von Harnstauungen zählen die *Harnsteinbildungen.* WILDBOLZ legt Wert auf die Unterscheidung beweglicher und unbeweglicher Nierensteine. Unbewegliche Steine verursachen in der Regel eine Harnstauung nur dann, wenn ihre Größe zu einem Verschluß des Nierenhohlsystems führt, oder sich als Folge von Arrosionen Strikturen entwickeln. Beweglichere kleinere Nierensteine wechseln häufig ihre Lage und finden sich wechselweise in den Kelchen oder dem Nierenbecken. Sie können so zeitweilig oder dauernd, partiell oder komplett einen Kelchhals oder den Nierenbeckenausgang verlegen und damit eine partielle oder die ganze Niere betreffende Harnstauung verursachen. Bei partiellen Harnstauungen entwickeln sich cystenähnliche, in ihrer Größe wechselnde Gebilde im Bereich eines Kelches oder einer Kelchgruppe, während das übrige Nierenhohlsystem keine nennenswerten Veränderungen aufzuweisen braucht. Bei einem Verschluß des ganzen Nierenhohlsystems entstehen zunächst gewöhnlich mehrkammerige Harnstauungsnieren, wobei die erweiterten Kelche durch verschieden weite Kelchhälse mit dem Nierenbecken Verbindung haben (vgl. S. 438). Die einkammerigen Sacknieren bei Erwachsenen, bei denen das Parenchym durch den Stauungsdruck weitgehend geschwunden ist, sind als Folge der die Niere umgebenden derben Bindegewebskapsel nur selten erheblich vergrößert. Sogenannte Riesenhydronephrosen entwickeln sich in der Regel als Folge einer schon während der Kindheit durch das Konkrement verursachten Abflußbehinderung, in der die Stauung auf das Nierengewebe noch als Wachstumsreiz wirksam wird (vgl. S. 432). Einen solchen Fall beschreiben Überall und Gasser, wobei sich durch einen überkirschgroßen, etwa 10 cm unterhalb des Ureterabgangs eingewachsenen Stein eine 5 Liter enthaltende „Riesenhydronephrose" entwickelt hatte.

Breiten Raum findet in der einschlägigen Literatur die Erörterung der Frage, inwieweit eine primär bestehende Harnstauung sekundär eine Konkrementbildung auslöst, oder ob in der überwiegenden Mehrzahl der Fälle die Harnstauung als Folge einer Abflußbehinderung durch den gebildeten Stein aufzufassen ist. Nach Smagghe führen angeborene Fehlbildungen bei gleichzeitiger Harnstauung häufig zu sekundärer Steinbildung (s. S. 418 u. 419). Auch Michalowski und Modelski glauben die angebliche Seltenheit der Steinbildung bei angeborenen Harnstauungsnieren nicht bestätigen zu können. Sie sehen z. B. in der durch die angeborene pyeloureterale Verengung verursachten Harnstauung einen häufigen ätiologischen Faktor der sekundären Steinbildung und begründen diese Meinung durch ihre Operationserfahrung an 126 Fällen von kongenitalen Ureterabgangsstenosen, unter denen sie in 36,5% der Fälle eine sekundäre Steinbildung feststellten. Wenn auch sowohl statistisch (z. B. Volpjan) als auch experimentell (Fey et al.; H. J. Suby und R. M. Suby) und klinisch (Alken und Herman; Gottlieb) ein gewisser Einfluß der Harnstauung auf die Steinbildung belegt werden kann, so weist Boshamer doch darauf hin, daß gerade bei Harnstauungsnieren mit grober Parenchymschädigung der diluierte Harn der geschädigten Niere in „echten Hydronephrosen" nur selten zur Steinbildung führen kann, da er nie die Konzentration an „Steinbildnern" erreicht, wie sie im Urin Gesunder vorliegt, was besonders für die häufig sehr fortgeschrittenen kongenitalen Formen zutrifft. Ganz allgemein dürfte nach Boshamer eine leichte Harnstauung für die Steinbildung eine größere Rolle spielen als eine grobe Abflußbehinderung bei fortgeschrittenen Harnstauungsnieren. Kairis wies auf Grund seiner jahrzehntelangen klinischen Erfahrungen darauf hin, daß die Steinbildung sehr oft der Harnstauung vorausgeht, was er mit dem relativ niedrigen Prozentsatz an Rezidiven nach vorausgegangenen Steinoperationen begründet (Haslinger 16%, Quinby 19,8%, Astrald 29%). Daß die Harnstauung allein nicht immer als auslösender Faktor der Steinbildung anzusehen ist, geht auch aus eigenen Beobachtungen an 3769 (Nicht-Harnsäure-) Steinträgern hervor, bei denen nur in 17,1% der Fälle Harnstauungen nachzuweisen waren. Für die Entstehung von Harnsäuresteinen der oberen Harnwege scheint der Harnstauung ebenfalls keine entscheidende Bedeutung zuzukommen, da wir bei

409 Harnsäuresteinträgern nur bei 26% der Kranken eine Harnstauung nachweisen konnten, die zudem in einem hohen Prozentsatz der Fälle sicher als sekundär anzusprechen war. Andere Verhältnisse liegen offenbar für die Entwicklung von Harnsäuresteinen der Blase vor, da bei 287 untersuchten männlichen Kranken mit Harnsäuresteinen der Blase eine Prostatahypertrophie in 77% der Fälle nachzuweisen war, die zu mehr oder minder ausgeprägten Harnentleerungsstörungen geführt hatte.

Im Bereich des Harnleiters verursachen Konkremente Abflußbehinderungen am häufigsten an den physiologischen Engen, der Abgangsstelle des Ureters vom Nierenbecken, an der Kreuzung des Harnleiters mit der A. u. V. iliaca in Höhe der Linea innominata, an der Kreuzungsstelle des Ureters mit der A. uterina bzw. deferentialis und besonders oft nahe der Eintrittsstelle des Ureters in die Blase bzw. dem intramuralen Ureterabschnitt und der Harnleitermündung (DE VRIES). Nach ALKEN sind die meisten Harnleitersteine im unteren Ureterdrittel lokalisiert, während sich im oberen und mittleren Drittel des Ureters nur in etwa 5% aller Fälle seines Krankenguts Konkremente nachweisen ließen. BOEMINGHAUS konnte an seinem Krankengut der Lokalisation nach im oberen Harnleiter 5%, im mittleren Harnleiterabschnitt 25% und im unteren Harnleiterabschnitt 70% der Konkremente nachweisen. Bei 409 Harnsäuresteinträgern der eigenen Klinik entfielen ihrer Lokalisation nach unter den Harnleitersteinen 67% auf das untere Ureterdrittel, während sich 33% im mittleren und oberen Harnleiterabschnitt fanden. Unter den 3769 (Nicht-Harnsäure-)Steinträgern führten 14,8% der Nierenbeckensteine und 18,8% der Harnleitersteine zu Harnstauungen. Auf die 644 Steine, die Harnstauungen verursachten bezogen, entfielen auf die Nierenbeckensteine 48,5% und auf die Uretersteine 51,5%. Ihrer Lokalisation nach im Harnleiter betrafen 28,2% das obere, 18% das mittlere und 53,8% das untere Ureterdrittel.

BOSHAMER, ALKEN und andere Autoren weisen darauf hin, daß ein um so besserer Druckausgleich erfolgt, ein je längerer Harnleiterabschnitt zwischen Hindernis und Nierenbecken liegt, so daß eine Schädigung des Nierenparenchyms bei peripheren Hindernissen erst später zustande kommt. In ähnlicher Weise kompensierend auf die Druckverhältnisse vermag sich auch ein sich ausweitendes extrarenal gelegenes Nierenbecken auszuwirken. Diese Feststellungen werden z.T. gestützt durch eigene Beobachtungen an 6554 Steinkranken, aus denen hervorgeht, daß bei Konkrementen im Bereich des Nierenbeckens in 15,7% der Fälle wegen der an den Nieren aufgetretenen irreversiblen Veränderungen eine Nephrektomie vorgenommen werden mußte, während die Entfernung der zugehörigen Niere bei Harnleitersteinen nur in 2,5% der Fälle notwendig war. Verstärkt wurde die Harnstauung in vielen Fällen auch bei sterilen Nierenbeckensteinen durch die ödematöse Schwellung des peripelvinen und in die Tiefe des Sinus dringenden Fettgewebes. Nach HASLINGER führt die Schrumpfung der peripelvinen Fettgewebsschichten zu einer Verkleinerung des Nierenbeckens und die Schrumpfung des perivasculären Gewebes zu einer Einengung der Gefäße. Das entlang der Gefäße in das Nierengewebe einwachsende Fett trägt nach GRAUHAN u.a. zur Zerstörung des Parenchyms bei. Die Einengung des Nierenbeckens und des abgehenden Ureters durch peripelvines und periureterales narbiges Fettgewebe und die daraus resultierende Harnstauung läßt sich gut im Ausscheidungsurogramm darstellen und bedeutet nicht nur diagnostisch, sondern auch prognostisch ein richtungweisendes Merkmal (s. S. 435).

Mit zu den folgenschwersten Komplikationen des Harnsteinleidens zählt die durch Konkremente bedingte Verstopfungsanurie. Unter 4798 Steinkranken unserer Klinik kamen 117 (=2,5%) Patienten wegen einer Verstopfungsanurie zur stationären Aufnahme. Eine beidseitige Verstopfung lag bei 19 Kranken vor, während die Verstopfung der harnleitenden Wege einer Restniere bzw. funktionellen Restniere bei 98 Kranken nachzuweisen war. Bei letzteren war in etwa einem Drittel der Fälle die Abflußbehinderung durch ein Konkrement im Bereich des Ureterabgangs und in etwa zwei Drittel der Fälle durch ein im Harnleiter lokalisiertes Konkrement verursacht. Ihrer chemischen Zusammensetzung nach überwogen unter allen Konkrementen bei Verstopfungsanurien die Harnsäure- bzw. Uratsteine mit 58,5%, die im Vergleich mit anderen Steinarten besonders zu beidseitiger Konkrementbildung neigen.

Auch *Parenchymtumoren* der Niere geben gelegentlich Anlaß zu Harnstauungen. Nach Couvelaire, Sorrentino und anderen Autoren sollen 10—15% aller Parenchymtumoren der Niere durch eine Behinderung des Harnabflusses eine Erweiterung des Nierenhohlsystems bewirken. Ebenso berichtet Riches über die Ausbildung von Harnstauungen bei Kindern mit Nephroblastomen. Für Boeminghaus und Sigel sind alle Harnstauungen, insbesondere, wenn sie mit einer Hämaturie einhergehen, zunächst tumorverdächtig. Rometti berichtet über mehrere mit Nierenkrebs kombinierte kongenitale Hydronephrosen, bei denen die Symptome des Krebses durch die Harnstauung überdeckt waren. Fuchs unterschied zwei in ihrer Auswirkung auf das Nierenhohlsystem durchaus verschiedene Gruppen von Tumoren. Zu der einen Gruppe zählte er Geschwülste, welche die Wand des Nierenbeckens arrodieren und mit diesem in direkter Kommunikation stehen, und zur anderen Gruppe Tumoren, welche das Nierenbecken komprimieren oder verzerren. An einem Hypernephrom, das über einen Tumorzapfen mit dem Nierenbecken in Verbindung stand, konnte er zeigen, daß auch bei stärkster Steigerung des Nierenbeckendruckes die Kontrastflüssigkeit ausschließlich durch die Arrosionsstelle in den Tumor eindrang, so daß nie eine für eine Fornixruptur oder Tubulusinjektion notwendige Drucksteigerung zustande kam. Nach Scherer und Rumpel ist besonders dann mit der Entwicklung einer Harnstauungsniere bei Parenchymtumoren zu rechnen, wenn die Geschwulst in das Nierenbecken eingebrochen ist oder Lymphknotenmetastasen im Hilusbereich eine Transportbehinderung des Urins bewirken. Für die Mehrzahl der Parenchymtumoren bildet die durch die Harnstauung bedingte Erweiterung des Nierenhohlsystems nach Kairis allerdings die Ausnahme, während die verdrängende Kompression eines Teiles des Nierenbecken-Kelchsystems den typischen Befund darstellen. Ebenso können *gutartige Nierengeschwülste* (Bochkor; Higgins; Childs und Waterfall; Weichselbaum und Greenish; Apitz; Allen; Meissner) je nach Lage und Größe eine Abflußbehinderung auslösen. Einen seltenen Befund veröffentlichte Wederoth, wobei ein gutartiges, in das Nierenbecken hineinhängendes Adenom einer Markpapille des oberen Nierenpols eine Harnstauung auslöste.

Unter den Tumoren des uropoetischen Systems verursachen *Harnleitertumoren* die markantesten Harnstauungen. Zahlreiche Mitteilungen über Harnstauungen des Ureters durch gutartige Harnleitergeschwülste (Baumgart; Biedermann; Burkhart, Schmidt, Busanny-Caspari; Brandstäter; Hauge, Nagel; Lange; Lubinus; Natusch; Pichler; Weidner) und bösartige Neubildungen liegen vor (Hinz, Mohnke; Koch, Heubner; Zimmer; Warlitz). Auch Hämangiome (Wöller), Metastasen im Ureter (Wolfbauer) und Tumorinvasionen (Heim) vermögen Harnstauungen zu verursachen. Ebenso sind Entleerungsstörungen nach Malakoplakien und Leukoplakien des Ureters beschrieben.

Auch können alle *peri- und pararenalen Geschwülste* Anlaß zu Abflußbehinderungen geben, sofern sie durch ihre Größe und Lage die harnleitenden Wege oder die Niere selbst komprimieren.

Die *malignen, extrarenalen Tumoren* schädigen die Niere im wesentlichen nur durch Kompression und greifen nach Ungeheuer eher auf den Abdominalraum über. Hinman, Kneise, Schober und Rolnick halten die Verdrängung der Niere bei erhaltener Funktion und bisweilen mäßiger Harnstauung für typisch. Eine sich rasch entwickelnde Harnstauung soll nach Donnely als ein Zeichen besonderer Malignität des Tumors gelten.

*Peri- und pararenale gutartige Geschwülste* können je nach ihrer Lokalisation und Ausdehnung ebenfalls Harnstauungen verursachen. So berichtete Alcazar Luque über ein Fibrom der Nierenkapsel, das eine schwere Harnstauung verursachte.

Ebenso liegen zahlreiche Mitteilungen über Entleerungsstörungen durch *Tumormetastasen* vor (Brosig; Klinger; Krause und Lubert).

Die engen topographischen Beziehungen zwischen dem uropoetischen System und den weiblichen Genitalorganen erklären die häufig im Verlauf *gynäkologischer Erkrankungen* in Erscheinung tretenden Harnstauungen. Buchmann fand unter 181 Frauen mit *Genitalcarcinomen* schon vor Einleitung einer Behandlung bei 37% urographisch Harnstauungen. Diese Patientinnen verstarben innerhalb eines Zeitraumes von 2 Jahren. Es ist interessant, daß nach Buchmann Patientinnen mit völliger Ausmauerung des kleinen Beckens durch den Tumor aber ohne Harnstauung länger lebten als Kranke des Stadiums II, bei denen röntgenologisch Harnstauungsnieren nachgewiesen worden waren. Zu ähnlichen Ergebnissen kommt auch Pahl. Von seinen Patientinnen mit Collumcarcinomen und gleichzeitiger Harnstauung verstarben 87% ebenfalls in einem Zeitraum von 2 Jahren. Unter 300 Patientinnen mit Collumcarcinomen der Gruppe I—III ohne Rezidiv fand König innerhalb eines Beobachtungszeitraumes von 3 Monaten bis 5 Jahren nach Radium-Röntgenbehandlung bei 77% eine Verzögerung der Indigocarminausscheidung und röntgenologisch bei 13,6% Harnstauungen verschiedenen Grades. Die Manifestation der urologischen Komplikation trat meist 2—3 Jahre nach erfolgter Bestrahlung auf. Die Häufigkeit der während einer Behandlung des Collumcarcinoms auftretenden Harnstauungen geht auch aus der Zusammenstellung mehrerer einschlägiger Obduktionsstatistiken hervor, wonach sich bei 855 Sektionen in 6% der Fälle Harnstauungsnieren und Ureterstenosen fanden. Die Harnstauungen sind häufig Folge einer Ureterkompression durch den wachsenden Tumor oder von Lymphmetastasen, seltener Folge einer carcinomatösen Infiltration des Ureters selbst. Nach Bestrahlungen führen Narbenzüge, entzündliche Prozesse am Ureter, transitorische Ödeme der Ureterschleimhaut und entzündliche Reaktionen der Parametrien zu Störungen des Harntransports (siehe Abb. 1).

Harnstauungen im Gefolge *gutartiger Tumoren des Uterus* wurden von uns mehrfach beobachtet. Auch Burghele berichtete über eine schwere Harnstauung durch ein verkalktes Myom. Stoeckel wies auf die Möglichkeit der Entstehung einer Harnstauung durch ein intraligamentär gelegenes Myom hin. Narath beschrieb eine große Ovarialcyste, die zu einer Harnstauung geführt hatte und Kaufman berichtete über die Obstruktion des Ureters mit erheblicher Harnstauung durch eine Corpus luteum-Cyste sowie auch eine Hämatolkolpometra.

Auch *Lageveränderungen des Uterus* führen nicht selten zu Harnentleerungsstörungen (Stoeckel; v. Jaschke; Reifferscheid; Kremling; Franche et al.). Während bei Patientinnen mit Subtotal- oder Totalprolaps ohne Cystocelenbildung im allgemeinen Harnstauungen selten auftreten, kommen bei gleichzeitigem Vorliegen einer Cystocele sehr häufig Abflußstörungen der oberen Harnwege vor (s. Abb. 2).

Mechanisch bedingte Harnstauungen als Folge von *Mißbildungen* des *weiblichen Genitales* sind kaum bekannt geworden (Naulleau und Contiadès). Auf die häufige Möglichkeit unabhängig voneinander auftretender Genitalmißbildungen und kongenitaler Entleerungsstörungen wies dagegen Kairis hin.

Die *Endometriose* als Ursache von Harnstauungen wurde mehrfach beschrieben. Die größte einschlägige Statistik stammt von KRETSCHMER, der bis 1945 Angaben über 64 Endometriosen im Bereich des Harntraktes zusammenstellte. Unter sechs seit 1938 an unserer Klinik wegen Endometriosen des uropoetischen Systems behandelter Patientinnen kam es zweimal zu einer schweren Harnstauung, die einmal eine Nephrektomie erforderte. Ähnliche Mitteilungen stammen von OSTEN-

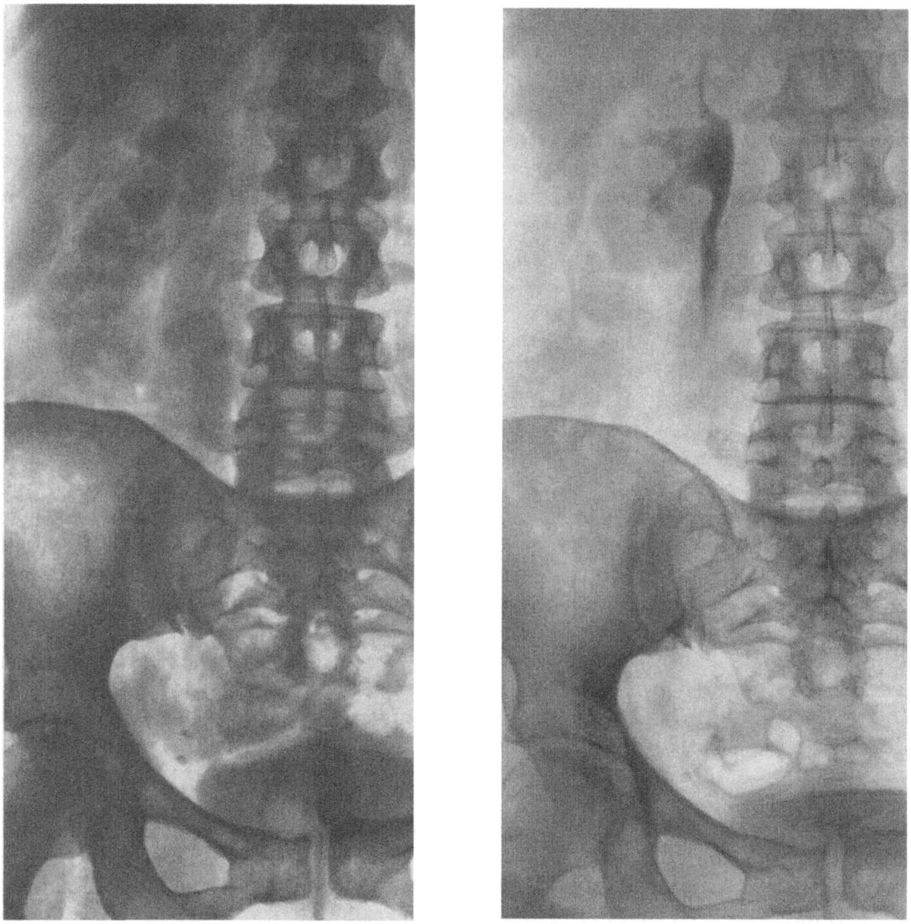

a b

Abb. 1a u. b. a Ausscheidungsurographie bei einer 53jährigen Patientin mit deutlicher Harnstauungsniere rechts und typischer Schlängelung des Ureters nach Radium-Röntgenbestrahlung eines Collumcarcinoms. b Sehr gute Rückbildung der Stauungserscheinungen an der rechten Niere nach Durchführung einer Boariplastik rechts

FELD; KRAUSSOLD und ZOEDLER. Durch Einwuchern von endometrioidem Gewebe aus der Nachbarschaft in die harnleitenden Wege, seltener als Folge einer primären Lokalisation im Ureterlumen (HUNTER und SLOSS; CHINN, HORTON und RUSCHE) kann die Harnstauung verursacht sein.

STOECKEL und SAITZ wiesen schon sehr früh darauf hin, daß die in den ersten Monaten einer *Gravidität* auftretenden Harnleitererweiterungen nicht Folge einer Kompression durch den vergrößerten Uterus sein können, da die freibeweglichen

Ureteren zu diesem Zeitpunkt ohne weiteres imstande sind, jeglichem Druck auszuweichen. Nach SAITZ ist vielmehr die Hypotonie bzw. Atonie und die damit verbundene Störung der Ureterperistaltik während der Schwangerschaft Folge der Progesteronwirkung. Auch eine Hyperämie der Ureterschleimhaut kann während der Schwangerschaft zu echten Abflußbehinderungen Anlaß geben. In der zweiten

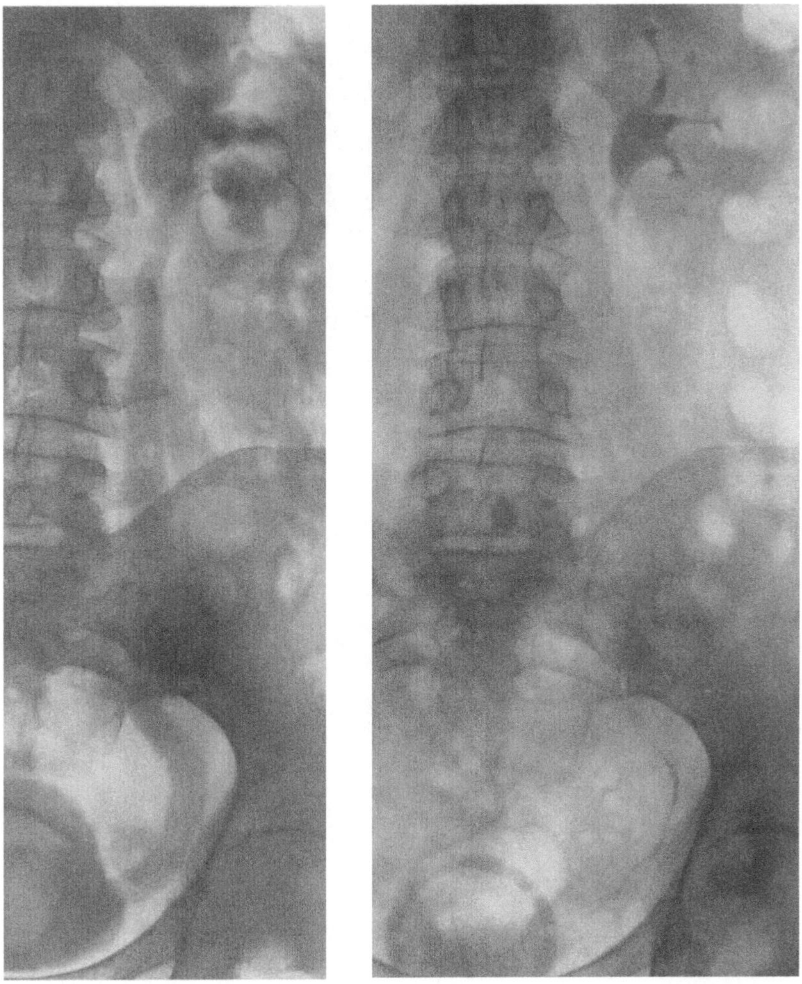

a b

Abb. 2a u. b. a Ausscheidungsurographie bei einer 68jährigen Patientin mit linksseitiger Harnstauung als Folge eines Genitalprolapses mit Cystocele. Deutliche Verzögerung der Kontrastmittelausscheidung (100 min p.i.). b Völlige Rückbildung der Harnstauung nach Behandlung des Prolapses durch ein Pessar. Prompte Kontrastmittelausscheidung (10 min p.i.)

Hälfte der Schwangerschaft dagegen kann fraglos eine Abflußbehinderung durch den vergrößerten Uterus zustande kommen, was WÜLLENWEBER urokymographisch belegen konnte (s. Abb. 3). STOECKEL wies auf die große Gefahr der Kompression der stark in die Länge gezogenen Urethra bei der Retroflexio uteri gravidi und einer damit verbundenen Harnverhaltung hin. MARCHAND-ORTHMANN beschrieb eine Retroflexio uteri gravidi incarcerati mens. V mit Perforation der übervollen Blase in die Bauchhöhle.

Zahlreiche kasuistische Mitteilungen liegen über Harnstauungen nach Verletzungen des Ureters im Verlauf *gynäkologischer Operationen* vor. Besonders groß ist die Gefahr einer Ureterverletzung im Verlauf einer Wertheimschen Radikaloperation. WERTHEIM selbst berichtet über 49 Ureterverletzungen bei 550 (=10%) radikalen Hysterektomien. WEIBEL, der seine eigenen Operationsergebnisse und

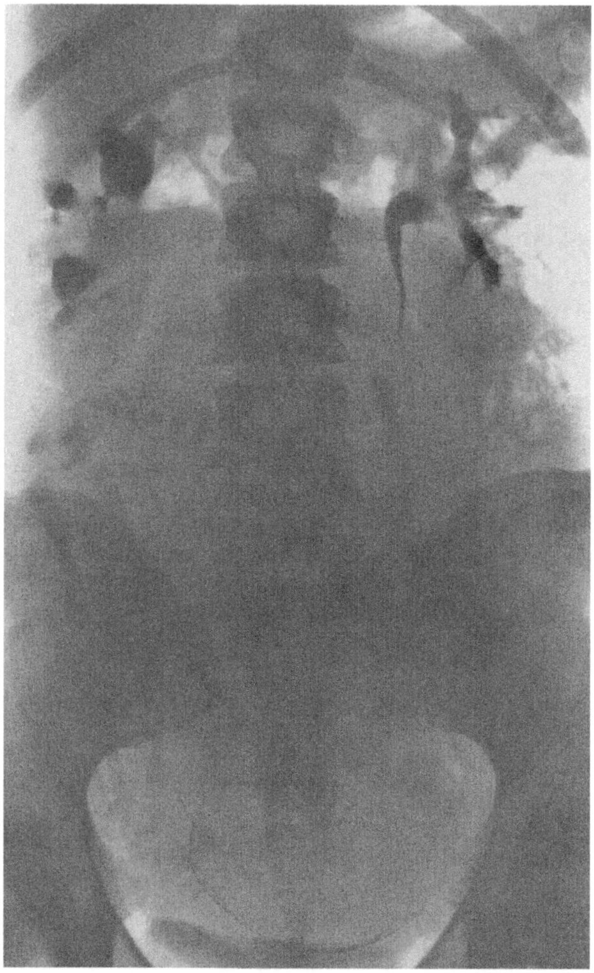

Abb. 3. Ausscheidungsurographie (15 min p.i.) bei einer 19jährigen graviden Patientin mit rechtsseitiger Harnstauung als Folge der Kompression des Ureters durch den vergrößerten Uterus in der zweiten Hälfte der Schwangerschaft

die WERTHEIMs zusammenfaßte, fand unter 1500 Radikaloperationen 92 Harnleiterverletzungen (=6%). MEIGS, der die Wertheimsche Operation modifizierte, berichtete über Ureterverletzungen in 10,9% der Fälle. VIANNA beobachtete nach 92 Wertheim-Meigs-Operationen 13 Harnleiterverletzungen. SAINT MARTIN berichtet unter Einschluß der postoperativ aufgetretenen Ureterstenosen über eine Komplikationsrate von 30%. PETKOVIC fand unter 100 Ureterverletzungen 19 doppelseitige, bei denen fünfmal eine postrenale Anurie auftrat. Die meisten der beobachteten Ureterverletzungen verursachten Harnstauungen.

*Posttraumatische Harnstauungen* treten im wesentlichen als Folge sekundärer narbiger Stenosen nach Verletzungen des Nierenhohlsystems und des abgehenden Ureters oder durch Verschwartungen perirenaler Hämatome und dadurch bedingter Abflußbehinderungen in Erscheinung. Die posttraumatische Harnstauungsniere kann gelegentlich erst nach Jahren zu Beschwerden führen, wobei dann die Niere völlig zerstört zu sein pflegt und große Mengen Flüssigkeit enthalten kann. In einer Sammelstatistik von 102 Harnstauungsnieren mit einem Inhalt von mehr als einem Liter fanden sich 22 traumatischen Ursprungs. Differentialdiagnostisch von der traumatisch bedingten Harnstauungsniere sind abzugrenzen nicht mit dem Nierenhohlsystem kommunizierende, cystenähnliche Ansammlungen von Blut und Harn im perirenalen oder periureteralen Gewebe, die nach einer Verletzung der Niere oder des Ureters entstehen können. Die der Niere anliegende Geschwulst ist durch bindegewebige Schwarten abgegrenzt, die gelegentlich verkalken können (WILDBOLZ; JOHNSON und SMITH). Die Geschwulst umschließt dabei die Niere in einem Bereich, wie er sich aus den Beziehungen der Nierenfascien und deren Lage zur Niere ergibt. Diese Gebilde sind in der Literatur als traumatische Pseudohydronephrosen oder perirenale Hydronephrosen, traumatische Cysten, Hygroma renis, Hydrocele renis usw. bezeichnet worden. Auch sie können durch Druck auf das Nierenbecken oder die Harnleiter oder durch entzündliche Reaktionen des umgebenden Gewebes zu Transportstörungen des Harnes Anlaß geben. Harnstauungsnieren selbst, vor allem stark gestaute, sind der Rupturierung durch ein einwirkendes Trauma in besonderem Maße ausgesetzt.

*Aneurysmen* der A. renalis (LJUNGGREN; EDSMAN; GARRITANO; MATHÉ; ABESHOUSE) führen nach SILVIS, SÖDERLUND, RENCK, SMITH und ERICSON zu Verzerrungen und Einengungen des Nierenhohlsystems. Durch Druck auf die Niere bzw. den Harnleiter können Aneurysmen auch eine Harnstauung verursachen. ANDROULAKAKIS berichtet über ein Aneurysma eines Astes der Nierenarterie, das eine schwere Harnstauungsniere verursachte. Auch Aneurysmen anderer Arterien geben gelegentlich Anlaß zu Harnstauungen. So beschrieb ALBERS eine vollständige linksseitige Ureterobstruktion mit Harnstauung durch ein Aneurysma der Aorta, FREEMAN CRANE berichtete über zwei Fälle einer Ureterobstruktion mit Harnstauung, die durch das Übergreifen des die Aneurysmen der Aorta umgebenden Gewebes auf die Ureteren zustande kam. Eine beidseitige im oberen Ureterdrittel gelegene und ebenfalls durch ein Aneurysma der Aorta verursachte Obstruktion mit beidseitigen Harnstauungsnieren beschrieben DE WEERD, RINGER, POOL und GAMBILL. ALBERS berichtete über eine durch ein Aortenaneurysma verursachte fast komplette Ureterobstruktion mit schwerer Harnstauung. RIVES und COOK beobachteten eine Harnstauung durch ein Aneurysma der A. iliaca.

Wenngleich die abnorme Beweglichkeit der *Wanderniere* (Ren mobilis, Nephroptose), ihr Tiefertreten in aufrechter Stellung und die damit verbundene Drehung des oberen Nierenpoles nach lateral und des unteren Poles nach medial die Möglichkeit der Entstehung einer Harnstauung durchaus erklärt, so wird den Lageveränderungen der Wanderniere als Stauungsursache neuerdings nicht mehr soviel Bedeutung beigemessen wie früher. Die meisten Autoren sind sich darüber einig, daß nicht jede Wanderniere Beschwerden verursacht und Abflußstörungen nur selten auftreten. v. LICHTENBERG wies darauf hin, daß bei Harnstauungen von Wandernieren ursächlich auch dynamischen Ursachen eine besondere Bedeutung zukommt, wofür das gelegentliche Weiterbestehen von Stauungen nach erfolgter Nephropexie sprechen dürfte. Aberrierende, zum unteren Pol ziehende Nierengefäße können das Tiefertreten der Wanderniere bis zu einem gewissen

Grade verhindern, durch Kompression des Ureters aber Harnstauungen verursachen.

Abflußbehinderungen durch *Fremdkörper* in der Niere oder im Harnleiter sind sehr selten. Bis 1958 wurden 35 Fälle in der Weltliteratur bekannt. BÜCHNER berichtete über eine Abflußbehinderung einer Niere durch einen neben dem Nierenbecken gelegenen Stecksplitter, und NAULLEAU und SAKKA über eine partielle Harnstauung der Niere durch eingewanderte Nähnadelfragmente. STOLL beschrieb eine Pyonephrose mit mäßiger Erweiterung des Nierenhohlsystems als Folge eines in den Harnleiter eingewanderten Granatsplitters. Wesentlich häufiger treten Entleerungsstörungen durch die in die Blase eingewanderten oder eingebrachten Fremdkörper auf. Unter von uns beobachteten Fällen kam es bei einer Patientin zu einer beidseitigen schweren Harnstauung durch einen in die Blase eingewanderten und nach einer gynäkologischen Operation in der Bauchhöhle zurückgelassenen Gazestreifen. In einem anderen Fall führte ein großes Konkrement, das sich um eine in die Blase eingeführte Haarnadel gebildet hatte, zu einer erheblichen, beidseitigen Harnentleerungsstörung (s. Abb. 4).

Harnstauungen durch das Übergreifen von *Erkrankungen des Bauchraumes* auf den retroperitonealen Bereich zählen ebenfalls zur Seltenheit. GINZBURG, OPPENHEIMER, HYAMS und REDISH berichten über Harnstauungen als Folge der regionalen Ileitis, wobei die Beschwerden von seiten der Harnstauungsnieren deutlicher ausgeprägt sein können als die intestinalen Symptome selbst. Das führte HARLIN und HAMM dazu, für solche Fälle die Bezeichnung "intestino-urinary syndrom" zu wählen. KNY berichtete über eine Harnleiterkompression bei der Ileitis regionalis, wobei sich die präoperativ erhebliche Harnstauung bereits 21 Tage nach erfolgter Operation zurückgebildet hatte. Auch GOLDMAN und GLICKMAN beobachteten einen Patienten, bei dem sich als Folge einer Ileitis eine Harnstauung entwickelt hatte. Bei einem anderen Kranken kam es durch entzündliches Granulationsgewebe nach einer Darmoperation zu einem Verschluß des Ureters. CHISHOLM, HUTCH und BOLOMEY beschrieben die Obstruktion eines Harnleiters bei einer seit vielen Jahren bestehenden ulcerativen Colitis.

Anlaß zu Harnstauungen bietet auch die von ORMOND 1948 erstmals bei zwei Patienten beschriebene *retroperitoneale Fibrose*. Durch sicher entzündliche aber ätiologisch unklare Schwielenbildungen kam es zur akuten Anurie. Seither liegen zahlreiche kasuistische Mitteilungen über diese Erkrankung vor. Die sklerotisierende Entzündung bleibt meist auf den Bereich der Gerota-Fascie beschränkt und tritt gehäuft bilateral auf. CARVALHO stellte bis 1960 44 solcher Fälle aus der Weltliteratur zusammen.

THELEN beschrieb drei Fälle einer *paravesicalen sklerosierenden Entzündung*, die ohne ursächlichen Zusammenhang mit anderen Krankheiten als primäre Erkrankung der Blasenumgebung auftrat und zu schweren Stauungen der oberen Harnwege führte. Paravesicale Entzündungen durch das Übergreifen anderer entzündlicher Prozesse oder im Anschluß an Verletzungen und Operationen finden in der Literatur häufige Erwähnung (STOECKEL; ZUCKERKANDL; STAEMMLER; u.a.), wobei durch Kompression des Ureters Harnstauungen auftraten. BISCHOFF und TRUSS weisen bei pelvinen Ureterstenosen unklarer Ätiologie auf die Möglichkeit künstlich hervorgerufener Sklerotisierungsvorgänge hin und berichten über zwei Fälle von Ureteritis plastica nach Dondren-Behandlung mit erheblicher Stauung der oberen Harnwege.

Auch werden Abflußbehinderungen durch verschiedene *Entzündungen zum Teil unklarer Genese im Bereich der Nieren* beschrieben (NECKER; RICHTER; KUPFERBERG u.a), wobei manchmal eine Urinextravasation als Ursache der verschwielenden Perinephritis nachgewiesen werden konnte (HAMPERL und DALLEN-

BACH; PAWLOWSKI). Entzündliche Prozesse können auch bei einer Appendicitis zu einer Verlegung des rechtsseitigen Ureters führen (TRABUCCO und MARQUEZ; HUGHES). BOSHAMER wies auf die Bedeutung der Parametritis für die Entstehung von Ureterstenosen und die sich daraus entwickelnde Gefahr von Harnstauungsnieren hin.

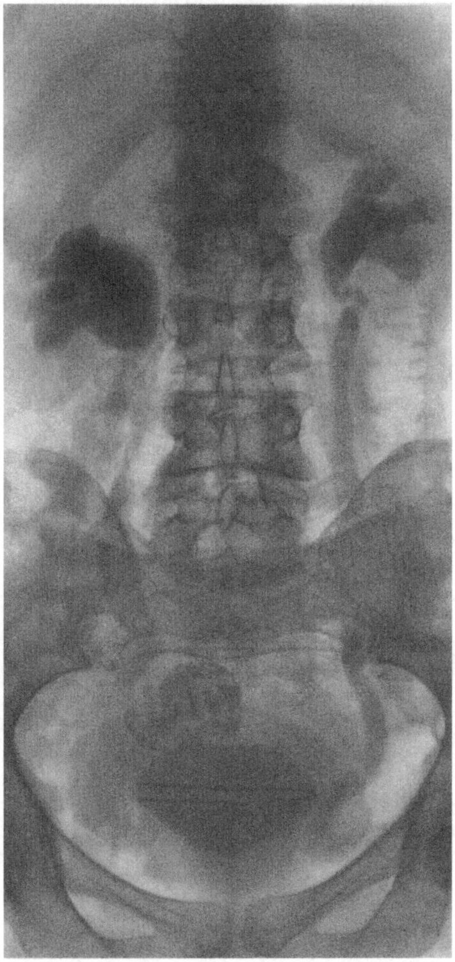

Abb. 4. Ausscheidungsurographie bei einer 69jährigen Patientin mit beidseitiger Harnstauung als Folge eines um eine in die Blase eingebrachte Haarnadel gebildeten Blasensteines. Deutliche Verzögerung der Kontrastmittelausscheidung (80 min p.i.). Nach operativer Entfernung des Blasensteines bildete sich die Harnstauung völlig zurück und die Kontrastmittelausscheidung erfolgte beidseits zeitgerecht

Häufig treten Harnstauungen im Verlauf einer *Papillitis necroticans* auf. Nach GRAYSON CARROL lag bei 211 bis 1955 publizierten Fällen 129mal eine Obstruktion der Harnwege vor.

Auch *nephritische und paranephritische Abscesse* können als Abflußhindernisse genannt werden. LAUGE-HANSEN berichtet über Psoasabscesse, die pyelographisch eine deutliche Harnstauung verursacht hatten, und KAUFMAN beschreibt eine Harnstauung durch einen großen Beckenabsceß.

Die *Urotuberkulose* führt vornehmlich in weit fortgeschrittenen Stadien in der befallenen Niere neben dem käsigen Zerfall oft zu einer partiellen Harnstauung, wobei Narbenzüge oder tuberkulöse Granulationen Kelche oder Kelchgruppen teilweise oder ganz verschließen. Häufigeren Anlaß von Harnstauungen auch schon bei relativ frischen, öfter allerdings bei weit fortgeschrittenen Erkrankungen, bieten Stenosierungen besonders des unteren Ureterabschnittes. Nach GLOOR und MAY finden sich die prävesicalen Harnleiterstenosen etwa 2—4 cm vor der Einmündung des Harnleiters in die Blase und können nicht nur am Ureter der erkrankten Nieren, sondern auch als Folge schwerer tuberkulöser Entzündungen der

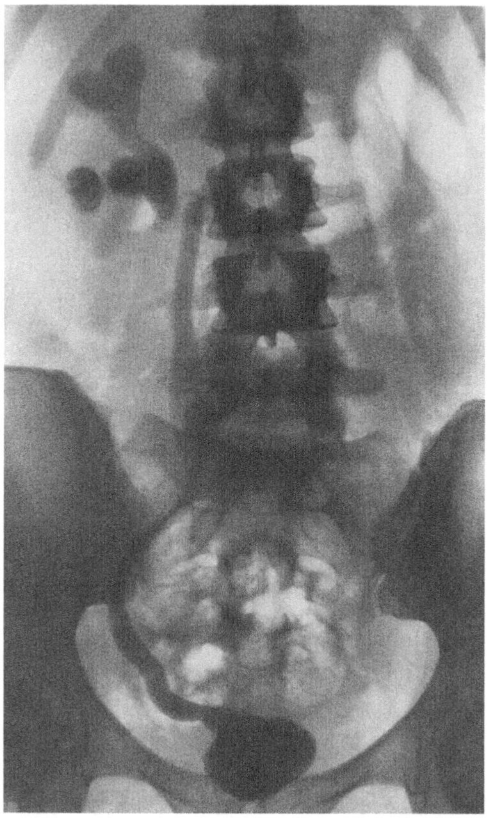

a

Abb. 5a u. b. a Refluxcystogramm bei einer 21jährigen Patientin mit tuberkulöser Schrumpfblase und ausgeprägtem vesico-ureteralem Reflux in die rechte Restniere. Das Nierenhohlsystem ist als Folge der Harnstauung erweitert. b Ausscheidungsurographie (30 min p.i.) bei der gleichen Patientin nach Durchführung einer Darm-Blasenplastik mit Neueinpflanzung des Harnleiters. Die Harnstauungserscheinungen im Bereich der Restniere haben sich weitgehend zurückgebildet

Blase am Harnleiter des gesunden Schwesterorgans entstehen. Nach UHLÍŘ und WILDBOLZ nahmen seit Beginn der chemotherapeutischen Ära tuberkulös bedingte Strikturen und Schrumpfblasen stark zu. MAY faßt die vermehrte Narbenbildung als eine Folge der Behandlung auf, da durch die Chemotherapie ein weiterer Zerfall des Gewebes verhindert wird und damit eine schnellere Vernarbung zustande kommt, die etwa einem fibrös-cirrhotischen Prozeß entspricht. Während CIBERT 1946 Strikturen nur in 0,9% seiner Fälle fand, konnten wir 1957 am eigenen Krankengut unter 241 wegen einer Urogenitaltuberkulose behandelter Kranker bei 14,1% eine Harnleiterstenose nachweisen (ASSHAUER). DEUTICKE et al. stellten 1965 unter 159 an Nierentuberkulose leidenden Patienten sogar in fast der Hälfte der

Fälle eine juxtavesicale Ureterstenose fest. Da die Entwicklung der tuberkulösen Harnleiterstenosen und die damit verbundene Harnstauung gewöhnlich nur zu geringen Beschwerden führt, entwickelt sich häufig schon nach wenigen Wochen eine schwere, oft irreversible Nierenschädigung. Wie groß die Gefahr dabei für die Niere sein kann, geht aus einer Statistik von DEUTICKE et al. hervor, wonach bei 74 Kranken mit tuberkulösen Harnleiterstenosen 53mal eine Nephrektomie vorgenommen werden mußte. Nur in 15 Fällen führte eine konservative Behandlung

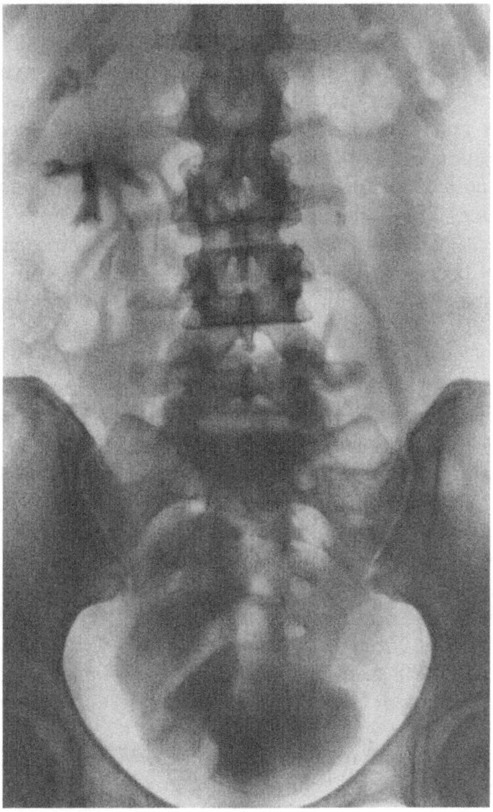

Abb. 5 b

zum Rückgang der Stauungserscheinungen. Bei tuberkulösen Schrumpfblasen, die am eigenen Krankengut in etwa 12% aller Urotuberkulosen auftraten, ermöglicht eine Schädigung des Ostiumverschlusses einen vesico-ureteralen Reflux, der zu schweren Stauungsschäden führt (s. Abb. 5). MAY wies darauf hin, daß so die Dilatation der oberen Harnwege vikariierend an die Stelle des reduzierten Blasenvolumens tritt, und die tödliche Urämie plötzlich und ohne ausgeprägte Prodromi als Folge der Parenchymschädigung den Patienten erreicht.

MAKAR beschreibt das häufige Vorkommen aller Grade von Harnstauungen im Verlauf der *Bilharziosis (Schistosoma)*. Infiltrate des Penis, Obstruktionen des Blasenhalses, Veränderungen der Blasenwand, Strikturen im intramuralen Anteil des Ureters, Strikturen und Verlegungen im unteren Drittel des Harnleiters, selten in seinen oberen Abschnitten und im Bereich seines Abgangs vom Nierenbecken, sind die häufigsten Ursachen. Bilharziöse Veränderungen der Niere zählen zu den großen Seltenheiten und führen gelegentlich zu partiellen Abflußbehinderungen. Auch dort, wo diese Veränderungen keine Harnstauung bewirken, soll die Bilharziosis zur Steinbildung, besonders Calciumphosphatsteinen, disponieren und dann durch Konkremente sekundär zu Stauungszuständen führen.

Die durch eine *Echinococcuscyste* verursachte Harnstauung zählt zur Seltenheit. Nach Passage der Leber- und Lungencapillaren gelangen die Echinokokkenembryonen in die Nieren (Lokalisation in der Niere nach DEVÉ 2,1%), wobei sich sog. „Wasserblasen" („Hülsenwurm") bis zur Kopfgröße entwickeln, die nach innen, seltener nach außen Tochterblasen abschnüren. Bei der geschlossenen Form des Nierenechinococcus erfolgt die Abflußbehinderung durch Kompression. HELD beschreibt bei einer 28jährigen Patientin eine Echinococcuscyste der Niere, die eine Harnstauung mit erheblicher Erweiterung des Nierenhohlsystems bewirkte. Nach KÜSTER erfolgt der Durchbruch des Cysteninhalts in 48%, nach SUTER in 75% der Fälle in das Nierenbecken, so daß sich durch den Abgang der Tochterblasen, die das Lumen der harnleitenden Wege verlegen, Harnstauungen entwickeln können. Auch außerhalb der Niere gelegene Echinococcuscysten vermögen gelegentlich eine Harnstauung auszulösen. WALLSTAB beschreibt eine solitäre Echinococcuscyste bei einem 46jährigen Mann, die ihren Ausgang vom Periost des rechten Beckenkamms nahm und durch ihren Sitz und ihre Größe Blase und rechten Ureter fast völlig komprimierte, so daß sich eine schwere Harnstauung entwickelte.

Die im Verlauf einer *Aktinomykose* auftretende Harnstauung kommt gewöhnlich durch Kompression der Niere bzw. der harnleitenden Wege durch entzündliche Infiltrate zustande. Die außerordentliche Seltenheit der Aktinomykose der Niere geht aus einer Zusammenstellung von ROSENSTEIN hervor. ROSENSTEIN fand unter 472 Brust- und Bauchaktinomykosen acht Lungenaktinomykosen, die viermal zu einer aktinomykotischen Peri- und Paranephritis und viermal zu einer Infektion der Niere selbst geführt hatten und zehn Bauchaktinomykosen, bei denen er das Übergreifen auf die Nachbarschaft der Niere oder die Niere selbst beobachtete. Die im Verlauf einer Aktinomykoseerkrankung auftretende hämatogene Aussaat betrifft meistens beide Nieren, zählt aber nach ILLICH zur Seltenheit. Nach FEGELER wurden bis 1938 erst 20 Fälle von Aktinomykosen der Niere bekannt. Harnstauungen treten nach Art und Ausmaß der entzündlichen Veränderungen in Erscheinung.

*Mißbildungen* der Nieren und harnleitenden Wege bewirken häufig Harnentleerungsstörungen und führen nicht selten zur Ausbildung von Harnstauungsnieren.

Unter den Entwicklungsstörungen der geweblichen Zusammensetzung der Niere gibt die *polycystische Nierendegeneration* gelegentlich Anlaß zu Harnstauungen. BERNER fand bei der sog. kleinen Form der polycystisch fehlgebildeten Niere Pyelon und Ureter in der Regel stark erweitert, während er bei der sog. großen Form das Nierenbecken fast immer zu einem Spalt ausgezogen und die Kelche häufig verzerrt und zusammengedrückt dargestellt beobachtete. THIEMANN berichtete über Harnstauungen bei zwei zwerghaften Cystennieren als Folge von Harnleiterverödungen, wobei einmal auf der Gegenseite eine riesige Wassersackniere gleicher Ätiologie vorlag. Am eigenen Krankengut fanden wir in einer Gruppe von 86 Kranken mit polycystischer Nierendegeneration bei 15,2% der Kranken eine einseitige und bei 7% der Kranken eine beidseitige Harnstauung. Bei 9,3% der Kranken hatten sich Nierensteine gebildet. Größere Erweiterungen des Nierenhohlsystems als Folge der Harnstauung beobachteten wir an unseren Patienten nicht, da eine weitere Schädigung des Parenchyms durch die Harnstauung doch sehr rasch zu einer Urämie führt und sich eine fortgeschrittene Harnstauungsniere deshalb kaum ausbilden kann. PATHAK und WILLIAMS fanden bei 21 Kindern bis zum zweiten Lebensjahr mit polycystischer Nierendegeneration siebenmal eine Hydronephrose.

Nach der Art und dem Grad der *Dystopie einer Niere* führt die Verlagerung der Nierenpforte und eine damit verbundene Verziehung des Ureters oder dessen Einengung durch atypische Gefäßbündel häufig zu Harnstauungen. Dies trifft insbesondere für die *pelvinen Dystopien* zu, die nach BATTKE und ARNHOLDT u.a. in fast zwei Drittel der Fälle pathologische Befunde zeigen. Nach Ansicht der meisten Autoren neigen sie in besonderem Maße zu Harnstauungen. Unter 36 Patienten

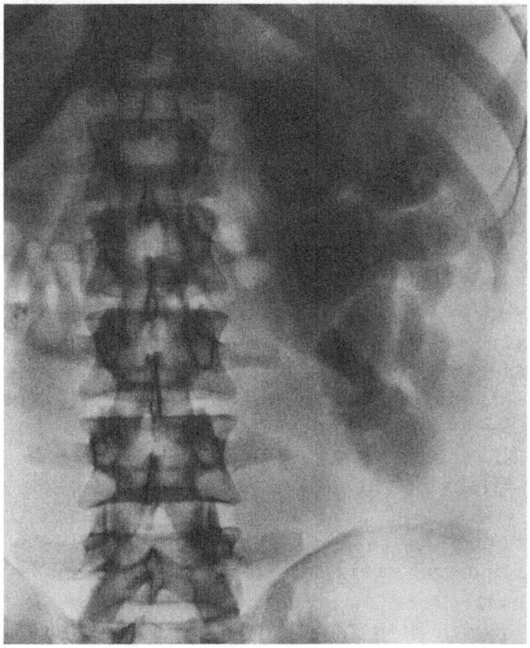

Abb. 6. Ausscheidungsurographie (90 min p.i.) bei einem 21jährigen einnierigen Patienten mit weit fortgeschrittener juveniler Harnstauungsniere als Folge anormal verlaufender Nierengefäße. Bei dem berufstätigen Patienten war eine Erhöhung der harnpflichtigen Substanzen im Serum nicht nachzuweisen, auch die Werte für das Standardbicarbonat und die Serumelektrolyte lagen im Bereich der Norm

mit *Beckennieren* des eigenen Krankengutes fanden sich 58% mit Harnstauungen und bei 25% waren Nierensteine nachweisbar. Der Anteil der Harnstauungen dystoper Fusionsnieren ist gleichfalls besonders hoch. Dies trifft vor allem für die sog. *Hufeisennieren* zu. Die Harnstauung ergibt sich aus der ventralen Drehung der Nierenbecken und der Einengung der Harnleiter während ihres Verlaufes über das caudal gelegene, durch die Wirbelsäule vorgeschobene und die A. mesenterica fixierte Mittelstück und dem nicht seltenen Verlauf atypischer Gefäßbündel über Parenchym und Nierenbecken. Unter 55 eigenen Patienten mit Hufeisennieren traten bei 50,9% einseitige und bei 18,2% doppelseitige Harnstauungen auf. Bei 54,5% wurden zudem Nierensteine festgestellt.

Kaum zu übersehen sind die Arbeiten, die sich mit Abflußstörungen als Folge *anormal verlaufender Nierengefäße* befassen (s. Abb. 6). Äußerungen zu diesem Thema liegen von allen maßgeblichen Urologen vor. Größere Bedeutung bei der Entstehung der Harnstauungsniere haben aberrierenden Gefäßen RAYER — „le veritable createur de la pathologie rénale" — sowie MERKEL und EKEHORN zugesprochen. Nach Ekehorn sollen für die Entstehung einer Harnstauung insbesondere diejenigen anormalen Nierengefäße Bedeutung haben, die hinter dem Ureter zum vorderen Teil der Niere oder vor dem Ureter zum hinteren Teil der Niere verlaufen. Wildbolz meint allerdings, daß die Ekehornsche Regel über die Verlaufsrichtung der für die Harnstauung wichtigen aberrierenden Gefäße durchaus keine absolute Gültigkeit hätte. Blum und andere Autoren vertreten die Ansicht, daß ein abnorm verlaufendes Nierengefäß allein zur Erzeugung einer Harnstauungsniere in der Regel nicht ausreiche. Andere Ursachen, etwa eine stärkere Beweglichkeit der Niere, müßten hinzutreten, um eine Abflußbehinderung auszulösen. Auch nach Israel; Küster; Tuffier; Rumpel; Janvier u. a. kommt den aberrierenden Gefäßen nie eine primäre Bedeutung bei der Entwicklung einer Harnstauung zu. Nach Meinung dieser Autoren könnten abnorm verlaufende Nierengefäße nur einer bereits bestehenden Abflußbehinderung eine neue Hemmung hinzufügen. Legueu räumt unter gewissen Bedingungen die Möglichkeit ein, daß aberrierende Gefäße die Ursache für Harnstauungen bilden könnten. Nach Cabot sollen etwa 25% der Hydronephrosen auf ein aberrierendes Gefäß zurückzuführen sein. Papin fand sogar in einem Drittel der Harnstauungsnieren anormal verlaufende Gefäße als deren Ursache. Aus der klinischen Erfahrung heraus ist es geläufig, daß Symptome als Folge aberrierender Gefäße erst in den mittleren Lebensjahrzehnten auftreten. Das Durchschnittsalter von 200 Patienten, die wegen einer durch ein aberrierendes Gefäß bedingten Harnstauungsniere an unserer Klinik operiert wurden, betrug 33,7 Jahre. Wildbolz sieht in dieser Tatsache, daß die sicher kongenital angelegten Gefäße erst so spät in Erscheinung treten, nur einen scheinbaren Widerspruch. In der Kindheit soll es durch die vermehrte Peristaltik des Nierenbeckens leicht möglich sein, ein Abflußhindernis zu überwinden. Der Hypertrophie des Nierenbeckens soll später die Dilatation folgen, wodurch der Ureterabgang in die Höhe gleiten und so einen Sporn bilden soll. Eine Kontraktion des Nierenbeckens würde dann nicht mehr einen vermehrten Abfluß hervorrufen, sondern eine Verengung des Ureterabgangs nach sich ziehen. Nach Deuticke wiesen in dessen Krankengut zwei Drittel aller Patienten mit Harnstauungsnieren und kreuzenden Gefäßen zu Beginn ausgesprochene intermittierende Kolikanfälle auf. Umgekehrt waren nach Deuticke alle klinisch *intermittierenden Hydronephrosen,* von wenigen Ausnahmen abgesehen, durch pathologische Gefäßkreuzungen verursacht. Auch von unseren 200 Patienten, bei denen als Folge aberrierender Gefäße eine Harnstauung aufgetreten war, klagten 65% über kolikartige Schmerzen. Wichtig ist der Hinweis, daß im Intervall, also einige Zeit nach der Kolik, ein pathologischer Befund urographisch im Bereich des Nierenhohlsystems nicht vorzuliegen braucht (vgl. S. 442 und 443).

Unter den Erkrankungen der *Doppelniere* stehen Harnstauungen an erster Stelle. Häufig ist nur eine Hälfte der Niere von Stauungen betroffen, wobei nach May und Deuticke der obere Anteil der anfälligere zu sein scheint. Überzählige Nieren sind außerordentlich selten, neigen aber als Folge ihrer häufigen Dystopie zu Harnstauungen.

Obstruktionen eines *doppelt angelegten Ureters* finden sich relativ häufig. Campbell teilte eine Statistik mit, wonach bei 61 Säuglingen und Kindern mit autoptisch gesicherten Reduplikationen des Ureters in 23% der Fälle eine Obstruktion des Ureters feststellbar war. Beim *Ureter fissus* und *Ureter fissus inversus* können als Folge von Stenosierungen vornehmlich im Bereich der Bifurkationsstelle Harnstauungen auftreten.

Angeborene Verengungen des Ureterabgangs vom Nierenbecken, sog. *Ureterabgangsstenosen,* Folge physiologischer Stenosierungen am Ureterhals und korkzieherartige Ureterwindungen unterhalb des Ureterabgangs im fünften Embryonalmonat, verdienen als Ursache von Harnstauungen besonderes Interesse (s. Abb. 7). Nach LUTZEYER et al. liegt die Ursache der kongenitalen Harnstauungsniere immer in einer entwicklungsgeschichtlich bedingten muskulären Fehlanordnung des pelviureteralen Segmentes oder des Nierenbeckenharnleiterabganges. Ihrer Lokalisation nach betrafen unter 123 autoptisch gesicherten Fällen kongenitaler Harnleiterstenosen 34% den Bereich des Ureterabgangs vom Nierenbecken. Unter 56 Ureterabgangsstenosen bei Kindern fanden WILLICH und WÜRTEMBERGER 50% sog. Sanduhrstenosen und 19,7% Stenosen durch Abknickungen, Adhäsionen und hohe Insertion des Ureters. Eine Persistenz embryonaler Strukturen, wie

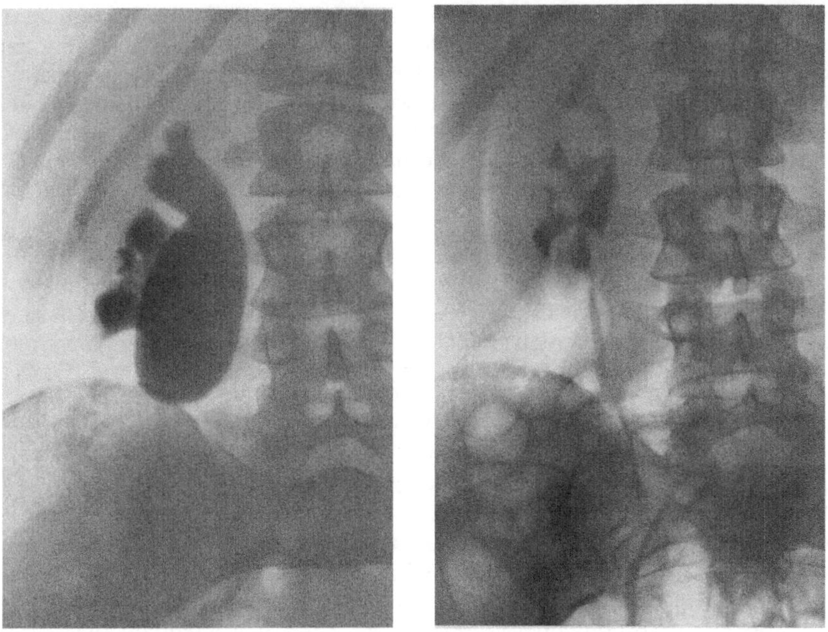

a b

Abb. 7a u. b. a Ausscheidungsurographie (85 min p.i.) bei einer 33jährigen Patientin mit ausgeprägter Harnstauungsniere als Folge einer angeborenen Ureterabgangsstenose. b Deutliche Rückbildung der Harnstauungsfolgen nach Beseitigung der Ureterabgangsstenose durch eine plastische Operation. Zeitgerechte Kontrastmittelausscheidung (10 min p.i.)

Korkzieherureter, Taschen-, Klappen- und Faltenbildungen und Malrotation der Niere lag bei weiteren 21,4% der Fälle vor. KÜSTER erklärt das Vorliegen von Strängen und Adhäsionen und damit verbundenen Abknickungen als Folge entzündlicher Vorgänge des Ureters, während andere Autoren als Ursache bindegewebige Abwandlungen fetaler Adventitiaschleifen annehmen. Die angeborene *hohe Insertion des Ureters* ist nach BOSHAMER nur für ektopische und Hufeisennieren sowie für Nieren mit Drehungsmißbildungen gesichert, während es für alle übrigen Fälle wahrscheinlicher ist, daß sie durch Ausweitung des unteren Nierenbeckenabschnittes infolge einer Harnstauung aus anderer Ursache vorgetäuscht ist. Unter den oben erwähnten autoptisch gesicherten *Ureterstenosen* entfielen 51% auf den Bereich der Einmündung des Ureters in die Blase. Nach CHWALLA hat die Stenose ihre Ursache in der Persistenz einer Membran der Ureterknospe. Auch die *angeborene Ureterocele* soll auf der Persistenz der Chwallaschen Membran beruhen. Einer anderen Theorie nach soll sie ihre Ursache in einer Schwäche der Waldeyerschen Scheide haben. Bei den *erworbenen Ureterocelen* soll die Stenosierung des Ostiums durch bakterielle, kongestive oder traumatische Läsionen zustande kommen. Nach Wallgren und Salmi; Krause u.a. kann die sog. große, vornehmlich bei Kindern vorkommende Ureterocele gelegentlich bei Mädchen bzw. Frauen durch die Harnröhre prolabieren oder durch Verlegung des Orificium internum urethrae bzw. des kontralateralen Ostiums zur Abflußbehinderung werden. Die der Ureterocele zugehörige Niere ist nur in weit fortgeschrittenen Fällen gestaut. Die *Ektopie der Harnleitermündung* ist nach Deuticke häufig mit chronischen Harnstauungen und Infektionen vergesellschaftet. Nach Statistiken von Thom und Gloor sind Frauen häufiger betroffen als Männer. Die Mehrzahl ektopisch mündender Harnleiter stammt aus dem oberen Anteil einer Doppelniere. Ektopische Harnleitermündungen finden sich beim Mann in der hinteren Harnröhre, dem Vas deferens, den Nebenhoden und den Samenblasen, bei der Frau in der Urethra, der Vagina und dem Uterus. Ektopische Harnleitermündungen in das Rectum wurden ebenfalls beschrieben. Die sog. Enuresis ureterica, die beim Mann fehlt, führt bei der Frau zu einem geringen Harnträufeln neben der Miktion. Die Entleerung des während der Nacht im erweiterten und ektopisch mündenden Ureter gestauten Urins tagsüber bezeichnete May als Enuresis diurna.

Auf die Kontroverse um die Ursachen der Bildung eines *Megaureters*, die insbesondere die Meinungen Kermauners (primärer Riesenwuchs), Swensons (Verminderung bzw. Fehlentwicklung intramuraler Ganglienzellen in der Blasenwand bzw. der Adventitia des distalen Ureters, im übrigen durch Arbeiten von Bischoff und Stöhr sowie Stolpmann stark angezweifelt) sowie Bischoffs und Deutickes betreffen, soll hier nicht weiter eingegangen werden (vgl. S. 428). Auf Grund kinematographischer Untersuchungen Bischoffs kann aber geschlossen werden, daß trotz nicht nachweisbarer Abflußhindernisse im Verlauf des Megaureters Harnstauungen dennoch zustande kommen. Deuticke wies darauf hin, daß die durch kräftige tiefgreifende peristaltische Wellen des Megaureters anlaufende große Harnmenge durch das an sich normale, aber eben relativ zu kleine Lumen des juxtavesicalen-intramuralen Harnleiterabschnittes nicht in die Blase übertreten kann. Unter Sprengung des peristaltischen Kontraktionsringes erfolgt das Zurückweichen des Urins in die oberen Harnwege. Eine baldmögliche operative Behandlung ist deshalb angezeigt. Zur Klarstellung der Nomenklatur soll vermerkt sein, daß als Hydroureter diejenigen Erweiterungen des Ureters aufgefaßt werden sollten, die auf eine mechanisch nachweisbare Abflußbehinderung zurückgehen.

*Der vesicoureterale Reflux*, d.h. das Aufsteigen eines Teiles des Blasenurins in die oberen Harnwege, insbesondere während der Miktion und bei Erhöhung des Blasendruckes oder bei weit offenen und insuffizienten Ostien als Kommunikation des Nierenbeckens mit der Blase, stellt eine besondere Form der Harnstauung dar (s. Abb. 5). Durch den Reflux bedingte Erweiterungen von Harnleitern und Nieren können auftreten. Nach Bischoff; Stephens; Lenaghan und Hutch soll der vesicoureterale Reflux bei Kleinkindern als Folge einer anatomisch bedingten Disposition bestehen oder erworben z.B. als Folge von Blasenentleerungsstörungen verschiedenster Genese oder im Verlauf einer Tuberkulose, insbesondere bei spezifischen Schrumpfblasen, auch bei Erwachsenen auftreten. Beim sekundären Megaureter ist der vesicoureterale Reflux besonders häufig (s. S. 428). Nach Couvelaire, Hinman u.a. kommt dem vesicoureteralen Reflux große Bedeutung bei der Entstehung der Pyelonephritis zu.

Harnstauungen als Folge eines *retrokavalen Ureters* gehen nicht auf eine Mißbildung der harnleitenden Wege, sondern auf eine vasculäre Entwicklungsanomalie zurück. WABROSCH stellte bis 1963 148 einschlägige Mitteilungen aus der Literatur zusammen. In der eigenen Klinik hatten wir Gelegenheit, zweimal Harnstauungen als Folge retrokavaler Ureteren zu beobachten. Knickungen des abnormal verlaufenden Ureters, Vernarbungen und Verengungen der Ureterwand oder der Druck der Vena cava auf den Harnleiter werden am häufigsten als Ursache für Abflußstörungen genannt.

Unter den *erworbenen Abflußhindernissen des Ureterabganges* stehen Stenosen entzündlicher Genese an erster Stelle. Durch Kompression von außen können paranephritische Abscesse, Hämatome, renale und pararenale Tumoren Anlaß zu Harnstauungen geben (s. o.). *Erworbene Abflußbehinderungen des mittleren Harnleiterabschnitts* sind selten, haben aber häufig die gleichen Ursachen wie die des *blasennahen Harnleiteranteiles*. Sie entstehen z.B. durch die Kompression des Ureters durch Aneurysmen, neoplastisch vergrößerte, iliacale oder paraaortale Lymphknoten (HEIM), das Übergreifen maligner Tumoren auf den Ureter selbst oder dessen Umscheidung und entzündliche Prozesse bzw. periureterale Abscesse (s. o.). Von FERBER, GEDICKE, KURPAT u.a. liegen Mitteilungen über Harnstauungen im Gefolge der Pyeloureteritis cystica vor. Die Leukoplakie, die Schistosomiasis als Abflußhindernis wurden bereits erörtert. Angaben über Stenosierungen als Folge gynäkologischer Erkrankungen, von Operationen im kleinen Becken, nach Bestrahlungen und im Gefolge der Schwangerschaft fanden früher Erwähnung. Die Bedeutung von Uretersteinen als Abflußbehinderung wurde betont. Auf Fremdkörper im Ureter als Abflußbehinderung wurde hingewiesen. Die dynamisch bedingten Entleerungsstörungen des Ureters werden später besprochen.

Was die Veränderungen des Harnleiters selbst während einer Harnstauung betreffen, so ist zu erwähnen, daß sich die Ausweitung des Ureters nicht nur in querer Richtung, sondern auch in Form einer Verlängerung des ganzen Ureters auswirkt. Der Ureter kann als Folge einer Stauung im ganzen erweitert sein, wechselweise Ausweitungen in verschiedenen Abschnitten des Harnleiters zeigen und Schlängelungen (Gartenschlauchphänomen) aufweisen.

Trotz der Vielfalt möglicher *Entleerungsstörungen der Blase* stehen im Mittelpunkt klinischen Interesses die Abflußbehinderungen im Bereich des Blasenauslasses. Neben den *Cystenbildungen in der Blase und am Blasenhals* und der prostatischen Harnröhre (LLOYD und BONNET), der *Leukoplakie* (CORSDRESS; LAVONIUS; STAEMMLER u. FRANCKSON), der *Varicose* (Teleangiektasie) (CASPER, WEISE), der *Endometriose* (KRETSCHMER; POTEMPA) und der *Amyloidose* (SOLOMIN; BEAMES) kommt der *Blasenhalsstarre* und insbesondere der sog. *Prostatahypertrophie* und dem *Prostatacarcinom* als Abflußbehinderung größte Bedeutung zu. Die Blasenhalsstarre — prostatisme sans prostate (GUYON) — entspricht je nach dem Grad ihrer Ausbildung dem „median bar" bzw. „collar typ" der Amerikaner. Diese durch eine ventral-konvexe Barriere der hinteren Blasenmundlippe verursachte Abflußbehinderung (CHWALLA) führt bei in der Regel verkleinerter Prostata nicht nur bei Männern, sondern gelegentlich auch bei Frauen (MAY; BIBUS; CHWALLA) zu Entleerungsstörungen. Die narbige Blasenhalsstarre, die sog. *Blasenhalssklerose* STÄHLERs, beruht dagegen auf chronisch entzündlichen Veränderungen des Blasenauslasses. Von diesem Krankheitsbild zu unterscheiden ist die bei männlichen Säuglingen relativ oft vorkommende *angeborene Sphinctersklerose* (Marion'sche Krankheit), deren organische Grundlage eine Vermehrung und Sklerose der fibroelastischen und die Veränderungen der musculoglandulären Elemente des Blasenhalsgewebes darstellt (BOSHAMER). Häufigste Ursache von Abflußbehinderungen der Blase bei Männern bilden die sog. Prostatahypertrophie und das

Prostatacarcinom. Bei 668 Patienten unserer Klinik mit histologisch gesicherter sog. Prostatahypertrophie war im Ausscheidungsurogramm bei 13% der Kranken eine beidseitige und bei nur 4% eine einseitige Harnstauung nachzuweisen. Dagegen konnte unter 122 Patienten mit einem histologisch gesicherten Prostatacarcinom im Ausscheidungsurogramm bei 22% eine einseitige und bei 23% der Kranken eine beidseitige Harnstauung festgestellt werden. Der die Harnstauung auslösende Mechanismus dieser beiden Erkrankungen unterscheidet sich nach Sigel grundsätzlich. Die hydromechanischen Folgen der benignen Blasenhalspathologie auf die oberen Harnwege beruhen in Abhängigkeit von der Restharnmenge in einer Distraktion und Elevation und einer funktionellen Änderung und Verformung des terminalen Harnleiteranteiles, woraus eine weitere Strombehinderung resultiert. Eine direkte Kommunikation zwischen der distendierten Harnblase und den distendierten oberen Harnwegen besteht demnach nicht. Da das Prostatacarcinom bevorzugt paraprostatisch infiltriert, erreicht es bald das Trigonum der Harnblase und führt zu einer Harnleitermündungsstenose und damit zu einer grundsätzlich anderen Form der Abflußbehinderung. Nach Alken, der die Rückwirkungen des Blasenhalsadenoms auf die Dynamik der oberen Harnwege untersuchte, sind hinsichtlich ihrer Reaktion zwei Typen von Patienten zu unterscheiden. Zu dem einen Typ zählt er diejenigen Patienten, deren Reaktionsbereitschaft der muskulären Elemente in der Wand der Hohlorgane sehr stark ist und bei denen als Folge der konzentrischen Wandhypertrophie die oberen Harnwege sehr lange unbeteiligt bleiben. Dem zweiten Typ ordnet Alken Patienten mit schwacher Gewebsreaktion zu. Nach einem kurzen Versuch der kompensatorischen Hypertrophie beginnt sehr schnell die Phase der Ektasie mit extremen Formen der Blasenerweiterung und Rückwirkungen auf die oberen Harnwege. Nach Fuchs führt jede Zustandsänderung in einem Abschnitt der harnleitenden Wege gesetzmäßig zu Zustandsänderungen an anderen Abschnitten. Änderungen des Füllungszustandes der Blase ziehen daher Schwankungen des Füllungszustandes der oberen Harnwege nach sich. Die Segmentierung der oberen Harnwege soll bei zunehmender Belastung größere Druckdifferenzen überwinden helfen. Dies führt schließlich zu einer Hypertrophie der Muskulatur und bei einer Überbeanspruchung des Systems von dem Zustand der Kompensation zu einem Versagen der Regulation, kenntlich an dauernder und unsegmentierter Erweiterung des Ureters. Die Auswirkungen der Restharnbildung bei Abflußhindernissen im Blasenhalsbereich oder noch weiter peripher betreffen in der Regel beide Nieren.

Auch die *Divertikelblasen*, besonders die angeborenen, mit der häufigen Einbeziehung der Ureterostien auf den Grund des Divertikels sollen als Ursache einer Harnstauung nicht unerwähnt bleiben. Aus der Fülle der möglichen Abflußbehinderungen der Blase sollen ferner die *Tumoren* Erwähnung finden. Soweit sie im Bereich des Blasenauslasses lokalisiert sind, führen sie zu ähnlichen Retentionserscheinungen wie die oben erwähnten Obstruktionserscheinungen des Blasenhalses. Je nach Ausdehnung und Lokalisation bewirken bösartige, infiltrierend wachsende Geschwülste Obstruktionen eines oder beider Harnleiter. Große gutartige Tumoren verschließen die Harnleitermündungen oder den Blasenauslaß durch Kompression. Relativ häufig treten im Zusammenhang mit *Blasensteinen* Harnstauungen auf, deren Ursache neben der Kompression der Ostien durch ein großes Konkrement als Folge einer Entzündung sowie durch die so gut wie immer nachweisbare Abflußbehinderung am Blasenauslaß mitbedingt ist. *Fremdkörper* als Ursache von Blasenentleerungsstörungen wurden bereits erwähnt. Ebenso wurde auf die Möglichkeit von Harnstauungen im Verlauf der *Blasentuberkulose* und der *Bilharziose* hingewiesen.

Trotz der relativ seltenen Literaturangaben über Harnstauungen als Folge angeborener oder *erworbener Obstruktionen der Urethra* kommt diesen Störungen große klinische Bedeutung zu.

*Das Fehlen der Urethra* (McCrea; Miller; Stoll) oder deren *Atresie,* häufig kombiniert mit anderen Mißbildungen, führt in der Regel zum Absterben der Frucht in utero. Nach Ruptur der Blase in das Rectum oder bei Vorliegen einer Urachusfistel, wodurch der Abfluß des Urins ermöglicht wird, kann die Nierenfunktion erhalten bleiben (Campbell; de Mattos Ferreira; Ross u.a.). Dourmashkin stellte bis 1943 88 einschlägige Fälle zusammen. Von den 50 lebend geborenen Kindern waren 46 Knaben und 4 Mädchen. Eine *Dislokation des Blasenauslasses* als Ursache einer Abflußbehinderung wurde von Day und Vivian beschrieben. Schwer zu diagnostizierende, aber klinisch wichtige Abflußbehinderungen der Urethra stellen die *Klappenbildungen der hinteren Harnröhre* dar (Campbell; Williams; Sigel). *Klappenbildungen der vorderen Harnröhre* (Jablonski) und *angeborene Strikturen* (Frontz) zählen zur Seltenheit. Bugbee und Wollenstein beschrieben Harnstauungsnieren als Folge einer *Hypertrophie des Veru montanum.* Relativ häufig finden sich Harnstauungen bei *angeborenen Stenosen der äußeren Harnröhrenöffnung* (Campbell; Lattimer) und der *angeborenen Phimose* (Raphaelson; Gruber; Zimmermann). Auch angeborene *Cysten der Prostata und Cysten der äußeren Urethramündung* als Abflußhindernis wurden beschrieben (Campbell). Unter den erworbenen Abflußbehinderungen der Harnröhre dominieren *Strikturen,* die häufigste Folge vorausgegangener Traumen (Verletzungen, Verätzungen). Infektionen als Ursache von Strikturen sind hinlänglich bekannt. Zu ihnen zählen postgonorrhoische Strikturen, Strikturen nach abakteriellen und bakteriellen Urethritiden, als Folge der Tuberkulose, der Syphilis und der Bilharziose (Burns und Thompson; Pini). Verlegungen der Harnröhre durch *Fremdkörper* und *Steine* führen gelegentlich auch zu Harnstauungen. Desgleichen können gutartige und bösartige Tumoren der Urethra Ursache von Entleerungsstörungen sein.

## 2. Dynamische bzw. neurogene Ursachen von Harnstauungen

Israel und Fedoroff wiesen etwa um die Jahrhundertwende darauf hin, daß Harnstauungen auch als Folge funktioneller Störungen im Ablauf der Peristaltik von Nierenbecken und Ureter entstehen könnten, ohne daß mechanische Behinderungen vorliegen müßten. Israel grenzte derartig entstandene Harnstauungsnieren gegen die durch mechanische Ursachen bedingten ab und bezeichnete sie als Hydronephrosen infolge „dynamischer" Abflußstörungen. Auch Rumpel hielt eine „Störung der lebendigen Kräfte", die den Harn aus der Niere in die Blase treiben, als eine wichtige Ursache bei der Entstehung von Harnstauungen. In neuerer Zeit wurde von Boeminghaus, Boshamer, Wildbolz u.a. die Bedeutung funktioneller Störungen für die Entwicklung von Harnstauungen betont. Boeminghaus unterscheidet zwei Formen dynamischer Störungen, wobei die eine mit einer Hemmung, die andere mit einer Steigerung der nervösen Impulse einhergeht. Kairis führt die meisten der dynamischen Harnstauungen auf kongenitale Innervationsstörungen zurück, ohne jedoch die Möglichkeit erworbener Formen zu bestreiten. Auf das gemeinsame Vorkommen von Harnstauungen als Folge mechanischer und dynamischer Ursachen wurde mehrfach hingewiesen. Als Beispiel hierfür diente Blatt die bekannte Art der Harnstauung infolge aberrierender Gefäße. So führe manchmal erst das Zusammentreffen einer dynamisch bedingten Pyelektasie mit einem aberrierenden Gefäß zur Entwicklung einer Harnstauungsniere. Auch geringfügige mechanische Hindernisse könnten gelegentlich erhebliche dynamische Störungen nach sich ziehen. SIMON nimmt bei längerem Bestehen einer Obstruktion die Möglichkeit des Übergangs der mechanischen in die dynamische Form der Harnstauung an. Nach DOBRITZ könnten mechanische Abflußbehinderungen auch über die Reizung des Sympathicus eine Atonie der harnleitenden Wege auslösen. KARAFFA-KORBUT vermutet als Ursache der dynamischen Ureteratonie mit sekundärer Harnstauung chronisch infiltrative Entzündungsprozesse der Ureterwand, wobei es durch Wucherung von Bindegewebe schließlich zum völligen Schwund der Muskelelemente des Harnleiters kommen soll. Ureteratonien als Folge einer Elastizitätsschädigung vermutet KATZENSTEIN. v. LICHTENBERGs Auffassung über die Entstehung einer Harnstauungsniere als Folge toxischer Lähmung der Muskulatur des Hohlsystems wurde durch experimentelle Arbeiten von PRIMBS belegt. Nach LAUBER sollen große Toxinmengen eine Erschlaffung und kleine Toxinmengen einen Spasmus des Hohlsystems auslösen. Nach BACHRACH; BLATT; LEGUE und PAPIN u.a. stellt die angeborene Insuffizienz des Uretermuskelapparates eine weitere dynamisch bedingte Ursache der Harnstauungsniere dar. BLATT diskutiert auf Grund seiner tierexperimentellen Befunde die Möglichkeit einer gemeinsamen Ursache aller Ureteratonien als Folge einer Schädigung der in der Wand des Harnleiters befindlichen Nervenelemente.

Im Gegensatz zu den Harnstauungen auslösenden Atonien der harnleitenden Wege sollen auch spastische Zustände von Nierenbecken und Ureter zu Entleerungsstörungen führen. Als Folge eines Spasmus des pyeloureteralen Schließmuskels beschrieb MARSAN die sog. kleine schmerzhafte Hydronephrose. ALLEMANN schlug als Therapie eine extramuköse Durchtrennung der Muskulatur vor. Die immer seltener werdende Beobachtung der „kleinen schmerzhaften Hydronephrose“ erklärt KAIRIS als Folge besserer diagnostischer Möglichkeiten, die andere Ursachen für die Verengung des Ureterabganges erkennen lassen.

DEUTICKE, CAMPBELL, BISCHOFF u.a. stehen der Lehre der dynamischen Entleerungsstörungen skeptisch gegenüber und betonen, daß bei der Entstehung der Harnstauungsnieren mechanische Vorgänge in ihrer ursächlichen Bedeutung nicht unterschätzt werden sollten. So verweist DEUTICKE auf seine Erfahrungen bei 208 wegen Harnstauungen durchgeführten Operationen, wobei bei 98,2% der Eingriffe ein mechanisches Hindernis nachweisbar war.

*Neurogen* bedingte Harnstauungen zählen zur Seltenheit. Sie treten gewöhnlich als Folge neurologisch verursachter Blasenentleerungsstörungen in Erscheinung. EMMET und GREENE wiesen darauf hin, daß allerdings auch viele im Verlauf neurologischer Erkrankungen auftretende Blasenentleerungsstörungen nicht auf das Grundleiden zurückzuführen sind, sondern häufig ihre Ursache in einer Obstruktion des Blasenhalses haben. Dies trifft insbesondere für Männer im sog. Prostataalter zu. Auch kann gelegentlich ein pathologisch nicht veränderter Blasenhals zum Abflußhindernis werden, wenn etwa die Leistungskraft des Detrusors herabgesetzt ist. Nach Meinung von EMMET und GREENE kann deshalb eine im Blasenhals lokalisierte und zu Entleerungsstörungen führende Abflußbehinderung, die auch diagnostischen Maßnahmen entgeht, eigentlich nur durch die transurethrale Resektion ausgeschlossen werden.

Ohne zunächst die Ätiologie der Funktionsstörungen zu berücksichtigen, lassen sich hypotone, atone und hypertone Formen der dystonen Harnblase unterscheiden. Alle diese Formen können letztlich eine Harnstauung verursachen und zu einem vesicoureteralen Reflux führen. Dieser tritt nach BORS und COMARR; BONTS; DAMANSKI und GIBBON; STONE; HUTCH u.a. in etwa 13—23% aller neurogen bedingten Blasenentleerungsstörungen in Erscheinung. Nach Meinung vieler Autoren findet sich ein vesicoureteraler Reflux häufiger mit einer oberhalb des Miktionszentrums gelegenen Läsion kombiniert. Nach WILDBOLZ weisen die ableitenden Harnwege trotz großer Restharnmengen keinen oder nur einen sehr gering erhöhten Innendruck auf, so daß die Stauungsfolgen für die Niere erst viel später in Erscheinung treten. Hinzutretende Infektionen, die hier weiter keine Berücksichtigung finden, verschlimmern das Krankheitsgeschehen ganz erheblich, wobei sie insbesondere bei bestehenden Harnstauungen eine rasche Zerstörung beider Nieren bewirken können.

Nach der Durchtrennung und fast nach jeder *Verletzung des Rückenmarks* oberhalb des 4. Sacralsegments entwickelt sich nach LOEBENSTEIN u.a. zunächst eine Atonie der Blase mit kompletter Harnverhaltung. Die Dauer dieses Stadiums kann nach THOMSON und WALKER bis zu 18 Monaten andauern. Je nach Art der Behandlung kann in diesem Stadium ein vesicoureteraler Reflux, seltener eine ausgeprägte Harnstauung, die Nieren schädigen. Dies trifft im großen und ganzen auch für das Stadium der *autonomen Blase* — der lower motor neuron bladder BORS' — zu, die bei zunehmender Füllung schon Druckwerte bis zu 40 cm Wasser erreicht. Im Stadium der *automatischen Reflexblase* oder reflektorischen Rückenmarksblase, der „upper motor neuron bladder" BORS dürfte nach HEAD die Spastizität der Blasenmuskulatur oder die unvollständige Entspannung des Sphincters Ursache der Restharnbildung sein. Der vesicoureterale Reflux tritt in diesem Stadium häufiger in Erscheinung.

Der initialen Tonussteigerung der Blasenmuskulatur folgt im Verlauf einer *Tabes dorsalis* eine Tonusminderung mit steigenden Restharnmengen und schließlich eine Atonie der Blase. Harnstauungen treten nach EMMET und GREENE bei der Tabes dorsalis allerdings selten auf. Ebenso selten entwickelt sich eine Harnstauung im Verlaufe einer *Lues des zentralen Nervensystems*. Störungen der Blasenempfindung fand BOGASH allerdings bei etwa 43% der von ihm untersuchten an Neurolues leidenden Kranken. Eine *diabetische Neuropathie* (Pseudotabes diabetica) konnte RUNDLES unter 3000 Diabetikern bei 125 Kranken nachweisen, von denen 18 unter Blasenentleerungsstörungen und Restharnbildung zu leiden hatten. Auch hier führen selbst große Restharnmengen in der atonischen Blase nur selten zu Harnstauungen in den oberen Harnwegen. Gelegentlich treten Harnstauungen auch im Verlauf einer *multiplen Sklerose* in Erscheinung. Initiale Blasenentleerungsstörungen sind häufig und nach HEILMEYER kann auch eine Harnverhaltung zu Beginn der Erkrankung stehen. BAUR und SCHMIDT fanden unter 53 Patienten mit multipler Sklerose 36, bei denen Störungen der Blasenfunktion vorlagen. Cystometrisch finden sich überwiegend hypertone, gelegentlich hypotone Druckwerte. Nach LAWSON und GARVEY sowie nach GRIESSMANN treten bei der *Poliomyelitis* in etwa 10—20% der Fälle Störungen der Blasentonik auf. WRIGHT erwähnte das Vorkommen großer Restharnmengen. Cystometrisch stellen sich die Charakteristika einer atonischen Blase dar. CLARKE konnte bei Kranken mit Blasenstörungen keine sichere Beziehung zu der einsetzenden Lähmung erkennen.

Von WIECK werden die bei den verschiedensten *Infektionskrankheiten* beobachteten Blasenentleerungsstörungen als Ausfallserscheinungen des peripheren Nervensystems gedeutet. Störungen der Blasenfunktion finden sich auch im Gefolge der *funikulären Myelose* und der *Myelitis* verschiedenster Genese. Bei *tumorösen Rückenmarksprozessen*, bei der *Meningocele* und bei der *Syringomyelie* können atonische Blasen mit großen Restharnmengen in Erscheinung treten. Ebenso sind Harnverhaltungen nach der *Apoplexie* keine Seltenheit. Bei entsprechender Dauer und mangelnder Entlastung können bei den oben erwähnten Erkrankungen Harnstauungen und vesicoureteraler Reflux auftreten. Dasselbe gilt für die Blasenstörungen bei der *Spina bifida*. LEHMANN konnte bei acht Kranken mit Spina bifida sechsmal eine Erweiterung der oberen Harnwege bzw. des Nierenhohlsystems nachweisen.

*Postoperative Harnsperren* im Gefolge verschiedenartigster Operationen, möglicherweise als Folge einer reflektorischen Sympathicusreizung, bilden sich in der Regel nach einigen Tagen zurück, ohne durch Harnstauungen bedingte Schäden zu hinterlassen. Wahrscheinlich durch intraoperative Zerstörung oder Schädigung von Nervengeflechten treten im Gefolge von *Operationen im Beckenbereich*, vor allem nach Radikaloperationen des Rectumcarcinoms, teils dauernde, teils vorübergehende Schädigungen der Blasenfunktion überwiegend als Atonie mit Restharnbildung auf. Nach DE WEERD wurde an der Mayo-Klinik im Jahre 1955 nach Operationen am Rectum, dem Sigmoid und Anus in 5% der Fälle wegen der bestehenden Restharnbildung eine transurethrale Resektion vorgenommen. Nach der *Wertheimschen Radikaloperation* beobachteten im Verlauf von Blasenentleerungsstörungen ZORN; HALTER und RICHTER häufig keine Blasenatonie, sondern eine hypertone Reaktionslage.

Eine hochgradige Tonusminderung mit großen Restharnmengen ist der sog. *Megacystis* eigen, als deren Ursache SWENSON eine Reduzierung bzw. das Fehlen intramuraler Ganglien annimmt. BISCHOFF vertritt dagegen die Auffassung, daß die Megacystis mit Megaureteren nicht auf eine Aganglionose der peripheren Zentren des Sympathicus beruht, sondern als Folge echter Defekte der zentralen Innervation aufzufassen ist. Der selteneren Form des Megaureters als Folge einer embryonalen oder fetalen Fehl- bzw. Hemmungsmißbildung im Bereich des zentralen Nervensystems, also einer sekundären Harnentleerungsstörung, stellt BISCHOFF den Megaureter infolge embryonaler oder fetaler Fehl- oder Hemmungsmißbildungen im Bereich der ableitenden Harnwege als Folge einer primären Entleerungsstörung entgegen. WILLIAMS beschrieb das sog. *Megaureter-Megacystis-Syndrom*, worunter er die mit Megaureteren kombinierte Megacystis versteht (vergl. S. 422).

## II. Pathophysiologie und Histologie der Harnstauungsniere

Unabhängig von der Entstehungsursache bewirkt jede Transportbehinderung des Urines oberhalb des Hindernisses zunächst eine Weitstellung und Dehnung der harnleitenden Wege. Bei inkompletten Harnabflußstörungen sichert in der Regel die Hypertrophie der Wandmuskulatur und eine vermehrte Peristaltik über einen gewissen Zeitraum die genügende Austreibung des Harnes gegen den Widerstand der Hindernisse. Bei länger anhaltenden Binnendruckerhöhungen im Hohlsystem hat die permanente Überdehnung des Hohlorgans eine verminderte Blutversorgung der Muskelbündel und des elastischen Bindegewebes zur Folge, so daß sich schließlich durch bindegewebige Umwandlung irreversible Schädigungen einstellen. Die Abflußbehinderung ist nunmehr dekompensiert, das Nierenparenchym schutzlos der Drucksteigerung ausgesetzt.

Durch die Urokymographie (GREGOIR) und durch die Urometrie (KIIL) konnte der Nachweis erbracht werden, daß die Amplitude der peristaltischen Welle oberhalb der Abflußbehinderung sowohl erhöht, als auch gesenkt, als auch ganz verschwunden sein kann. Aus der Erneuerung der peristaltischen Aktivität nach Beseitigung der Abflußbehinderung (KIIL) geht hervor, daß die Adynamie auch funktionell bedingt sein kann. Eine Erneuerung der peristaltischen Welle bleibt aber aus, sofern die glatten Muskelfasern der harnleitenden Wege zerstört wurden.

Die zunächst einsetzende Hypertrophie der Muskulatur der harnleitenden Wege nach dem Verschluß sind dem Kliniker ebenfalls aus seiner täglichen Praxis her bekannt. Tierexperimentell und am Menschen wurde diese Arbeitshypertrophie vielfach beschrieben (PONFICK; HAEBLER; LÖFFLER; MAATZ u.a.). RÉNYI-VÁMOS, BALOGH und SZENDRÖI wiesen auf die histologisch gleichzeitig bestehenden und fortschreitenden entzündlichen Erscheinungen hin, die schließlich zum Untergang der Muskulatur führen. Auch an der Schleimhaut fanden sie bei bestehender Stauung schon nach kurzer Zeit entzündliche Veränderungen.

Die nach Verschluß des Nierenbeckens gemessenen erhöhten Druckwerte führten einige Autoren (Ludwig; Brodie und Cullis) auf den Filtrationsdruck der Glomerula zurück, während früher andere Autoren (Heidenhain; Gottlieb und Magnus) die *Druckerhöhung im Hohlsystem* durch den Sekretionsdruck in den Tubuli verursacht glaubten. Lindemann brachte den Druck im Hohlsystem mit dem Blutdruck in Zusammenhang und nach Henderson sollen die Druckwerte im verschlossenen Nierenbecken neben anderen Faktoren vom „lokalen" Blutdruck in der Niere abhängen. Rényi-Vámos, Balogh und Szendröi konnten im Tierversuch zeigen, daß der hohe Druck im Nierenbecken nach dessen Verschluß aber weder vom Filtrationsdruck noch vom Sekretionsdruck oder dem Druck der Nierenbeckenwand ausgelöst wird, sondern weitgehend seine Ursache in der Druckkraft der Kelchmuskulatur hat. Dabei wird von einer bestimmten Druckhöhe an der Druck im Nierenbecken durch das Verhältnis von Harnsekretion und Resorption durch die Nierenbeckenwand reguliert. Die Druckwerte betrugen beim Kaninchen nach Verschluß des Nierenbeckens im Mittel 40—60 mm Hg und erreichten ein Maximum von 89 mm Hg bei einem Carotisdruck von 80—110 mm Hg. Nach Erschöpfung der Kelchmuskulatur sank der Pyelondruck im Tierversuch ab, wobei es gleichgültig war, ob die Calixmuskulatur durch einen fünf- bis sechstägigen ständigen oder durch einen wiederholten Verschluß für kurze Zeit erschöpft wurde. Das Absinken des Pyelondrucks geschah bereits nach 12 Std, wobei Druckwerte von nur 15—20 mm Hg gemessen wurden. Möglicherweise spiegeln diese Druckwerte den effektiven Filtrationsdruck in den Glomerulumcapillaren wider (Hinman; Rényi-Vámos, Balogh und Szendröi) (s. S. 434).

Daß die Harnbildung auch bei völliger Obstruktion des Ureters nicht aufhört, ist schon seit Cushny bekannt (s. auch S. 435). Die *Resorption des Harnes* geht nach Meinung von Babicz und Rényi-Vámos bei der Pyelektasie durch die Pyelonwand vor sich, während bei einer Hydronephrose nach viertägigem Verschluß beim Kaninchen fast in jedem Fall eine Fornixruptur (Hinman u. Lee-Brown) eintritt und hierbei die Resorption durch die Pyelonwand zweitrangig erscheint. Liegt keine Fornixruptur vor, erfolgt die Resorption durch die ganze Wand des Hohlsystems. Bei einer während einer Pyelektasie einsetzenden Antiperistaltik sollen die Bedingungen für einen *pyelotubulären sowie pyelovenösen und pyelolymphatischen Reflux* gegeben sein (Abb. 8). Der Harn wird nach den Ergebnissen von Babicz und Rényi-Vámos aus dem verschlossenen Hohlsystem aber nicht in toto resorbiert sondern so, daß ein Teil des Chlorids zurückbleibt. Eine Rolle der Tubuli bei der Resorption des Harnes war nach Babicz und Rényi-Vámos im Kaninchenversuch nicht festzustellen, die Autoren weisen aber ausdrücklich darauf hin, daß dies nicht bedeutet, daß die Tubuli bei anderen Tierarten und vorliegender Harnstauung bei der Resorption nicht doch mitwirken könnten. Nach Fuchs kann im Bereich der Fornices ohne makroskopische Kontinuitätsverletzung durch eine Lockerung des Epithelverbandes ein Durchsickern des Nierenbeckeninhalts in das Spaltsystem der Niere zustande kommen. Von einer unter dem Fornix liegenden Gefäßansammlung soll nach Fuchs u. Popper der Harn bei Stauungen im Nierenbecken reabsorbiert werden. Eine weitere Drucksteigerung kann dann die makroskopische Ruptur des Fornix nach sich ziehen. Auch nach Narath kann die Resorption von gestautem Nierenbeckeninhalt gewissermaßen physiologisch ohne Ruptur des Fornix nach pyelovenösem Übertritt (transflow) erfolgen oder durch pyelocanaliculären Rückfluß (backflow) zustande kommen. Bei weiterer Drucksteigerung und Fornixruptur mit Einbruch in den Sinus renalis (Ingression) kann nach Narath eine sinovenöse Ingression oder lymphatische Absorption einsetzen. Hinman unterscheidet als Folge eines Druckanstiegs den pyelotubulären Rückfluß und den Übertritt des Urins im Fornixbereich (fornical transflow). Nach Eindringen in das Interstitium wird seiner Meinung nach der Urin dann entweder von den Lymphgefäßen abtransportiert, gelangt nach einem Gefäßeinriß in das venöse System, oder tritt in den Sinus renalis aus. Nach Kohler soll ein Druckanstieg von 100—130 cm Wasser genügen, um beim Menschen einen pyelovenösen Rückfluß auszulösen, zu dessen Aufrechterhaltung aber wesentlich niedrigere Werte notwendig sein

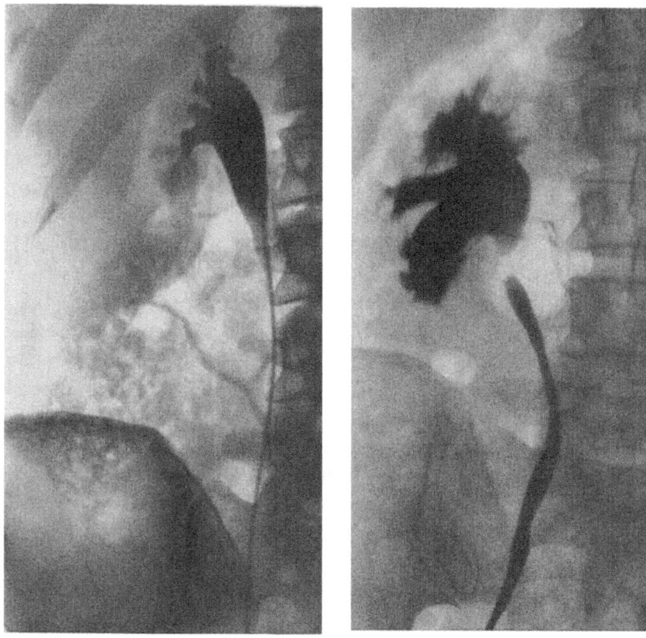

a b

Abb. 8a—c. a Retrograde Pyelographie mit pyelotubulärem Reflux bei hypoplastischer Niere eines 43jährigen Patienten. b Retrograde Pyelographie mit pyelovenösem Reflux bei einer 66jährigen Patientin. c Retrograde Pyelographie mit pyelolymphatischem Reflux im Bereich des oberen Anteils einer Doppelniere bei einer 30jährigen Patientin mit Chylurie

sollen. Dominguez und Adams konnten mit Hilfe von radioaktiv markiertem Diotrast den pyelovenösen Rückfluß nachweisen. Nach langsamer Infusion von radioaktiv markiertem Diotrast stieg der Druck im Nierenhohlsystem zunächst deutlich an, um plötzlich abzusinken, während gleichzeitig die Konzentration an radioaktiv markiertem Diotrast im Blut anstieg. Kazmin, Persky und Storaasli zeigten mit Hilfe radioaktiv markierter Albumine, daß eine Woche nach Ureterobstruktion der Rückfluß bei der akuten und der chronischen Harnstauung der gleiche war, und daß ein geringerer Druck benötigt wurde, sofern der Rückfluß erst einmal zustande gekommen war. Gottschalk u. Mylle zeigten, daß bei einer Druckerhöhung im Harnleiter der Ratte der Druck im Tubulus immer einige mm Hg über dem Niveau des ureteralen Druckes liegt. Der intratubuläre Druck steigt bei weiterer Druckerhöhung im Ureter bis auf Werte von 35—40 mm Hg an, läßt sich aber darüber hinaus nicht erhöhen.

Boeminghaus schloß dagegen aus Versuchen am Hund, daß bei einer akuten Harnstauung durch die sich einstellende intrapelvine Drucksteigerung ein pyelovenöser Rückfluß nicht zustande kommt. Dagegen schließt er aus seinen Versuchen, daß bei akuten Stauungszuständen in den oberen Harnwegen eine Resorption im Ureter und im Nierenbecken stattfinden könne, nimmt aber an, daß die Resorption hauptsächlich innerhalb der Harnkanälchen, also in der Niere selbst erfolge. BOEMINGHAUS und HENDRIOCK beobachteten auch beim Menschen niemals einen Übertritt des Nierenbeckeninhalts in den venösen Kreislauf ohne Gewebsläsion. DAVID hält die sich in den Nephren funktionell abspielenden Vorgänge für entscheidender als die mechanische Auffassung eines pyelovenösen Refluxes. Da es unter normalen Bedingungen als gesichert gilt, daß 99% des produzierten Primärharnes durch die Nephren und Sammelröhren resorbiert werden, wäre es nach Meinung DAVIDs verständlich, daß unter den abnormalen Bedingungen der Harnstauung, die den Harntransport wesentlich verlangsamt, noch weitere Bruchteile des letzten Prozentes des produzierten Primärharnes resorbiert werden, ohne daß zunächst eine mechanische Zerstörung des Tubulusapparates eintreten müsse. Den Lymphgefäßen käme dann, wie es BABICZ und RÉNYI VÁMOS zeigen konnten, bei der veränderten Resorption eine wesentliche Rolle zu. PAK POY und ROBERTSON erklären den Mechanismus der Reabsorption des Harnes bei hydronephrotischen Nieren durch das Vorhandensein von Hochdruck- und Niederdruckglomerula. Durch degenerierte Tubulusepithelien soll der in den Hochdruckglomerula produzierte Harn in das Interstitium gelangen und von hier aus von den Niederdrucknephren aufgenommen und in den Blutstrom abgegeben werden. Ein Sistieren der Harnbildung nimmt DAVID zu dem Zeitpunkt an, zu dem der Druck im Nierenbecken und danach im Nephron dem Filtrationsdruck im Glomerulum entspricht, wobei er aber als sicher annimmt, daß die Glomerula unterschiedlich betroffen werden und Harn auch noch nach längerer Zeit in einer gewissen Menge produziert wird. AUVERT gab ein Versiegen der Nierenfunktion bei Druckwerten von 85 cm Wasser im Nierenbecken an. WINTON beobachtete das Aufhören der Diurese, wenn der Stauungsdruck im Nierenbecken die Höhe des Druckes im Vas efferens erreichte. Nach SELKURT kommt die Erhöhung des Druckes in den harnleitenden Wegen einer Erhöhung des intrarenalen Druckes gleich. Unter den verschiedenen Komponenten, die eine intrarenale Druckerhöhung bewirken, scheint neben dem intratubulären und intracapillären Druck der Erhöhung des Druckes im Interstitium die größte Bedeutung zuzukommen. Nach WIRZ führt die interstitielle Drucksteigerung zu einer Kompression der Tubuli und nach LAPIDES und HEUSSER zu einer Behinderung der Capillardurchströmung.

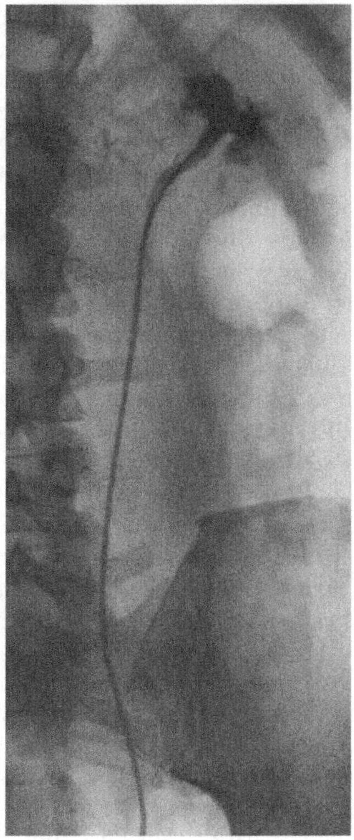

Abb. 8c

RUMMELHARDT nimmt für das Zustandekommen eines pelvirenalen Refluxes beim Menschen neben anderen Faktoren als Ursache vor allem peristaltische und antiperistaltische Wellenbildungen und eine bestimmte Beschaffenheit und Lage des Hohlraumsystems an. Es zeigte sich nämlich, daß von 125 Refluxnieren nach retrograder Pyelographie 84% ein ampulläres extrarenales Nierenbecken und die restlichen 16% ein intrarenales Nierenbecken aufwiesen. Bei zweigeteilten Nierenbecken und bei Doppelnieren trat der Reflux relativ häufig auf. Als häufigste Form des Übertritts von Beckeninhalt in das Nierengewebe bezeichnete Rummelhardt den interstitiellen Reflux durch Ruptur des Hohlsystems. Ohne Ruptur der Schleimhaut kam es zu einem pyelotubulären Reflux. Unter 960 retrograden Pyelographien beobachtete er in 125 Fällen, das sind 13%, einen pelvinen Reflux, davon in 84,8% einen interstitiellen und in 15,2% einen tubulären Reflux (Abb. 8). Die meisten Refluxe (40,8%) wurden bei Koliken beobachtet und zählten ausnahmslos zu den interstitiellen Formen. Interessanterweise konnten unter den Hydronephrosen keine Refluxe beobachtet werden. Bei Austritt des Nierenbeckeninhalts durch die Ruptur des Fornix in den Sinus renalis (Sinusruptur) gelangen bei erhöhtem Druck Flüssigkeitsmengen in den capillären und perivasculären Spalträumen zur Ausbreitung (perivenöser oder perivasculärer Reflux) und führen bei weiterer Überfüllung zur „diffusen Parenchyminfiltration". Bei weiterer Ausdehnung gelangt das Extravasat zwischen Nierenoberfläche und Capsula fibrosa (subcapsulärer Reflux). Wesentlich häufiger als der pyelovenöse Reflux kommt der pyelolymphatische Reflux im Röntgenbild zur Darstellung, der durch die Resorption der interstitiellen Extravasate zustande kommt (Abb. 8). Gelegentlich gelangt das Extravasat längs der Kelch- und Beckenwand durch den Hilus auch ins retroperitoneale Fettgewebe und von dort entlang der Wirbelsäule in das kleine Becken (Olsson).

Grauhan konnte klinisch-empirisch und Boeminghaus tierexperimentell zeigen, daß zwischen Harnstauungsnieren, die sich kongenital bzw. während des Wachstumsalters entwickeln und Harnstauungsnieren, die erst im Erwachsenenalter entstehen, entscheidende formale Unterschiede bestehen. Als Folge einer Transportstörung entwickeln sich während des Wachstumsalters riesige Harnstauungsnieren, während im Erwachsenenalter Behinderungen des Urintransportes bestenfalls zu einer mäßigen Größenzunahme des gestauten Organs führen. In beiden Fällen geht das Nierenparenchym durch die Stauung schließlich vollständig zugrunde. Boeminghaus wies darauf hin, daß zwischen der Größenzunahme der juvenilen Harnstauungsniere und der vergleichsweise geringen Größenzunahme der Harnstauungsniere beim Erwachsenen ein prinzipieller Unterschied besteht, da die Größenzunahme der Harnstauungsniere bei Jugendlichen Ausdruck eines exzessiven Wachstums sei. Im Tierversuch konnte er zeigen, daß die Harnstauungsniere bei einem jungen Tier auch im entleerten Zustand das Gewicht der zweiten Niere des gleichen Tieres um ein Vielfaches übersteigt, während die Harnstauungsniere, die sich beim erwachsenen Tier entwickelt, wesentlich weniger wiegt als die gesunde zweite Niere des Versuchstieres. Grauhan wies darauf hin, daß für die Erweiterungen des Hohlsystems von Harnstauungsnieren drei charakteristische Vorgänge maßgeblich sind. Erstens spiele eine rein passive Dehnung durch den erhöhten Innendruck bei der Ausweitung der extrarenal gelegenen Harnwege eine gewisse Rolle, sei aber für die intrarenal gelegenen Abschnitte bedeutungslos; zweitens vergrößere sich bei einem Erwachsenen das Gesamtvolumen einer Harnstauungsniere nicht, sondern die Erweiterung der intrarenal gelegenen Beckenteile erfolge ausschließlich auf Kosten des sezernierenden Parenchyms; drittens sei für die Ausweitung des Hohlsystems die Weitstellung durch echtes Wachstum von größter Bedeutung, da sich die Steigerung des Binnendrucks als Folge des Mißverhältnisses zwischen Zu- und Abfluß beim Jugendlichen als Wachstumsreiz auswirke. Diese Weitstellung sei für das sekretorische Parenchym von allergrößter Bedeutung. Wenn auch das Parenchym einer solchen Niere keineswegs dem Parenchym einer gesunden Niere entspricht, so zeige es doch nicht die Schwere der Atrophie, wie sie bei Harnstauungsnieren des späteren Alters nachzuweisen ist. Die echte hydronephrotische Atrophie entwickele sich erst zum Zeitpunkt nachlassender Wachstumsfähigkeit, wenn der Druckausgleich durch Weitstellung als Folge echten Wachstums nicht mehr möglich ist.

Die im Zusammenhang mit tierexperimentellen Untersuchungen gestellte Frage nach dem Auftreten einer akuten primären Atrophie der Niere ohne vorherige Erweiterung des Hohlsystems nach vollständigem Ureterverschluß wurde immer wieder diskutiert. Aus der Literatur geht aber hervor, daß einige Autoren eine solche primäre Atrophie im Tierexperiment nur in einem geringen Prozentsatz der Versuche fanden (GAYET und CAVAILLON; DE BERNE; CAMOSSA; BOEMINGHAUS) und andere Autoren nach Ureterverschluß aber in keinem Fall eine primäre Atrophie beobachten konnten (ENDERLEN; BABICZ und RÉNYI-VÁMOS; MATOUSCHEK u.a.).

Neben STRAUSS und GERMONT sowie LINDEMANN befaßte sich vor allem PONFICK tierexperimentell mit den im Verlauf einer Harnstauung an den Nieren auftretenden Veränderungen. PONFICK beschrieb die anfängliche Gewichtszunahme der Nieren nach Unterbindung des Ureters, die später BABICZ und RÉNYI-VÁMOS nach ein- bis viertägigem Verschluß beim Kaninchen mit etwa 30—60% angaben. Ähnliche Befunde erzielten auch wir nach hoher Ureterligatur bei der Ratte. Die Größenzunahme der Niere nach akutem Verschluß sind auch dem Kliniker aus der täglichen Erfahrung her geläufig. Sie geht auf ein Ödem der Nierensubstanz zurück, das auch die Nierenkapsel und den Nierenstiel betrifft. Im Verlauf von Untersuchungen, die die Pathogenese des interstitiellen Nierenödems betrafen, konnten BABICZ und RÉNYI-VÁMOS zeigen, daß sich die Histaminmenge in der verschlossenen Niere vermehrt, wodurch die Permeabilität der Blutcapillaren eine Steigerung erfährt, was eine Erklärung für den Ursprung des Eiweißüberschusses im Interstitium der Harnstauungsniere bieten könnte. Aus der vermehrten Eiweiß- und Flüssigkeitsansammlung im Interstitium ergebe sich dann die beobachtete Weitstellung der Lymphgefäße, wobei die hochmolekularen Proteine nur durch die Lymphbahnen abfließen sollen, während die interstitielle Flüssigkeit und ihre Kristalloide durch Venen abtransportiert werde.

Korrosionsversuche zeigten, daß sich in den ersten Tagen nach dem Verschluß der Niere auch die Blutgefäße erweitern, sich im Vergleich zur intakten Niere auch feinere Arterien und Venen füllen und daher ein dichtes Netz zu bilden scheinen. Aber schon nach einigen Tagen lichtet sich dieses Gefäßnetz und Ausfälle treten auf.

*Störungen der Blutzirkulation* der gestauten Nieren sollen maßgeblich zur Zerstörung des Parenchyms beitragen. KORNITZER beschrieb bei der Harnstauungsniere des Kaninchens eine Streckung und Einengung der Lumina der Arterien, einen Befund, den später HINMAN bestätigte. VALTSCHUL und FODOR stellten fest, daß bei Kaninchen und Ratten die intralobulären Arterien in der Niere im Verlauf einer Druckerhöhung übermäßig angespannt sind. Die Elastica interna reißt dabei ein und an Stelle der Risse proliferiert das Endothel.

ENGER, GERSTNER und SARRE fanden eine Abnahme der Nierendurchblutung, sofern der Ureterdruck über 60 mm Hg anstieg. HERDMAN und JACO brachten mit Hilfe kinoangiographischer Methoden eine Verlangsamung und Verringerung des Blutstroms schon 24 Std nach Ureterligatur zur Darstellung. Auch WILLE-BAUMKAUFF konnte mit Hilfe der Arteriographie Gefäßveränderungen bei gestauten Nieren nachweisen. LEVY et al. fanden bei noch nicht lange bestehenden Harnstauungsnieren bereits eine Minderung der Nierendurchblutung um 40%. Daß ein enger Zusammenhang zwischen der Nierentätigkeit und dem Blutdurchfluß besteht, wiesen IDBOHRN und WIDÈN nach. Messungen des Durchmessers der

Nierenarterie nach Ureterligatur zeigten, daß deren Verkleinerung in Beziehung steht zur Abnahme der Nierenleistung. Nach Beseitigung der Abflußbehinderung stellte sich nach Widèn und Hinman jr. eine Besserung der Nierenfunktion nur entsprechend der Zunahme des Durchmessers der Nierenarterie ein. Mit als Ausdruck einer Durchblutungsminderung der gestauten Niere wurden auch die Befunde von Schirmer interpretiert, der am ersten und zweiten Tag nach der Obstruktion in der Nierenrinde eine Herabsetzung des Sauerstoffverbrauchs auf die Hälfte des Normalwertes und nach etwa 20 Tagen eine Herabsetzung auf ein Fünftel des Normalwertes fand. Die anaerobe Glykolyse dagegen stieg in der Rinde etwa am 8. Tag nach der Abflußbehinderung auf den fünffachen Wert. Der Sauerstoffverbrauch im Mark blieb während der Versuchsdauer aber unverändert, wohingegen der Anstieg der anaeroben Glykolyse im Mark parallel ging mit der des Rindengewebes.

Während tierexperimentell Drucksteigerungen im gestauten Hohlsystem mehrfach gemessen wurden (s. S. 429), liegen keine exakten Angaben über die nach einem kompletten Verschluß auftretenden erhöhten Druckwerte beim Menschen vor. Nach Lutzeyer sollen die Werte der Druckmessung am Nierenbecken und am Harnleiter beim Menschen nach dem heutigen Stand der bei der Messung verwendeten Apparaturen und Meßelemente und vor allem wegen der verschiedenen Interpretation der Befunde durch die Untersucher nicht verbindlich vergleichbar sein. Stoll vertritt sogar die Auffassung, daß die im Schrifttum angegebenen stark divergierenden Werte über den mit Ureterkathetern gemessenen Druck im menschlichen Nierenbecken nicht zu verwerten seien, da dies die Beschaffenheit der Katheter und die Methodik nicht zuließen. Nach Brod sind zudem Druckmessungen dem Einwand ausgesetzt, daß der Ureterkatheter durch seinen Fremdkörperreiz die Tätigkeit der Harnwege ändern, den freien Abfluß des Harnes behindern und die Funktion der Niere und harnleitenden Wege durch die unangenehmen Empfindungen beim Einführen des Instrumentes emotionell beeinflussen kann.

Rutishauser und Graber berichten über Druckwerte bei teilweiser Verlegung des Urinabflusses durch den Meßkatheter. Dabei stieg der Basisdruck langsam an und gleichzeitig erhöhte sich die Frequenz der peristaltischen Kontraktionen unter Abnahme ihrer Amplitudenhöhe. Die aufgezeichneten Kontraktionskomplexe wurden breiter und schließlich blieb von der Aktivität des Harnleiters nur noch eine frequente, wellenförmige Bewegung übrig, sofern es nicht zum völligen Verschwinden der peristaltischen Manifestation kam. Die Werte des vom Basisdruck schließlich erreichten, nahezu horizontalen Druckniveaus lagen zwischen 10 und 45 mm Hg. Die während einer manifesten Nierenkolik bei zwei Patienten gemessenen Drucke unmittelbar nach Einbringen des Katheters lagen bei 38 bzw. 43 mm Hg. Eine Peristaltik fehlte vollkommen. Auch Kiil teilte mit, daß beim Kranken mit einer typischen Kolik über dem eingeklemmten Stein wohl ein erhöhter Basisdruck, aber keine peristaltische Aktivität nachzuweisen sei (vgl. S. 429). Die immer wieder gestellte Frage, ob bei Entleerungsstörungen der Blase die gleichen Druckwerte im Hohlsystem erreicht werden, wie etwa im Verlauf einer hohen Ureterligatur, ist abschließend noch nicht zu beantworten. Nach Übelhör ist eine solche Drucksteigerung allerdings kaum anzunehmen, wohl aber könnte die wesentlich längere Dauer der Wirksamkeit der Drucksteigerung einen gleichartigen Effekt bedingen. Weinberg und Peng konnten an experimentell erzeugten Hydrouretern beim Schwein eine Minderung der Aktionspotentiale und eine damit verbundene herabgesetzte und regellose Peristaltik nachweisen. Murnaghan beschrieb bei der kongenitalen Harnstauungsniere eigenständige Kontraktionen des Ureters, wodurch ein Zurücklaufen des Urins in das Nierenbecken erfolge. Als Ursache retrograder Kontraktionen beim primären Megaureter sieht er ein Überwiegen zirkulärer Muskelfasern in dessen blasennahem Anteil. Trotz des Fehlens exakter experimentell gewonnener Druckwerte beim Menschen gilt es als wahrscheinlich, daß nach einem totalen Verschluß der ableitenden Harnwege eine erhebliche Drucksteigerung im Hohlsystem auftritt, wobei allerdings über die Dauer der Drucksteigerung keine einheitlichen Angaben vorliegen. Die Druckspitze, die unmittelbar nach dem Verschluß zur Ausbildung kommt und sehr wesentlich von der Höhe der Diurese zu diesem Zeitpunkt mitbestimmt wird, dürfte wahrscheinlich nur wenige Stunden anhalten, um dann in einen Ruhedruck überzugehen, von dem es als sicher gilt, daß er den durchschnittlichen Normaldruck noch signifikant übersteigt. Aus diesem Verhalten resultiert, daß die verschlossene Niere, wenn auch unter sich ständig verschlechternden Verhältnissen, weiter arbeitet. Diese Tatsache wird ferner belegt durch Versuche, die den histologischen Nachweis von intravenös injizierten Farbstoffen in der Harnstauungsniere betreffen. Solche Versuche wurden bereits von PONFICK, SUZUKI und KITANI durchgeführt. Daß die Glomerularfiltration als Folge einer Harnleiterobstruktion nicht aufhört, belegen auch neuere Arbeiten. GÖMÖRI, LÁNG und TAKÁCSY-NAGY fanden auch nach Unterbindung des Harnleiters Evans-Blue in den Tubuluszellen, das an Plasmaalbumin gebunden aus dem Tubuluslumen resorbiert worden war. LAKOS, DRASKÓCZY und JANCSÓ konnten an Ratten 4—28 Tage nach der Unterbindung des Harnleiters im Tubuluslumen histochemisch vorher intravenös injiziertes Natriumhexacyanoferrat (II) (ähnlich wie das Polyvinylpyrrolidon) nachweisen. Aus der Speicherung von Farbstoffpolymeren schließen die Autoren, daß nach eintägigem Verschluß die Glomerularfiltration der verschlossenen Niere etwa 40—65% der kontralateral gesunden Niere beträgt. Das Weiterbestehen der Glomerularfiltratio nbei unterbrochenem Harnfluß erklärt sich im wesentlichen aus der verstärkten tubulären Reabsorption des Wassers und das Durchsickern des gestauten Harns in das Niereninterstitium (s. S. 428 und 429).

Die für die Klinik sehr wichtige Frage der *Rückbildungsfähigkeit der durch die Harnstauung entstandenen Schäden* wird in der Literatur sehr uneinheitlich beantwortet, und es werden Zeiträume von 3 Wochen bis zu einem halben Jahr für die irreparable Zerstörung der Niere vom Eintreten des totalen Verschlusses an gerechnet, genannt. Nach HOLDER bildeten sich im Tierversuch erzeugte Harnstauungsnieren noch nach einem Stauungsdruck von 3 Wochen und länger praktisch vollkommen zurück, wobei das unter diesen Versuchsbedingungen zu etwa $^7/_8$ erhalten gebliebene Nierenparenchym nach genügend langer Untersuchungszeit praktisch eine restitutio ad integrum erfuhr, während das restliche Achtel vornehmlich im parahilären Abschnitt irreparabel atrophiert. HOLDER folgert aus seinen Versuchen, daß mit der Behandlung von Stauungszuständen heute länger zugewartet werden könne, und daß die Indikation zur Ektomie einer „funktionslosen" Harnstauungsniere mechanischen Ursprungs enger gestellt werden sollte. Auch WALTERS und COUNSELLER äußern sich optimistisch bezüglich der Erholungsfähigkeit gestauter Nieren. POZZAN dagegen zeigte durch Versuche an Hunden, daß bei einer Versuchsdauer von weniger als 12 Tagen auftretende Veränderungen an der Niere zum Teil reversibel waren, daß aber nach einer Stauung von 20 Tagen weder mit einer anatomischen noch einer funktionellen Wiederherstellungsfähigkeit des Nierengewebes zu rechnen war. Ebenso konnte pyelographisch und mit Hilfe der Isotopennephrographie ein Funktionsausfall der verschlossenen Nieren nach einem Zeitraum von 2—3 Wochen nachgewiesen werden. KAIRIS, BOEMINGHAUS, MAY, ÜBELHÖR u.a. fordern daher mit Recht, daß etwa bei eingeklemmten Uretersteinen bei vollkommener Blockade konservative Maßnahmen unter keinen Umständen länger als 2, höchstens 3 Wochen fortgesetzt werden dürften, da sonst mit irreparablen Schäden der zugehörigen Niere zu rechnen sei. Entscheidend für die Funktionstüchtigkeit und Erholungsfähigkeit der Niere ist ohne Frage auch die Lokalisation der Obstruktion. Rodrigues konnte experimentell am Kaninchen zeigen, daß die Niere ihre Funktion länger aufrechterhält, je näher der Blase die Obstruktion liegt (s. S. 407). Nach Übelhör führt der Rückstauungsdruck, gleichgültig in welcher Höhe er einsetzt, aber immer zu den gleichen Folgen. Die Unterschiede bestehen nur in der Schnelligkeit und Intensität der Reaktion. Einen für die Erholungsfähigkeit der gestauten Niere gleichfalls maßgeblichen Faktor spielt selbstverständlich auch das Alter des jeweiligen Patienten. Boeminghaus und Zeiss wiesen deshalb auch auf die unterschiedliche, altersbedingte Reparationsfähigkeit des gestauten Organs hin. Aus der klinischen Erfahrung heraus ist zwar geläufig, daß insbesondere als Folge partieller Obstruktionen entstandene Harnstauungsnieren eine erstaunliche Regenerationsfähigkeit zeigen (Sargent; Begg; Hagstrom und Bridenbauch), doch sollte immer die Gefahr einer weiteren möglicherweise irreparablen Schädigung das fernere klinische Handeln bestimmen.

Auf die Bedeutung des funktionellen Reizes für die Erholungsfähigkeit bzw. die Arbeitsfähigkeit der durch die Harnstauung geschädigten Niere dürfte wohl als erster Hinman mit seiner Theorie der „renal counterbalance" hingewiesen haben. Nach dieser Theorie des funktionellen Ausgleichs kann die Wiederherstellung einer befriedigenden Leistung einer geschädigten Harnstauungsniere nicht nur ausbleiben, sondern trotz Wiederherstellung eines freien Abflusses sogar zu einer Atrophie und damit zu einem funktionellen Untergang des Organs führen, wenn das gesunde Schwesterorgan durch eine vermehrte Ausscheidungsarbeit allen Bedürfnissen des Körpers gerecht wird und dadurch der funktionelle Reiz für das geschädigte Organ verlorengeht. Eine gleiche aber solitäre Harnstauungsniere wäre dagegen nach der Hinmanschen Theorie einer Erholung fähig und nicht dem Untergang verfallen. Von Quinby; Wildbolz u.a. wurde die Möglichkeit der Übertragung der Hinmanschen tierexperimentell gewonnenen Versuchsergebnisse auf den Menschen auf das heftigste widersprochen. Experimentelle Arbeiten von Jolsen; Beck u.a. zielten darauf ab, die Hinmansche Theorie zu widerlegen. Die aus der Hinmanschen Theorie ableitbare Konsequenz, daß plastische Operationen an Niere und Nierenbecken nur an Einzelnieren Erfolg haben könnten, darf heute auf Grund der ausgezeichneten klinischen Ergebnisse plastischer organerhaltender Nierenoperationen als nicht zutreffend bezeichnet werden. Der funktionelle Wert der geschädigten Niere dürfte sich wie Deuticke meint, lediglich aus dem Grad der Parenchymschädigung herleiten, wobei Deuticke eine reparable und eine irreparable Phase, die mit der Intensität und dem Entwicklungstempo der Harnverstopfung im Zusammenhang stehen, unterscheidet, die er für die Erholungsfähigkeit des Organs als bestimmend ansieht.

Den sog. Hibernationszustand der Niere („schlafende Niere") definiert Dourmashkin als ein durch eine vollständige Ureterobstruktion verursachtes periodisches Aufhören der Nierenfunktion, das aber nicht auf destruktiven Veränderungen der Niere beruht. Nach Wiederherstellung der Durchgängigkeit der harnleitenden Wege besteht in der Niere in hohem Maße die Bereitschaft zur raschen Wiederherstellung der normalen Funktion. Über das Wesen der Pathogenese dieses Geschehens wurden verschiedene Theorien erörtert. Diskutiert wurden als Ursache der Hibernation bestimmte Druckverhältnisse im Hohlsystem (Darget und Duvergey), Stockungen des Blutkreislaufes in den Glomerula (Bouteau), sympathische Hemmungsreflexe (Bouchard) und Spasmen der Tubuli colligentes (Chauvin). Babicz und Rényi-Vámos denken auf Grund tierexperimenteller Untersuchungen, die von Balint u. Mitarb. durchgeführt wurden und die zeigten, daß bei der Oligurie bzw. Anurie nicht unbedingt eine Ischämie der Nieren vorzuliegen braucht und somit die Ursache der Oligurie/Anurie nicht im Spasmus der Blutgefäße, sondern möglicherweise in der exzessiven tubulären Reabsorption zu suchen sei, daran, ob nicht auch bei der Hibernation der Niere ähnliche Vorgänge mit im Spiel sein könnten. Da aber bisher exakte tierexperimentelle Befunde über die Hibernation der Niere fehlen und einschlägige Untersuchungen beim Menschen naturgemäß nicht vorgenommen werden konnten, bleibt die Pathogenese dieses doch recht seltenen Geschehens weiterhin ungeklärt.

Die im Verlauf einer Harnstauung auftretenden *histologischen Veränderungen* wurden vielfach beschrieben (PONFICK; HINMAN; BABICZ und RÉNYI-VÁMOS; GOVAN; HELMKE; KETTLER, SIMON und DAVID; SHEEHAN und DAVIS u.a.). Sie ergeben sich aus der Erhöhung des intratubulären Druckes und dem Druck auf das Nierenparenchym selbst, vor allem aber aus dem Druck auf die Papillen. Die beobachteten histologischen Veränderungen lassen sich wie folgt in etwa zusammenfassen:

Am Glomerulum sind in den ersten Wochen nach dem Verschluß der harnleitenden Wege kaum sichere Veränderungen erkennbar. Ein häufiger auftretendes eiweißreiches Exsudat findet sich im Kapselraum (PONFICK), während nur vereinzelt Kapselverdickungen und nur selten Verbreiterungen der Basalmembran anzutreffen sind. Die Tubuli und besonders die Sammelröhren erscheinen dilatiert, in den Lumina der Tubuli liegen zahlreiche Zylinder. In den Zellen finden sich Vacuolen, und der Bürstensaum der proximalen Tubuluszellen schwindet allmählich, so daß die Konzentration der hier lokalisierten alkalischen Phosphatase abnimmt (WILMER; BABICZ und RÉNYI-VÁMOS; ERÄNKÖ und NIEMI; MÖLBERT; MÖLBERT, DUSPIVA, DEIMLING). Häufig sind auch Mitosen erkennbar. Einzelne Tubuli erfahren eine cystische Umwandlung. Das Ödem schiebt die Tubuli auseinander und die Glomerula von den Tubuli weg. Im ödematösen Interstitium sind sternförmige, Fortsätze aufweisende Bindegewebszellen gut erkennbar. Während in den ersten Tagen nach dem Verschluß die Capillaren sowohl in der Rinden- wie in der Marksubstanz eine deutliche Erweiterung erkennen lassen, werden etwa nach achttägigem Verschluß Ausfälle deutlich, die wahrscheinlich auf den Verschluß einzelner Aa. interlobulares zurückgehen. Die Lymphwege sind erweitert, Rupturen der Nierenbeckenschleimhaut erkennbar. Viele Nephren atrophieren, wobei allerdings auch in den späteren Stadien der Harnstauung normale Nephren nachweisbar bleiben.

Elektronenmikroskopische Untersuchungen bei Harnstauungsnieren konnten die lichtmikroskopischen Befunde erweitern (NOVIKOFF; TRUMP; JANIGAN; PAK POY; ROBERTSON und DAVID). Nach DAVID sind in den frühen Stadien der Harnstauung an den Nieren von Mäusen und Kaninchen elektronenmikroskopisch am Glomerulum zunächst keine Zellenveränderungen zu beobachten, wobei allerdings die schon am ersten Tag zu findenden lamellär gebauten Körper im Kapselraum auffallen. Eine länger dauernde Harnstauung bewirkt dann morphologisch eine Verdickung der glomerulären Basalmembran und pilzartige Substanzablagerungen im subepithelialen Raum. Während anfangs weder die Capillaren noch die Bowmansche Kapsel eine wesentliche Erweiterung zeigen, stellen sich später weite Glomerulumcapillaren mit zahlreichen Erythrocyten, Leukocyten und Thrombocyten dar, wobei der Kapselraum gleichzeitig kollabiert erscheint. Vom 22. Tag der Harnstauung an sind auch die Capillaren kollabiert, einzelne noch vorhandene Erythrocyten liegen den Endothelzellen allseitig eng an. Während zu Beginn einer Harnstauung am ersten Abschnitt des proximalen Tubulusteiles nur geringgradige Befunde nachweisbar sind, treten im zweiten Teil des proximalen Tubulus schwere Veränderungen auf. Im weiteren Verlauf wird im proximalen Tubulusanteil der Bürstensaum herdförmig oder vollständig zerstört. In die

Zellen wird diffus und in Vacuolen Flüssigkeit abgelagert. Gleichzeitig vermehrt sich die Zahl der Cytosomen erheblich. Ähnliche Befunde konnte David auch in den übrigen Nephronenteilen und in den Sammelröhren finden. Schon in den frühesten Stadien der Harnstauung sind im größten Teil der Lumina der Tubuli Ablagerungen erkennbar. Die entstehenden Zylinder sind genetisch verschieden, woraus sich die differenten histochemischen und färberischen Eigenschaften erklären. Neben homogen, vorwiegend aus Eiweiß zusammengesetzten Zylindern finden sich viele Zylinder, die aus Eiweiß-Lipoidgemischen und vielen lamellären, aus degenerierten Zellteilen und anderen Bestandteilen gebildeten, Körpern bestehen. Der Flüssigkeitsgehalt des Interstitiums nimmt während der Harnstauung zu und zahlreiche erweiterte Lymphspalten fallen auf. Später kommt es zu einer deutlichen Zellvermehrung im Interstitium, wobei neben den typischen Bindegewebszellen auch Epithelzellen und Epithelzellgruppen ohne Lumenbildung umgeben von einer Basalmembran zu sehen sind.

*Makroskopisch* setzt nach einem länger dauernden Verschluß der ableitenden Harnwege an der Niere gleichzeitig mit der Erweiterung der Kelche eine Abflachung der Papillen ein, die durch den Zug an den Ansatzstellen der Kelche und den Druck des gestauten Urins auf die Papillenspitze resultiert. Dem Zusammendrängen der Markpapillen folgt das der Rinde. Das Nierenparenchym ist im Endstadium hochgradig verschmälert, die Kelche sind sackartig ausgebuchtet und durch die ebenfalls zusammengedrückten Columnae renales voneinander abgegrenzt (Hamperl; Büchner).

Grauhan brachte auch das makroskopische Bild der Harnstauungsnieren durch Wachsausgüsse zur Darstellung. Seiner Meinung nach wird das Aussehen der deformierten Harnstauungsniere durch die Variationen der bekannten Normalformen bestimmt, die wahrscheinlich genotypisch bedingt sind. Er unterscheidet drei Gruppen von Harnstauungsnieren: Erstens die vielkammerige Form. Die Volumenzunahme bei der vielkammerigen Form geschieht in der Hauptsache durch eine Ausweitung der Kelche; zweitens die ampulläre Form. Diese Form ist charakterisiert durch das stark erweiterte extrarenal gelegene anatomische Nierenbecken; drittens die Normalform. Diese Form zeigt eine gleichmäßige Dilatation von Becken und Kelchen.

Sigel weist darauf hin, daß die parenchymale Rückbildung bei der Harnstauungsniere im wesentlichen in zwei Phasen abläuft. In der ersten atrophiert das Mark, in der zweiten die Rinde. Die konkave Kelchformation erfährt durch den zunehmenden Flüssigkeitsdruck eine Veränderung in klobige Konvexitäten, wobei diese Umkehr des Innenreliefs einem pyramidalen Negativ entspricht. Seiner Meinung nach bestimmt das pyramidale System als Derivat der Ureterknospe formativ führend auch die Gestalt der Nekrose, mithin das Bild der totalen Harnstauungsniere.

Das Volumen einer Harnstauungsniere beträgt in der Regel höchstens einige 100 ml. Marion schlägt vor, Harnstauungsnieren mit einem Inhalt von mehr als 50 ml als „große Hydronephrosen" zu bezeichnen. Unter dem Begriff der „Riesenhydronephrosen" werden Harnstauungsnieren mit einem Inhalt von mehr als 1000 ml Flüssigkeit zusammengefaßt. Bis 1960 fanden sich in der einschlägigen Literatur Angaben über 103 „Riesenhydronephrosen" (Campbell; Bergmann; Raymond; Überall und Gasser).

Eine Harnstauungsniere enthält gewöhnlich einen diluierten Urin, der nach Babicz und Rényi-Vámos einen größeren Chloridgehalt aufweisen soll. Manchmal können dem gestauten Urin als Folge von Capillarblutungen reichlich Erythrocyten beigemengt sein.

Tabelle 1. *Entstehung der Hydronephrose.* (Nach BABICZ und RÉNYI-VÁMOS)

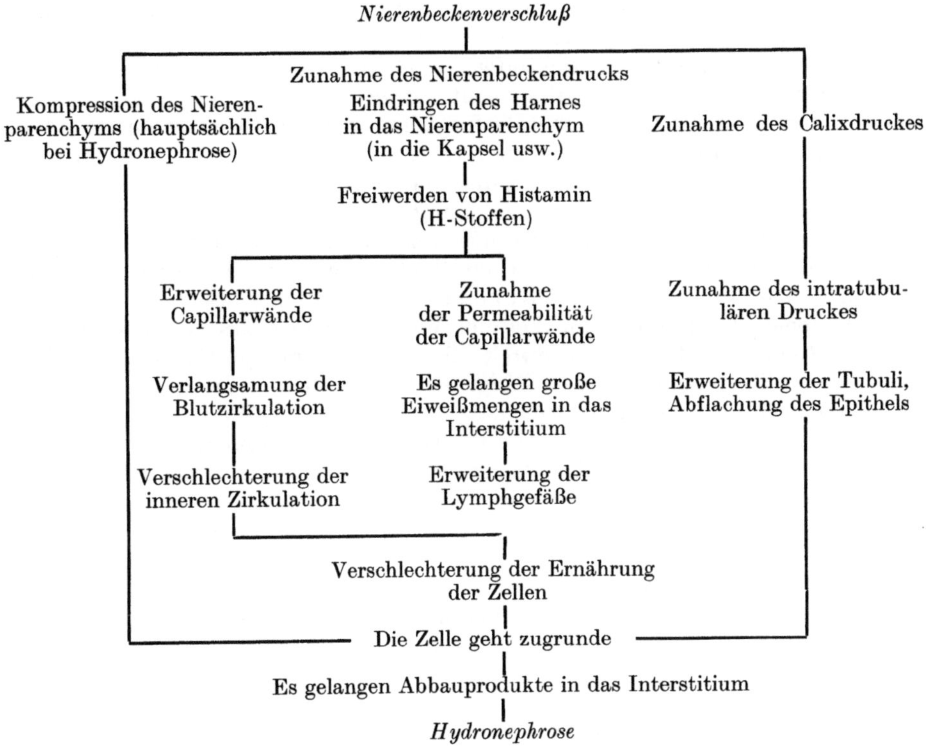


## III. Funktionelle Störungen bei Harnstauungsnieren

Im Vordergrund der Folgen des Rückstauungsdrucks steht zunächst die tubuläre Schädigung, die von einer Funktionsstörung des tubulären Apparates bis zur tubulären Insuffizienz reichen kann (MARTINI; MOELLER; WOLLHEIM). Die Beeinträchtigung der glomerulären Filtration durch die Harnstauung macht sich dagegen erst zu einem späteren Zeitpunkt geltend. ÜBELHÖR wies darauf hin, daß zwischen dem sog. distalen Tubulussyndrom, wie es SARRE beschrieb, und der tubulären Rückstauungsschädigung keine Identität besteht. Die Acidose, Leitsymptom des distalen Tubulussyndroms, stehe beim tubulären Rückstauungsschaden nicht im Vordergrund, sondern stelle nur eine selbstverständliche Begleiterscheinung dar. Auch die Hyperchlorämie, ein wichtiges und zur Diagnosestellung des distalen Tubulussyndroms unumgängliches Symptom, würde wohl auch als Folge der tubulären Schädigung im Verlauf von Harnstauungen beobachtet, müsse aber durchaus nicht immer nachweisbar sein. MAY wies auf die großen Diskrepanzen hin, die zwischen schweren, auch anatomisch irreversiblen Veränderungen bei beidseitigen inkompletten Harnstauungen oder schweren Rückstauungsschäden von Solitärnieren und der nur geringfügigen Erhöhung harnpflichtiger Substanzen im Serum bestehen können. Normale und nur wenig erhöhte Retentionswerte stellen deshalb keinen Beweis gegen das Vorliegen selbst ausgeprägter beidseitiger Harnstauungsnieren dar (vgl. Abb. 6). Umgekehrt sind auch sehr erhebliche Rest-N-Erhöhungen im Verlauf von Harnstauungen nicht unbedingt als Ausdruck einer irreparablen Nierenschädigung zu werten (ÜBELHÖR). Nach MERILL ist die starke Erhöhung der Kreatininwerte kennzeichnend für eine

Obstruktion der Harnwege. ÜBELHÖR hält den raschen Abfall dieser hohen Kreatininwerte zur Norm nach Beseitigung der Abflußbehinderung als besonders typisch für die Entlastungsreaktion. Auch bei neuerlichem Verschluß steigen die Kreatininwerte rascher an als die Reststicktoffwerte. ÜBELHÖR hält diese raschen Veränderungen der Kreatininkonzentration nicht für die alleinige Folge eines Absinkens und Wiederansteigens der Glomerularfiltration. Bei der Eigenart der tubulären Schädigung vermutet er vielmehr, daß die Filtration des Kreatinins im Glomerulum normal oder nur vermindert erfolgt, daß aber eine Rückdiffusion im Bereich der Tubuli in besonderem Maße zustande kommt. Die Kreatininclearance ist nach der Entlastung im allgemeinen rascher normalisiert als die Reststickstoffclearance.

Die Minderung der Konzentrationsfähigkeit mit der oft geringen Spanne zwischen dem Minimum und Maximum des spezifischen Gewichts des Urins bei erhaltener Verdünnungsfähigkeit im Volhardschen Wasserversuch stellt ein weiteres Charakteristikum der durch die Harnstauung gestörten Nierenfunktion dar. Die Harndichte sinkt nach eigenen Beobachtungen im Spontanurin auch in sehr fortgeschrittenen Fällen niemals unter 1005. Die Minderung der Nierenleistung führt im Verlauf inkompletter beidseitiger Harnstauungen oder Stauungen von Restnieren im Zustand einer kompensierten Retention zu der Ausscheidung bestimmter osmotischer Ladungsmengen in einem größeren Flüssigkeitsvolumen und damit bei funktionstüchtigen harnleitenden Wegen zu einer scheinbar paradoxen Zunahme der Harnmenge. Bei weiter fortschreitender Schädigung durch die Harnstauung sinkt das erhöhte Harnvolumen schließlich wieder ab, wobei sich über die Phase einer sog. Pseudonormalurie eine Oligurie einstellt, während die Konzentration der harnpflichtigen Substanzen im Blut etwa konform zu diesen Änderungen ansteigt.

Möglicherweise durch das vermehrte Flüssigkeitsangebot im Endteil des distalen Tubulus, vielleicht auch durch eine spezifische Zellschädigung kann die ungestörte Natriumresorption im Verlauf inkompletter Stauungen eine Einbuße erfahren. Die Unfähigkeit der distalen Tubuluszellen, genügend Wasserstoffionen auszutauschen, hat eine weitere Vermehrung der Natriumausscheidung zur Folge. Die Natriumverluste bergen ihrerseits wieder die Gefahr einer extracellulären Dehydration in sich und können bei chronischem Verlauf außerdem zu einer metabolischen Acidose führen. Die im Zusammenhang mit dem Austausch von Natrium gegen Kalium auftretenden Verluste führen dagegen kaum zu einem klinisch manifesten Kaliummangel, sofern nicht zusätzliche Kaliumverluste anderer Ursache (Erbrechen, Durchfälle) hinzukommen.

Besondere Beachtung verdient die nach Beseitigung der Obstruktion einsetzende *Entlastungsreaktion* im Sinne einer Polyurie. Schon am ersten Tag nach Beseitigung einer postrenalen Anurie setzt gewöhnlich die Ausscheidung einer größeren hyposthenurischen und im weiteren Verlauf noch weiter ansteigenden Harnmenge ein, wobei Maxima der Harnausscheidung bei Patienten unserer Klinik bis zu 8,9 Litern gemessen wurden. Das spezifische Gewicht variiert dabei zwischen 1006 und 1012. Es ist nicht sicher, ob die niedrige Harndichte allein in der Unfähigkeit des distalen Tubulus begründet liegt, die Hypotonie zufließender Flüssigkeitsmengen auszugleichen, oder ob eine Wasserdiurese nach der während der Anurie im Körper erfolgten Wasseransammlung die niedrige Osmolarität des Urins mit verursacht.

Nach eigenen Beobachtungen konnten im Verlauf der Entlastungsreaktion den ausgeschiedenen Urinmengen nach zwei Gruppen unterschieden werden. Zu der ersten Gruppe zählten wir 18 einnierige Patienten mit einem kompletten Verschluß des Ureters der Restniere und sieben zweinierige Patienten mit einer kompletten Obstruktion beider Harnleiter. Zur zweiten Gruppe rechneten wir 37 Patienten mit einer Überlaufblase, die als Folge einer Prostatahypertrophie aufgetreten war. Während bei der ersten Gruppe das Maximum der Urinausscheidung schon am ersten bzw. zweiten Tag nach der Entlastung erreicht war, und die Harnmengen am dritten Tag wieder abfielen, um 5—6 Tage nach der Entlastung etwa normale Werte zu erreichen, trat bei den Prostatikern das Maximum der Urinausscheidung erst am dritten bzw. vierten Tag nach der Entlastung auf. Die Harnflut hielt einige Tage an und sank erst 15—16 Tage nach der Entlastung auf Normalwerte ab. Die Ursache der Verschiedenartigkeit der Reaktionen dürfte unserer Auffassung nach in dem unterschiedlichen Alter der Kranken, vornehmlich aber durch die längere Dauer der Obstruktion bedingt sein. Während die postrenale Anurie als Folge der Obstruktion der Harnleiter maximal 2—3 Tage bestanden hatte, lag bei den Prostatikern eine monatelang nachweisbare Harnstauung vor.

Auch die Änderungen der Serumharnstoffwerte nach der Entlastung zeigten bei unseren Patienten kein einheitliches Verhalten. Während bei 15 Kranken nach der Entlastung die Harnstoffwerte im Serum weiter anstiegen, am zweiten Tag ihr Maximum erreichten, sich bis zum siebenten Tag kaum änderten und dann erst allmählich, etwa im Verlauf von 20 Tagen zur Norm zurückkehrten, fielen bei den restlichen Kranken die Harnstoffwerte nach der Entlastung stetig und ziemlich rasch ab. Dieses unterschiedliche Verhalten der Serumharnstoffwerte interpretierten wir im wesentlichen als Ausdruck des Ausmaßes des bestehenden Nierenschadens, da bei den Kranken, bei denen nach der Entlastung ein sog. paradoxer Harnstoffanstieg aufgetreten war, funktionsdiagnostisch eine schlechtere Nierenleistung vorlag als bei der anderen Gruppe. Der sog. paradoxe Harnstoffanstieg dürfte seine Ursache in der sehr stark herabgesetzten Harnstoffclearance haben, so daß auch bei einsetzender und steigender Diurese der Harnstoffgehalt im Körper weiter ansteigt.

Durch die Störung des Reabsorptionsmechanismus für Natrium (ISERI, BATCHELOR u. Mitarb.), verbunden mit der großen Wasserausscheidung, gehen dem Organismus im Verlauf der Entlastungsreaktion nicht nur zum Teil erhebliche Natriummengen verloren (EISENMAN), sondern es droht auch die Gefahr einer vor allem extracellulären Dehydration. Besondere Beachtung verdient die während der Polyurie zuweilen auftretende Hypokaliämie, die zu mehr oder weniger ausgeprägten Kaliummangelerscheinungen führen kann. Die Konzentration stickstoffhaltiger Substanzen im Harn ist zunächst sehr gering, die Clearance des endogenen Kreatinins und die Inulinclearance zeigen extrem niedrige Werte. Die Gefahr der nach der Entlastung einsetzenden Polyurie liegt bei genauer Bilanzierung weniger in den an sich leicht zu korrigierenden Mineral- und Wasserhaushaltsstörungen als vielmehr in der allgemeinen oft bedenklichen Resistenzminderung der Patienten und der damit verbundenen Anfälligkeit insbesondere gegenüber Infekten, denen besondere Aufmerksamkeit gewidmet werden sollte.

In zunehmendem Maße erfolgt durch die entlastete Niere nicht nur die Ausscheidung im Körper zurückbehaltener überschüssiger stickstoffhaltiger Produkte, sondern auch der nach Eiweißzufuhr zusätzlich anfallenden Schlackenstoffe. Die Inulinclearance, die Clearance des endogenen Kreatinins und die PAH-Clearance sowie die Phenolsulphonphthaleinausscheidung beginnen sich allerdings erst nach Wochen zu normalisieren. Die Wiederherstellung der vollen Konzentrationsfähigkeit erstreckt sich gewöhnlich über einen noch längeren Zeitraum. Gelegentlich können sich auch sehr lange anhaltende Funktionsstörungen der Niere nach vorausgegangenen Harnstauungen anschließen. Als Folge schwerster Harnstauungen kommen auch irreparable Zustände im Sinne einer „salt and water losing nephritis“ zur Beobachtung.

Bei einseitigen Stauungszuständen ergibt sich die Höhe der osmolaren Konzentration und die Menge des ausgeschiedenen Harnes aus der Menge des dem Harn der gesunden Niere beigemischten hyposthenurischen Urins der Harnstauungsniere. Bei inkompletten Verschlüssen kommt es weniger zu einer Einschränkung der glomerulären Filtration als vielmehr zu einer Herabsetzung der Konzentrationsfähigkeit. Die Glomerularfiltration richtet sich nach dem Grad der Obstruktion und dem Ausmaß des verursachten Nierenschadens, sowie dem Grad der Hypertrophie der funktionstüchtigen Niere. Bei ausreichender Hypertrophie der gesunden Niere kann die Glomerularfiltration etwa normale Werte erreichen. Die hypertrophierte Niere allein erzielt aber kaum die Höhe der Glomerularfiltration zweier gesunder Nieren. Dagegen soll die tubuläre Exkretionsrate das normale Niveau überschreiten (MALUF et al.). Nach HINMAN entspricht dies den einschlägigen histologischen Befunden, die eine relativ stärkere tubuläre Hypertrophie erkennen lassen. Nach seinen klinischen Beobachtungen liegt auch die Phenolrotausscheidung nach $^1/_2$ Std bei einer Solitärniere höher als beim Vorliegen zweier Nieren. Er erklärt diesen Befund damit, daß bei einer Einzelniere das Volumen der harnleitenden Wege, der „tote Raum", kleiner sei als der zweier Nieren. Nach Beobachtungen von MALUF nimmt der Durchmesser der A. renalis bei hypertrophischen Einzelnieren um etwa 12,5% zu, was einen erheblich gesteigerten Blutdurchfluß zur Folge hat. Der effektive renale Plasmafluß soll etwa 88% seines Normalwertes erreichen.

## IV. Verlauf, Diagnose und Differentialdiagnose der Harnstauungsniere

Die Entstehung der Harnstauungsnieren geht oft lange symptomlos vor sich, was vor allem für kongenitale Formen zutrifft. So fand PORGE bei Kindern, daß die als Folge von Nierenmißbildungen auftretenden Harnstauungsnieren sehr oft keine Beschwerden verursachten und erst anläßlich einer aus anderen Gründen durchgeführten Röntgenuntersuchung entdeckt wurden. Daß sich auch bei Erwachsenen Harnstauungsnieren völlig schmerzlos entwickeln können, gilt insbesondere für die inkompletten Stauungen, in deren Verlauf bestehende Abflußhindernisse durch die Tätigkeit der harnleitenden Wege überwunden werden. Treten manifeste subjektive oder objektive Symptome auf, dann ist die Harnstauungsniere häufig auf der Höhe ihrer Entwicklung angelangt und oft nicht mehr einer vollständigen Reparation fähig. Die symptomlos verlaufenden Formen wurden von VINTICI und THEODORESCU als „latente Hydronephrosen" bezeichnet. Den Anteil latenter Formen geben verschiedene Autoren bis zu einem Drittel der Fälle an.

Während bei den kongenitalen Formen *Schmerzen* in der Regel nicht auftreten (vgl. Abb. 6), können Schmerzen bei den erworbenen Formen, insbesondere bei periodisch auftretenden Stauungen, ständig oder anfallsweise auftreten. Die durch eine Harnstauungsniere verursachten Schmerzen äußerten sich bei 52% der wegen einer irreparablen Harnstauungsniere nephrektomierten 184 Patienten des eigenen Krankengutes in einem unbestimmten Druckgefühl oder einer schmerzhaften Spannung im Bereich des Nierenlagers, die zuweilen mit schmerzfreien Intervallen wechselte. Einige Patienten klagten über in den Unterbauch, das Genitale oder das Bein ausstrahlende Schmerzen. Eine Korrelation zwischen der Intensität der Schmerzen und dem Grad der anatomischen Veränderung war nicht zu erkennen. Bei plötzlichem Verschluß der harnleitenden Wege treten als Folge der kompletten Behinderung des Harnflusses kolikartige, als Dittelsche Krisen bezeichnete Schmerzen auf. MAY beobachtete solche Zustände als Folge von Abflußbehinderungen durch aberrierende Nierengefäße, wobei z.B. eine gesteigerte Diurese nach vorausgegangener reichlicher Flüssigkeitszufuhr eine plötzliche Vergrößerung des oft kugeligen Nierenbeckens bewirkt, das wegen der unnachgiebigen Rückenmuskulatur nach ventral ausweicht, wodurch die zum unteren Pol führenden Gefäße vermehrt angespannt werden und dadurch den abgehenden Ureter gegen das pralle Nierenbecken pressen, abknicken und verschließen (vgl. S. 420). Nur selten bietet sich Gelegenheit, die bei intermittierenden Harnstauungen (LANDAU) auftretende Vergrößerung der verschlossenen Niere zu tasten. Gelegentlich gemachte anamnestische Angaben über eine vermehrte Urinausscheidung nach Lösen des Verschlusses sind kennzeichnend.

Bei langanhaltendem, dauerndem Verschluß schwinden in manchen Fällen, offenbar als Folge einer Einschränkung der Nierentätigkeit und einer Dekompensation der geschädigten Harnwege bestehende, durch die Stauung bedingte Schmerzen ganz (vgl. S. 428). Nach einer Mitteilung von FRANK klagten 8% einer Gruppe von 62 Patienten mit Harnstauungsnieren über keinerlei Beschwerden, obwohl bei zweien hochgradige Sacknieren und in einem Fall ein dickdarmartig erweiterter Ureter gefunden wurde. Über keinerlei Beschwerden klagten auch 18 von 100 Patienten, die wegen Harnstauungsnieren operiert werden mußten (FERREIRA PINTO CARVALHO). Unter 184 Kranken der eigenen Klinik, bei denen eine irreparabel geschädigte Harnstauungsniere entfernt wurde, gaben 20% ebenfalls keine Schmerzen an. Schmerzlos verlaufen in der Regel auch Harnstauungen nach unbeabsichtigter Ligatur eines oder beider Harnleiter im Verlauf einer Wertheimschen Operation, da wahrscheinlich in den Nieren der für die Erreichung der Schmerzschwelle notwendige Stauungsdruck nicht zustande kommt (DEUTICKE).

Die Verschiedenartigkeit der während einer Harnstauung möglicherweise auftretenden Symptome veranlaßten JULIEN von einer renalen und extrarenalen Symptomatologie zu sprechen. Von ALLEMAN wurden die im Verlauf einer Harnstauung von seiten des Magen-Darmtraktes auftretenden Beschwerden als „gastrointestinales Syndrom" bezeichnet. Darmentleerungsstörungen, Meteorismus, Übelkeit und — häufig im Verlauf Dittelscher Krisen — auftretendes Erbrechen sollen nerval durch „reno-intestinale Reflexe" zustande kommen. Die Kompression der Nachbarorgane durch die vergrößerte Niere führt gelegentlich auch zu Beschwerden. Ein Ikterus als Folge der Kompression des Duct. choledochus wurde beobachtet. Ödeme der unteren Extremitäten und Ascites traten als Folge einer Kompression der Hohlvene oder der Pfortader in seltenen Fällen in Erscheinung. Nach FRANK u. GLAS sollen sich sogar Thoraxdeformitäten bei wachsenden Kindern als Folge großer Harnstauungsnieren ausbilden können. Miktionsbeschwerden bei Harnstauungsnieren sind außerordentlich selten und gewöhnlich Ausdruck einer hinzutretenden Harnwegsinfektion.

Zwischen der aseptischen Harnstauungsniere und der Höhe des *Blutdrucks* fanden wir an unserem Krankengut keine sichere Korrelation. RAASCHOU beobachtete bei Kranken mit Harnstauungsnieren eine Hypertonie auch nicht häufiger als bei der Gesamtbevölkerung. Zu einem ähnlichen Ergebnis kam SMITH. HAMMER, BAGGENSTOSS und BARKER sahen einen erhöhten Blutdruck bei einseitigen Hydronephrosen nur selten. BELL fand bei allen seinen Harnstauungsnieren mit erhöhtem Blutdruck gleichzeitig auch eine Pyelonephritis. Nach HANLEY; WILLIAMS und NASH; ANDERSON trat ein Blutdruckhochdruck auch bei zum Teil sehr langer Beobachtungszeit nach organerhaltenden Operationen an ausgeprägten Harnstauungsnieren bei den operierten Kranken nicht vermehrt in Erscheinung.

Die *Menge* (vgl. S. 440) und die *Beschaffenheit des Harnes* können, müssen aber nicht pathognomonisch sein. Während KAIRIS im Verlauf von Harnstauungen selten eine Albuminurie beobachtete, fand WILDBOLZ im Harn meist schon frühzeitig entweder dauernd oder nur nach Nierenkoliken wenigstens Spuren von Eiweiß. Bei lange anhaltenden inkompletten Harnstauungen können im Sediment gelegentlich Erythrocyten, vereinzelt Leukocyten, hyaline oder granulierte Zylinder und Epithelien nachweisbar sein. Nach Wildbolz zeigten 10% seiner Kranken mit Harnstauungsnieren eine Hämaturie.

Bei anfallsweise auftretenden Harnstauungen kann sich während des Schmerzanfalls, möglicherweise als Folge einer reflektorischen Hemmung der gesunden Niere (Kairis; Deuticke), eine flüchtige Oligurie ausbilden, die nach Lösung der Stauung in eine Polyurie übergeht. Bei einseitigen Harnstauungsnieren täuscht ein normales spezifisches Gewicht des Gesamturins als Folge der vermehrten Ausscheidung harnpflichtiger Substanzen durch das gesunde Schwesterorgan eine gute Konzentrationsleistung der Nieren vor (vgl. S. 442). Bei beidseitigen Harnstauungsnieren dagegen deutet die verminderte Konzentrationsfähigkeit die tubuläre Schädigung an (vgl. S. 439 und 440). Selbst bei einseitigen, mit Mißbildungen verbundenen Harnstauungsnieren soll bei Kindern nach Porge oft eine instabile Azotämie nachzuweisen sein (vgl. S. 440).

Als wichtigster Befund der *klinischen Untersuchung* kann gelegentlich im Verlauf einer Harnstauung die vergrößerte Niere als Tumor zu tasten sein. Kennzeichnend für eine Harnstauungsniere kann deren Atemverschieblichkeit, das Ballotement bei Anschlagen der Finger im Lumbocostalwinkel und die manuelle Verschieblichkeit in der Nierennische sein (s. S. 449). Große Harnstauungsnieren, insbesondere die kongenitalen und traumatisch bedingten Formen können gelegentlich schon durch bloße Inspektion erkenntlich sein, bereiten aber trotzdem differentialdiagnostisch manchmal Schwierigkeiten.

Instrumentelle und endoskopische Methoden vermitteln wertvolle Aufschlüsse über Ursachen von Abflußbehinderungen. Beide Untersuchungsmethoden setzen für die Beurteilung und Auswertung der Befunde praktische Erfahrung voraus und sollten deshalb dem Fachurologen vorbehalten bleiben.

Gewöhnlich gelingt es, mit einer Tastsonde, gelegentlich auch mit Bougies oder Kathetern durch eine systematische Untersuchung der Harnröhre den Sitz einer Abflußbehinderung im Bereich der Urethra zu bestimmen und die Ausdehnung von Strikturen zu eruieren. In Zweifelsfällen hilft eine Metallsonde, sehr enge und harte Strikturnarben von Steinen und Fremdkörpern zu unterscheiden. Die Urethroskopie ermöglicht die Besichtigung der Harnröhre und erlaubt, pathologische Veränderungen in ihrem Verlauf zu diagnostizieren. Cystoskopisch lassen sich Abflußbehinderungen im Bereich der Blase im allgemeinen leicht feststellen. Die Betrachtung der Harnleiterostien kann ersten Aufschluß über die Harnleitertätigkeit und die Nierenfunktion vermitteln (Kneise, Stolze). Die Chromocystoskopie macht das Abspritzen des Urins aus den Harnleiterostien besonders gut sichtbar, wobei Zeitpunkt, Intensität und Art der Farbstoffausscheidung neben Hinweisen auf die Nieren- und Transportfunktion auch mitbestimmend für die Indikation zur Durchführung eines Ureterkatheterismus sein können. Dabei sollte die beidseitige Ureterkatheterung nur aus zwingenden Gründen, etwa einer beidseitigen obstruktiven Anurie, zur Anwendung kommen. Über die Art eines im Harnleiter lokalisierten Hindernisses vermag die Ureterkatheterung allein im allgemeinen keinen Aufschluß zu geben, so daß ergänzende Untersuchungsmethoden notwendig werden.

Aus dem Modus, in dem aus dem Ureterkatheter der Urin abtropft, können gelegentlich Schlüsse auf dessen Lage in den ableitenden Harnwegen gezogen werden. Während der Urin bei Lage der Ureterkatheterspitze im intakten Nierenbecken in rhythmischer Folge abtropft, entleert sich aus einem gestauten Hohlsystem die Flüssigkeit in steter Tropfenfolge ohne Intervall. Die Kapazität eines nicht gestauten Nierenbeckens liegt zwischen 3 und 6 ml, Werte darüber sind nach ZUCKERKANDL sicher pathologisch. VOELCKER traf die praktisch wichtige Unterscheidung in ein chirurgisches und ein anatomisches Nierenbecken, wobei sich ersteres aus dem Nierenbecken und den Kelchen zusammensetzt, während letzteres das Nierenbecken allein betrifft, dessen Volumen nach ZONDEK nur 1—2 ml beträgt. Die labormäßige und bakteriologische Untersuchung des aus dem Ureterkatheter abfließenden Nierenurins sollte niemals unterbleiben. Durch Druckmessungen und Registrierung des Druckablaufs in den harnleitenden Wegen sollen nach DAVIS, ZIMSKIND und PAQUET die noch zu besprechenden Röntgenuntersuchungen eine wertvolle Ergänzung erfahren. So sollen Drucksteigerungen im Ureter nach Meinung der Autoren schon zu einem Zeitpunkt Abflußbehinderungen anzeigen, zu dem das Ausscheidungsurogramm sich noch unauffällig darstellt (vgl. S. 428 und 434). Zur Beurteilung des Innervationszustandes und der Austreibungsfähigkeit der Blase eignet sich in besonderer Weise die Blasendruckmessung. Nach BAUER liegen normotone Druckverhältnisse beim Mann dann vor, wenn im Cystogramm ein Durchschnittswert von 20 mm Hg für den Ruhe- und Basistonus und ein Miktionsdruck von 70—75 mm Hg auftritt, während bei der Frau die Normalwerte 10 mm Hg bzw. 60 mm Hg betragen.

Die besten diagnostischen Möglichkeiten bei Harnentleerungsstörungen bieten *röntgenologische Untersuchungsmethoden*. Hier steht die Übersichtsaufnahme des Abdomens am Beginn der Diagnostik. Als wichtigste Methode schließt sich die Ausscheidungsurographie an. Ihre Ergänzung findet die Ausscheidungsurographie in der retrograden Pyelographie, der Aortographie, dem Pneumoretroperitoneum und gelegentlich auch in der Isotopennephrographie und der Szintillographie. Die Cystographie in all ihren Abwandlungen, die Urethrographie und manchmal auch das Kavernosogramm können Abflußhindernisse in diesem Bereich der ableitenden Harnorgane zur Darstellung bringen. Nach KNEISE und SCHOBER sollte die Übersichtsaufnahme immer so angefertigt werden, daß auf jeden Fall die Symphyse und damit die unteren Harnleiterabschnitte und der Blasenboden am unteren Bildrand sichtbar bleiben. Übersichtsbilder lassen sich auch durch Aneinanderreihung mehrerer kleinerer Einzeldarstellungen beider Nieren und Harnleiter sowie der Blase erstellen. Es erübrigt sich zu betonen, daß die Aufnahme technisch so gewählt werden sollte, daß die Querfortsätze der Lendenwirbel, die Psoasränder und die Konturen der Nieren weich gegeneinander stehen. Lage und Größe der Nieren, Verkalkungsherde und nicht strahlendurchlässige Konkremente heben sich in der Regel schon auf der Übersichtsaufnahme ab. Das Fehlen eines Nierenschattens täuscht vor allem bei Dystopien (NARATH; TESCHENDORF) das Vorliegen einer Einzelniere vor und erfordert zusätzliche Untersuchungen.

Die Durchführung einer Ausscheidungsurographie setzt eine einigermaßen ausreichende Nierenfunktion voraus. Gewöhnlich rechnet man, daß eine genügende Kontrastmittelausscheidung nur dann erreicht werden kann, wenn das spezifische Gewicht des produzierten Harnes wenigstens zwischen 1013 und 1015 liegt, wobei eine genügende Schattendichte gelegentlich auch bei einem niedrigeren spezifischen Gewicht etwa von 1010 zustande kommen kann. Harnstoffwerte bis 100 mg-% und darüber stellen an sich keine Kontraindikation zur Durchführung einer Ausscheidungsurographie dar, wiewohl in solchen Fällen naturgemäß mit einer Verzögerung und Verminderung der Kontrastmittelausscheidung zu rechnen ist. SCHWARTZ, HURVIT und ETTINGER prüften die Verwertbarkeit der durch die Ausscheidungsurographie erhaltenen Röntgenbilder bei azotämischen Kranken, wobei sie sich als Grundlage des Schädigungsgrades der Niere der Plasma-Kreatinin-

Konzentration bedienten. Die an 131 Patienten durchgeführten Untersuchungen zeigten, daß nach einer durchschnittlichen Zufuhr von 60 ml eines trijodierten Kontrastmittels bei Plasma-Kreatininkonzentrationen von 1,5—5 mg-% eine gute Darstellung der ableitenden Harnwege zu erzielen war, während bei Plasma-Kreatininkonzentrationen über 5 mg-% die Kontrastmitteldarstellung relativ schwach war und eine Beurteilung der harnableitenden Wege nur in gewissen Grenzen zuließ. Bei den eigentlichen Sacknieren sind mit der Ausscheidungsurographie keine verwertbaren Bilder zu erzielen. SCHMIEDT wies auf die Bedeutung der Infusions-Urographie zur Darstellung der harnleitenden Wege bei Harnabflußstörungen und bei leichteren Formen der Niereninsuffizienz hin. Die Infusionsurographie sollte nach SCHMIEDT insbesondere in allen jenen Fällen durchgeführt werden, bei denen das konventionelle Urogramm infolge mangelnder Kontrastmittelausscheidung keine Beurteilung zuläßt. TESCHENDORF empfiehlt bei fortgeschrittenen Harnstauungen die Durchführung von Schichtaufnahmen, die oft Spuren von Kontrastmittelmengen in den dilatierten Kelchen sichtbar machen oder zumindest ein vergrößertes Organ anzeigen, dessen Konturierung nötigenfalls durch ein Pneumoretroperitoneum genauer darzustellen ist. Eine beschleunigte Kontrastmittelausscheidung kann gelegentlich auch eine Niereninsuffizienz vortäuschen, sofern die zeitgerechte Kontrastmittelfüllung der Harnblase keine Beachtung findet.

Als Zeichen der verminderten Strömungsgeschwindigkeit des Harnes stellen sich anfangs die Endkelche und erst nach längerer Zeit das übrige Nierenhohlsystem dar. Aus diesem Verhalten resultiert die Notwendigkeit, bei ungenügender Kontrastmittelausscheidung Spätaufnahmen so lange fortzuführen, bis die fortschreitende Kontrastfüllung Rückschlüsse auf den Grad der Stauung und die Lokalisation des Abflußhindernisses zuläßt (MAY). Auch ALKEN betont immer wieder die Notwendigkeit der Durchführung von Spätaufnahmen, die gerade im Verlauf von Harnstauungen besonders indiziert sind. Über die Schichtung des Kontrastmittels in einem erweiterten Nierenbecken haben FEY und TRUCHOT berichtet. Sie kann bei großen Harnstauungsnieren sowohl bei der retrograden Pyelographie (Narathsches Zeichen) als auch bei der Ausscheidungsurographie am stehenden Kranken in Form einer sog. Spiegelbildung nachzuweisen sein. Nach HENNIG und LECHNIR vermittelt diese Methode plastische Vorstellungen über das Innere der erweiterten Niere. Der Ansicht von ALKEN und BÜSCHER, die Spiegelbildung sei stets Ausdruck einer Atonie des Nierenbeckens, wird von FÖRTIG, GÜNTHER und OSTHAUS widersprochen. Diese Autoren meinen, daß eine Spiegelbildung einzig und allein abhängig sei von der Kraft, mit der das Kontrastmittel in das Nierenbecken einströmt. Nach TESCHENDORF ist die mischende Peristaltik des gesunden Nierenbeckens nicht nachweisbar. Auch das Psoasrandphänomen, auf das HUTTER zuerst hinwies, das besonders bei ampullären, vergrößerten Nierenbecken und bei atonischen Formen von Harnstauungsnieren beobachtet wird, wurde von RIBBING auf eine Unterschichtung des im Nierenbecken stagnierenden Urins durch das Kontrastmittel zurückgeführt. HUTTER hat dieser Auffassung widersprochen und glaubt, daß dieses Phänomen durch Hypotonie der Muskulatur des ableitenden Hohlsystems entsteht, eine Auffassung, der allerdings KNEISE und SCHOBER nicht uneingeschränkt zustimmen. Auf jeden Fall ist das Huttersche Zeichen allein nicht ausreichend, um pathologische, hypotone Zustände des Nierenhohlsystems anzunehmen.

Ein Nephrogramm (LICHTENBERG) nach akutem Verschluß der Harnwege und fehlender Kontrastmittelausscheidung nach intravenöser Applikation des Kontrastmittels kann auch am Höhepunkt intrarenaler Drucksteigerung zur Darstellung kommen (AUVERT), manchmal aber auch fehlen, was einen Funktionsverlust der betreffenden Niere als Folge einer Reflexanurie vermuten läßt (ÜBELHÖR). Ein länger anhaltender nephrographischer Effekt kann sich auch bei Parenchymschädigungen und als Folge eines erschwerten Durchflusses einstellen (BUCHET, ANSEMANT, PERLMUTTER, ROBIEUX; EDLING, HELANDER, SELDINGER) und die Schattendichte des Nephrogramms in manchen Fällen von Ausscheidungsinsuffizienzen stark zunehmen. Die im Verlauf einer Ausscheidungsurographie bei Harnstauungsnieren zustande kommende Nephrographie bezeichnete HELLMER als Stauungsnephrogramm, und das sich bei Fehlen der Kontrastmittelausscheidung gelegentlich als Aussparung darstellende Nierenbecken als inverses Pyelogramm.

Zur Beurteilung von Bewegungsabläufen am Nierenhohlsystem sollte eine Kinematographie mit langsamer Aufnahmenfolge der Kymographie vorgezogen werden. Die Kinematographie stellt in sehr eindrucksvoller Weise die Entleerungsvorgänge und deren Verzögerung im Nierenhohlsystem und vor allem an der Übergangsstelle von Nierenbecken zum Harnleiter dar und läßt die für die Beurteilung der Leistungsfähigkeit des Hohlsystems so wichtige Kontraktionsfähigkeit von Kelchen und Nierenbecken und Ureter deutlich erkennen (SUYAMA; CATEL und GARSCHL; JANKER). Ebenso läßt die Pyeloskopie, d.h. die Beobachtung des Kontrastmittels im Hohlsystem, vor dem Durchleuchtungsschirm oder besser noch vor einem Bildverstärker, eine verfeinerte Darstellung morphologischer und initialer Veränderungen wie auch die Erfassung funktionell bedingter Störungen zu. Das sog. Klappensymptom, d.h. das Leerbleiben des Harnleiters im Bereich seines Abgangs vom Nierenbecken, wurde von LICHTENBERG als klassisches Symptom beginnender Harnstauungsnieren bezeichnet. Eine scheinbare Unterbrechung des Ureterschattens kann allerdings auch durch eine Biegung oder Knickung in sagittaler Richtung im Bereich des Ureterabgangs vom Nierenbecken zustande kommen. Stauungen oberhalb einer solchen Stelle weisen aber immer auf ein Abflußhindernis in diesem Bereich hin. Ringförmige Einschnürungen sollen manchmal auf einen Spasmus des „Sphincter souspyelique" zurückzuführen sein (MARSAN; ALLEMAN) (s. S. 426). Die bei Nierenbeckensteinen so häufig beobachteten Ureterabgangsstenosen sind gewöhnlich Folge entzündlicher Verwachsungen. Aufhellungen oberhalb von Konkrementen, auch als Machsches Phänomen bezeichnet, ähneln gelegentlich dem Abdruck eines aberranten Gefäßes. Nach HELLSTRÖM soll bei Vorliegen aberranter Gefäße (vgl. S. 419 und 420) in vielen Fällen das Nierenbecken verlängert sein und nach ABOWITZ das Nierenbecken bei abnormem Gefäßverlauf abgerundet oder rechteckig zur Darstellung kommen. Aufnahmen im Liegen und Stehen sollen nach CHRISTOFANETTI durch eine Sedimentierung des Kontrastmittels zu einer besseren Darstellung der erweiterten Kelche führen und außerdem die Differentialdiagnose gegenüber einer Ren mobilis erleichtern. NESBIT empfiehlt bei intermittierenden Harnstauungsnieren die Ausscheidungsurographie während einer eventuell auftretenden Kolik (vgl. S. 442 u. 443) durchzuführen.

Partielle Harnstauungen als Folge von Kelchhalsstenosen etwa im Verlauf entzündlicher Vorgänge oder von Urotuberkulosen stellen sich auf dem Ausscheidungsurogramm im allgemeinen besser dar als mit der retrograden Pyelographie, sofern eine genügende Anzahl von Spätaufnahmen erfolgt (MAY; ALKEN). Differentialdiagnostische Schwierigkeiten ergeben sich gelegentlich gegenüber den sehr seltenen Kelchdivertikeln, die sich als scharfe rundliche Schatten neben den Kelchen gelegen darstellen oder manchmal auch gegenüber isoliert gelegenen tuberkulösen Kavernen. Divertikel des Nierenbeckens lassen sich durch ihre rundliche Form im allgemeinen leicht von Erweiterungen des Nierenbeckens als Folge einer Harnstauung unterscheiden.

Dort, wo die Ausscheidungsurographie zur Diagnosestellung einer Harnstauungsniere und ihrer Ursachen nicht ausreicht, kann eine retrograde Pyelographie zur Anwendung kommen. Wir sind mit DEUTICKE allerdings der gleichen Meinung, daß eine retrograde Pyelographie wegen der großen Gefahr einer Infektion des gestauten Urins nur bei strengster Indikationsstellung durchgeführt werden sollte. Eine gleichzeitige, beidseitige retrograde Pyelographie zu diagnostischen Zwecken ist nach MAY auf jeden Fall zu vermeiden. DEUTICKE empfiehlt, der retrograden Pyelographie eine eventuell notwendig werdende Operation unmittelbar anzuschließen. Gelingt es, das obturierende Hindernis im Ureter zu überwinden, sollte nach Ablauf des gestauten Urins eine ausreichende Menge Kontrastmittel appliziert werden, um eine möglichst klare Darstellung der harnleitenden Wege zu erreichen. Mangelhafte retrograde Füllungen führen nach DEUTICKE leicht zu Fehldiagnosen. Gelingt es nicht, an dem Hindernis einen Ureterkatheter vorbeizuführen, sollte trotzdem immer eine Kontrastfüllung versucht werden, da sich nach DEUTICKE aus der Darstellung des Füllungsabbruchs manchmal schon eine Diagnose stellen läßt.

GOODWIN et al. bezeichnen die direkte percutane Nadelpunktion des durch Harnstauungen dilatierten Nierenbeckens mit nachfolgender Kontrastmitteleinspritzung als antegrade Pyelographie (FRITZ und THURN; SMART). Sie soll nur Anwendung finden, wenn die Ausscheidungsurographie, die retrograde Pyelographie und die Arteriographie diagnostisch nicht ausreichen. Es läge zwar nahe, eine cystenähnliche Sackniere zu punktieren (WEENS und FLORENCE), erscheint uns aber wegen des in Harnstauungsnieren erhöhten Innendrucks und des möglichen Urinaustritts in die Umgebung der Niere nicht ungefährlich.

Die Ausscheidungsurographie und die retrograde Pyelographie können durch die Aortographie der Nieren eine weitere Ergänzung erfahren. Eines ihrer wichtigsten Anwendungsgebiete liegt in der Darstellung des renalen Gefäßsystems. Als ergänzende Methode findet sie auch Anwendung bei Abflußbehinderungen durch Lageanomalien und Mißbildungen der Niere. Zur Diagnose von Nierenmißbildungen bei Säuglingen kommt der transumbilicalen Aortographie besondere Bedeutung zu (VENGSARKER und SWAN; KAUFMANN und WEISSER).

Die erste Phase der Aortographie betrifft den Durchfluß des arteriellen Systems und stellt das eigentliche Arteriogramm dar, das es unter anderem gestattet, den Zusammenhang zwischen aberranten Gefäßen und Harnstauungsniere zu sichern. In der zweiten Phase erfolgt die Füllung des venösen Systems, die auch als Nephrogramm bezeichnet wird. Sie gestattet uns, die Umrisse besonders bei Harnstauungsnieren darzustellen, wobei die Ergebnisse bei gleichzeitiger Durchführung von Schichtaufnahmen oder bei gleichzeitiger Anwendung von Angiographie und Pneumoperitoneum verbessert werden können und eine Differentialdiagnose gegenüber anderen abdominellen Tumoren zulassen. Gelegentlich findet die Aortographie der Niere auch Anwendung zur Beurteilung des funktionellen Wertes von Harnstauungsnieren. Den Funktionswert bzw. die Regenerationsfähigkeit des Parenchyms einer geschädigten Niere versuchten DOSS, IDBOHRN und WIDEN aus dem Kaliber der Hauptgefäße abzuleiten. Es zeigte sich aber, daß die Weite der Arterien auch schwer geschädigter Nieren kaum von der der kontralateralen gesunden Niere abweicht, und daß verengte Nierenarterien nach erfolgter Operation eine gute Regenerationsfähigkeit zeigen (OLSSON). Auch DEUTICKE sah eine gute Erholung der Niere und die Wiederaufnahme ihrer Funktion in Fällen, in welchen die Verzweigung der mittleren Arterienäste deutlich reduziert und der Stamm der Nierenarterie um 30% verkleinert war.

Als weitere ergänzende Methoden zur Diagnostik von Harnstauungsnieren sollen sich auch die Isotopennephrographie und die Szintigraphie eignen. Neben der Aussage über die Funktion der einzelnen Niere soll nach HENNIG und BURKHARDT das Nephrogramm im Zusammenhang mit der Isotopen-Clearance auch eine prognostische Beurteilung des geschädigten Organs zulassen. Die Nierenszintigraphie soll diejenigen renalen Parenchymbezirke anzeigen, die zur Aufnahme radioaktiv markierter nierenaffiner Substanzen befähigt sind, so daß durch die Nierenszintigraphie die Abgrenzung von funktionsfähigen und funktionsreduzierten Bereichen möglich werden soll (ZUM WINKEL). Auf Grund eigener Erfahrungen mit der Isotopennephrographie und der Szintigraphie bei Harnstauungen glauben wir, daß die Ergebnisse dieser Untersuchungsmethoden etwa im Hinblick auf eine Indikationsstellung zu einer Nephrektomie beim gegenwärtigen Stand ihrer Technik nur bei sehr kritischem Vergleich mit anderen klinischen, röntgenologischen und funktionsdiagnostischen Befunden verwertet werden sollte.

Auf einen Teil der *differentialdiagnostischen Schwierigkeiten* bei der Erkennung der Harnstauungsniere wurde bereits hingewiesen.

Akut auftretende, kolikartige Schmerzen einer sog. intermittierenden Harnstauungsniere ähneln denen einer Steinkolik. Auf die Schwierigkeit ihrer Unterscheidung gegenüber Schmerzzuständen als Folge einer stielgedrehten Ovarialcyste wurde von GLAS und FRANK hingewiesen. Über die Verwechslung von Schmerzzuständen im Verlauf einer intermittierenden Harnstauungsniere und einer Tabes mit gastrischen Krisen wurde berichtet (RENVERS). Häufige Fehldiagnosen ergeben sich auch aus Schmerzzuständen im Bereich des rechten Unterbauchs. Diese werden nicht selten als Folge einer Appendicitis (BRAASCH) oder Adnexitis interpretiert, während als Ursache eine Harnstauungsniere vorliegt. Sogar eine eitrige Peritonitis wurde im Verlauf einer akuten Infektion einer bis dahin latent verlaufenden Harnstauungsniere fehldiagnostiziert (MAUNY). BERGMANN berichtet über Schmerzzustände als Folge einer vermeintlichen Lebercirrhose und eines angeblichen Ascites bei einem 46jährigen Mann, der über 20 Jahre lang in drei- bis sechsmonatlichen Zeitabständen punktiert wurde, während es sich tatsächlich um eine riesige Harnstauungsniere mit einem Inhalt von mehreren Litern handelte.

Da die Palpation der Harnstauungsniere keine charakteristischen Besonderheiten bietet, ergeben sich gelegentlich differentialdiagnostische Schwierigkeiten gegenüber anderen palpablen Tumoren. Bimanuell tastbare Tumoren gehören aber fast immer den Nieren an, obgleich gelegentlich auch ein vergrößerter Leberlappen bimanuell tastbar sein kann. Bei doppelhändiger Betastung gelingt es vor allem bei kleineren Harnstauungsnieren in den meisten Fällen das zuerst von GUYON entdeckte Zeichen des Schnellens (ballotement rénal) nachzuweisen.

Palpatorisch schwer von Harnstauungsnieren zu unterscheiden sind andere der Niere zugehörige Tumoren, insbesondere die Neoplasmen der Niere. Die Unmöglichkeit einer palpatorischen Unterscheidung ist bei solitären Nierencysten und bei Echinococcuscysten gegeben. Die polycystische Nierendegeneration, fast immer doppelseitig ausgebildet, unterscheidet sich von den palpablen Harnstauungsnieren durch ihre kleinhöckerige Oberfläche. Palpatorisch schwierig gestaltet sich auch die Unterscheidung vergrößerter Harnstauungsnieren von intraabdominellen Tumoren, insbesondere von Tumoren der Milz, der Leber und manchmal auch der Gallenblase. Die Änderungen der Atemverschieblichkeit werden im allgemeinen wenig zur Klärung der Diagnose beitragen, da in der Regel die Verschieblichkeit sowohl der gestauten Niere als auch der Tumoren vermindert ist. Ebenso kann durch die Perkussion eine Unterscheidung zwischen intraabdominellen Tumoren und Nierentumoren nur in manchen Fällen zu treffen sein. Im allgemeinen gibt das Colon vor einer vergrößerten Niere einen tympanitischen Schall, während

Tumoren der Leber, Gallenblase und Milz der vorderen Bauchwand unmittelbar anliegen. Allerdings kann auch eine stark vergrößerte Harnstauungsniere das Colon nach abwärts drängen und so auch unmittelbar unter die Bauchwand zu liegen kommen.

Laboratoriumsbefunde in der Differentialdiagnose der Harnstauungsniere geben ebenfalls wenig verwertbare Hinweise. Die röntgenologische Darstellung der Nieren und der harnleitenden Wege werden dagegen in der Regel dazu beitragen, alle differentialdiagnostischen Schwierigkeiten zu klären. Nur bei den dynamisch bedingten Entleerungsstörungen können gelegentlich Zweifel bestehen bleiben. Durch zusätzliche endoskopische und manometrische Untersuchungen wird es aber auch in solchen Fällen gelingen, eine exakte Diagnose zu stellen.

## V. Therapie der Harnstauungsniere

Die Behandlung der Harnstauungsniere sollte eine ätiologische sein. Der klaren Erkennung der Obstruktion hat die Entlastung des gestauten Hohlsystems und die eventuell notwendig werdende Behandlung des Grundleidens zu folgen. Der beginnenden Erholung der Nierenfunktion sollte sich eine länger dauernde Nachbehandlung des Restschadens anschließen (vgl. S. 435).

Alle Harnabflußstörungen durch mechanische Hindernisse sollten so rasch als möglich behoben werden. ÜBELHÖR und FIDGOR vertreten hierbei zunächst einen eher konservativen Standpunkt. Sie bemühen sich, bei Verstopfungen der oberen Harnwege mit Hilfe des Ureterkatheters den Zeitraum der Niereninsuffizienz zu überbrücken und scheuen sich nicht, unter Beachtung bestimmter grundsätzlich gebotener Vorsichtsmaßnahmen, den Dauerkatheter auch wochenlang liegenzulassen. BIBUS soll mit dieser Behandlung ganz überraschende Erfolge erzielt haben. MAY vertritt im großen und ganzen die gleiche Ansicht, neigt aber dazu, ein notwendig werdendes operatives Vorgehen nicht zu lange hinauszuschieben. Die Art der Reaktion der Niere nach erfolgter Entlastung und die fortlaufende Prüfung der Funktionsleistung der Nieren wirken sich dabei bestimmend auf die Wahl des Zeitpunktes der geplanten Operation aus. Die Operation wird sich bald der Entlastung anschließen, wenn die Diurese rasch und ohne lang anhaltende Polyurie wieder in Gang kommt und eine Steigerung der Konzentrationsleistung eine Besserung der Nierenfunktion anzeigt. Setzt dagegen eine Entlastungsreaktion im Sinne einer länger dauernden Polyurie ein, empfiehlt MAY ein operatives Vorgehen erst nach Stabilisierung des Elektrolyt- und Wasserhaushalts und einer funktionsdiagnostisch nachweisbaren Besserung der Nierenfunktion (vgl. S. 440). Bei langsam einsetzender Erholung der Nieren oder lange dauernden Funktionsdefekten begnügt sich MAY zunächst mit palliativen Operationen, etwa der Anlage einer Nierenfistel, um später bei fortschreitender Besserung der Nierenfunktion die geplante Operation vorzunehmen. SCHMIEDT dagegen empfiehlt bei Verstopfungsanurien sofortiges operatives Eingreifen, wobei er bei Nachweis einer stärker ausgeprägten Urämie präoperativ eine Hämodialyse durchführt. Er begründet diese Auffassung mit der großen Gefahr einer Harnwegsinfektion bzw. Pyelonephritis, die sich als Folge eines Dauer-Ureterkatheters ergeben und zu einem deletären Ende führen kann.

Die *akute* Harnretention in der Blase erfordert eine sofortige volle Entlastung. Bei der *chronischen* Harnretention der Blase empfehlen MAY, BOSHAMER u.a. die fraktionierte Blasenentleerung. BRECHER u. CHWALLA u.a. raten dagegen die sofortige Entlastung der Blase an, die durch eine Dauerdrainage zu ergänzen ist. Auch ÜBELHÖR u.a. plädieren für eine sofortige Entlastung auch chronischer distendierter Blasen, die ambulant aber auf alle Fälle unterbleiben und nur in urologischen Fachabteilungen durchgeführt werden sollte.

Alle therapeutischen Maßnahmen zur Entlastung von Harnstauungen setzen Asepsis im strengsten Sinne voraus und sollten nur bei gleichzeitiger Gabe eines Antibioticums vorgenommen werden. Sie sollten nur dort durchgeführt werden, wo für den Ersatz auftretender Wasser- und Elektrolytverluste gesorgt ist (vgl. S. 440), die Möglichkeit der Behandlung eines Nierenversagens vorhanden ist und die Diagnostik des bestehenden Nierenschadens als Grundlage der weiter einzuschlagenden Therapie durchgeführt werden kann.

Unter den zu Gebote stehenden Operationsmethoden zur Behandlung von Harnstauungsnieren kommt den konservativ-organerhaltenden Eingriffen besondere Bedeutung zu. Bischoff weist darauf hin, daß das Bestreben, eine durch die Harnstauung geschädigte Niere zu erhalten, eine besonders eindringliche Stütze durch die Tatsache erfährt, daß die zu diesem Krankheitsbild führende Ursache häufig auf beiden Seiten anlagemäßig vorgebildet ist.

Grenzen sind der organerhaltenden Nierenchirurgie dort gesetzt, wo durch die Harnstauung die Niere weitgehend zerstört wurde. Es wäre sinnlos, in solchen Fällen eine plastische Operation zu versuchen.

Wenn auch die Ansichten über den Wert verschiedener plastischer Operationen an der Harnstauungsniere auseinandergehen, so können die erzielten Operationsergebnisse in der Regel doch als durchaus befriedigend bezeichnet werden (Abb. 1 und 7). So berichtete O'Coner unter 98 plastischen Operationen an 88 Kranken über eine deutliche Besserung in 90% der Fälle. Crevy und Gold, die die Spätergebnisse nach Nierenbeckenplastiken von 77 Kranken zusammenstellten, fanden in 60% ein ausgezeichnetes und in 23% ein gutes operatives Resultat. Eine Wiederherstellung normaler anatomischer Verhältnisse, eine gute Funktion und die Beseitigung einer bestehenden Harnwegsinfektion erzielte Deuticke bei 75% von 208 wegen sog. idiopathischer Hydronephrosen durchgeführter Operationen. Durand, Mollard und Bosser berichteten über 65% guter Ergebnisse nach plastischen Operationen bei 81 Kranken mit Harnstauungen als Folge von Ureterabgangsstenosen.

Bischoff wies darauf hin, daß die Erfolge plastischer Operationen nicht nach anatomischen Vorstellungen, sondern nach der Funktion und Leistung der sanierten Niere gewertet werden sollten. Oft sei eine geringgradige Entlastung einer solitären Harnstauungsniere, die an der Grenze der Kompensation steht, ein Eingriff von absolut lebensrettender Bedeutung, während in einem anderen Falle eine chirurgisch vollendete plastische Operation am Nierenbecken mit einem vollendeten Resultat im retrograden Pyelogramm kaum über die Bedeutung einer kosmetischen Operation hinausreicht.

## VI. Prognose der Harnstauungsniere

Die Erholungsfähigkeit einer durch eine aseptische Harnstauung geschädigten Niere ist im allgemeinen als recht gut zu bezeichnen (vgl. S. 435 und Abb. 2, 5 und 7).

Bei *rechtzeitiger* Erkennung einer Harnstauung und rascher Beseitigung der Abflußbehinderung dürfte mit einer völligen Wiederherstellung der Nierenleistung und einer zufriedenstellenden Funktion der harnleitenden Wege zu rechnen sein (vgl. Kap. III).

Auch bei weit fortgeschrittenen Harnstauungsnieren sollte zunächst der Versuch einer organerhaltenden Operation unternommen werden.

Lange anhaltende Funktionsstörungen der Niere können sich vorausgegangenen Harnstauungen anschließen. Als Folge schwerster Harnstauungen kommen auch irreparable Zustände im Sinne einer „salt and water losing nephritis" zur Beobachtung (vgl. S. 435, 440). Trotzdem überrascht es immer wieder, daß auch auf das schwerste geschädigte solitäre Harnstauungsnieren nach Wiederherstellung eines freien Harnabflusses zu überraschenden Arbeitsleistungen fähig sind.

Die Prognose der Harnstauungsniere verschlechtert sich erheblich, sofern sich die gestaute Niere infiziert, oder wenn sich im Nierenhohlsystem vordem infizierter Harn staut. Nach Wildbolz bleibt bei diesem Zusammentreffen von Harnstauung und von Infektion die Entzündung nie auf das Nierenbecken beschränkt, sondern das Nierengewebe ist immer in den Entzündungsprozeß mit einbezogen. Nach Wildbolz ist für die Gestaltung des Krankheitsverlaufes der eitrigen Harnstauungen von Belang, ob die Infektion sich in einer ursprünglich aseptischen Harnstauungsniere entwickelt (infizierte Hydronephrose) oder ob sie in einer noch nicht durch Harnstauung veränderten Niere auftritt (primäre Pyonephrose), bei der sekundäre, entzündliche Veränderungen der harnleitenden Wege zur Harnstauung führen. Da sich bei einer primären Pyonephrose rascher und häufiger als bei der infizierten Harnstauungsniere Abscesse in der Nierenrinde wie auch in den Nierenhüllen entwickeln, wird die Prognose der primären Pyonephrose stets schlechter zu stellen sein. Durch sofortiges zielbewußtes therapeutisches Vorgehen läßt sich allerdings die Prognose auch eitriger Harnstauungen erheblich verbessern.

Eine nichtchirurgische konservative Therapie der Harnstauungsniere bietet wenig Aussicht auf Erfolg, sofern sie nicht auf die Beseitigung des Abflußhindernisses abzielt (z.B. Austreibungsversuch eines Harnleitersteines). Besonderes Augenmerk, insbesondere bei inoperablen Kranken sollte der Verhütung bzw. Bekämpfung von Infekten und der Sanierung eventuell bestehender Herde gewidmet werden. Allgemein roborierende Maßnahmen sind zu empfehlen. Bei zunehmender Einschränkung der Nierenfunktion sollten die bei einer Niereninsuffizienz üblichen therapeutischen Maßnahmen zur Anwendung kommen.

Die medikamentöse Behandlung der Harnstauungsniere wurde wohl immer wieder versucht, führte aber zu keinen überzeugenden Ergebnissen. So blieb die Behandlung der Harnstauungsniere am eigenen Krankengut mit Hormonen (Selye und Friedmann) und mit Cortison erfolglos. Auch trat keine sichere Besserung der Funktion dynamischer Störungen nach Gaben von AT 10 (Boshamer) auf. Während Yates-Bell über gute Resultate mit der Pituitrinbehandlung bei Harnstauungsnieren berichtete und Gregoir eine Besserung abnormer urokymographischer Befunde nachwies, konnte Brod mit dieser Behandlungsmethode allerdings keine überzeugenden Ergebnisse erzielen.

## Literatur

**Aaron, G.,** and **M. A. Robbins:** Hydronephrosis due to aberrant vessels: Remarkable familial incidence with report of cases. J. Urol. (Baltimore) **60**, 702 (1948). — **Aas, T. N.:** Ureterocele: A clinical study of sixty-two adults. Brit. J. Urol. **32**, 133 (1960). — **Abbott, A. C., J. T. MacDougall,** and **T. K. Goodhand:** Hydronephrosis in a solitary kidney: Its treatment by nephro-ileo neocystostomy (calyco-ileo-neocystostomy). J. Urol. (Baltimore) **84**, 505—509 (1960). — **Abeshouse, B. S.:** Ureteral ectopia: report of a rare case of ectop. uret. opening in the uterus and a review of the literature. Urol. cutan. Rev. **47**, 447 (1943). ~ Aneurysm of renal artery; report of cases and review of literature. Urol. cutan. Rev. **55**, 451 (1951). ~ The management of Wilms-tumor as determined by national survey, and review of the literature. J. Urol. (Baltimore) **77**, 792 (1957). — **Abeshouse, B. S.,** and **A. T. Tiongson:** Paraplegia, a rare complication of the translumbar aortography. J. Urol. (Baltimore) **75**, 348 (1956). — **Abowitz, J.:** Obstructive hydronephrosis. Radiology **48**, 33 (1947). — **Abrams, M.:** Idiopathic retroperitoneal fibrosis. J. Urol. (Baltimore) **90**, 162 (1963). — **Abt, F. A.,** and **V. A. Balkus:** The radio-renogram, with radio-renografin-I-131, as diagnostic aid in urologic problems. J. Urol. (Baltimore) 85, 95 (1961). — **Acker, E. D., J. V. Dooley,** and **W. F. Herman:** Multiple aneurysms of right renal artery. J. Urol. (Baltimore) **87**, 759 (1962). — **Adams, A. W.:** The aberrant artery: Its division or conservation in hydronephrosis. Brit. J. Urol. **23**, 6 (1951). ~ Hydronephrosis due to the inferior polar artery. Late results after nephroplication. Brit. J. Urol. **31**, 461 (1959). — **Adler-Rácz, A. von:** Ein Fall von ungemein großer traumatischer Hydronephrose. Z. Urol. **24**, 578—580 (1928). — **Akerlund, A.:** Ein typisches Röntgenbild bei Konkrementbildung in einer Ureterocele. Acta radiol. (Stockh.) **16**, 39 (1935). — **Akkilic, M.:** Periureteritis idiopathica oder plastica et obliterans. Z. Urol. **56**, 133 (1963). ~ Zur plastischen Korrektur bei Hydronephrosen. Z. Urol. **58**, 25 (1965). — **Albarran, J.:** Médicine opératoire des voies urinaires. Paris: Masson & Cie. 1909. ~ Operative Chirurgie der Harnwege. Jena: Gustav Fischer 1910. — **Albers, D. D.,** and **A. Bettalagio:** Ureteral obstruction from an unsuspected aortic aneurysm: case report. J. Urol. (Baltimore) **85**, 249—251 (1961). — **Albrecht, K. F.:** Die Urogenitaltuberkulose: Pathogenese, Diagnostik und Therapie. Urologe **3**, 33—37 (1964). — **Alcalá-Santacella Nunez y Montesinos:** Hematuria como unico sintoma de adenocarcinoma de rinon. Med. exp. **44**, 522 (1960). — **Alexander, J. C., K. B. King,** and **C. S. Fromm:** Congenital solitary kidney crossed ureter. J. Urol. (Baltimore) **64**, 230 (1950). — **Alexander, R. S.:** Immediate effects of stretch on muscle contractility. Amer. J. Physiol. **196**, 807 (1959). — **Alken, C. E.:** Mechanische und dynamische Entleerungsstörungen des Nierenbeckens. Z. Urol., Sonderh. **1950**, Kongreßbericht 1949, S. 171. ~ Die Senkniere. Z. Urol. **43**, 413—419 (1950). ~ Leitfaden der Urologie. Stuttgart: Georg Thieme 1951. ~ Rückwirkungen des Blasenhalsadenoms auf die Dynamik der oberen Harnwege und klinische Gesichtspunkte der konservativen Behandlung. Urol. int. (Basel) **3**, 297 (1956). — **Alken, C. E.,** u. **H. K. Büscher:** Die Durchleuchtung der Harnwege, ihre Technik und Praxis. Z. Urol. **46**, 801 (1953). — **Alken, C. E.,** u. **G. Hermann:** Untersuchungen über die Urolithiasis unter besonderer Berücksichtigung der Bevölkerungsstatistik. Urol. int. (Basel) **4**, 335 (1957). — **Alken, C. E., J. C. Roucayrol, E. Oberhausen, A. Taupitz** u. **G. H. Ueberberg:** Zur Frage der Carcinom-Entstehung nach Pyelographie mit Thorotrast. Urol. int. (Basel) **10**, 137 (1960). — **Alken, C. E.,** u. **F. Sommer:** Die Renovasographie. Z. Urol. **43**, 420 (1950). ~ Die Renographie in der Diagnostik des Hypernephroms. Z. Urol. **44**, 564 (1051). — **Allemann, R.:** Zur Klinik und Ätiologie der blutenden Hydronephrose. Bruns' Beitr. klin. Chir. **156**, 221 (1932). ~ Das gastrointestinale Syndrom der „kongenitalen" Hydronephrose. Z. Urol. **28**, 226 (1934). ~ Zur Klinik und chirurgischen Therapie kleiner schmerzhafter Hydronephrosen. Z. Urol. **29**, 414 (1935). — **Allen, A. C.:** The kidney: medical and surgical diseases. New York: Grune & Stratton 1951. — **Allen, R. B., J. L. Bollman,** and **F. C. Mann:** Effect of resection of large fraction of renal substance: An experimental study. Arch. Path. **19**, 174—184 (1935). — **Allen, R. P.,** and **V. R. Condon:** Transitory extraperitoneal hernia of the bladder in infants (bladder ears). Radiology **77**, 979 (1961). — **Allen, R. P., V. R. Condon,** and **R. E. Collins:** Multilocular cystic hydronephrosis secondary to congenital (ureteropelvic junction) obstruction. Radiology **80**, 203 (1963). — **Alnor, P. C.:** Doppelseitige Nierentumoren; ein Beitrag zur Differentialdiagnose. Z. Urol. **45**, 693—699 (1952). — **Altug, M., F. A. Carmichael, C. L. Henry,** and **R. W. Stockton:** Wilms tumor in an adult: Longtime survival with palliative resection of lung and brain metastases. J. Urol. (Baltimore) **91**, 212 (1964). — **Alwall, N., P. Erlanson,** and **A. Tornberg:** The clinical course of renal failure occuring after intravenous urography and or retrograde pyelography. Acta med. scand. **152**, 163 (1955). — **Alwall, N., S. Johnsson, A. Tornberg,** and **L. Werkö:** Acute renal failure following angiography etc. Acta chir. scand. **109**, 13 (1955). — **Amar, A. D.:** Squamous cell carcinoma of ureteral stumpf 40 years after nephrectomy. J. Urol. (Baltimore) **91**, 337 (1964). — **Ambrose, S. S.,** and **W. P. Nicolson:** The causes of vesicoureteral reflux in children. J. Urol. (Baltimore) **87**, 688—694 (1962). ~ Causes of vesicoureteral reflux secondary to anomalies of ureterovesical junction: Management and results. J. Urol. (Baltimore) **87**, 695 (1962). — **Ambrose, S. S.,** and **H. S. Swanson:** The hypertonic neurogenic bladder in children: its sequelae and management. J. Urol. (Baltimore) **83**, 672 (1960). — **Amesur, N. R., H. G. Roy,** and **J. N. Dhar:** Ectopic pelvic kidney. J. Indian med. Ass. **39**, 580 (1962). — **Andersen, K.,** and **J. C. Christoffersen:** Diagnosis and treatment of renal papillary necrosis. Urol. int. (Basel) **2**, 137 (1956). — **Anderson, G. W., G. G. Rice,** and **B. A. Harris jr.:** Pregnancy and labor complicated by pelvic ectopic kidney. J. Urol. (Baltimore) **65**, 760 (1951). — **Anderson, H. V.:** Transuretero-ureterostomy (contralateral ureterostomy): Experimental and clinical experiences. J. Urol. (Baltimore) **83**, 593 (1960). — **Anderson, J. C.:** Modern trends in urology. London 1950. ~ Hydronephrosis and hydrocalicosis. In: Riches modern trends in urology. London: Butterworth 1953. ~ Injuries to the urinary tract. Proc. roy. Soc. Med. **56**, 1041 (1963). — **Anderson, J. C.,** and **W. Hynes:** Retrocaval ureter. A case diagnosed preoperatively and treatment successfully by a plastic operation. Brit. J. Urol. **21**, 209—214 (1949). — **Anderson, L.:** Fibrinolyses in patients with prostatic cancer. Acta chir. scand. **126**, 172 (1963). — **Andler, R.:** Die Atonie des Harnleiters mit Dilatation und Hydronephrose, ihr klinisches Vorkommen und ihre tierexperimentelle

Erzeugung. Z. urol. Chir. **17**, 298—355 (1925). — **Andreassen, M.:** Vesical neck obstruction in children. Acta chir. scand. **105**, 398 (1953). — **Andreassi, F.**, and **A. Picciocchi:** Considerazioni siu risultati di una technica de nephropessi. Rass. med. sarda **63**, 555 (1961). — **Andresen, J.:** Über die Vererbung von Nierenmißbildungen. Z. Konstit.-Lehre **28**, 41 (1944). — **Androulakakis, A.:** Aneurysma der Arteria renalis. Z. Urol. **55**, 11 (1962). ~ Über die Duodenalfistel nach Nierenoperationen. Z. Urol. **55**, 701 (1962). — **Angelov, A.:** Malakoplakie der harnableitenden Wege. Z. Urol. **55**, 371—376 (1962). — **Anger, G.**, u. **G. Schneider:** Spätergebnisse nach plastischen Operationen an den ableitenden Harnwegen. Zbl. Chir. **89**, 1779 (1964). — **Angle, E. E.**, and **L. P. Pfeifer:** The bold excision of strictures of the urethra with the resectoscope. J. Urol. (Baltimore) **67**, 695—697 (1952). — **Ankemann, G. S.**, and **J. Balfour:** Dialysis as an adjunkt in the management of staghorn calculi. J. Urol. (Baltimore) **89**, 145 (1963). — **Annamunthodo, H.:** Multicystic disease of kidney in the newborn. Report of two cases. Brit. J. Urol. **32**, 34 (1960). — **Antoine, B.**, **S. Braun-Vallon**, **C. de Anglejeau**, **D. Perrin**, **J. P. Dunod** et **A. Tyckewaert:** Néphropathie familiale avec atteintes osseuse et chorio-rétinienne. J. Urol. Néphrol. **69**, 81 (1963). — **Apitz, K.:** Die Geschwülste und Gewebsmißbildungen der Nierenrinde. II. Die mesenchymalen Neubildungen. Virchows Arch. path. Anat. **306**, 311 (1943). ~ Die Geschwülste und Gewebsmißbildungen der Nierenrinde. III. Die Adenome. Virchows Arch. path. Anat. **311**, 328 (1944). — **Arataki, M.:** Experimental researches on the compensatory enlargement of the surviving kidney after unilateral nephrectomy (albino rat). Amer. J. Anat. **36**, 437 (1926). — **Arcara, G.**, e **V. Balsamo:** Consideraziono clinico-istologiche su di un caso di "rene multicistico". Pediatria (Napoli) **71**, 127 (1963). — **Archie, K.**, **J. Dean jr.**, **K. John**, **J. K. Lattimer**, and **C. B. McCoy:** The standardized Columbia University cystogram. J. Urol. (Baltimore) **78**, 662—668 (1957). — **Arconti, J. S.:** The isolated ileal segment in urinary surgery. J. Urol. (Baltimore) **77**, 182 (1957). — **Arey, J. B.:** Cystic lesions of the kidney in infants and children. J. Pediat. **54**, 429 (1959). — **Arnemann, W.:** Zur Behandlung aberrierender Gefäße der Niere. Z. Urol. **52**, 429 (1959). — **Arnhold, D. D.:** A method of producing experimental open hydronephrosis in the rat. Brit. J. Urol. **36**, 169—175 (1964). — **Arnholdt, F.:** Vortäuschung einer gekreuzten Nierendystopie bei abnorm großer, funktionsloser Hydronephrose rechts und Doppelniere. Z. Urol. **50**, 148—151 (1957). ~ Dialyse bei Harnstauungsnieren. Münch. med. Wschr. **104**, 1926 (1962). ~ Wandlungen in der Prostatachirurgie. Münch. med. Wschr. **106**, 1099 (1964). — **Arrigoni, G.**, **A. Cresseri** e **G. Lovati:** Ricerche genetiche sul rene policistico. Analecta genetica, vol. 1. Roma: Istituto Gregorio Mendel 1954. — **Ashley, D. J. B.**, and **B. B. Hichey:** Adenocarcinoma of the renal pelvis. Brit. J. Urol. **36**, 309 (1964). — **Ashley, D. J. B.**, and **F. K. Mostofi:** Renal agenesis and dysgenesis. J. Urol. (Baltimore) **83**, 211 (1960). — **Ashley, F. L.**, and **B. J. Ansom:** The pelvic autonomic nerves in the male. Surg. Gynec. Obstet. **82**, 598 (1946). — **Askari, S. A.**, **P. A. Morales**, and **R. S. Hotchkiss:** Complete replacement of the ureter by an ileal segment: six-year survival. J. Urol. (Baltimore) **91**, 654 (1964). — **Asshauer, E.:** Beitrag zur Epidemiologie der Urogenitaltuberkulose. Urol. int. (Basel) **4**, 29—56 (1957). — **Atherton, L. D.**, and **L. Atherton:** Aggressive surgery for carcinoma of the prostate. J. Urol. (Baltimore) **91**, 294 (1964). — **Attwater, H. L.:** History of urethral stricture. Brit. J. Urol. (Baltimore) **15**, 39—51 (1943). ~ Discussion on surgery of urethral stricture. Proc. roy. Soc. Med. **41**, 837—842 (1948). — **Auvert, J.:** Les reflux à partir du bassinet (Reflux pyélorénal). Rapp. Ass. franç. Urol. **1957**, I 1. — **Auvigne, J.:** Les résultats éloigués de l'urétérotomie pour calcul. J. Urol. Néphrol. **54**, 884—898 (1954). — **Axilrod, H. D.:** Triplicate ureter. J. Urol. (Baltimore) **72**, 799 (1954).

**Babics, A.**, u. **F. Rényi-Vámos:** Über den Lymphkreislauf der Niere und dessen Bedeutung für einzelne pathologische Prozesse der Niere. Z. Urol. **48**, 618—643 (1955). ~ Das Lymphgefäßsystem der Niere und seine Bedeutung in der Nierenpathologie und Chirurgie. Budapest: Verlag der ungar. Akad. d. Wiss. 1957. — **Baccarini, C. P.**, and **P. P. Pirazzoli:** Anatomapathological considerations of a case malignant epithelial neoplasm of the ureter. Arch. ital. Chir. **36**, 149 (1963). — **Bachrach, H.:** Über atonische Dilatation des Nierenbeckens und Harnleiters. Bruns' Beitr. klin. Chir. 88, 279 (1913). — **Badenoch, A. W.:** An operation for impassable traumatic stricture of urethra. Brit. J. Urol. **22**, 404—409 (1950). ~ Tumours of the kidney. Urologia (Treviso) **29**, 20 (1962). — **Baggenstoss, A. H.**, and **N. W. Barker:** Unilateral renal atrophy associated with hypertension. Arch. Path. **32**, 966 (1941). — **Bailey, H.:** Reconstruction of deep urethra. Brit. J. Urol. **11**, 111—116 (1936). — **Bailey, W. C.**, **W. J. Holaday**, **S. B. Kontras**, and **W. W. Clatworthy:** Rhabdomyosarcomas in childhood. Arch. Surg. **82**, 943 (1961). — **Baker, R.:** The inhibitory effect of cortisone on strictures of the urological tract. Surg. Gynec. Obstet. **95**, 446—454 (1956). — **Baker, R.**, and **J. Huffer:** Electromyography in the normal, dilated, transected and transplanted ureter. Amer. J. Physiol. **174**, 381 (1953). — **Baker, R.**, **T. Tehan**, and **T. Kelly:** Observations on 100 children with bladder neck obstruction. J. Urol. (Baltimore) **84**, 334 (1960). — **Baker, W. J.**, and **E. C. Graf:** Transplantation of ureters to an isolated ileostomy. J. Urol. (Baltimore) **76**, 557 (1956). — **Bakker, N. J.:** Valves in the female urethra. Urol. int. (Basel) **6**,

187 (1958). — **Bakó, G.**, u. **I. Pólya:** Über isolierte spontane und traumatische Beschädigungen des Nierenbeckens. Zbl. Chir. **89**, 844 (1964). — **Baldwin, D. S., W. H. Hulet, E. A. Gombos**, and **A. W. Biggs:** Functional disparity between the two kidneys in essential hypertension. J. clin. Invest. **38**, 985 (1959). — **Bálint, J.:** Ectopia ureteris intravesicalis. Z. Urol. **58**, 93 (1965). — **Balint, P., A. Fekete, J. Györgypal, K. Laszlo**, and **G. Romhanyi:** The protective effect of general anaesthesia on posthaemorrhagic renal changes. Acta physiol. Acad. Sci. hung. **6**, 57 (1955). — **Ballowitz, E.:** Über angeborenen, einseitigen, vollkommenen Nierenmangel. Virchows Arch. path. Anat. **141**, 309 (1895). — **Bandhauer, K., J. Frick** u. **K. Köllensperger:** Paracalyceale Nierencyste. Z. Urol. **57**, 733 (1964). — **Bandhauer, K.**, u. **H. Marberger:** Zur Prognose und Therapie von Nierenadenomen. Urol. int. (Basel) **16**, 77 (1963). — **Banham, A. R.**, and **B. Jolles:** Kidney tumours in a child and her grandmother. Brit. med. J. **1946 II**. 274. — **Barcat, J., M.-Ph. Torre, R. Gatelmand, L. Zumer** et **A. Mirabel:** Un cas tératologique cômplexe. Association d'une exstrophie vésicale, d'une hernie ombilicale foetale, d'un absence de colon, de rectum et d'un rein. Arch. franç. Pédiat. **17**, 499 (1960). — **Bardos, L.**, u. **V. Drahovsky:** Ungewöhnlicher Fall einer Harnleiter-Inkarzeration. Urologia (Treviso) **29**, 682 (1962). — **Barella, A.:** Trauma accidentale aperto dell'uretere da causa e meccanismo eccezionali. Urologia (Treviso) **29**, 472 (1962). — **Barnard, H. F.:** Polycythaemia and renal carcinoma. Brit. med. J. **1961 I**, 1214. — **Barnes, R. W., R. T. Bergman**, and **H. L. Hadley:** Endoscopy. Berlin-Göttingen-Heidelberg: Springer 1959. — **Barnes, R. W.**, and **H. L. Hadley:** Urological practice. St. Louis: C. V. Mosby Co. 1953. — **Barney, J. D., F. T. Hunter**, and **E. R. Mintz:** The urologic aspects of radiosensitive tumors of the bloodforming organs. J. Amer. med. Ass, **98/II**, 1245 (1932). — **Baron, C.:** Bilateral agenesis of the kidneys in two consecutive infants. Amer. J. Obstet. Gynec. **67**, 667 (1954). — **Barron, S. H.**, and **E. Emanuel:** Adrenal cyst: A case report and a review of the pediatric literature. J. Pediat. **59**, 592 (1961). — **Bassalleck, H.:** Über Gasbildung in den Harnwegen. Z. Urol. **44**, 23—30 (1951). — **Batike, H.**, u. **W. Weiner:** Seltene Blasentumoren. Urologe **3**, 80—83 (1964). — **Battke, H.:** Die Kleinbeckenniere als extremste Form der Nierendystopie. Z. Urol. **56**, 553 (1963). — **Batzenschlager. A., E. Blum** et **A. Porte:** Le petit rein dans l'oblitération ancienne totale de l'artère rénale (Étude anatomo-pathologique et anatomoclinique). J. Urol. Néphrol. **68**, 15 (1962). — **Bauch, K.:** Über einen Fall von doppelseitigen Nierenausgußsteinen. Z. Urol. **57**, 651 (1964). — **Bauchard, M. J.:** S'agit-il d'un kyste du rein rompu dans la voie d'excretion. J. Urol. Néphrol. **70**, 912—915 (1964). — **Bauer, K. H.:** Das Krebsproblem. Berlin-Göttingen-Heidelberg: Springer 1952. — **Bauer, K. M.:** Plattenepithelkarzinom mit Steinbildung. Z. Urol. **46**, 194—196 (1953). ~ Die Klinik der dystonen Harnblase. Urologe **2**, 96—105 (1963). ~ Über das Harnröhrendivertikel der Frau. Urologe **3**, 308—310 (1964). ~ Therapie des Prostatacarcinoms. Dtsch. med. Wschr. **89**, 2149 (1964). — **Bauer, K. M.**, u. **U. Feine:** Das Radioisotopennephrogramm mit Jod-131 markiertem Urographin. Z. Urol. **54**, 79 (1961). — **Baumann, W.:** Prüfung der Blasenphysiologie mit Cystometrie und Sphincterometrie. Urol. int. (Basel) **1**, 427 (1955). — **Baumgart, R.:** Gutartiger Primärtumor des Ureters. Z. Urol. **49**, 599 (1956). — **Baxter, C. F.**, and **T. S. Moser:** Exstrophy of the bladder: evaluation of operative results. Ohio St. med. J. **59**, 149 (1963). — **Bayliss, W. M.**, and **E. H. Starling:** The movements and innervation of the small intestine. J. Physiol. (Lond.) **24**, 99 (1899). — **Beames, R. P.:** Primary amyloidosis of the bladder. J. Urol. (Baltimore) **73**, 804 (1955). — **Becher, E.:** Nierenkrankheiten, Bd. I, S. 206. Jena: Gustav Fischer 1944. — **Becker, K. L.**, and **A. Albert:** Gonadal dysgenesis and hypopituitarism (deletion induces hemizygosity). Proc. Mayo Clin. **38**, 467 (1963). — **Becker, V.:** Leiomyom der Niere. Med. Welt **1964**, 1119. — **Beckwith, J.B.**, and **E. V. Perrin:** In situ neuroblastomas: A contribution to the natural history of neural crest tumors. Amer. J. Path. **43**, 1089 (1963). — **Beer, E.**, and **W. L. Ferber:** Crossed renal ectopia. J. Urol. (Baltimore) **38**, 541 (1937). — **Begg, R. C.:** Physiological variations in pyelograms commonly interpreted as pathological. Brit. J. Urol. **18**, 176 (1946). ~ Six functioning kidneys and ureters in adult female. J. Urol. (Baltimore) **70**, 682 (1953). ~ The ligated ureter: Lumen restaured after 100 days. Urologia (Treviso) **21**, 56 (1954). — **Behnam, A. M., H. J. Halikiopoulos**, and **C. V. Hodges:** Urinary tract infection in girls: A ten year followup report. J. Urol. (Baltimore) **86**, 669 (1961). — **Behnke, O.**, and **C. L. S. Bohn:** Conservative surgical treatment of hydronephrosis. Results of treatment of mechanical obstruction of the upper ureter. Urol. int. (Basel) **10**, 233 (1960). — **Bell, C.:** Account of the muscles of the ureters and their effects in the irritable states of the bladder. Trans. roy. med.-chir. Soc. Lond. **3**, 171 (1812). — **Bell, E. T.:** Renal diseases. Philadelphia: Lea & Febiger 1947. ~ A clinical and pathological study of subacute and chronic glomerulonephritis including lipoid nephrosis. Amer. J. Path. **14**, 691 (1938). ~ Renal diseases. Philadelphia: Lea & Febiger 1950. — **Beneke, R.:** Zwei Fälle von Ganglioneurom. Beitr. path. Anat. **30**, 1 (1901). — **Benirschke, K.**, and **G. L. Bourne:** The incidence and prognostic implication of congenital absence of one umbilical artery. Amer. J. Obstet. Gynec. **79**, 251 (1960). — **Benjamin, J. A.:** Use of x-ray cinematography in urological studies. J. Urol. (Baltimore) **81**, 227—231 (1959). — **Benjamin, J. A.**

**J. J. Betheil, V. M. Emmel, G. H. Ramsey, and J. S. Watson:** Observations on ureteral obstruction and contractility on man and dog. J. Urol. (Baltimore) **75**, 25 (1926). — **Benson, P. F., D. G. Vulliamy, and J. O. Taubmann:** Congenital hemihypertrophy and malignancy. Lancet **1963 I**, 468. — **Bergendahl, S.:** Zur Frage der Hydronephrose bei Nierengefäßvariationen. Acta chir. scand. **45**, 311 (1936). — **Bergenfeldt, E.:** Ein Fall von Ectopia vesicae urinariae mit Hydronephrose und Hydroureter an der einen Seite, operiert nach der Coffey-Mayoschen Methode. Z. urol. Chir. **41**, 515—521 (1936). — **Berger, H., D. Wavre, H. Buchner, S. Scheidegger, R. Hess, F. Lindlar** u. **K. Bernhard:** Familiäre kongenitale Lebercirrhose und Nierenmißbildung bei Cholesterinspeicherkrankheit. Schweiz. med. Wschr. **87**, 1439 (1957). — **Berghaus, H.:** Zur gekreuzten Dystopie der Nieren. Zbl. Chir. **87**, 1812 (1962). — **Berghaus, H.,** u. **Th. Laubenberger:** Die periprostatische Serienphlebographie. Urologe **3**, 83 (1964). — **Bergmann, H.:** Carcinoma of the ureter: clinical report of seven cases. J. Urol. (Baltimore) **87**, 119—127 (1962). — **Bergmann, H., R. M. Friedenberg,** and **V. Sayegh:** Carcinoma of the ureter. J. Urol. (Baltimore) **87**, 119 (1962). — **Bermann, M.:** Über eine Riesenhydronephrose. Z. Urol. **53**, 315—318 (1960). — **Bergmann, M.,** u. **W. Dietner:** Ein Beitrag über Spontanperforationen bei Steinerkrankungen im Bereich der ableitenden Harnwege. Z. Urol. **55**, 259—264 (1962). — **Bergmeyer, M.:** Die Lappenplastik nach Boari-Casati zur Behandlung von Passagestörungen des caudalen Harnleiters. Urologe **3**, 118—127 (1964). — **Bergmeyer, M.,** u. **H. Engelkamp:** Pyeloureteritis cystica. Z. Urol. **55**, 707—712 (1962). — **Bergstrand, C. D.,** and **O. Qvist:** Treatment of the undescended testis. Acta paediat. (Uppsala) **49**, 786 (1960). — **Berlin, H. S., J. Stein,** and **M. H. Poppel:** Congenital superior ectopia of the kidney. Amer. J. Roentgenol. **78**, 508 (1957). — **Berlin, W.:** Case report: Giant hydronephrosis, multiple renal cyscortical lipomatosis and invasive retroperitoneal sarcoma. J. Urol. (Baltimore) **86**, 310—312 (1961). — **Berliner, R. W.:** Urine formation. In: Best and Taylor (eds.), Physiological basis of medical practice. Baltimore: Williams & Wilkins Co. 1961. — **Berman, L. B., J. J. Crotty,** and **L. U. Tina:** The pediatric implications of bladder neck obstructions. Pediatrics **28**, 816 (1961). — **Bernardino, R.:** Contribution clinique à l'étude du méga-uretère. Pédiatrie **10**, 554 (1955). — **Berndorfer, A.:** Ein seltener Fall urogenital-rektaler Mißbildung. Arch. Kinderheilk. **163**, 262 (1961). — **Berne, E. de:** Zit. nach Papin. — **Berne, E.,** and **H. Eckman:** Method for clinical studies of vesicoureteral reflux using colloidal 198 Au. Urol. int. (Basel) **18**, 335 (1964). — **Berner, H.:** Die Cystenniere. Jena: Gustav Fischer **1913**. — **Berner, J. H.:** Ein Fall von malignem Ganglioneurom. Beitr. path. Anat. **70**, 203 (1922). — **Bernheim, M.:** Dilatation kystique de l'extrémité inférieure de l'uretère. Pédiatrie **10**, 554 (1955). — **Bernstein, E. F., R. H. Greenspan,** and **M. K. Loken:** Intravenous abdominal aortography: a preliminary report. Surgery **44**, 529 (1958). — **Bertrand, J.:** L'ectopie testiculaire doit-elle être du fait de son pronostic fonctionnel considérée comme une malformation sévère. Notions pratiques actuelles. Pédiatrie **15**, 883 (1960). — **Bessinger, O.:** Eine seltene Raumbeschränkung in der Harnblase. Z. Urol. **50**, 699—700 (1957). — **Best, C. H.,** and **N. B. Taylor:** The physiologic basis of medical practice, p. 394—399. Baltimore: Williams & Wilkins Co. 1953. — **Bhajekar, A. B., M. Joseph,** and **H. S. Bhat:** Unattached nephroblastoma. Brit. J. Urol. **36**, 187 (1964). — **Bhargava, K. P.,** and **A. K. Ahluwalla:** Crossed renal ectopia with brief review of literature (Report of a case). Indian J. Surg. **25**, 329 (1963). — **Bibus, B.:** Ein seltener Fall von Nierenmißbildung (Knollenniere). Z. Urol. **47**, 28 (1954). ~ Zur Behandlung der hohen und tiefen Ureterstenose bei Nierentuberculose. Urol. int. (Basel) **9**, 41 (1959). ~ Seltene Indikationen zur Nierenteilresektion. Z. Urol. **55**, 681 (1962). ~ Beitrag zur Zitronentherapie der Uratsteine. Urol. int. (Basel) **14**, 28 (1962). ~ Über die Wiederherstellungsfähigkeit schwerst geschädigter Nieren durch konservative Maßnahmen. Z. Urol. **56**, 1 (1963). ~ Konkordantes Vorkommen von Prostatahypertrophie bei einem eineiigen Zwillingspaar. Z. Urol. **56**, 17 (1963). — **Bibus, B.,** u. **R. Hohenfellner:** Zur konservativchirurgischen Behandlung der Hydronephrose. Urol. int. (Basel) **3**, 190 (1956). ~ Methoden der Nierenbeckenplastik. Chirurg **29**, 273 (1958). — **Bibus, B.,** u. **W. Zischka-Konorsa:** Seltene posttraumatische Veränderung der Niere unter dem klinischen Bilde eines Tumors. Z. Urol. **55**, 93—98 (1962). — **Bidgiid, C. Y.,** and **D. J. Roberts:** Non-calculous obstruction at the ureteropelvic juncture. New Engl. J. Med. **212**, 705 (1935). — **Biedermann, G.:** Beitrag zur Kenntnis der gutartigen Harnleitergeschwülste. Z. Urol. **44**, 680—683 (1951). — **Bigelow, N. H.:** The association of polycystic kidneys with intracranial aneurysms and other related disorders. Amer. J. med. Sci. **225**, 485 (1953). — **Binks, J. B.,** and **R. K. Debenham:** Ureterocele in childhood. Brit. J. Urol. **27**, 121 (1955). — **Binz, A.:** Geschichte des Uroselectan. Z. Urol. **31**, 73 (1937). — **Birke, G.,** and **C. Frankson:** Adrenal cortical tumors. A study with special reference to possibilities of correlating histologic appearance with hormonal activity. Acta chir. scand. **117**, 233 (1959). — **Bischoff, P.:** Zur Technik der Hydronephrosen-Plastik. Z. Urol. **46**, 565—576 (1953). ~ Zur Indikation und Technik der plastischen Eingriffe an Harnstauungsnieren. Urol. int. (Basel) **5**, 21 (1957). ~ Megaureter. Brit. J. Urol. **29**, 416—423 (1957). ~ Mißbildungen und Entleerungsstörungen der oberen Harnwege im Kindesalter. Z. Urol. (Sonderh. 1958). ~ Zur chirurgischen Behandlung des kindlichen Megaureters.

Urol. int. (Basel) **6**, 12—49 (1958). ~ Die plastischen Operationen am Nierenbecken. In: Handbuch der Urologie, Bd. XIII. Berlin-Göttingen-Heidelberg: Springer 1960. ~ Fehler und Mißerfolge bei plastischen Operationen am Harnleiter. Verhandlungsber. d. Dtsch. Ges. f. Urol. Berlin-Göttingen-Heidelberg: Springer 1961. ~ Betrachtungen zur Genese des Megaureters. Urol. int. (Basel) **11**, 257—286 (1961). ~ Origin, clinical experiences and treatment in urinary obstructions of the lower ureter in childhood. J. Urol. (Baltimore) **85**, 214—222 (1961). ~ Die Dauerergebnisse wiederherstellender Operationen bei angeborenen Entleerungsstörungen und Mißbildungen des Harnleiters. XII. Congr. de la Soc. int. d'Urol., Rio de Janeiro, Brasilien 1961. ~ Operation treatment of megaloureter. J. Urol. (Baltimore) **85**, 268 (1961). ~ Symptomatologie et traitement chirurgical du méga-uretère congénital. Acta med. belg. **30**, 257—285 (1962). — **Bischoff, P.**, u. **A. Lassrich:** Pyeloskopische Beobachtungen am primären Megaloureter vor und nach plastischen Operationen. Dtsch. Z. Chir. **295**, 110 (1960). — **Bischoff, P. F.**, and **H. G. Busch:** Obstruction of lower ureter in children. J. Urol. (Baltimore) **85**, 739 (1961). — **Bischoff, P. F.**, and **F. Truss:** Sklerosierungstherapie und Periureteritis plastica. Urol. int. (Basel) **18**, 77 (1964). — **Bjelke, E.:** Malignant neoplasma of the kidney in children. Cancer (Philad.) **17**, 318 (1964). — **Bjersing, L.:** Extrophia vesicae. Long survival after operation (caecal bladder ad modum Makkas). Acta chir. scand. **125**, 185 (1963). — **Björklund, S. I.:** Hemihypertrophy and Wilm's tumour. Acta paediat. (Uppsala) **44**, 287 (1955). — **Blanc, H.**, et **P. Guerin:** Considérations sur un cas d'hydronéphrose bi-latérale chez une femme enceinte opérée de nephrectomie gauche et de nephropexie droite. J. Urol. Néphrol. **41**, 208—219 (1935). — **Blanc, H.**, et **A. Rourland:** Considérations sur la pathogénie des hydronephroses par vaisseaux anormaux du rein. J. Urol. Néphrol. **41**, 23—38 (1935). — **Bland, A. J.:** A simplified apparatus for presacral carbon dioxide injection. J. Urol. (Baltimore) **79**, 171 (1958). — **Blatt, P.:** Prostatahypertrophie und Konstitution. Z. urol. Chir. **20**, 275 (1926). ~ Erzeugung von dynamisch-funktionell bedingten Hydronephrosen durch Sympathektomie am Ureter. Z. urol. Chir. **25**, 148—164 (1928). — **Bledsoe, T.**, and **J. Murphy:** Relative importance of the venous and lymphatic routes from the renal pelvis to the circulating blood. J. Urol. (Baltimore) **81**, 264—266 (1959). — **Block, M. A., K. G. Wakim**, and **F. C. Mann:** Appraisal of certain factors influencing compensatory renal hypertrophy. Amer. J. Physiol. **172**, 60 (1953). — **Blum, V.:** Zur Pathogenese der intermittierenden Hydronephrose. Wien. med. Wschr. **30**, 29 (1908). ~ Zur Theorie des Residualharnes. Wien. klin. Wschr. **1917**, Nr. 39. ~ Harnblasendivertikel. Stuttgart: Georg Thieme 1919. — **Blundon, K. E.:** Treatment of retrocaval ureter in solitary kidney. J. Urol. (Baltimore) 88, 28 (1962). — **Bochkor, B.:** Zur Frage der Nierenadenome. Z. Urol. **54**, 539 (1961). — **Bochove, W. M. van:** Enkele zeldzame angeboren nierafwijkingen. J. belge Radiol. **46**, 263 (1963). — **Bodian, M.:** Some observations on the pathology of congenital "idiopathic bladder neck obstruction". Brit. J. Urol. **29**, 393—398 (1957). — **Bodian, M.**, and **C. O. Carter:** Hirschsprung-Disease. Lancet **1951 I**, 302. — **Böckler, H.:** Über postoperative Veränderungen der oberen Harnwege nach der Wertheimschen Radikaloperation. Geburtsh. u. Frauenheilk. **21**, 888 (1961). — **Boeminghaus, H.:** Röntgenologische Untersuchungen über die Resorption schattengebender Lösungen in verschiedenen Hohlorganen, insbesondere in Niere, Nierenbecken und Ureter bei akuten Stauungszuständen. Arch. klin. Chir. **155**, 451—468 (1929). ~ Zur Pathogenese der Hydronephrosen. Arch. klin. Chir. **158**, 445—455 (1930). ~ Intravenöse und transvesikale Pyelographie, zugleich ein Beitrag zur Physiologie der Harnentleerung im Nierenbecken und Ureter. Zbl. Chir. **59**, 852 (1932a). ~ Über die Funktion der Niere bei akutem komplettem Ureterverschluß. Arch. klin. Chir. **171**, 109 (1932). ~ Konservative und operative Behandlung der Ureter-Steinkrankheit. Arch. klin. Chir. (Kongreßbd.) **200**, 487 (1940). ~ Harnstauungsnieren. Leipzig: Georg Thieme 1946. ~ Urologie. Wörishofen: Banaschewski 1954. ~ Mega-Ureter (Betrachtungen zur Ätiologie und Therapie). Urol. int. (Basel) **4**, 257 (1957). ~ Transvesicale Reimplantation des Harnleiters. Z. Urol. **46**, 179 (1958). ~ Urologie. Wörishofen: Banaschewski 1960. ~ Harnstauungsnieren. Stuttgart: Georg Thieme 1948. — **Boeminghaus, H.**, u. **H. Hendriock:** Experimenteller und klinischer Beitrag zur Frage des pelvirenalen und des sog. pyelovenösen Übertritts. Arch. klin. Chir. **155**, 435—450 (1929). — **Boeminghaus, H.**, u. **L. Zeiss:** Zur Erholungsfähigkeit mechanisch bedingter Stauungszustände im Nierenbeckenharnleitersystem. Z. Urol. **29**, 83 (1935). — **Boer, P. W.:** Duplications of kidneys, renal pelvis and ureter and anomalies of the ureter orifices. J. belge Radiol. **46**, 157 (1963). — **Böttger, P.:** Über den klinischen Wert des Uroparagramms (Reabsorptionsurogramm). Z. Urol. **57**, 207 (1964). — **Böttiger, L. E.:** Studies in renal carcinoma. I. Clinical and pathologie anatomical aspects. II. Biochemical investigations. Acta med. scand. **167**, 443—455 (1960). ~ Renal carcinoma as an accidental finding. Acta chir. scand. **127** 158 (1964). — **Bofinger, H.:** Prolaps des vesicalen Ureterendes in die Blase und durch die Urethra. Z. Urol. **55**, 344 (1962). — **Bogash, M., J. Figueroa-Colon, J. J. Pegues, P. R. Leberman**, and **J. J. Murphy:** The lower urinary tract in treated neurosyphilis. J. Urol. (Baltimore) **76**, 70 (1956). — **Bohne, A. W., R. D. Urwiller**, and **D. F. Armento:** Vesicoureteral reflux. J. Urol. (Baltimore) 86, 548—550 (1961). — **Boijsen, E.:** Selektive renale angiographie. Radiologe 1, 170 (1961); Acta radiol. (Stockh.), Suppl. 183 (1959). — **Boissonat, P.:** Urétérocèle chez les nourrissons. J. Urol. (Baltimore) 60, 684 (1954). ~ Rétrécissement rétroméatique ayant déterminé un reflux vésicopyélique bilatéral chez une fillette de deux ans et demi. 2. Rétrécissement du méat urétral et reflux vésico-urétéral droit chez un garçon de 12 ans. J. Urol. (Baltimore) 61, 399 (1955). ~ L'urétérocèle de l'enfant. Rev. Chir. (Paris) 74, 73 (1955). — **Boisonnat, P.,** and **B. Duhamel:** Congenital diverticulum of the anterior urethra associated with aplasia of the abdominal muscles in a male infant. Brit. J. Urol. 34, 59 (1962). — **Boix Ochoa, J.:** Displasia congénita multiquistica renal. Estudio de tres casos. Rev. esp. Pediat. 18, 715 (1962). — **Bollmann, J. L.,** and **F. C. Mann:** Compensatory hypertrophy of remaining kidney after nephrectomy following transplantation of its ureter into the duodenum. Arch. Pat. 19, 28 (1935). — **Boone, A.,** and **A. Smith:** The elastic properties of the normal ureter. J. Urol. (Baltimore) 73, 481 (1955). — **Bonner, C. D.,** and Local injections of hydrocortisone as a new and effective treatment for strictures of the urethra and meatus. New Engl. J. Med. 253, 130—134 (1955). — **Bonnin, N. J.:** Replacement of urethra. Brit. J. Urol. 26, 174 (1954). — **Borell, V.,** and **J. Fernström:** Congenital solitary pelvic kidney. A study of its blood supply by aortography. J. Urol. (Baltimore) 72, 618 (1954). — **Borgard, W.:** Beobachtungen und Untersuchungen bei Pyelitis. Z. Urol. 41, 217 (1948). — **Bormel, P.,** and **E. P. Galleher:** Reversed peristalsis and other complications of ureteroileostomies. J. Urol. (Baltimore) 88, 203 (1962). — **Bors, E.:** Neurogenic bladder. In: G. M. Piersol, The cyclopedia of medicine, surgery, specialties (ed. 3), vol. 9, p. 603—614. Philadelphia: F. A. Davis Co. 1951. ~ Urological aspects of rehabilitation in spinal cord injuries. J. Amer. med. Ass. 146, 225 (1951). — **Bors, E.,** and **K. A. Blinn:** A new method of recording ureteral peristalsis: ureteral kymography. J. Urol. (Baltimore) 74, 322—330 (1955). — **Bors, E.,** and **A. E. Comarr:** Vesicoureteral reflux in parapeglie patients. J. Urol. (Baltimore) 68, 691—698 (1952). — **Bors, E., A. E. Comarr,** and **S. H. Moulton:** The role of nerve blocks in management of traumatic cord bladders: spinal anesthesia, subarychnoid alcohol injections, pudendal nerve anaesthesia and vesical neck anaesthesia. J. Urol. (Baltimore) 63, 653 (1950). — **Boshamer, K.:** Historischer Überblick über die Formalgenese der Harnsteine. Urol. int. (Basel) 7, 14 (1958). ~ Lehrbuch der Urologie. Stuttgart: Gustav Fischer 1963. ~ Zur Frage der Reflex-Anurie. Urol. int. (Basel) 18, 97 (1964). — **Bouteau, A.:** Zit. nach V. Bonhomme et E. Chauvin., Hivernage du rein. J. Urol. Néphrol. 55, 395 (1949). — **Botting, A. J., E. G. Harrison jr.,** and **B. M. Black:** Metastatic hypernephroma masquerading as a polypoid tumor of the gallbladder and review of metastatic tumors of the gallbladder. Proc. Mayo Clin. 38, 225 (1963). — **Bourque, J. P.:** La chirurgie de la jonction urétéro-pyélique. Un. méd. Can. 89, 306 (1960). — **Boyarsky, S., N. Kaplan, J. Martinez,** and **M. Elkis:** Cinefluorography of urinary tract after ureteroileostomy. J. Urol. (Baltimore) 88, 325 (1962). — **Boyarsky, S.,** and **J. Martinez:** Ureteral peristaltic pressures in dogs with changing urine flows. J. Urol. (Baltimore) 87, 25 (1962). — **Boyarsky, S., A. Taylor,** and **G. J. Baylin:** Extravasation in excretory urography. Urol. int. (Basel) 1, 191 (1955). — **Boyd, M.:** Severe acute urethritis following transurethral prostate resection. J. Urol. (Baltimore) 79, 300—305 (1958). — **Boyden, E. A.:** Experimental obstruction of the mesonephric ducts. Proc. Soc. exp. Biol. (N.Y.) 24, 573 (1924). ~ Congenital absence of the kidney. An interpretation based on a 10 mm human embryo exhibiting unilateral renal agenesis. Anat. Rec. 52, 325 (1932). — **Bozler, E.:** The activity of the pacemaker previous to the discharge of a muscular impulse. Amer. J. Physiol. 136, 543 (1942). ~ Conduction, automaticity and tonus of visceral muscles. Experientia (Basel) 4, 213 (1948). — Contractility of muscle in solutions of low electrolyte concentration. Amer. J. Physiol. 199, 299 (1960). — **Braasch, W. F.:** Dilatation of ureter and renal pelvis. J. Amer. med. Ass. 73, 731 (1919). — **Braasch, W. F.,** and **J. L. Emmet:** Clinical urography: An atlas and textbook of roentgenologic diagnosis. Philadelphia: W. B. Saunders Co. 1951. — **Braasch, W. F.,** and **J. W. Merricks:** Clinical and radiological data associated with congen. and acquired single kidney. Surg. Gynec. Obstet. 67, 281 (1938). — **Braasch, W. F.,** and **A. J. Scholl jr.:** Pathologic complications with duplications of the renal pelvis and ureter (double kidney). J. Urol. (Baltimore) 8, 507 (1929). — **Braband, H.:** Zur Röntgendiagnostik urethraler Strikturen und Fisteln. Urologe 3, 343—346 (1964). — **Bradford, J. R.:** The results following partial nephrectomy and the influence of the kidney on metabolism. J. Physiol. (Lond.) 23, 416—496 (1898/99). — **Bradham, R. R., K. M. Lynch,** and **E. J. Dennis:** Ureteroileostomy for urinary diversion. J. S. C. med. Ass. 56, 54 (1960). — **Bradley, S. E., J. H. Larach, H. O. Wheeler, M. MacDowell,** and **J. Oliver:** Correlation of structure and function in the handling of glucose by the nephrome of the canine kidney. J. clin. Invest. 40, 1113 (1961). — **Braitenberg, H. v.:** Über die Miterkrankung der abführenden Harnwege und deren Folgen bei der akuten Beckenbindegewebsentzündung. Zbl. Gynäk. 72, 1489 (1950). — **Brandesky, G.,** u. **H. Floth:** Maligne epitheliale Nierentumoren im Kindesalter. Neue öst. Z. Kinderheilk. 6, 154 (1961). — **Brandesky, G.,** u. **P. P. Rickham:** Zur Behandlung fortgeschrittener Fälle angeborener

Stenosen des unteren Harntraktes. Langenbecks Arch. klin. Chir. **299**, 567 (1962). — **Brandstäter, P.:** Primäres Harnleiterpapillom. Z. Urol. **46**, 483—485 (1953). ~ Megaureter und Harnleiterostiumstenose. Z. Urol. **50**, 174—176 (1957). — **Brandstetter, F.:** Behandlung urologischer Komplikationen nach Wertheimscher Radikaloperation. Urol. int. (Basel) **3**, 25 (1956). — **Brandt, C.:** Seltenes Kystom der Niere und seine Differentialdiagnose. Z. Urol. **49**, 104—107 (1956). — **Brandt, W.:** Lehrbuch der Embryologie. Basel und New York: Karger 1949. — **Branham, D. W.,** and **W. Smith:** Prognosis of renal cell carcinoma. A clinical study of 52 patients. J. Okla. med. Ass. **53**, 412 (1960). — **Branshard, G.,** and **H. Smith:** Polycythaemia with metastases from carcinoma of the kidney. Brit. J. Urol. **36**, 66 (1964). — **Bratherton, D. G.:** The place of radiotherapy in the treatment] of hypernephrom. Brit. J. Radiol. **37**, 124 (1964). — **Bratton, A. C.,** and **E. K. Marshall jr.:** New coupling component for sulfanilamide determination. J. biol. Chem. **128**, 537—550 (1930). — **Braun, H.:** Die für den Urologen wichtigen Vorschriften der „Deutschen Rezeptformeln" (DRF). Z. Urol. **47**, 603—608 (1954). — **Braun, L.:** Zur Regeneration der Tubulusepithelien beim akuten Nierenversagen. Z. Urol. **57**, 789 (1964). — **Braun-Menendez, E.:** Evidence for renotrophin as a causal factor in renal hypertension. Circulation **17**, 696 (1958). — **Brauns, L.:** Studien an Zwillingen im Säuglings- und Kleinkindesalter. Ein Beitrag zur Zwillingsbiologie. Z. Kinderheilk. **43**, 86 (1934). — **Braunstein, H.:** Staining lipid in carcinoma of the prostate gland. Amer. J. clin. Path. **41**, 44 (1964). — **Breakey, B. A., M. W. Woodruff,** and **W. F. Reus jr.:** Adaptability of Kolff twin coil artificial kidney for dialysis in infancy. J. Urol. (Baltimore) **86**, 304 (1961). — **Brecher, E.,** u. **R. Chwalla:** Neues zur Therapie der Harnretention nebst Untersuchungen über die Entlastungsreaktion und die Diurese bei chronischer Harnstauung. Z. urol. Chir. **31**, 266—312 (1931). — **Bregman, R. U., E. T. Bregman, G. B. Cushner,** and **F. M. Woods:** Chromosome analysis. Nuclear sex, clinical and endocrine studies of a true hermaphrodite. J. Urol. (Baltimore) **89**, 475 (1963). — **Brenner, A.:** Ein Beitrag zur Lehre von der Funktion des Blasenschließmuskels. Z. urol. Chir. **241**, 27 (1929). — **Bricker, E. M.:** Bladder substitution with isolated small intestinal segments: A progress report. Surgery **32**, 654 (1952). ~ Functional results of small intestinal segments as bladder substitutes following pelvic evisceration. Surgery **32**, 372—383 (1952). — **Bricker, E. M., H. Butcher,** and **C. A. McAfee:** Late results of bladder substitution with isolated ileal segments. Surg. Gynec. Obstet. **99**, 469 (1954). — **Bridge, R. A. C.:** Horsehoe kidneys in identical twins. Brit. J. Urol. **32**, 32 (1960). — **Brierre jr., J. T.:** Congenital abnormalities of the genitourinary tract: abdominal muscle dysplasia and choanal atresia. Pediatrics **31**, 290 (1963). — **Briggs, A. P.:** Some applications of the colorimetric phosphate method. J. biol. Chem. **59**, 255 (1924). — **Bricker, E. M.:** Bladder substitution after pelvic evisceration. Surg. Clin. N. Amer. **30**, 1511 (1950). — **Brinkmann, W.:** Ein Beitrag zur Indikationsstellung kindlicher Nephrosen. Z. Urol. **47**, 399—405 (1954). — **Brinkmann, W.,** and **E. Bontke:** Harnverhaltung beim Neugeborenen. Z. Urol. **50**, 21 (1957). — **Brinkmann, W. H.:** Diagnostik und Therapie der Nierenverletzungen. Urologe **1**, 305—313 (1962). — **Brinton, L. F.:** Hypernephrom—familial occurence in one family. J. Amer. med. Ass. **173**, 888 (1960). — **Broberger, O., J. Winberg,** and **R. Zetterström:** Juvenile nephronophthisis. I. A genetically determined nephropathy with hypotonic polyuria and azotaemia. Acta paediat. (Uppsala) **49**, 470 (1960). — **Brock, D. R.:** Ureteral obstruction from endometriosis. J. Urol. (Baltimore) **83**, 100—102 (1960) — **Brockhaus, L.:** Neurogene Blasenlähmung bei Kindern. Arch. Kinderheilk. **161**, 258 (1960). — **Brocks, H., L. Heerup,** and **O. Storm:** Bilateral primary renal carcinom. Urol. int. (Basel) 18, 43 (1964). — **Brod, J.:** Die Nieren. Berlin: VEB Volk und Gesundheit 1957. — **Brodie, T. H.,** and **W. C. Cullis:** In the secretion of urine. J. Physiol. (Lond.) **34**, 224 (1906). — **Brooks jr., R. E.:** Left retrocaval ureter associated with situs inversus. J. Urol. (Baltimore) 88, 484 (1962). — **Bro-Rasmussen, F., A. Halborg Sørensen, E. Bredahl,** and **A. Kelstrup:** The structure and function of the urinary bladder. Urol. int. (Basel) **19**, 280 (1965). — **Brosch, V.:** Nierenkarzinom mit secundärer Steinbildung derselben Niere. Z. Urol. **49**, 736—739 (1956). — **Brosig, W.:** Beitrag zu den extraureteralen Abflußstörungen am Ureterabgang. Z. Urol. 1949, Sonderh. 219. — **Brosig, W.,** and **A.-A. Kollwitz:** Transposition of polar vessels: An operative approach to hydronephrosis. J. Urol. (Baltimore) **85**, 453—458 (1961). ~ Weitere Erfahrungen mit der Verlagerung von aberrierenden Gefäßen bei der Hydronephrose. Urologe **3**, 127 (1964). — **Brosig, W., E. Kühnel** u. **R. Nagel:** Zur Behandlung der angeborenen Hydronephrose. Urologe **3**, 297—322 (1964). — **Brotherus, J. V.:** Über die Uroflowmetrie. Urol. int. (Basel) **15**, 205 (1963). — **Brücke, E. Th.:** Über Versuche, den Harn einer Niere dauernd in das Blut zu leiten. Wien. klin. Wschr. **39**, 1058 (1926). — **Brückner, C.:** Zweimalige Entbindung derselben Frau von Mißgeburten mit vergrößerten Nieren. Virchows Arch. path. Anat. **46**, 503 (1869). — **Brulé, A. E., F. Koebele** et **G. Herlory:** Rein pelvien unique congénital. J. Urol. Néphrol. **70**, 391—394 (1964). — **Brulé, A. E., A. Lacroix** et **F. Koebele:** Uretère rétro-cave (2 nouveaux cas). J. Urol. Néphrol. **68**, 201 (1962). — **Brummit, J. R.,** and **W. J. Olivier:** The diagnosis of pyelonephritis in childhood: Quantitative culture of non-catheter urine specimens. Canad. med. Ass. J. **86**, 571 (1962). — **Buhberger, H. G.,** u. **S. Simon:** Röntgen-Fernsehen und Röntgen-Kinematographie in der Urologie. Urologe 3, 323—330 (1964). — **Buchmann, E.:** Ureterstenosierung und Hydronephrosebildung durch Krebsinfiltration und Strahleninduration des Parametriums beim Collum-Carcinom. Strahlentherapie **99**, 20—37 (1956). — **Buchner, F.:** Spezielle Pathologie. München und Berlin: Urban & Schwarzenberg 1960. — **Buchner, H.,** u. **P. Pohl:** Harnleiterverletzungen beim stumpfen Bauchtrauma. Zbl. Chir. **86**, 2006 (1961). — **Budniok, R.,** u. **G. Suchovsky:** Ein Fall von doppelseitigen überzähligen Nieren mit doppelseitigen überzähligen und extravesikal mündenden Harnleitern. Z. Urol. **44**, 453—463 (1951). — **Bücher, K.:** Pyeloureteritis cystica beidseits. Z. Urol. **51**, 693—695 (1958). — **Büchner, A.-O.:** Abflußbehinderung einer Niere infolge Stecksplitters. Z. Urol. **44**, 222—224 (1951). — **Bülbring, N. J.:** Correlation between membrane potential, spike discharge and tension in smooth muscle. J. Physiol. (Lond.) **128**, 200 (1955). — **Büscher, H. K.:** Transurethrale Elektroresektionen beim Kind. Urologe **1**, 277 (1962). — **Büscher, H. K.,** u. **A. Gaca:** Störungen der Harnleiterdynamik nach Ureterplastik mit Kontinuitätstrennung. Chirurg **31**, 70 (1960). — **Buffin, R. P.,** et **C. Veyssiere:** Rein ectopique pelvien compliqué d'hydropyonéphrose. Difficultés diagnostiques d'une tumeur pelvienne. Lille chir. **18**, 100 (1963). — **Bugbee, H. G.,** and **J. R. Losee** The clinical significance of congenital anomalies of the kidney and ureter. Surg. Gynec. Obstet. **28**, 97 (1919). — **Bugbee, G. M.,** and **M. Wollstein:** Surgical pathology of the urinary tract in infants. J. Amer. med. Ass. **83**, 1887 (1924). — **Bulbuca, I., G. Panaitescu** u. **I. Perian:** Bösartige Geschwulst einer Restniere. Z. Urol. **55**, 265 (1962). — **Bumpus jr., H. C.:** Urinary reflux. J. Urol. (Baltimore) **12**, 341 (1924). — **Bunge, R. G.:** Delayed cystograms in children. J. Urol. (Baltimore) **70**, 729—732 (1953). ~ Further observations with delayed cystography. J. Urol. (Baltimore) **71**, 427—434 (1954). — **Bunting, C. H.:** Congenital cystic kidney and liver with family tendency. J. exp. Med. 8, 271 (1906). — **Bunts, R. C.:** Vesicoureteral reflux in paraplegia patients. J. Urol. (Baltimore) **79**, 747—750 (1958). — **Burchele, Th., V. Ichim** et **M. Demetrescu:** Étude expérimentale sur l'évacuation de la vessie médullaire. Urol. int. (Basel) 8, 32 (1959). — **Burford, C. E., J. E. Gleen,** and **E. H. Burford:** Ureteral ectopia: A review of the literature and 2 cases reports. J. Urol. (Baltimore) **62**, 211 (1949). — **Burger, C.:** Über cystoide Degeneration der Niere bei Neugeborenen. Bonn: Carthaus 1867. — **Burghele, T.:** Durch verkalktes Myom des Uterus bedingte Hydronephrose. Z. Urol. **38**, 203 (1944). — **Burkhardt, L.:** Hufeisenniere als konstitutionspathologisches Stigma. Z. menschl. Vererb.- u. Konstit.-Lehre **30**, 364 (1951). — **Burkhart, T., E. Schmidt** u. **W. Busanny-Caspari:** Ein Beitrag zur Klinik der Harnleitergeschwülste unter besonderer Berücksichtigung der gutartigen primären Tumoren. Z. Urol. **47**, 214—224 (1954). — **Burkland, C. E.:** Clinical considerations in aplasia, hypoplasia and atrophy of the kidney. J. Urol. (Baltimore) **71**, 1 (1954). ~ The significance of genetic and environmental factors in urogenital disease. J. Urol. (Baltimore) **79**, 532 (1958). — **Burmeister, H.:** Zur Chirurgie der primären retroperitonealen Geschwülste. Ärztl. Wschr. **13**, 469 (1958). — **Burns, E.:** Reflux in children. Urologist's Letters **4**, May (1955). ~ Management of common problems in the urinary tract of children. Sth. med. J. (Bgham, Ala.) **52**, 477 (1959). — **Burns, E.,** and **B. M. Harvard:** Common congenital lesions of urinary tract. J. Amer. med. Ass. **146**, 419 (1951). — **Burnstock, G.,** and **C. L. Prosser:** Conduction in smooth muscles; comparative electrical properties. Amer. J. Physiol. **199**, 553 (1960). — **Burt, J. C., C. M. Lane,** and **J. L. Hamilton:** An unusual anomaly of upper urinary tract. J. Urol. (Baltimore) **46**, 235 (1941). — **Burton, A. C.:** On the physical equilibrium of small blood vessels. Amer. J. Physiol. **164**, 319 (1951). — **Burwell, R. G.:** The solitary ectopic pelvic kidney: Case report with a review. Brit. J. Urol. **31**, 254 (1959). — **Busch, H.-G.:** Die urologische Untersuchung des Säuglings und Kleinkindes. Urologe **1**, 261 (1962). ~ Vor- und Nachbehandlung bei urologischen Eingriffen im Säuglings- und Kindesalter. Urologe **1**, 274 (1962). — **Buschmann, O.:** Nierentumoren im Kindesalter. Münch. med. Wschr. **106**, 1096 (1964). — **Butcher jr., H. R.,** and **W. Sleator jr.:** The effect of ureteral anastomosis upon conduction of peristaltic waves: an electroureteric study. J. Urol. (Baltimore) **75**, 650 (1956). — **Butcher jr., H. R., W. Sleator jr.,** and **W. P. Schmandt:** A study of the peristaltic conduction mechanism in the canine ureter. J. Urol. (Baltimore) 78, 221—231 (1957). — **Buttler, E. G.:** Relative role played by embryonic reine in development of mammalian vena posterior. Amer. J. Anat. **39**, 267—283 (1927). — **Butz, H.:** Über die Sympathikoblastome des Nebennierenmarkes. Virchows Arch. path. Anat. **306**, 360 (1940).

**Cabot, H.:** Some observations upon hydronephrosis. Trans. Amer. Ass. gen.-urin. Surg. **12** (1900). — **Cahill, G. F.:** Pheochromocytoma. J. Amer. med. Ass. **138**, 180 (1948). — **Caine, M.:** Crossed renal ectopia. Brit. J. Urol. **28**, 257 (1956). — **Caissel, M. J.:** Sarcome du rein et tumeur de médiastin. J. Urol. Néphrol. **70**, 554 (1964). — **Calabrese, L.:** Rare osservation di patologia splenica: (1) Milza prosica torta sul penduncolo. (2) Milza accessoria in testicolo ritenuto. Arch. Anat. path. **37**, 265 (1962). — **Camossa, Ch.:** Zit. nach Papin. — **Campbell, E. W., W. C. Hunsicker,** and **J. Marconis:** Giant hydronephrosis of traumatic origin. J. Urol. (Baltimore) **63**, 970 (1950). — **Campbell, J. C., E. C. Edwards, J. H. Grindlay,** Temporary renal ischemia with immediate and delayed contralateral nephrectomy. J. Urol. (Baltimore) **85**, 875

(1961). — **Campbell, J. S.,** and **Z. H. Zaidi:** Hematometrocolpos on the newborn. Arch. Path. **73**, 179 (1962). — **Campbell, M.:** Perirenal hydronephrosis. Amer. J. Surg. **19**, 523 (1933). ~ Congenital hydronephrosis and hydroureter. Surg. Gynec. Obstet. **87**, 237 (1948). ~ Hydronephrosis in infants and children. J. Urol. (Baltimore) **65**, 734 (1951). ~ Primary megalo-ureter. J. Urol. (Baltimore) **68**, 584 (1952). — **Campbell, M. F.:** Stricture of male urethra. Ann. Surg. **89**, 379—399 (1929). ~ Congenital bilateral uretero-vesical stricture in infants and children. J. Urol. (Baltimore) **26**, 529 (1931). ~ The dilated ureter in children. Amer. J. Surg. **39**, 438 (1938). ~ Megaloureter. J. Urol. (Baltimore) **60**, 31 (1948). ~ Ureterocele. A study of 94 instances in 80 infants and children. Surg. Gynec. Obstet. **93**, 705 (1951). ~ Clinical pediatric urology, p. 68. Philadelphia: W. B. Saunders Co. 1951. ~ Primary megaloureter. J. Urol. (Baltimore) **68**, 584—590 (1952). ~ Urology in infancy and childhood. In: Urology, p. 1459. Philadelphia and London: W. B. Saunders Co. 1954. ~ Congenital anomalies of the kidney. In: Urology. Philadelphia: W. B. Saunders Co. 1957. ~ Urology. Philadelphia and London: W. B. Saunders Co. 1963. ~ Anomalies of the kidney. In: Urology, vol. 2, p. 1539—1617. Philadelphia and London: W. B. Saunders Co. 1963. ~ Pediatric Urology, vol. 2, p. 259. New York: Macmillan & Co. 1937. — **Campos Freire, G. de:** Right kidney transposition to the left side by huge retroperitoneal lipoma simulating crossed kidney ectopy. Diagnosis with translumbar serial aortography. Urol. int. (Basel) **4**, 2 (1957). ~ Hydronephrosis: Plastic surgery of uretero-pelvic junction analysis of 36 surgical cases. J. Urol. (Baltimore) **79**, 674—680 (1958). — **Cangiani, Th.:** Ein Fall von zystischer Dilatation des vesikalen Ureterendes. Z. urol. Chir. **36**, 172 (1933). — **Cannon, J. F.:** Hereditary unilateral hydronephrosis. Ann. intern. Med. **41**, 1054 (1954). — **Capek, V.,** and **F. Fojtik:** Significance of selective renal angiography in injuries of the kidney in childhood. Amer. J. Roentgenol. **90**, 75 (1963). — **Caporale, L.:** Au sujet de l'innervation de l'urétère. J. Urol. (Baltimore) **28**, 28—29 (1929). — **Carando, M.,** e. **G. Dell'Adami:** Contributo allo studio dell'architettura della muscolatura ureterale. Arch. ital. Urol. **24**, 136 (1950). — **Carlson, H. E.:** Supernumerary kidney: A summary of fifty-one reported cases. J. Urol. (Baltimore) **64**, 224 (1950). ~ Tubeless cystotomy in childhood. J. Urol. (Baltimore) **83**, 669 (1960). — **Caroll, G.:** Nontuberculous infections of the urinary tract. In: Campbell, Urology. Philadelphia and London: W. B. Sounders Co. 1963. — **Carpenter, W. B.,** and **J. W. Kernohan:** Retroperitoneal ganglioneuromas and neurofibromas. A clinicopathological study. Cancer (Philad.) **16**, 788 (1963). — **Carritano, A. P.:** Aneurysm of the renal artery. Amer. J. Surg. **94**, 638 (1957). — **Carvalho, A. P.:** Stenosierende Periureteritis idiopathica. Z. Urol. **53**, 681—691 (1960). — **Carvalho, F. P.:** Contribuicao para o studo das Ureteropatias obstrutivas. Faculdade de Medizina de Lisboa (1965). — **Casey, W. C.:** Urintubated pyeloplastic operations for hydronephrosis, results of 21 cases. J. Urol. (Baltimore) **81**, 612 (1959). — **Caskie, J. D.,** and **A. A. Borski:** One-stage plastic repair of exstrophy of bladder combined with bilateral osteotomy of the ilia. J. Bone Jt Surg. A **45**, 161 (1963). — **Casper, L.:** Lehrbuch der Urologie. München-Berlin-Wien: Urban & Schwarzenberg 1921. — **Catel, W.,** u. **R. Garsche:** Studien bei Kindern mit dem Bildwandler. 2. Mitteilung: Bewegungsund Entleerungsvorgänge im Bereich von Nierenkelchen und Nierenbecken. Fortschr. Röntgenstr. **86**, 66 (1957). — **Caulk, J. R.:** The importance of the ureterovesical valve. J. Urol. (Baltimore) **9**, 315 (1923). — **Cavara, C.,** and **B. Alvisi:** Aspetti radiografici conseguenti ad errori di technica nella ureteropielografia ascendente. Fracastoro **53**, 48 (1960). — **Cavazzana, P.,** et **A. Ambrosetti:** Les modification histopathologiques des Bassinet dans l'hydronéphrose. Urol. int. (Basel) **4**, 96 (1957). — **Cecil, A. B.:** The preoperative treatment of prostatic obstruction. Surg. Gynec. Obstet. **58**, 630 (1934). ~ A radical operation for cure on intractable stricture of male urethra. J. Urol. (Baltimore) **75**, 501 (1956). — **Chapman, T. L.:** General discussion. Brit. J. Urol. **31**, 394—396 (1959). — **Chaptal, J., R. Jean** et **H. Bonnet:** Anomalies des voles urinaires chez l'enfant et leur retentissement sur le rein. Ann. Pédiat. (Paris) **12**, 69—78 (1959). — **Chasis, H., J. Redish,** and **J. Erdman:** Application of clearance method to determination of unilateral blood flow in 'man. J. clin. Invest. **19**, 782 (1940). — **Chau, P. M., G. H. Fletcher, F. N. Rutledge,** and **G. D. Dopp:** Complications of high dose whole pelvis irradiation in female pelvis cancer. Amer. J. Roentgenol. **87**, 22 (1962). — **Chauvin, H. F.:** Lithiase multiple dans un méga-uretère découverte à l'occasion d'une cystalgie. J. Urol. Néphrol. **66**, 325—327 (1960). — **Chauvin, H.-F., H. Bonneau** et **F. Robert:** Kyste dermoide du testicule. J. Urol. Néphrol. **68**, 376 (1962). — **Chauvin, H.-F.,** et **G. Farnarier:** Réintervention pour sténoses des anastomoses urétéro-sigmoidiennes. J. Urol. Néphrol. **68**, 377 (1962). — **Chauvin, H.-F.,** et **F. Robert:** Notre opinion actuelle sur le traitement des cancers du rein de l'adulte. J. Urol. Néphrol. **70**, 283 (1964). — **Chen jr., P. S., V. M. Emmel, J. A. Benjamin,** and **V. Distefaus:** Studies on the isolated dog ureter. The pharmacological action of histamine, levarterenol and antihistaminics. Arch. int. Pharmacodyn. **110**, 131 (1957). — **Chenoweth, C. V.,** and **E. W. Clawater jr.:** Interstitial cystitis in children. J. Urol. (Baltimore) **83**, 150 (1960). — **Chiaudano, C.:** Zur Behandlung der Blasenekstrophie. Urologe **2**, 314 (1963). — **Chinn, J., R. K. Horton,** and **C. Rusche:** Unilateral ureteral obstruction as sole manifestation of endometrioses. J. Urol. (Baltimore) **77**, 144 (1957). — **Chisholm, E. R.,**

**J. A. Hutch,** and **A. A. Bolomey:** Bilateral urethral obstruction due to chronic inflammation of fascia around ureters. J. Urol. (Baltimore) **72**, 812 (1954). — **Christensen, A.,** and **P. Lange:** Urological and other complications following radical hysterectomy for cancer of the cervix with pelvic lymphadenectomy. Urol. int. (Basel) **2**, 180 (1956). — **Chute, R.,** and **R. L. Sallade:** Bilateral side-by side cutaneous ureterostomy in the midline for urinary diversion. J. Urol. (Baltimore) **85**, 280 (1961). — **Chwalla, R.:** Entstehung der zystischen Dilatation des vesikalen Harnleiters. Zbl. Gynäk. **50**, 3157 (1926). ~ Ein Fall von angeborenem Verschluß des vesikalen Ureterendes. Z. urol. Chir. **23**, 189 (1927). ~ Über die Entwicklung der Harnblase. Z. Anat. Entwickl.-Gesch. **83**, 615 (1927). ~ Process of formation of cystic dilatation of vesical and ureter and of diverticula at the ureteral ostium. Urol. cutan. Rev. **31**, 499 (1927). ~ Die Starre des inneren Blasenmuskels. Bruns' Beitr. klin. Chir. **147**, 578 (1929). ~ Ureter triplex. Z. urol. Chir. **41**, 224 (1935). ~ Urologische Endokrinologie. Berlin-Göttingen-Heidelberg: Springer 1951. — **Chyn, K. V.,** and **J. A. Evans:** Nephrotomography in differentiation of renal cyst from neoplasma: a review of 500 cases. J. Urol. (Baltimore) **83**, 21 (1960). — **Chytilova, M.,** and **O. Fintajslova:** Exstrophy of the bladder with duplication of the bladder and the urethra. Acta Chir. plast. (Praha) **4**, 250 (1962). — **Cibert, J.:** Hydronéphrose sur un rein gauche en ectopie pelvienne, petite hydronéphrose du coté droit. J. Urol. Néphrol. **36**, 582—583 (1930). ~ L'iléocystoplastie de substitution dans le traitement de certains troubles vésicaux d'origine nerveuse. Urol. int. (Basel) **2**, 153 (1956). — **Cibert, J., M. Bernheim** et **J. Cibert:** Les abouchements ectopiques de l'uretère. Pédiatrie **15**, 843 (1960). ~ Les urétérocèles infantiles. Pédiatrie **15**, 849 (1960). — **Cibert, J.,** et **H. Cavailher:** Méga-uretère. Anastomose latérale de l'urétère à la vessie. Lyon chir. **41**, 463 (1946). — **Cibert, J., L. Durand** et **C. Rivière:** Les compressions uretérales par sclérose du tissu cellulo-adipeux péri uretérites primitives. J. Urol. Néphrol. **62**, 705 (1956). — **Cibert, J., G. Richmont** et **J. Cibert:** Les urétérocèles. Paris: Masson 1960. — **Clarke, B. G.:** A clinical study of the motor paralytic bladder in poliomyelitis. J. Urol. (Baltimore) **76**, 66 (1956). ~ Transurethral ureteral meatotomy and vesicoureteral reflux: A clinical study of operative results. J. Urol. (Baltimore) **86**, 319—320 (1961). — **Cockett, A. T. K., M. Maxwell,** and **J. J. Kaufman:** Delayed appearance time of intravenous urographic contrast media in renal ischemic hypertensions. J. Urol. (Baltimore) 87, 799 (1962). — **Cohen, A. E., J. L. Boudreaux,** and **J. U. Schlegel:** Ureteric obstruction following retrograde catheterization. J. Urol. (Baltimore) **87**, 622 (1962). — **Comar, C. B.,** u. **V. Saggese:** Die multiple Simultan-Schichtaufnahme im Studium des Nierengebietes. Urol. int. (Basel) **11**, 40 (1961). — **Comarr, A. E.:** Further observation on vesicoureteral reflux. J. Urol. (Baltimore) **74**, 59 (1955). — **Conca, G.,** e **H. Wilhelm:** Rara malformazione complesa dell'apparato urogenitale in neonato. Folia hered. path. (Milano) **9**, 25 (1960). — **Connor, D. H, H. B. Taylor,** and **E. B. Helwig:** Cutaneous metastases of renal cell carcinoma. Arch. Path. **76**, 339 (1963). — **Cook jr., F. E., J. T. Leslie,** and **E. W. Brannon:** A new concept of abdominal closure in infants with extrophy of bladder. J. Urol. (Baltimore) **87**, 823 (1962). — **Coppridge, W.:** Bilateral pelvic kidneys. J. Urol. (Baltimore) **32**, 231 (1934). — **Corbus, B. C., R. D. Estrem,** and **W. Hunt:** Retro-iliac ureter. J. Urol. (Baltimore) **84**, 67—68 (1960). — **Cordonnier, J. J.:** Uretersigmoid anastomosis. Surg. Gynec. Obstet. 88, 441—446 (1949). ~ Ileal bladder substitution: An analysis of 78 cases. J. Urol. (Baltimore) **77**, 714 (1957). ~ Obstructive uropathy and urinary tract infarctions in children. Postgrad. med. J. **23**, 221 (1958). — **Cordonnier, J. J.,** and **C. H. Nicolai:** Evaluation of the use of an isolated segment of ileum as a means of urinary diversion. J. Urol. (Baltimore) **83**, 834 (1960). — **Corey, E. L., E. H. Fite jr.,** and **S. A. Vest:** Electropotential changes in the normal human ureter. J. Urol. (Baltimore) **75**, 244 (1956). — **Cornwell, P. M.:** Giant hydronephrosis in a duplicates kidney. J. Urol. (Baltimore) **55**, 238 (1946). — **Corradini, E.:** L'anatomia pathologica del ganglioneuroma e i suoi mederei problemi in base a 14 osservazioni. Arch. Anat. path. **36**, 899 (1961). — **Corsdress, O.:** Ein Fall von Leukoplakie des Nierenbeckens mit Bildung eines Epithelpfropfes. Z. urol. Chir. **13**, 1 (1923). — **Couvelaire, R.:** L'urologue devant les néphrites ascendantes. J. Urol. méd. chir. **60**, 753 (1954). — **Couvelaire, R.,** et **J. Auvert:** La phlebographie cave inferieure dans l'exploration des tumeurs du rein droit. J. Urol. Néphrol. **62**, 21 (1956). — **Covington, T.,** and **W. Reesen:** Hydronephrosis associated with overhydration. J. Urol. (Baltimore) **63**, 438 (1950). — **Cox, P. J. N.:** The genetics of nephroblastoma. Abstracts. X. Internat. Congr. Pediat', Lisboa, 371, 312 (1962). — **Crane, J. F.:** Ureteral involvement by aortic aneurysm. J. Urol. (Baltimore) **79**, 403—409 (1958). — **Crenshaw, J. L.:** Ureter with extravesical orefice, supernumerary ureter ending blindly stones in extrapelvic cystocele: Report of eleven cases. J. Urol. (Baltimore) **43**, 82 (1940). — **Crenshaw, J. L.,** and **H. A. Buchtel:** Ectopic ureter with extravesical orifice. J. Urol. (Baltimore) **35**, 190 (1936). — **Crevy, C. D.:** Sudden decompression of the chronic distended urinary bladder. Arch. Surg. **25**, 356 (1932). — **Crevy, C. D.,** and **H. K. S. Gold:** The result of y plasty after five to twenty-four years. A review of seventy-three operations. J. Urol. (Baltimore) **77**, 388 (1957). — **Crevy, C. D.,** and **W. E. Price:** Differentiation of renal cyste from neoplasma for abdominal aortography: pitfalls. Radiology **64**,

831 (1955). — **Crone-Münzebrock, H.:** Beitrag zur Endometriose der Harnblase. Z. Urol. **49**, 550—556 (1956). — **Crosnier, J.:** Pathologie, Physiologie und Klinik der Harnsekretion. Berlin-Göttingen-Heidelberg: Springer 1955. — **Csata, D.,** u. **J. Molnár:** Ureteritis cystica bei Ureterfissur. Z. Urol. **56**, 399 (1963). — **Csata, S., D. Frang** u. **J. Pinter:** Über die Bedeutung der urologischen Untersuchung in der Diagnostik akuter Niereninsuffizienzen. Z. Urol. **57**, 239 (1964). — **Culp, O. S.:** Hydronephrosis and hydroureter in infancy and childhood. J. Urol. (Baltimore) **87**, 443—450 (1962). ~ In: W. J. McMartin, O. S. Culp, R. H. Flocks, F. E. Foley, T. E. Gubson, and T. D. Moore, Panel discussion on hydronephrosis. Urol. Surv. **7**, 91 (1957). — **Culp, O. S.,** and **J. H. de Weerd:** Pelvic flap operation for certain types of uretero-pelvic obstruction: Preliminary report. Proc. Mayo Clin. **26**, 483—488 (1951). ~ A pelvic flap operation for certain types of ureteropelvic obstruction. Proc. Mayo Clin. **26**, 483 (1951). ~ A pelvic flap operation for certain types of ureteropelvic obstructions: Observations after two years experience. J. Urol. (Baltimore) **71**, 521 (1954). ~ Pelvic flap operation for ureteropelvic obstruction. J. Urol. (Baltimore) **71**, 523—529 (1954). — **Curtius, F.,** u. **G. Korkhaus:** Klinische Zwillingsstudien. Z. menschl. Vererb.- u. Konstit.-Lehre **15**, 229 (1930). — **Cushing, H.,** and **S. B. Wolbach:** The transformation of a malignant paravertebrae sympathicoblastoma into a benign ganglioneuroma. Amer. J. Path. **3**, 203 (1927). — **Cushny, A. R.:** The secretion of urine, p. 87—88. London: Longmans, Greens & Co. 1917.

**Dahl, E. V.,** and **R. C. Bahn:** Aberrant adrenal cortical tissue near the testis in human infants. Amer. J. Path. **40**, 687 (1962). — **Dale, H. H., W. Feldberg,** and **M. Vogt:** Release of acetylcholine at voluntary motor nerve endings. J. Physiol. (Lond.) **86**, 353 (1936). — **Dale, H. H.,** and **H. S. Gasser:** The pharmacology of denervated mammalian muscle. Part I. The nature of the substances producing contracture. J. Pharmacol. exp. Ther. **29**, 53 (1926). — **Dalgaard, O. Z.:** Bilateral polycystic disease of the kidneys. A follow-up of two hundred and eighty-four patients and their families. Kopenhagen: E. Munksgaard 1957. — **Damanski, M.:** Hydronephrosis and hydroureter in paraplegia. J. Urol. (Baltimore) **89**, 660—665 (1963). — **Damanski, M.,** and **N. Gibbon:** The upper urinary tracts in the paraplegia. A long-term survey. Brit. J. Urol. **28**, 24 (1956). — **Daniel, O.:** Delayed traumatic stricture of anterior urethra. Btit. J. Urol. **24**, 225—235 (1951). — **Dargeon, H. W.:** Tumors of childhood. New York: Hoeber 1960. — **Darget, R.:** Zit. nach V. Bonhomme et E. Chauvin, Hivernage du rein. J. Urol. Néphrol. **55**, 395 (1949). — **Dashey, G.:** On three cases of inborn polycystic kidney degeneration. Vup. Pediat. Akus. Ginek. **4**, 77 (1960. — **Daut, R. V., J. L. Emmet,** and **R. L. J. Kennedy:** Congenital absence of abdominal muscles with urologic complications. Report of a patient successfully treated. Proc. Mayo Clin. **22**, 8—13 (1947). — **Davey, W. W.:** Renal tumours in Nigeria. Brit. J. Urol. **36**, 340 (1964). — **David, H.:** Submikroskopische Strukturveränderungen der Niere bei akuter Harnstauung. Acta biol. med. germ. **10**, 164 (1963). — **Davidsohn, J.,** and **C. Newberger:** Congenital valves of the posterior urethra in twins. Arch. Path. **16**, 57 (1933). — **Davidson, B.:** Renal ectopia with abdominal and pelvic symtomatology. Urol. cutan. Rev. **42**, 334 (1938). — **Davidson, W. M.,** and **G. I. M. Ross:** Bilateral absence of the kidneys and related congenital anomalies. J. Path. Bact. **68**, 459 (1954). — **Davies, J. W.:** Urinary stress incontinence. Surg. Gynec. Obstet. **67**, 273—280 (1938). — **Davis, D. M.:** Intubated ureterotomy: A new operation for ureteral and ureterpelvic stricture. Surg. Gynec. Obstet. **76**, 513—523 (1943). ~ Intubated ureterotomy. J. Urol. (Baltimore) **66**, 77 (1951). ~ The hydrodynamics of the upper urinary tract (urodynamics). Ann. Surg. **140**, 839—849 (1954). ~ The process of ureteral repair: A recapitulation of the splinting question. Trans. Amer. Ass. gen.-urin. Surg. **49**, 71—79 (1957); J. Urol. (Baltimore) **79**, 215 (1958). ~ Urinary tract obstruction. What has been learned about it, and what is still to be learned. J. Urol. (Baltimore) **80**, 93 (1958). — **Davis, D. M., G. H. Strong,** and **Wm. Drake jr.:** Intubated ureterotomy: Experimental work and clinical results. J. Urol. (Baltimore) **59**, 851—862 (1948). — **Davis, D. M., P. D. Zimskind,** and **J. P. Paquet:** Studies on urodynamics: New light on ureteral function. Z. Urol. **90**, 150 (1963). — **Deakin, R.:** Congenital bladder neck obstruction in children. J. Urol. (Baltimore) 78, 384 (1957). — **Dean jr., A. L., J. K. Lattimer,** and **C. B. McCoy:** The standardized Columbia University cystograms. J. Urol. (Baltimore) **78**, 662—668 (1957). — **Decker, J. J.,** and **P. R. Vandeman:** Renal calculi preceding gouty arthritis in a child. Amer. J. Med. **34**, 805 (1962). — **Deilmann, F. W.:** Über den seltenen Fall eines angeborenen sogenannten Riesenharnleiters mit Zwergniere. Z. Urol. **42**, 7 (1949). — **Delinotte, P.:** Rein en fer à cheval et lithiase rénale bilaterale. J. Urol. Néphrol. **65**, 924—926 (1959). — **Dell'Adami, G.:** Le alterazioni obstructive delle vie urinarie escretici nell'infanzia. Relaz. Uff. al XXXII Congr. d. Soc. Ital. d. Urologia, Firenze 24—27 sett. 1959. — **Dell'Adami, G.,** e **C. Meneghini:** 11 «rene a spugna»: la prima osservazione in consanguinci. Arch. ital. Urol. **27**, 81 (1954). — **Della Santa, R.:** Le traitement de l'anurie aigue. Genf 1949. — **Deluca, F. B., O. Swenson,** and **B. Smith:** Effect of chronic mechanical obstruction of ureteral peristalsis. J. Urol. (Baltimore) **85**, 497 (1961). — **Demel, J.,** u. **R. Pegrim:** Unechte perirenale traumatische Cyste. Z. Urol. **52**, 64—67 (1959). — **Deming, C. L.:** Nephroptosis and its correction. Trans. Amer. Ass. gen.-urin. Surg. **22**, 131—147 (1929). ~ The pathological physiology and treatment of hydronephrosis. Trans. VIII. Congr. de la soc. int. de urologia. Paris: Gaston 1949. — **Denis, L. J.,** and **G. R. Prout jr.:** Lactic dehydrogenase in prostatic cancer. Invest. Urol. **1**, 101 (1963). — **Denitz, E., J. A. Calams,** and **J. H. McDonald:** Repair of total defect of ureter with single pedicle ureteral flap. J. Urol. (Baltimore) **88**, 191 (1962). — **Dennig, H.:** Die Innervation der Harnblase. Berlin: Springer 1926. — **Dermatas, J.:** Résultats des interventiones conservatrices dans le traitement des hydronéphroses. J. Urol. Néphrol. **62**, 739—752 (1956). ~ Quelques réflexions sur le rein en fer à cheval et sa chirurgie. J. Urol. Néphrol. **63**, 58—69 (1957). — **Désarménien, J.:** Les blessures de l'urétère dans la chirurgie pelvienne. J. Chir. (Paris) **86**, 443 (1963). — **Dessureault, P., G. Bessette** et **P. E. Bertrand:** Le traumatisme rénal. Un. méd. Can. **93**, 147 (1964). — **Dettmar, H.:** Diagnose und Therapie der Doppelnieren mit extravesikaler Harnleitermündung. Z. Urol. **43**, H. 11/12 (1950). — **Dettmar, H.,** u. **H. Staehler:** Adiuretin als Mittel zur gesteuerten Kontrastmittelanreicherung bei der i.v. Pyelographie. Z. Urol. **46**, **98** (1953). — **Deuticke, P.:** Nierentumoren. Dtsch. Z. Chir. **231**, 767 (1931). ~ Ein Fall von reflektorischer Anurie. Zbl. Chir. **34**, **118** (1937). ~ Hydroureteren. Z. Urol., Sond.-H. Verh. Ber. d. Dtsch. Ges. f. Urol. Leipzig: Georg Thieme 1950. ~ Hydronephrose. Z. Urol. Verhandl.-Ber. 1949, S. 185. Stuttgart: Georg Thieme 1950. ~ Über die Ureterkolik. Z. Urol. **44**, 124—125 (1951). ~ Intermittierende Hydronephrosen. Z. Urol. **46**, 25 (1953). ~ Über ektope Harnleitermündungen. Z. Urol. **46**, 533—539 (1953). ~ Zur Frage des primären Megaureters. Z. Urol. **55**, 241 (1962). ~ Nierenverletzungen. Klin. Med. **17**, 521 (1962). ~ Fehler und Mißerfolge bei plastischen Eingriffen am Nierenbecken. Verhandl.-Ber. d. Dtsch. Ges. f. Urol., XIX. Tagung Köln 1961. Berlin-Göttingen-Heidelberg: Springer 1962. ~ Die Röntgenuntersuchung der Niere und des Harnleiters in der urologischen Diagnostik. München-Gräfelfing: Dr. E. Banaschwski 1965. — **Deuticke, P.,** u. **H. Haschek:** Über Nierentuberculose. Urologe **4**, 46—50 (1965). — **Deuticke, P., H. Haschek** u. **A. Schimatek:** Die Hydronephrose und ihre konservativ-chirurgische Behandlung (Nierenbeckenplastik). Urol. int. (Basel) **10**, 193 (1960). — **Deuticke, P.,** u. **A. Schimatzek:** Über die Harnleiterumpflanzung. Z. Urol. **52**, 401 (1959). — **Dévé, F.:** L'echinococcose osseuse. Paris: Masson & Cie. 1948. — **Devens, K., H. Singer,** and **G. Neuhauser:** About the treatment of renal injuries in childhood and its late results. Acta urol. belge **30**, 554 (1962). — **Dewart, L.:** Etude de l'action de l'artériographie rénal sur le rein du chien. J. Urol. méd. chir. **65**, 601 (1959). — **Deweerd, J. H.:** Urinary diversion via an ileal segment. Surg. Clin. N. Amer. **39**, 907 (1960). — **Dias, A. D.:** Immediate urethroplasty for acute retention following chronic stricture of the urethra. J. Urol. (Baltimore) **85**, 301—305 (1961). — **Diaz, G. F.:** Renal ectopy. J. int. Coll. Surg. **19**, 158 (1953). — **Dick, D. A. L.:** Carcinoma of the bladder treated by external irradiation. Brit. J. Urol. **34**, 340 (1962). — **Dillon, J. R.:** Use of the bladder pedicles as substitutes for the lower ureter. J. Urol. (Baltimore) **83**, 583 (1960). — **Dineen, J., T. Asch,** and **J. M. Pearce:** Retroperitoneal fibrosis. An anatomic and radiologic review with a report of four new cases and an explanation of pathogenesis. Radiology **75**, 380 (1960). — **Dittrich, J. K.:** Über die Pyelonephritis des Säuglings im Röntgenbild. Urologe **1**, 283 (1962). — **Dix, V. W.:** Hydronephrosis. Brit. J. Urol. **31**, 366 (1959). — **Dluhos, M., M. Zenaty** u. **V. Horn:** Die Nierenheilung. II. Heilungsvorgänge am Nierenparenchym nach Nierenverletzung. Z. Urol. **55**, 553 (1962). — **Dobritz, F. O.:** Über Harnstauungsnieren. Z. Urol. **44**, 240—269 (1951). — **Döderlein, A.:** Über 2 seltene und wichtige gynäkologisch-urologische Fälle. Z. Urol. **23**, 450 (1929). — **Dominguez, R.:** Pyelovenous communications; a functional study. In: E. L. Quinn and E. H. Kass (eds.), Biology of pyelonephritis, p. 189. Boston: Little, Brown & Co. 1960. — **Dominguez, R.,** and **R. B. Adams:** Renal function during and after acute hydronephrosis in the dog. Lab. Invest. **7**, 292 (1958). — **Dornetz-Huber, Vl.,** u. **S. Griesbach:** Lipoblastoma renis. Z. Urol. **55**, 23 (1962). — **Doroshow, L. W., H. Young,** and **M. A. Robbins:** Intrathecal injection, an anusual complication of translumbar aortography. J. Urol. (Baltimore) **88**, 438 (1962). — **Doss, A. K.:** Translumbar aortography; its diagnostic value in urology. J. Urol. (Baltimore) **55**, 594 (1946). — **Doss, A. K., H. C. Thomas,** and **T. B. Bond:** Renal arteriography, its clinical calue. Tex. St. J. Med. **38**, 277 (1942). — **Dossot, R.:** Physiologie et traitement de hydronéphrose. Bull. Soc. Intern. Urol. 8. Congr., Barcelona 1949, vol. I, p. 79. — **Dourmashkin, R. L.:** The basis for management of ureteral calculi. J. Amer. med. Ass. **96**, 276 (1931). ~ Scrotal hernia of ureter associated with a unilatfused kidney. J. Urol. (Baltimore) **38**, 455 (1937). ~ Complete urethral occlusion in living newborn. J. Urol. (Baltimore) **50**, **747** (1943). ~ Urethral strictures: A study of 227 cases. J. Urol. (Baltimore) **68**, 496—505 (1952). — **Dowse, J. L. A.,** and **R. B. Kihn:** Renal injuries: diagnosis, management, and sequelae in 67 cases. Brit. J. Surg. **50**, 353 (1962). — **Dragonas, E.,** et **G. Cambassis:** Un cas d'ectopie rénale croisée avec lithiase. J. Urol. (Baltimore) **47**, 144 (1939). — **Drake, W. M., J. Caroll, F. Bartone, R. N. Cottone, H. L. Kazal, S. Sumerai,** and **T. R. Fetter:** Evaluation of materials used as ureteral splints. Surg. Gynec. Obstet. **114**, 47 (1962). — **Drye, J. C.:** Intraperitoneal pressure in the human. Surg. Gynec. Obstet. **87**, 472 (1948). — **Dubach, U. C.,** u. **R. Rediger:** Die Laktatdehydrogenase-Aktivität im Urin bei urologischen und medizinischen Krankheiten. Z. Urol. **17**,

65 (1964). — **Duchamp, J., C. Touitou** et **R. Vaquier:** La radiologie dans les contusions rénales de l'enfant. Présentation de deux cas. Ann. Radiol. **3**, 469 (1960). — **Duesberg, R.,** u. **S. Hänze:** Operative Indikationen bei Nebennierenerkrankungen. Dtsch. med. Wschr. **545** (1964). — **Duff, P. A.,** and **W. H. Granger:** Diagnosis of involvement of inferior vena cava in renal neoplasms. J. Urol. (Baltimore) **65**, 368 (1951). — **Dufour, A., G. Thellier** et **H. Guias:** Quelques aspects de duplicités urétérales. J. Urol. Néphrol. **70**, 289—291 (1964). — **Duhamel, B.:** Néo-vessic réctale dans le traitement de l'extrophie vésicale. Ann. Chir. infant. **3**, 215 (1962). — **Duis, B. T.:** Zwillingskatamnesen. Klinische Befunde bei Nachuntersuchung einer auslesefreien Zwillingsserie. Acta genet. med., Roma **5**, 14 (1956). — **Dumreicher, K.:** Zit. nach Kairis. — **Duncan, G. W.,** and **W. E. Goodwin:** Experimental urinary tract obstruction produced by cellophane sclerosis. Surgery **25**, 113 (1949). — **Durand, L., P. Mollard** et **C. Bosser:** Chirurgie plastique de la jonction pyélourétérale pour hydronéphrose en dehors des vaisseaux anormaux (à propos de 81 interventions). J. Urol. Néphrol. **68**, 311—322 (1962). — **Durand, L., P. Mollard, F. Chamouton** et **R. Massounei:** Les hydronéphroses dites par vaisseau anormal. Résultats de 98 sections vasculaires. J. Urol. Néphrol. **68**, 300—310 (1962). — **Duvergey, H.:** Zit nach V. Bonhomme et E. Chauvin, Hivernage du rein. J. Urol. Néphrol. **55**, 395 (1949).

**Earlham, M. S. S.:** Giant hydronephrosis. J. Urol. (Baltimore) **63**, 195 (1950). — **Eckerbom, H.,** and **B. Lilliequist:** Ectopic ureter. Acta radiol. (Stockh.) **38**, 420 (1952). — **Eckstein, H. B.:** Congenital urethral valves. J. Pediat. **4**, 246 (1962). — **Edholm, P.,** and **K. Lindblom:** The hydronephrotic kidney: Visual estimation of its volume. J. Urol. (Baltimore) 88, 342—343 (1962). — **Edholm, P.,** and **S. J. Seldinger:** Percutaneous catheterization of the renal artery. Acta radiol. (Stockh.) **45**, 15 (1956). — **Edling, N. P. G., C. A. Edvall, C. G. Helander,** and **B. Pernow:** Comparison of urography with selective clearance as tests of renal function. Acta radiol. (Stockh.) **45**, 85—95 (1956). — **Edling, N. P. G., C. G. Helander, F. Persson,** and **A. Asheim:** Renal function after selective renal angiography. Acta radiol. (Stockh.) **51**, 161 (1959). — **Edling, N. P. G., C. G. Helander,** and **S. I. Seldinger:** The nephrographic effect in depressed tubular excretion of umbradil. Acta radiol. (Stockh.) **48**, 1 (1957). — **Edsman, G.:** Anionephrography and suprarenal aniography, Acta radiol. (Stockh.) **48**, 155 (1957). — **Edwards, E. C., F. T. Maher,** and **J. H. Grindlay:** Severe renal ischemia: A preliminary report. Proc. Mayo Clin. **33**, 19—22 (1958). — **Edwards, D.:** Cine-radiology in congenital bladder neck obstruction and mega-ureter. Brit. J. Urol. **29**, 410 (1957). — **Efendjiev, M.,** and **K. Kirov:** Urolithiasis in infancy. Vup. Pediat. Akus. Ginek. **4**, 52 (1960). — **Eggers, H.:** Entfernung eines frei im Nierenbecken liegenden nekrotischen Fibro-Lipo-Myxoms. Z. Urol. **43**, 70—76 (1950). ~ Doppelseitige Hydronephrose mit rechtsseitigen vesicorenalem Reflux und nach rechts verlagerten Divertikelblase bei operierter Meningocele. Z. Urol. **47**, 49—54 (1954). — **Eggers, H.,** u. **G. Ströhmann:** Über dysplastische cystoide Nierenblastome. Z. Urol. **57**, 877 (1964). — **Ehlers, P. N.,** u. **H. Grimsehl:** Retroperitoneale Tumoren. Langenbecks Arch. klin. Chir. **291**, 271 (1959). — **Ehrat, R.:** Die Mißbildungen der Neugeborenen an der Universitäts-Frauenklinik Zürich 1921—1944. Med. Diss. 1948. — **Eie, H.:** Renal angiography in traumatic injury to the kidney. J. Oslo Cy Hosp. **14**, 16 (1964). — **Eiseman, B.,** and **E. M. Bricker:** Electrolyte absorption following bilateral uretero-enterostomy into an isolated intestinal segment. Ann. Surg. **136**, 761 (1952). — **Eisendrath, D.,** and **H. Rolnick:** Urology, 4th ed. Philadelphia-Montreal-London: J. B. Lippincott Co. 1943. — **Eisendraht, D. N.:** Clinical importance of congential renal hypoplasia. J. Urol. (Baltimore) **33**, 331 (1935). — **Eisenman, B. C.,** and **J. Vivian:** Fluid and electrolyte changes following the relief of urinary obstruction. J. Urol. (Baltimore) **74**, 222 (1955). — **Ekehorn, G.:** Die anormalen Nierengefäße können eine entscheidende Bedeutung für die Entstehung der Hydronephrose haben. Langenbecks Arch. klin. Chir. **82**, 955 (1907). — **Ekström, T.:** Renal hypoplasia. Acta chir. scand. **121**, 203 (1955). — **Elansky, N. N.:** „Ureterenatonie" oder der sogenannte L'urétère forcé. Z. urol. Chir. 18, 184—196 (1925). — **Emmett, J. L., J. J. Alvarex-Jerena,** and **J. R. McDonald:** Atrophic pyelonephritis versus congenita hypoplasia. J. Amer. med. Ass. **148**, 1470 (1952). — **Emmet, J. L.:** Prevention of postoperative stricture from transurethral resection by preliminary internal urethrotomy: Report of experience with 447 cases. J. Urol. (Baltimore) **78**, 456—465 (1957). — **Emmet, J. L., R. V. Daut,** and **J. H. Dunn:** Role of the external urethral sphincter in the normal bladder and cord bladder. J. Urol. (Baltimore) **59**, 439 (1948). — **Emmet, J. L.,** and **L. F. Greene:** Neurogenic vesical dysfunction (cord bladder) and neuromuscular ureteral dysfunction. Urology, vol. 2. Philadelphia and London: W. B. Saunders Co. 1963. — **Emmet, J. L.,** and **J. R. Winterringer:** Urethral stricture following transurethral resection prevented by internal urethrotomy: Preliminary report of experience with Otis urethrotomy. J. Urol. (Baltimore) **72**, 867—874 (1954). — **Emmrich, P.:** Dysplasia renofascialis. Z. Urol. **57**, 175 (1964). — **Emson, H. E.,** and **H. W. Estey:** Primary mucigenic adenocarcinoma of the renal pelvis. J. Urol. (Baltimore) 88, 604 (1962). — **Ende, N., L. P. Woods,** and **H. S. Chelley:** Carcinoma originating in ducta surrounding the prostatic urethra. Amer. J. clin. Path. **40**, 183 (1963). — **Enderlein,**

E.: Über Blasenektopie. Wiesbaden: Bergmann 1904. — **Enderlein, E.:** Zit. nach Papin. — **Endes, P., I. Devenyi** u. **J. Gomba:** Experimentelle Veränderungen der granulierten Zellen des juxtaglomerulären Apparates durch Heminephrektomie und beidseitige Ureterligatur. Virchows Arch. path. Anat. **336**, 40 (1962). — **Engel, W. J.:** Aberrant ureters ending blindly. J. Urol. (Baltimore) **42**, 674 (1939). ~ Diagnosis and surgical treatment of hydronephrosis due to aberrant artery. Cleveland Clin. Quart. **18**, 29 (1951). — **Engelmann, T. W.:** Zur Physiologie der Ureter. Pflügers Arch. ges. Physiol. **2**, 243 (1869). — **Enger, R. F.,** u. **H. Gerstner:** Der Einfluß der Nieren auf den Blutdruck und ihrer völligen Lösung aus dem Zusammenhang des Organismus. Z. ges. exp. Med. **102**, 413 (1938). — **Englund, S. E.:** Migration of some labelled substances between the urinary bladder and the blood in the rabbit. Urol. int. (Basel) **2**, 369 (1956). — **Enhörning, G.:** Functional sphincterometry. A test for stress incontinence. Urol. int. (Basel) **10**, 129 (1960). — **Entz, F. H.,** and **R. F. Kruse:** Complete retention of urine due to leukemic infiltration of the prostate case report. J. Urol. (Baltimore) **86**, 127—129 (1961). — **Eränkö, O.,** and **M. Niemi:** Histochemically demonstrable phosphatase in the kidney. Acta path. microbiol. scand. **35**, 356 (1954). — **Erdmann, Th.:** Verhalten der Serumelektrolyte während der prä- und postoperativen Behandlung der Adenomyomatose der Prostata. Z. Urol. **55**, 579 (1962). — **Erhardt, K.:** Weitere Erfolge mit einer Methode der intraamnionalen Thorium-Injektion. Z. gynäk. Urol. **65**, 114 (1941). — **Ericsson, N. O.:** Ectopic ureterocele in infants and children. Acta chir. scand. **197** (1954). ~ Ectopic ureterocele in infants and children. Acta chir. scand. **26**, 234 (1957). ~ Urinary tract infections. II. Urologic viewpoints on the treatment of urinary tract infections in children. Acta paediat. (Uppsala) **49**, 196 (1960). — **Escudero Solano, B.:** Adenocarcinoma renal. Arch. exp. Urol. **16**, 1 (1962). — **Evans, J. A., W. Dubilier jr.,** and **J. C. Monteith:** Nephrotomography; a preliminary report. Surgery **44**, 529 (1958). — **Evans, J. A., M. Halpern,** and **N. Fingy:** Diagnosis of kidney cancer. An analysis of 100 consecutive cases. J. Amer. med. Ass. **175**, 201 (1961).

**Fabre, P., E. Pommepuy, G. Fregevu** et **B. Albenque:** A propos de 4 cas de tumeurs para-néphrétiques. J. Urol. Néphrol. **70**, 567 (1964). — **Fahr, Th.:** Kurze Bemerkungen zur Frage des perinealen Hygroms. Zbl. allg. Path. path. Anat. **38**, 433 (1926). — **Fahrnarier, G., D. Jouve** et **R. Robert:** Pyélon double chez l'enfant. J. Urol. Néphrol. **68**, 922 (1962). — **Faierman, E.:** The significance of one umbilical artery. Arch Dis. Childh. **35**, 285 (1960). — **Fairley, K. F., P. W. Leighton,** and **P. Kincaid-Smith:** Familial visual defects associated with polycystic kidney and medullary sponge kidney. Brit. med. J. **1963 II**, 1060. — **Falk, D.:** Intermittent obstruction et the ureteropelvic juncture. J. Urol. (Baltimore) **79**, 16—20 (1958). — **Fallenurs, G.:** Beitrag zur Röntgen-Diagnostik der Nierenektopie. Acta radiol. (Stockh.) **23**, 455 (1942). — **Falor, W. H.,** and **R. A. Rufflo:** Horsehoe kidney complicated by abdominal aortic aneurysm. J. Urol. (Baltimore) **91**, 131—134 (1964). — **Farina, L.:** Le modificazioni delle vie urinarie in gravidanza. Arch. ital. Urol. **34**, 61 (1961). — **Farina, L.,** e **G. Bortolotti:** Considerazioni su quattro casi di ostruzione del collo vescicale nel bambino. Clinica (Bologna) **20**, 410 (1960). — **Farnarier, G.:** Résultat d'une anastomose pyélo-urétérale termino-terminale. J. Urol. Néphrol. **68**, 275 (1962). — **Farnarier, G.,** et **B. Gasperini:** Destruction progressive et sibusuence d'un rein hydronéphrotique. J. Urol. Néphrol. **70**, 422—423 (1964). — **Fauci jr., P.-A., H. G. Therhag,** and **J. E. Davis:** Carcinosarcoma of the renal pelvis. J. Urol. (Baltimore) **85**, 897 (1961). — **Faulkner, J. W., P. H. Sheridan,** and **G. A. McDermott:** The role of renal counterbalance in autogenous renal transplants. J. Urol. (Baltimore) **84**, 273 (1960). — **Favero, P. A.:** Indicazioni e vantaggi dell'indagione stratigrafica applicata all'urografia. Arch. ital. Urol. **34**, 489 (1961). — **Fayers, C.-M.,** and **H. Idbohrn:** Peripelvic reflux simulating a tumour of the renal pelvis. Urol. int. (Basel) **5**, 197 (1957). — **Federschmidt, K.:** Zur Ätiologie des vesiko-ureteralen Refluxes. Urol. int. (Basel) **19**, 297 (1965). — **Fedoroff, S. P.:** 4. Kongreß d. Dtsch. Ges. f. Urol. 1913. Folia urol. (Lpz.) 8, 379 (1914). ~ Zur Klinik und Therapie der Nephrolithiasis. Verh. d. Russ. Chirurg. Pirogoff-Ges. St. Petersburg April 1921. — **Felix, W.:** Die Entwicklung der Harnorgane. In: Hertwigs Handbuch der vergleichenden end experimentellen Entwicklungsgeschichte, Bd. III. Berlin 1905 u. in: Manuel of humanembryology (F. Keibel and F. Mall, eds.). Philadelphia: Lippincott 1912. — **Fenger, C. J.:** Operation for the relief of valve-formation and stricture of the ureter in hydro- or pyonephrosis. J. Amer. med. Ass. **22**, 335 (1894). — **Ferber, Ch., K.-H. Gedicke** u. **D. Kurpat:** Zur Klinik der Pyeloureteritis cystica. Z. Urol. **55**, 15 (1962). — **Ferguson, J. D.:** Observation on familial polycystic disease of the kidney. Proc. roy. Soc. Med. **42**, 806 (1949). — **Ferrier, P.,** and **P. A. Messerli:** Syndrome polykystique du nouveau-né. Ann. paediat. (Basel) **183**, 363 (1954). — **Fetter, Th. R.,** and **A. I. Snyder:** Survival study in renal cell carcinoma. Surg. Gynec. Obstet. **117**, 7 (1963). — **Feustel, A.:** Verletzungen der Harnorgane. Z. ärztl. Fortbild. **58**, 129 (1964). — **Fey, B.,** et **M. Legrain:** Quelques problèmes posés par l'insuffisance rénale secondaire aux lithiases. J. Urol. Néphrol. **66**, 364—373 (1960). — **Fey, B., F. Stobbaerts, P. Truchot** et **G. Wolfromm:** Exploration radiologique. Paris: Masson & Cie. 1949. — **Fey, B.,** et **P. Truchot:** La urotricité pyélique étudiée par urographie intraveineuse. (Soc. franç. Urol. Séance G. Juillet 1934.) J. Urol.

méd. chir. **38**, 360 (1934). — **Fey, B., P. Truchot** et **R. Dossot:** Motriéité normale et pathologique du bassinet. Son exploration par la pyéloscopie. Arch. Urol. (Clin. Necker) **5**, 1—43 (1925). — **Fey, B., R. Dossot** et **L. Quénu:** Appareil urinaire et appareil génital de l'homme. In: Traité de technique chirurgicale, 2. ed., tome VIII. Paris: Masson & Cie. 1956. — **Fidgor, P. P.:** Rückstauung und Nierenfunktion. Z. Urol. **53**, 543—580 (1960). ~ Die künstliche Niere in der Urologie. Z. Urol. **57**, 621 (1964). — **Fiedler, H. H.:** Hypernephrom unter dem klinisch-röntgenologischen Bild einer Solitärcyste. Z. Urol. **56**, 207 (1963). — **Field, R. E.:** Malignancy and the ectopic testicle in Army patients. J. roy. Army med. Cps **108**, 189 (1962). — **Fine, M. G.:** Intrapelvic presentation of renal cystsl J. Urol. (Baltimore) **91**, 325 (1964). — **Fink, A. J., W. B. Garlick,** and **A. Stein:** Congenita. cystic hydrocalicosis (unilateral multicystic disease). J. Urol. (Baltimore) **78**, 22 (1957). — **Finkle, A. L., S. J. Karg,** and **D. R. Smith:** Ureteral atony and hydronephrosis following periureteral fibrosis in dogs. J. Urol. (Baltimore) **87**, 535—541 (1962). — **Finkle, A. L., V. C. McPhee,** and **L. van der Reis:** Congenital bladder neck contracture in male siblings. Calif. Med. **85**, 260 (1956). — **Finkle, A. L.,** and **D. R. Smith:** Concepts of ureteral physiology. J. Urol. (Baltimore) **74**, 312—321 (1955). — **Firstater, M.:** Boari's operation for the treatment of megaureter. J. Urol. (Baltimore) **94**, 569—575 (1965). — **Fischel, R. E.,** and **S. S. Pikielny:** Giant congenital calyceal diverticulum visualised by retrograde pneumopyelography. Brit. J. Radiol. **35**, 647 (1962). — **Fischer, E. R.,** and **E. R. Davis:** Carcinosarcoma of kidney. J. Urol. (Baltimore) **87**, 105 (1962). — **Fischer, G.:** Abnormer Verkalkungsprozeß bei hydronephrotisch veränderter Niere. Z. Urol. **47**, 448—451 (1954). — **Fischer, R. F. v.:** Zur Kenntnis der Neurome des Sympathikus. Z. Path. **28**, 603 (1922). — **Fitzgerald, W. L.,** and **H. C. Hardin jr.:** Bilateral Wilms tumor in a Wilms tumor family: Case report. J. Urol. (Baltimore) **73**, 468 (1955). — **Flasher, J., D. R. Drury,** and **S. Sobin:** Persistent unilateral renal hypertension in the rabbit. Amer. J. Physiol. **158**, 433—437 (1949). — **Flemming, F.,** u. **E. Neute:** Pankreaszysten im Kindesalter. Zbl. Chir. **89**, 529 (1964). — **Fleming, P.,** and **U. Ward-McQuaid:** Partial nephrectomy for renal adenocarcinoma on a solitary kidney. Brit. J. Urol. **36**, 313 (1964). — **Flick, H.:** Über Harnleiterstrikturen nach Ureterolithotonien. Z. Urol. **51**, 661—670 (1958). — **Flocks, R. H.:** Calcium and phosphorus excretion in urine of patients. J. Amer. med. Ass. **113**, 1466 (1939). ~ Calcium urolithiasis. J. Urol. (Baltimore) **43**, 214 (1940). ~ Lower urinary tract obstruction in infants and children. Pediat. Clin. N. Amer. **2**, 755 (1955). — **Förstic, H. Günther** u. **G. W. Osthaus:** Pyelogramm und Spiegelbildung. Fortschr. Röntgenstr. **82**, 813 (1955). — **Foldi, M.,** u. **G. Romhanyi:** Untersuchung über den Lymphstrom der Niere. Acta vet. Acad. Sci. hung. **4**, fasc. 3—4 (1953). — **Foley, F. E. B.:** A new plastic operation for stricture at ureteropelvic junction. J. Urol. (Baltimore) **38**, 643—672 (1937). ~ Panel discussion on hydronephrosis. Urol. Surv. **7**, 91 (1957). — **Foret, J.:** Résultats des interventiones conservatrices dans le traitement des hydronéphroses. J. Urol. méd. chir. **59**, 611—622 (1953). — **Formanek, K., G. Gasser, W. Kovac** u. **A. Preisinger:** Eine neue Methode zur Erzeugung von Blasensteinen bei Ratten. Urol. int. (Basel) **17**, 34 (1964). — **Forssmann, W.:** Spätergebnis nach totaler Resektion des Nierenbeckens. Z. Urol. **44**, 618—624 (1951). — **Forsythe, W. J.,** and **B. T. Smyth:** Diverticulum of the bladder in children. A study of 13 cases. Pediatrics **24**, 322 (1959). — **Forsythe, W. J.,** and **R. F. Whelan:** The occurence and significance of vesico-ureteral reflux in children. Brit. J. Urol. **30**, 189—197 (1958). — **Fotopoulos, J. P.,** and **H. C. Burghard:** Herniation of the ureter. Arch. Surg. **82**, 291 (1961). — **Fraccaro, M., G. Maggi** e **P. L. Mariani:** Contributo allo studio della ereditarietà della malattia di Lindau. Folia hered. path. (Milano) **4**, 22 (1954). — **Fracier, T. H.:** Multilocular cysts. J. Urol. (Baltimore) **56**, 351 (1951). — **Fränkel, A.:** Akute Jodintoxikation nach Pyelographie mit Umbrenal. Dtsch. med. Wschr. **54**, 2105 (1928). — **Fraenkel, L.:** Versuche über Unterbindung des Harnleiters. Arch. Gynäk. **81**, 64 (1907). — **Frain-Bell, L., J. Grieve,** and **C. Pickard:** Some problems arising during micturating cystourethrography. Brit. J. Urol. **31**, 440 (1959). — **Franch, L.,** e **E. Pisani:** Arteriografia renale selettiva: Modificazioni istologiche indotte da iniezione endoarteriosa dimezzo di contrasto (hypaque) nel rene di coniglio. Arch. ital. Urol. **34**, 107 (1961). — **Franche, O., Pak-Miong-Piu, C. C. C. Boga, Ri-Te-Ciun** et **C. Petrovanu:** L'état des voies urinaires dans le prolapsus génital total de la femme. Urol. int. (Basel) **9**, 28 (1959). — **Frančišković, V.,** and **N. Martinčič:** Intrathoracic kidney. Z. Urol. **31**, 156 (1959). — **Frang, D.,** u. **A. Csontai:** Ein mit der Nierensubstanz nicht zusammenhängendes Hypernephrom. Z. Urol. **56**, 211 (1963). — **Frank, K.,** u. **R. Glas:** Über Hydronephrose. Z. urol. Chir. **9**, 274 (1922). — **Franklin, D.,** and **R. Meade:** Diagnosis of bilateral pelvic kidneys by means of radiohippuran renogram. J. Urol. (Baltimore) **86**, 514 (1961). — **Frantz, D.:** Zur Technik der Nierensteinchemolyse. Urologe **6**, 336 (1964). — **Franz, D.,** u. **A. Csontai:** Kalkulöse Ureterstumpfeiterung als Ursache von Bauchwandfisteln. Z. Urol. **57**, 305 (1964). — **Franziosi, A.,** u. **R. Bergonzini:** Zwischenfälle bei Retropneumoperitoneum. Zbl. Radiol. **63**, 51 (1959/60). — **Fratkin, L. B., H. W. Johnson,** and **B. B. Muscovich:** Adenocarcinoma in supernumerary kidney. Canad. J. Surg. **6**, 195 (1963). — **Frauboes, R.:** Über die Papillomatose der oberen Harnwege. Z. Urol. **46**, 273—295

(1953). — **Freeman-Crane, J.:** Ureteral involvement by aortic aneurism. J. Urol. (Baltimore) **79**, 403 (1958). — **Freitas, R. de,** and **A. Sadi:** The use of the entero-cystoplasty in the treatment of contracted tuberculous bladder. Urol. int. (Basel) **2**, 296 (1956). ~ Neo-uretero-ileo-cystostomy, substitution of the ureter by an isolated segment of the terminal ileum. (Case of post-operative ureteral fistula with only one functioning kidney). Urol. int. (Basel) **3**, 223 (1956). — **Frick, J.,** u. **H. Marberger:** Kombinierte Nieren-Samenblasen-Mißbildung als Ursache eines typischen Krankheitsbildes. Urol. int. (Basel) **12**, 49 (1961). — **Friedenberg, R. M., C. Ney,** and **M. Elkin:** Trauma to the ureter. Amer. J. Roentgenol. **90**, 28 (1963). — **Frisell, E.:** Mißbildungen der Harnwege mit familiärem Auftreten von Doppelureter bei Kindern. Acta paediat., Basel **29**, 418 (1942). — **Fritjofsson, A., C.-G. Helander, S.-E. Lindell,** and **K. O. Obrant:** Renal function in urogenital tuberculosis before and after chemotherapy. Urol. int. (Basel) **17**, 93 (1964). ~ Roentgenological findings and clearance functions in cases of renal tuberculosis. Urol. int. (Basel) **17**, 106 (1964). — **Fritz, K. W.,** u. **P. Thurn:** Röntgenologische Voraussetzungen zur Nierenpunktion. Fortschr. Röntgenstr. **95**, 235 (1961). — **Frizzi, V.,** e **M. Christofolini:** Su di un case di blenorragia in canale uretrale accessorio. Minerva derm. **38**, 68 (1963). — **Frumkin, J.,** and **R. Marz:** Bilateral renal agenesis. J. Urol. (Baltimore) **71**, 268 (1954). — **Fuchs, F.:** Untersuchungen über die innere Topographie der Niere. Z. Urol. Chir. **18**, 164 (1925). ~ Zur Anatomie und Mechanik des Ureters. Z. urol. Chir. **21**, 201 (1926). ~ Über den pyelovenösen Reflux der menschlichen Niere. Z. urol. Chir. **22**, 435 (1927). ~ Über den pyelovenösen Reflux der menschlichen Niere. 2. Mitt. Z. urol. Chir. **23**, 210 (1927). ~ Betrachtungen über den Bau und funktionelle Bedeutung des Nierenstromas und der fibrösen Kapsel. Z. urol. Chir. **25**, 218 (1928). ~ Beobachtungen über die Benetzung der Nierenoberfläche bei künstlicher Durchströmung des Organs. Wien. klin. Wschr. **20**, 114 (1929). ~ Zur Frage der pyelographisch sichtbaren Nierenbeckenextravasate. Z. urol. Chir. **27** 318 (1929). ~ Zur Frage der pyelographisch sichtbaren Nierenbeckenextravasate. 2. Mitt. Z. urol Chir. **30**, 392 (1930). ~ Pyelovenöser Reflux und Hydronephrose. Dtsch. Z. Chir. **224**, 353 (1930). ~ Pyelovenous backflow in the human kidney. J. Urol. (Baltimore) **23**, 181 (1930). ~ Die Hydromechanik der Niere. Z. urol. Chir. **33**, 1 (1931). ~ Über das reflexbedingte Verhalten der oberen Harnwege und seine Bedeutung für die Ausscheidungsurographie. Z. urol. Chir. **35**, 169 (1932). ~ Theorie der Harnwegsfunktion. Z. urol. Chir. **36**, 38 (1933); Z. urol. Chir. **37**, 154 (1933). ~ The flow of water through the kidney. New York and Manhattan: Printing 1944. ~ Zur Frequenz der Nierensteine. Z. Urol. **46**, 640—643 (1953). — **Fuchs,V.:** Späte Hypernephrommetastase in der Vagina (diagnostiziert mit Hilfe der Kolposkopie). Z. Urol. **56**, 153 (1963). — **Fumio, Y.:** On the innervation (especially sensory) of the bladder and the lower part of the ureter in adults. Tohoku Igaku Zasshi **42**, 28—36 (1949). — **Funfack, M.:** Incontinentia urinae als Folge doppelseitiger, extravesikaler Insertation der einfach angelegten Ureteren in der weiblichen Harnröhre. Z. Urol. **41**, 12 (1948). ~ Beitrag zur Kenntnis zystischer Hemmungsbildungen aus frühembryonalen Nierenanlagen. Z. Urol. **49**, 262 (1956). — **Fuqua, F., C. Alexander, K. B. King,** and **E. W. Ware jr.:** The operative correction of vesicoureteral reflux in the nonparaplegic child: Indications, technique and results. J. Urol. (Baltimore) **80**, 443—447 (1958). — **Furey, C. A.:** Ureteral plastic valves in dogs. J. Urol. (Baltimore) **85**, 525 (1961).

**Gabriele, A.,** e **U. de Bellis:** La malitta del collo vesicale nell'infanzia. Contributo clinico di 3 casi. Pediat. sicil. **14**, 502 (1959). — **Gaca, A.:** Das doppelseitige papilläre Harnleiter-Karcinom. Z. Urol. **53**, 261—265 (1960). ~ Die Cowpersche Drüse im Röntgenbild. Urol. int. (Basel) **14**, 125 (1962). ~ Einseitige Nierenagenesis, Cystenniere und Urolithiasis. (Kasuistischer Beitrag.) Z. Urol. **56**, 233 (1963). — **Gaca, A.,** u. **H. K. Büscher:** Plastische Operationen als organerhaltende Eingriffe bei der Behandlung von Ureterstenosen. Z. Urol. **53**, 157 (1960). — **Gadermann, E.,** u. **E. A. Schrader:** Zur Technik und Indikation der lumbalen Aortographie. Fortschr. Röntgenforsch. **75**, 670 (1951). — **Gaedele, R.:** Therapeutische Wirkung und Unverträglichkeit von Furadantin bei Harnwegsinfektionen im Kindesalter. Med. Welt **1960**, 2271. — **Gaker, L. B., K. M. Smith,** and **H. Helfman:** Preliminary report on modified vesicoureteropexy. J. Urol. (Baltimore) **85**, 785 (1961). — **Gansau, H.:** Cavographie. Fortschr. Röntgenforsch. **84**, 575 (1956). — **Gardner, J. S.:** Plastic repair of hydronephrosis: Description of new technique used in ten cases. J. Urol. (Baltimore) **75**, 367—374 (1956). — **Garofalo, F.:** A case of metastases in the corpora cavernosa of the penis from carcinoma of the prostate. Ann. ital. Chir. **36**, 138 (1963). — **Garrelts, B.:** Micturition in ureteral stricture. Acta chir. scand. **114**, 466 (1957). ~ Micturition in disorders of the prostate and posterior urethra. Acta chir. scand. **115**, 227 (1958). ~ **Garrelts, B. v.,** and **A. Nilsou:** A new instrument for Roentgen examination of the female urethra. Urol. int. (Basel) **12**, 30 (1961). — **Gasser, G., K. Brauner** u. **A. Preisinger:** Das Harnsteinproblem. Z. Urol. **49**, 148—159 (1956). — **Gasser, G.,** u. **F. Hawliczek:** Das Arteriogramm und das Isotopennephrogramm der stummen Niere. Z. Urol. **57**, 29 (1964). — **Gasser, G.,** u. **J. H. Holzner:** Bilaterale Aplasie des Ductus deferens. Urol. int. (Basel) **17**, 164 (1964). — **Gaulin, E.:** Simultaneous Wilms tumors in identical twins. J. Urol. (Baltimore) **66**, 547 (1951). — **Gauthier, Ch.,** et

**Ch. Clavel:** L'hydronéphrose à forme gastrointestinale. J. Urol. med. chir. 30, 371—384 (1930). — **Gayet, R.:** Hématuries très graves au cours d'une hydronéphrose infectée par le colibacille. Soc. franç. Urol. Séance 18. Mars 1935. J. Urol. méd. chir. **39**, 467 (1935). — **Gayet, R., u. P. Cavaillon:** Zit. nach Papin. — **Gayon, J., J. Cendron** et **A. Nahaboo:** Incontinence urinaire par abouchement ectopique de l'uétère. Méd. infant. **68**, 19 (1961). — **Geisinger, J. F.:** Supernumerary kidney. J. Urol. (Baltimore) **38**, 331 (1937). — **Geissendörfer, R.:** Prostata, Geschlechtshormone und Genese der PH. Leipzig: Johann Ambrosius Barth 1940. — **Geisthövel, W., u. A. Kirchhoff:** Die postoperative Anurie. Hildesheim: Lax 1947 u. 1950. — **Gentile, A.:** Ureteropieloplastica. Bol. Hosp. Serv. Est. (Rio de Janeiro) **4**, 57—66 (1949). — **Genton, N.:** Quelques aspects de physiologie vésicale normale et pathologique chez l'enfant. Rev. méd. Suisse rom. **81**, 53 (1961). — **Gerard, L.,** et **J. W. Samson:** Double hydronéphrose congénitale méconnue chez un enfant. J. Urol. méd. chir. **47**, 25—30 (1939). — **Giardini, F. V. de Feo:** Tumori mesenchimali della pelvi renale. Urologia (Treviso) **31**, 69 (1964). — **Gibb, B.:** Das angeborene Zystenpankreas. Zbl. allg. Path. path. Anat. **103**, 524 (1962). — **Gibson, H. M.:** Ureteral reflux in normal child. J. Urol. (Baltimore) **62**, 40—43 (1949). — **Gibson, R. G.:** Ruptured horseshoe (fused) kidney: A review and report of a case with traumatic renal hypertension. J. Urol. (Baltimore) **92**, 374 (1964). — **Gibson, T. E.:** Simplified procedure for treatment of impassable urethral strictures and rupture of urethra. Amer. J. Surg. **68**, 49—54 (1945). ~ Hydronephrosis. Newer concepts of treatment. J. Urol. (Baltimore) **76**, 708 (1956). — **Gibson, T. E., J. Bareta,** and **G. C. Lake:** Malakoplakia report of a case involving the bladder and one kidney and ureter. Urol. int. (Basel) **1**, 5 (1955). — **Gigli, U.:** Carcinoma de rene associato a calcolosi. Arch. ital. Urol. **33**, 138 (1960). — **Gill, R. D.:** Triplication of ureter and renal pelvis. J. Urol. (Baltimore) **68**, 140 (1952). — **Gil-Vernet, J. M.:** Nouvelle méthode pour les anastomoses urétérales. J. Urol. Néphrol. **67**, 558 (1961). — **Gil-Vernet, S.:** La tuberculose génitale masculine. Urol. int. (Basel) **18**, 25 (1964). ~ Maladie du col vésical on prostatisme sans hypertrophie de la prostate. Urol. int. (Basel) **18**, 216 (1964). — **Gillaspy, C. C.,** and **O. J. van Renterghem:** Unilateral renal agenesis associated with a recto-urethral fistula: The anatomical description of a specimen. Brit. J. Urol. **34**, 270 (1962). — **Ginzburg, L.,** and **E. D. Oppenheimer:** Urological complications of regional ileitis. J. Urol. (Baltimore) **59**, 948 (1948). — **Giordanengo, G.:** Traumatismi renali. Minerva med. **54**, 35P9 (1963). — **Giordano, A.:** Contributi morfologici e genealogici al problema dell'anencefalia, della disencefalia splancnocistica e del rene policistico dell'adulto. Boll. Soc. med.-chir. Pavia **63**, 449 (1949). — **Gioustremes, V., S. Boyarsky,** and **R. Newman:** Fatal air embolism following presacral air insufflation. J. Urol. (Baltimore) **85**, 381 (1961). — **Girardes, P.,** et **F. Poirier:** Réflexions sur les problèmes deu pyolonéphritis de l'enfance. Praxis **48**, 726 (1959). — **Girsh, L. S.,** and **F. E. Karpinski:** Urinary tract malformations: Their familial occurence with special reference to double pelvis and double kidney. New Engl. J. Med. **254**, 854 (1956). — **Glantz, G. M.:** Cirrhose and carcinoma of the prostate gland. J. Urol. (Baltimore) **91**, 291 (1964). — **Glaser, L. H.,** and **A. P. Rossiter:** A case of familial incidence of ectopia vesicae. Brit. med. J. **1961 II**, 1333. — **Gleichmann, H. G.:** Die embryonalen Mischgeschwülste der Niere im Erwachsenenalter. Z. Urol. **45**, 193 (1952). — **Glenn, J. F.:** Fused pelvic kidney. J. Urol. (Baltimore) **80**, 7 (1958). — **Glenn, J. F.,** and **R. C. Rhame:** Wilms tumor: Epidemiological experience. J. Urol. (Baltimore) **85**, 911 (1961). — **Globus, D. L., E. L. Becker,** and **D. Thompson:** Renal tubular transport of inorganic sulfate. Amer. J. Physiol. **200**, 1105 (1961). — **Gloor, H. U.:** Beitrag zur Frage der extravesikalen Harnleitermündung. Z. urol. Chir. **44**, 363 (1939). ~ Der Anteil des weiblichen Geschlechtes am Spätrezidiv der Nierentuberculose. Urol. int. (Basel) **18**, 113 (1964). — **Gloor, H. U., u. R. E. Siebenmann:** Über einen besonderen Fall von Hydronephrose. Urol. int. (Basel) **11**, 317 (1961). — **Gömori, P., E. Lang,** and **L. Takacsy-Nagy:** Renal function in hydronephrosis. Acta med. Acad. Sci. hung. **13**, 101 (1959). — **Gömöri, P.,** and **L. Takácsy-Nagy:** Glomerular filtration and reversibility in experimental hydronephrosis. Urol. int. (Basel) **10**, 385 (1960). — **Göstay, S.:** Xanthomatös degeneriertes Neufibrom im Nierenstiel Acta chir. Acad. Sci. hung. **5**, 83 (1964). — **Götzen, F. J.:** Vortäuschung einer gekreuzten Dystopie infolge ungewöhnlich stark entwickelter Gallenblasenzyste. Z. Urol. **50**, 151 (1957). ~ Nierengeschwulst oder solitäre Nierencyste. Z. Urol. **51**, 169—188 (1958). ~ Periureteritis plastica et obliterans. Z. Urol. **53**, 657 (1960). ~ Ein Fall von kompletter Harnleiterverdreifachung. Z. Urol. **54**, 767 (1961). ~ Doppelseitige Harnleitermultiplizität. Z. Urol. **55**, 603 (1962). ~ Polycystische Nierendegeneration und Nierencarcinom. Z. Urol. **55**, 27 (1962). ~ Unmenge von Nierensteinen bei Hydronephrose: Ein seltener Befund. Z. Urol. **55**, 601—602 (1962). — **Goldberg, V.:** Zystische Dilatation des vesikalen Ureterendes. Z. Urol. Chir. **35**, 1 (1932). — **Goldman, H. J.,** and **St. I. Glickman:** Ureteral obstruction in regional ileitis. J. Urol. (Baltimore) **88**, 616—618 (1962). — **Goldstein, E.,** and **E. Heller:** Ectopic ureter opening into a seminal vesicle. J. Urol. (Baltimore) **75**, 57 (1956). — **Gollmann, G.:** Modifizierung der Seldingerschen Kathetermethode zur isolierten Kontrastfüllung der Aortenäste. Fortschr. Röntgenstr. **87**, 211 (1957). — **Golsabez, R.,** and **J. M. Gil-Vernet:** Bladder tomography: Use of air intra- and perivesically in radiologic study of bladder tumors. J. Urol. (Baltimore) 88, 312 (1962). — **Goodhand, T. K., W. E. Abbott, A. C. Abbott, J. T. MacDongall,** and **E. N. Anderson:** Use of an isolated ileal loop for total replacement of ureter. Canad. J. Surg. **3**, 25—34 (1959). — **Goodman, L. S.,** and **A. Gilman:** The pharmacological basis of therapeutics; a textbook of pharmacology, toxicology and therapeutics for physicians and medical students. New York: Macmillan Co. 1941. — **Goodwin, W. E., W. C. Casey,** and **W. Woolf:** Percutaneous trocar (Needle) nephrostomy in hydronephrosis. J. Amer. med. Ass. **157**, 891 (1955). — **Goodwin, W. E.,** and **J. J. Kaufman:** The renal lymphatics. I. A review of some of the pertinent literature. Urol. Surv. **6**, 305—329 (1956). ~ The renal lymphatics. II. J. Urol. (Baltimore) **76**, 702—707 (1956). ~ The renal lymphatics and hydronephrosis. Surg. Forum **6**, 632—635 (1956). — **Gordon, D. A.:** The extrarenal manifestations of hypernephroma. Canad. med. Ass. J. 88, 61 (1963). — **Gottlieb, P.,** u. **R. Magnus:** Über die Beziehungen des Ureterdruckes zur Diurese. Naunyn-Schmiedebergs Arch. exp. Path. Pharmak. **45**, 248 (1901). — **Gottlob, R., H. Zinner** u. **F. Goldschmidt:** Über die Testmethoden zur Feststellung der lokalen schädlichen Wirkung von Röntgenkonstrastmitteln bei der Angiographie. Langenbecks Arch. klin. Chir. **285**, 591 (1957). — **Gottschalk, C. W.:** Experimental and comparative study of renal interstitial pressure. Amer. J. Physiol. **163**, 716 (1950). ~ Observation on the intrarenal pressure. In: E. L. Quinn, and E. H. Kass (eds.), Biology of pyelonephritis. Boston: Little & Brown 1960. — **Govan, D. E.:** Experimental hydronephrosis. I. J. Urol. (Baltimore) **85**, 432—452 (1961). — **Graef, I.,** and **I. H. Page:** The pathology anatomy of cellophane perinephritis. Amer. J. Path. **16**, 211 (1940). — **Grassi, E.,** e **G. C. Maggi:** Fratture del rene nell'infanzia. Minerva pediat. **16**, 47 (1964). — **Grauhan, M.:** Zum Verständnis der postoperativen Niereninsuffizienz. Langenbecks Arch. klin. Chir. **133**, 267 (1924). ~ Zur Anatomie der Harnstauungsnieren. Verhandl. Ber. d. Dtsch. Ges. f. Urol., IX. Tagg, S. 149 (1929). ~ Über Wachstum und Form der Hydronephrose. Langenbecks Arch. klin. Chir. **180**, 517 (1934) (Kongr.-Bd.). — **Graves, R. C.:** IV. Studies on the ureter and bladder with especial reference to regurgitation of the vesical contents. J. Urol. (Baltimore) **18**, 321—330 (1927). — **Graves, R. C.,** and **L. M. Davidoff:** I. Studies on the urter and bladder with especial reference to regurgitation of the vesical contents. J. Urol. (Baltimore) **10**, 185—231 (1923). ~ II. Studies on the ureter and bladder with especial reference to regurgitation of the vesical contents. J. Urol. (Baltimore) **12**, 92—103 (1924). ~ III. Studies on the bladder and ureters with especial reference to regurgitation of the vesical contents. J. Urol. (Baltimore) **14**, 1—17 (1925). — **Greco, J., J. Sayag** et **C. Richard:** Duplicité urétérale bilatérale avec hydronéphrose fermée à forme tumorale du pyélon inférieur droit, hème néphréctomie, guérison. Pédiatrie **14**, 757 (1959). — **Greco, P. A.,** and **V. Anllo:** Ureterocystopexy for stress incontinence in female. J. Urol. (Baltimore) **85**, 776 (1961). — **Green, A. N.,** and **J. F. Hale:** A case of untreated ectopia vesicae in an elderly man. Brit. J. Urol. **34**, 299 (1962). — **Greenberg, St. R.:** The highways of experimental hydronephrosis. Urol. int. (Basel) **16**, 376 (1963). — **Greene, L. F.:** The renal and ureteral changes induced by dilating the ureter. An experimental study. J. Urol. (Baltimore) **52**, 505—521 (1944). — **Greene, L. F.,** and **J. L. Emmett:** Physiology of the normal bladder: Neurophysiology of micturition. Campbells Urology, vol. I, p. 118—147. Philadelphia and London: W. B. Saunders Co. 1963. — **Greene, L. F., J. L. Emmeth, O. S. Culp,** and **R. L. J. Kennedy:** Urologic abnormalities associated with congenital absence or deficiency of abdominal musculature. J. Urol. (Baltimore) **68**, 217 (1952). — **Greene, L. F., J. T. Priestley, H. B. Simon,** and **R. H. Hemostead:** Obstruction of the lower third of the ureter by anomalous blood vessels. J. Urol. (Baltimore) **71**, 544 (1954). — **Greenfield, M.:** True prolapse of the ureter: case report and review of the literature. J. Urol. (Baltimore) **75**, 223 (1956). — **Greenwood, F. G.:** Cineradiography in urinary tuberculoses. Brit. J. Radiol **30**, 439 (1957). — **Gregg, D.:** Renal and suprarenal tumours in adults. Brit. J. Radiol. **37**, 128 (1964). — **Gregoir, W.:** Les troubles moteurs de l'arbre urinaire superieur. Belg. Urol.-Kongr. 1951. ~ L'urokymographie et la radiomanométrie urinaire. Bruxelles: Office Intern. de Librairé 1953. ~ Chirurgie de l'obstruction urétérale chez le nourrisson. Z. Urol. (Sonderh.), Wiener Kongr. Ber. 1957. ~ L'extrapéritonisation de l'implantation urétéro-sigmoidienne. Urol. int. (Basel) **4**, 306 (1957). — **Gregoir, W.,** et **G. van Regemorter:** Le reflux vésico-urétéral congénital. Urol. int. (Basel) **18**, 122 (1964). — **Grey, D .N., P. Flynn** and **W. E. Goodwin:** Experimental methods of ureteroneocystostomy. Experiences with the ureteral intussuception to produce a nipple or valve. J. Urol. (Baltimore) **77**, 154—163 (1957). — **Griesbach, W. A., R. K. Waterhouse,** and **H. Z. Mellins:** Voiding cystourethrography in the diagnosis of congential posterior urethral valves. Amer. J. Roentgenol. **82**, 521 (1959). — **Gröninger, K.-H.:** Urolithiasis und Konstitution. Z. Urol. **55**, 129 (1962). — **Gross, R. E.:** The surgery of infancy and childhood. Its principles and techniques. Philadelphia: W. B. Saunders Co. 1953. — **Gross, R. E., S. Farber,** and **L. W. Martin:** Neuroblastoma sympathicum: A study and report of 217 cases. Pediatrics **23**, 1179 (1959). — **Gruber, C. M.:** The peristaltic and antiperistaltic movement in excised ureters as affected by drugs. J. Urol. (Baltimore) **20**, 27 (1928). ~ I. A comparative study of the intravesical ureters (ureterovesical valves) in man and in experimental animals. J. Urol. (Baltimore) **21**, 567—581 (1929). ~ Uretero-vesical valve. J. Urol. (Baltimore) **22**, 275—292 (1929). ~ III. The function of the ureterovesical valve and the experimental production of hydroureters without obstruction. J. Urol. (Baltimore) **23**, 161—179 (1930). — **Gruber, G.:** Die Morphologie der Mißbildungen des Menschen und der Tiere. Jena: Fischer 1927 in: Henke-Lubarsch, Handbuch der speziellen pathologischen Anatomie und Histologie. Berlin: Springer 1927. — **Gruber, G. B.:** Über die Mißbildungen der Nieren und Harnleiter. Z. urol. Chir. **26**, 1—17 (1928). ~ Beiträge zur Frage „gekoppelter" Mißbildungen (Akrocephalo-syndactylie und Dysencephalia splanchnocystica). Beitr. path. Anat. **93**, 459 (1934). — **Grüttner, R., W. Lenz** u. **K. Seipert:** Ein weiterer Beitrag von Nephronophtise des Kindesalters. Arch. Kinderheilk. **164**, 12 (1961). — **Grunberg, A.:** Acute urinary retention due to fecal impaction. J. Urol. (Baltimore) **83**, 301—302 (1960). — **Grunewald, P.:** The relation of the prowing müllerian duct. of the wolffian duct, and its importance for the genesis of malformations. Anat. Rec. **81**, 1 (1941). — **Günther, G. W.:** Röntgenuroskopie. Stuttgart: Georg Thieme 1952. — **Guetgemann, A., G. Karcher** u. **K. H. Linke:** Genese, Indikation und Prognose organerhaltender Eingriffe bei angeborenen mechanischen Hydronephrosen. Langenbecks Arch klin. Chir. **285**, 438 (1957). — **Gütter, W.,** and **P. Hermanek:** Maligner Tumor der Nierengegend unter dem Bilde der Knollenniere (Nierenblasemzysten). Urol. int. (Basel) **4**, 164 (1957). — **Guggemos, E.:** Rare case of an arterial connection between the left and right kidneys. Ann. Surg. **156**, 940 (1962). — **Guichard, A.:** Deux nouvelles observations de polynévrite paranéoplasique au cours d'epithéliomas viscéraux. (Cancers du pancréas et du rein.) Lyon méd. **205**, 165 (1961). — **Guillemin, P.:** Les kystes du hile rénal. J. Urol. Néphrol. **68**, 715 (1962). — **Guillemin, P.,** et **M. Bittard:** Résultats éloignés du traitment chirurgical de l'hydronéphrose. J. Urol. Néphrol. **70**, 298—300 (1964). — **Guizetti, P.,** u. **F. Pariset:** Beziehungen zwischen Mißbildungen der Niere und der Geschlechtsorgane. Virchows Arch. path. Anat. **240**, 372 (1911). — **Gunst, W.:** Ein Beitrag zur Multiplizität der Harnleiter. Urologie **1**, 300 (1962). — **Gurney, C. W.:** Erythropoietin, erythropoieses, and the kidney. J. Amer. med. Ass. **172**, 126 (1960). — **Guze, L. B.,** and **P. B. Beeson:** Experimental pyelonephritis. I. Effect of ureteral ligation on the course of bacterial infection in the kidney of the rat. J. exp. Med. **104**, 803 (1956). ~ Observations on reliability and safety of bladder catheterization for bacteriologic study of the urine. New Engl. J. Med. **255**, 474 (1956). ~ The effect of cortisone on hydronephrosis following ureteral ligation. J. Urol. (Baltimore) **78**, 337 (1957). ~ Experimental hydronephrosis produced by beta irradiation of the ureter. J. Urol. (Baltimore) **79**, 801—806 (1958). — **Gyarmáhy, F.,** u. **B. Pitrolffy-Szabó:** Über gutartige Geschwülste der Harnleiter. Z. Urol. **55**, 241 (1962). — **Gyepes, M. T.,** and **H. Burko:** Diffuse bilateral Wilm's tumor simulating multicystic renal disease. Radiology **82**, 1029 (1964).

**Haas, G. de:** The ureteral tumor. Arch. chir. neerl. **15**, 1 (1963). — **Haastert, S.:** Verkalktes Nierenkapselfibrom. Fortschr. Röntgenstr. **100**, 276 (1964). — **Haber, S. L.,** and **J. L. Bennington:** Maturation of congential extra-adrenal neuroblastoma. Arch. Path. **76**, 121 (1963). — **Habib, R., V. Courtecuisse, H. Mathieu** et **P. Royer:** Un type anatomoclinique particular d'insuffisance rénale chronique de l'enfant: L'hypoplasie oligonéphronique congénitale bilatérale. J. Urol. Néphrol. **68**, 139 (1962). — **Haddy, F. J., J. Scott, M. Fleishman,** and **D. Emanuel:** Effect of change in renal venous pressure upon renal vascular resistance, urine and py, ph flow rates. Amer. J. Physiol. **195**, 97 (1958). — **Haebler, H.:** Über Nierenkelche bei Hydronephrose. Z. Urol. **17**, 397 (1923). — **Haffner, E.:** Die arterielle Gefäßversorgung der Niere. Ein Beitrag zur Nierenteilresektion. Urol. int. (Basel) **7**, 328 (1958). — **Hagemann, E.:** Kasuistischer Beitrag zur sogenannten Malakoplakie der Harnblase. Z. Urol. **44**, 9—17 (1951). — **Hagen, A.:** Renal angioma. Acta chir. scand. **126**, 657 (1963). — **Hagstrom, R. S.,** and **J. H. Bridenbaugh:** Reversible bilateral ureteral obstruction due to radiation reaction. Urol. int. (Basel) **2**, 126 (1956). — **Hajos, E.:** Über die Planographie zur Lokalisierung von Steinen im Nierenhohlraumsystem. Z. Urol. **53**, 43 (1960). ~ Typen der orthostatischen Reaktion des Nierenhöhlensystems. Z. Urol. **55**, 137 (1962). — **Hale, R.W.,** and **J. O. Vieta:** Intrarenal aneurysm treated by partial nephrectomy. J. Urol. (Baltimore) **91**, 137 (1964). — **Hall, C. E.,** and **O. Hall:** Growth effects of desoxycorticosterone and cortisone with special reference to compensatory renal hyper trophy. Proc. Soc. exp. Biol. (N.Y.) **79**, 536 (1952). — **Hallwachs, D.,** u. **K. zum Winkel:** Die Isotopennephrographie bei der subrenalen Harnsperre. Urologe **4**, 136—139 (1965). — **Halter, G.,** u. **K. Richter:** Das funktionelle Verhalten des Harnapparates nach Radikaloperation des Collumcarcinoms. Wien. med. Wschr. **99**, 278 (1949). — **Ham, A. W.:** Intercellular substances. In: Histology, 3rd ed. Philadelphia: J. B. Lippincott Co. 1957. — **Hamburger, J., J. Dormont, H. Montera** et **N. Hinglais:** Sur une singulière malformation familiale de l'epithélium rénal. Schweiz. med. Wschr. **94**, 871 (1964). — **Hamilton, G. R.,** and **A. B. Peyton:** Ureter opening into seminal vesicle. J. Urol. (Baltimore) **64**, 731 (1950). — **Hamm, F. C.,** and **K. Waterhouse:** Changing concepts in lower urinary tract obstructions children. J. Amer. med. Ass. **175**, 854—857 (1961). — **Hamm, F. C.,** and **S. R. Weinberg:**

Renal and ureteral surgery without intubation. Trans. Amer. Ass. gen.-urin. Surg. **46**, 109—114 (1954). ~ Experimental studies of regeneration of the ureter without intubation. J. Urol. (Baltimore) **75**, 43—51 (1956). — **Hamm, F. C., S. R. Weinberg**, and **R. K. Waterhouse:** End-to-end ureteral anastomosis: simple original technique. J. Urol. (Baltimore) **87**, 43 (1962). — **Hamperl, H.:** Lehrbuch der allgemeinen Pathologie und der pathologischen Anatomie. Berlin-Göttingen-Heidelberg: Springer 1954. — **Hanhart, E.:** Genetische und konstitutionelle Beurteilung der Ätiologie. Helv. paediat. Acta **6**, 1 (1951). — **Hanley, H. G.:** The electroureterogram. Brit. J. Urol. **25**, 358 (1953). ~ Recent advances in urology. London: J. & A. Churchill Ltd. 1957. ~ The pelvic ureteric junction: a cine-pyelographic study. Brit. J. Urol. **31**, 377—383 (1959). ~ Hydronephrosis. Lancet **1960 II**, 664. — **Hansen, F. H.:** Hämangiom der Niere. Z. Urol. **52**, 37—40 (1959). — **Hansmann, G. H.,** and **J. W. Budd:** Massive unattached retroperitoneal tumors. Amer. J. Path. **7**, 631 (1931). — **Hanten, J. S., A. A. Galuszka,** and **M. Rotner:** Vesical neck contracture in children. J. Urol. (Baltimore) **82**, 218 (1959). — **Harada, N., M. Tanimura, K. Fukuyama, T. Asakura, J. Morimoto,** and **H. Hattori:** Surgical management of a long ureteral defect: Advancement of ureter by descent of kidney. J. Urol. (Baltimore) **92**, 192 (1964). — **Harlin, H. C., H. D. Atkinson, C. A. Fort,** and **W. Bennet:** Blind ending branch of bifid ureter. Urol. cutan. Rev. **55**, 83 (1951). — **Harnaes, K.,** and **M. Seip:** Unilateral kidney disease with hypertension in children. Acta paediat. (Uppsala) **49**, 28 (1960). — **Harper, J. M.,** and **E. E. Anderson:** Bilateral diffuse Wilms tumor: A case report. J. Urol. (Baltimore) **91**, 220 (1964). — **Harpin, R. A.:** Double kidney pelvis and nonfusion of laminae of first and fifth lumbar vertebrae in each of twins. New Engl. J. Med. **216**, 658 (1937). — **Harris, A. P.:** Renal ectopia-special reference to crossed ectopia without fusion. J. Urol. (Baltimore) **42**, 1051 (1939). — **Harris, A. P., J. H. Allen,** and **P. P. Porch:** Intravenous renal arteriography. J. Urol. (Baltimore) 85, 377 (1961). — **Hartl, H.:** Zur chirurgischen Behandlung des Megacolon congenitum. Öst. Z. Kinderheilk. **4**, 192 (1959). — **Hartmann, F. W.:** Methods and effects of increasing the urinary constituents in the body. J. exp. Med. **58**, 649 (1933). — **Harvard, B. M., J. A. Camiller, P. W. Nadig,** and **F. F. Glenn:** Experimental transplantation of freeze-dried homologous and autologous ureteral segment. J. Urol. (Baltimore) **86**, 385 (1961). — **Harvard, B. M., R. R. White,** and **J. F. Walsh:** Experimental studies in acute retroperitoneal carbon dioxide insufflation. J. Urol. (Baltimore) 81, 481 (1959). — **Harvey, R. M.:** Wilm's tumor: Evaluation of treatment methods. Radiology **54**, 689 (1950). — **Hasche-Klünder, R.:** Steingefüllte hydronephrotische Beckenniere. Z. Urol. **47**, 265—267 (1954). ~ Über Pyelitis follicularis. Z. Urol. **47**, 714—720 (1954). — **Hasche-Klünder, R.,** u. **M. Schwarzkopf:** Spätmetastasen eines Magenkrebses in der Niere. Z. Urol. **55**, 503 (1962). — **Haschek, H.:** Blind endender, vaginal ektop mündender Ureter. Zbl. gynec. Urol. 84, 726 (1962). — **Haschek, H.,** u. **E. Kaiser:** Über einen Fall von Ureter bifidus mit einem blinden Ast. Z. Urol. **46**, 745 (1953). — **Haschek, H.,** u. **A. Schimatzek:** Ureter duplex mit einem blinden Ende. Z. Urol. **51**, 422 (1958). — **Hasen, H. B.,** and **Y. Seup Seng:** Congenital valvular obstruction of posterior urethra in 2 brothers. In: Year book of urology. London: Interscience Publ. 1955/56. — **Hashmoto, T., H. Tofukuji,** and **H. Tazaki:** Fused pelvic kidney. Keio J. Med. **11**, 87 (1962). — **Haskimoto, T.:** Nervenfasern in den Harnleitern. Jap. J. med. Sci. Anat. **6**, 79 (1934). — **Haslinger, K.:** Zit. nach G. Gottstein, Nephrolithiasis. In: Handbuch für Urologie, Bd. IV. Berlin: Springer 1927. — **Haslinger, K.:** Die pyelonephrotische Schrumpfniere. Z. urol. Chir. **24**, 1 (1928). — **Hastings, N., W. F. Pollock,** and **W. Snyder:** Retroperitoneal tumors in infants and children. Arch. Surg. **82**, 950 (1961). — **Hauge, A., H. Göpel, A. Scholz** u. **K. Oeff:** Technik und Ergebnisse der radioisotopen Nephrographie. Urologe **1**, 72—79 (1962). — **Hauge, A.,** u. **R. Nagel:** Bilaterale Harnleiterpapillome. Z. Urol. **57**, 807 (1964). — **Hawes, C. J.:** Congenital unilateral ectopic kidney: a report of two cases. J. Urol. (Baltimore) **64**, 654 (1950). — **Hays, D. M.,** and **T. O. Powell:** New approaches to the management of exstrophy of the bladder. J. Pediat. **62**, 571 (1963). — **Head, H.:** Studies in neurology, vol. 2. London: Hodder & Stonghton Ltd. 1920. — **Head, H.,** and **G. Riddoch:** The automatic bladder excessive sweating and some other reflex conditions, in gross injuries of spinal cord. Brain **40**, 188 (1917). — **Headstream, J. W.:** Vesico-ureteral reflux in children. Amer. J. Surg. **24**, 84 (1958). — **Heberer, G.,** u. **F. W. Eigler:** Chirurgische Möglichkeiten bei Hochdruckerkrankungen. Langebecks Arch. klin. Chir. **308**, 548 (1964). — **Heckenbach, W.:** Ein Beitrag zur palliativ chirurgischen Therapie der Hydronephrose. Z. urol. Chir. **29**, 336—390 (1929). — **Heim, U.:** Kompression des proximalen Ureters durch Tumorinvasion. Ein Beitrag zur Differentialdiagnose retroperitonealer Carcinome. Urol. int. (Basel) 8, 215 (1959). — **Heintze, W.:** Große cystische Erweiterung eines blind endenden Ureter accessorius. Z. Urol. **55**, 63—67 (1962). — **Held, H.:** Echinokokkus-Cyste der Niere. Z. Urol. **45**, 286—293 (1952). — **Hellmer, H.:** Über die Nephrographie. Z. Urol. **36**, 119 (1942). — **Hellström, J.:** Beitrag zur Kenntnis der Staphylokokkenpyelitis usw. Acta chir. scand. **6**, 213 (1925). ~ A contribution to the knowledge of the relation of abnormally running renal vessels to hydronephrosis and an investigation of the arterial condition of 50 kidneys. Acta chir. scand. **61**, 289 (1927). ~

Zur Kenntnis der Ureterocele. Acta chir. scand. **71**, 339 (1932). ~ Beitrag zur Behandlung der infolge Ureterkompression durch Nierengefäße entstandenen Hydronephrose. Z. urol. Chir. **39**, 160—164 (1934). — **Hellström, J., G. Giertz,** and **K. Lindblon:** Pathogenesis and treatment of hydronephrosis. Trans. VIII. Congr. de la Soc. Int. de Urologia. Paris: Gaston Doin & Cie. 1950. — **Helme, K.:** Die Nierenveränderungen bei Harnstauung, besonders über die Bildung von „Lymphgefäß- und Venenzylindern" bei chronischer Harnstauung. Virchows Arch. path. Anat. **302**, 322 (1938). — **Helsby, R.:** The conservation of the severely damaged calculous kidney. Brit. J. Urol. **34**, 493 (1962). — **Hemley, S. D.,** and **N. Finby:** Renal trauma: a concept of injury to the renal artery. Urol. Surv. **13**, 71 (1963). — **Henderson, V. F.:** The factors of ureter pressure. J. Physiol. (Lond.) **33**, 175 (1905/06). — **Heni, F.,** u. **H. V. Riethmüller:** Die abnorme Krampfbereitschaft des Nierenbeckens. Ergebnis der Nachuntersuchung von Durchtrennungen aberrierender Gefäße. Z. Urol. **41**, 236 (1948). — **Henline, R. B.:** Cause and treatment on non-calculous uretero-pelvic obstruction. J. Urol. (Baltimore) **34**, 584—609 (1935). — **Henline, R. B.,** and **J. L. Bray:** The value of serial pyelograms in hydronephrosis and nephroptosis. J. Urol. (Baltimore) **38**, 620—633 (1937). — **Henline, R. B.,** and **C. J. Hawes:** Ureteropelvic obstructions: symptoms and treatment. J. Amer. med. Ass. **137**, 777 (1948). — **Hennig, K.,** u. **G. Burkhardt:** Nephrographische Befunde und Isotopen-Clearance mit J 131-Hippuran bei tiefen Ureterstenosen im Lichte der gedrosselten Nierenfunktion. Z. Urol. **56**, 495 (1963). — **Henning, O.:** Die Störung der Hydrodynamik des Harnapparates sowie des Wasserhaushaltes bei Prostatikern. Z. Urol. **45**, 340—347 (1952). ~ Zur Heminephrektomie einer Langniere wegen Ausgußstein ihrer unteren Hälfte bei einem Gefäßstiel. Z. Urol. **48**, 91—97 (1955). — **Henning, O.,** u. **J. Lechnir:** Spiegelbildung in Sacknieren nach retrograder Pyelographie mit Thorotrast, eine neue Darstellungsweise erweiterter Nieren. Z. urol. Chir. **37**, 60 (1933). — **Heon, M.:** Aberrations embryogéniques rénale et surrénalienne. Laval méd. **34**, 417 (1963). — **Hepburn, R. H.:** Giant carcinoma in megaloureter. J. Urol. (Baltimore) 88, 176 (1962). — **Herbut, P. A.:** Urological pathology. Philadelphia: Lea & Febiger 1952. — **Herdman, J. P.,** and **N. T. Jaco:** The renal circulation in experimental hydronephrosis. Brit. J. Urol. **22**, 52 (1950). — **Herdwick, D. F.,** and **D. Stowens:** Wilms tumors. J. Urol. (Baltimore) **85**, 903 (1961). — **Hermanek, P.,** u. **A. Schimatzek:** Sonderfall von Nierenblastemzysten (sog. Knollenniere) zugleich ein Beitrag zur Systematik der Doppelnieren. Z. Urol. **52**, 560 (1959). — **Herrmann, M.:** De effects sanguinis diluti in secretionen urinae. Berolini: G. Lange 1859. — **Herrmann, R. W.,** and **R. R. Fletcher:** Congenital penile tumor. J. Urol. (Baltimore) 87, 701 (1962). — **Herrnheiser, G.,** u. **F. Strnad:** Die Perforationen des Nierenbeckens und des Harnleiters im Pyelogramm. Ergebn. med. Strahlenforsch. **7**, 259 (1936). — **Heuberger, W.:** Harnsteine als mittelbare Frakturfolge. Urol. int. (Basel) **14**, 319 (1962). — **Heusch, K.:** Über solitäre Cysten des Nierenbeckens. Z. Urol. **57**, 401 (1964). — **Heuss, H.:** 5 Nierenbecken bei doppelseitiger Nierenbecken- und Harnleiterverdoppelung. Z. Urol. **41**, 205 (1949). — **Heusser, H.:** Le métabolisme de l'eau et des électrolytes au cours de l'hypertrophic prostatique. Urol. int. (Basel) **3**, 311 (1956). ~ Das Wasser- und Salzverlust-Syndrom in der Urologie. Urol. int. (Basel) **11**, 342 (1961). ~ Der heutige Stand der Prostatachirurgie. Schweiz. med. Wschr. **94**, 281 (1964). ~ **Hienzsch, E.:** Vor- und Nachbestrahlung bei Tumoren des Nierenparenchyms. Urologe **1**, 89 (1962). — **Hienzsch, E.,** u. **J. Gessner:** Eine histologische Studie zum Problem der transparenchymalen Nephropexis. Z. Urol. **54**, 177 (1961). — **Hierholzer, G.,** u. **J. Rehn:** Perirenale Riesencyste nach stumpfem Nierentrauma. Beitr. z. Problem d. stumpfen Nierenverletzungen. Mschr. Unfallheilk. **67**, 272 (1964). — **Higgins, C. C.:** Transportation of the ureters into the rectosigmoid in infants. Trans. Amer. Ass. gen.-urin. Surg. **36**, 267 (1943). ~ Adenomas of the kidney-report of six cases. Amer. J. Surg. **65**, 3 (1944). ~ Tumors of the renal pelvis, review of 47 cases. Ann. Surg. **137**, 195 (1953). ~ Ureteral injuries: ectiopathogenesis, prophylaxis, diagnosis, and treatment. J. Amer. med. Ass. **182**, 225 (1962). — **Hilgenfeld, O.:** Das Veratmungspyelogramm. Dtsch. Z. Chir. **247**, 411 (1936). — **Hill, E.,** and **C. Blunt:** Thoracic kidney: Case reports. J. Urol. (Baltimore) **84**, 416 (1960). — **Hilson, D.:** Malformation of ears as sign of malformation of genitourinary tract. Brit. med. J. **1957 II**, 785. — **Hinkle, N. H., J. C. Partin, C. D. West,** and **J. S. Partin:** Diagnosis of acute and chronic pyelonephritis in children. Use of a simple spreadplate technique for colony counting. Amer. J. Dis. Child. **100**, 333 (1960). — **Hinman, F.:** Experimental hydronephrosis. Repair following uretero-cysto-neostomie. Transactions of section on genito-urinary diseases of the amer. med. Assoc. (1918). ~ Renal counterbalance: An experimental and clinical study with reference to the significance of disuse atrophy. Trans. Amer. Ass. gen.-urin. Surg. **15**, 241—392 (1922). ~ An experimental and clinical study with reference to the significance of disuse atrophy. J. Urol. (Baltimore **9**, 289—314 (1923). ~ Experimental hydronephrosis, significance of compensatory hypertrophy and disuse atrophy to repair. J. Amer. med. Ass. **80**, 315—319 (1923). ~ Renal counterbalance. Arch. Surg. **12**, 175 (1926). ~ Pyelovenous backflow at the time of pyelographie. Surgery 13, 592—600 (1927). ~ Pathogenesis of hydronephrosis. Surg. Gynec. Obstet. **58**, 356—376 (1934). ~ The principles and practice of urology.

Philadelphia: W. B. Saunders Co. 1935. ~ Principles and practice of urology, p. 487—493. Philadelphia and London: W. B. Saunders Co. 1936. ~ Condition of renal counterbalance and theory of renal atrophy of disuse. J. Urol. (Baltimore) **49**, 392 (1943). ~ Hydronephrosis. Surgery **17**, 813—836 (1945). — **Hinman, F.**, and **A. E. Belt:** An experimental study of uretero-duodenostomie. J. Amer. med. Ass. **79**, 305 (1922). ~ Experimental hydronephrosis: The failure of diuresis to effect its rats of development. J. Urol. (Baltimore) **9**, 397—419 (1923). — **Hinman, F.**, and **A. B. Hepler:** Experimental hydronephrosis. I. The effect of changes in blood-pressure and blood flow on its rate of development. Arch. Surg. **11**, 578—585 (1925). ~ Experimental hydronephrosis. II. The effect of changes in blood pressure and in blood flow on its rate of development. Arch. Surg. **11**, 649—659 (1925). ~ Experimental hydronephrosis. III. The effect of changes in blood-pressure and in blood flow of the venous collateral system. Arch. Surg. **11**, 917—932 (1925). ~ Experimental hydronephrosis. IV. The effect of ligature of one branch of the renal artery on its rate of development. Arch. Surg. **12**, 830—853 (1926). — **Hinman. F.**, and **R. K. Lee-Brown:** Pyelovenous backflow, its relation to pelvic absorption, to hydronephrosis and to accidents of pyelography. J. Amer. med. Ass. **82**, 607—667 (1924). — **Hinman, F.**, and **D. M. Morison:** An experimental study of the circulatory changes in hydronephrosis. J. Urol. (Baltimore) **11**, 225 (1924). ~ Experimental hydronephrosis; arterial changes in the progressive hydronephrosis of rabbits with complete ureteral obstruction. Surg. Gynec. Obstet. **42**, 209 (1926). — **Hinman, F.**, and **F. H. Redewill:** Pyelovenous backflow. J. Amer. med. Ass. **87**, 1287—1293 (1926). — **Hinman, F.**, and **P. Vecki:** Pyelovenous backflow, the fate of phenolsulfophthalein in a normal renal pelvis with ureter tied. J. Urol. (Baltimore) **15**, 113 (1926). — **Hinman jr., F.:** Congenital ureteral and pelvis dilatation as evidence of obstruction. Monographs on surgery. New York: Nelson 1952. ~ Diseases of the kidneys; the renotrophic effects of steroid hormones. Ann. Rev. Med. **4**, 99 (1953). ~ Accurate placement of the penrose drain. Surg. Gynec. Obstet. **1/2**, 497 (1956). ~ Ureteral repair and the splint. J. Urol. (Baltimore) **78**, 376 (1957). ~ Recovery of renal function after ureteral deligation. Arch. Surg. **78**, 518 (1959). ~ Peripelvic extravasation during intravenous urography evidence for an additional routs backflow after ureteral obstruction. J. Urol. (Baltimore) **85**, 385 (1961). ~ Low pressure reflux: Relation of vesicoureteral reflux to intravesical pressure. J. Urol. (Baltimore) 88, 758 (1962). ~ The pathophysiology of urinary obstruction. In: Campbells urology, vol. I, p. 324—362. Philadelphia and London: W. B. Saunders Co. 1963. — **Hinman jr., F.**, Low pressure reflux: relation of vesicoureteral reflux to intravesical pressure. J. Urol. (Baltimore) 88, 758 (1962). — **Hinman jr., F.**, and **J. A. Hutch:** Atrophic pyelonephritis from ureteral reflux without obstructive signs ("reflux pyelonephritis"). J. Urol. (Baltimore) **87**, 230 (1962). — **Hinman jr., F.**, and **R. Oppenheimer:** Smooth muscle regeneration in repair of experimental ureteral defects: The significance of the double lumen. J. Urol. (Baltimore) **75**, 428—432 (1956). ~ Ureteral regeneration: IV. Fascial covering compared with connective tissue. J. Urol. (Baltimore) **76**, 729—735 (1956). ~ Ureteral regeneration. V. Eversion of the entire wall. Surgery **42**, 276—281 (1957). ~ Ureteral regeneration. VI. Delayed urinary flow in the healing of unsplinted ureteral defects. J. Urol. (Baltimore) 78, 138—144 (1957). — **Hinz, W.**, u. **W. Mohnke:** Primäres Karzinom des Harnleiters. Z. Urol. **44**, 384—390 (1951). — **Hjort, E. F.:** Partial resection of the kidney in large hydronephrosis. Acta chir. scand. **15**, 103—116 (1953). — **Hochstetter, F.:** Retrocavaler Ureter. Anat. Anz. **3**, 938 (1888). ~ Wann beginnt bei menschlichen Keimlingen die Absonderungstätigkeit der Nieren. Akad. Wiss. Wien. math.-nat. Kl. **109**, 6 (1959). — **Hodgkin, A. L.:** The ionic basis of electrical activity in nerve and muscle. Biol. Rev. **26**, 339 (1951). — **Hodgkin, A. L.**, and **B. Katz:** The effect of sodium ions on the electrical activity of the giant axon of the squid. J. Physiol. (Lond.) **108**, 37 (1949). — **Hodson, C. J.**, and **D. Edwards:** Chronic pyelonephritis and vesicoureteric reflux. Clin. Radiol. **11**, 129 (1960). — **Hösli, P. O.:** Über Ureterozelen. Arch. Kinderheilk. **160**, 246 (1959). ~ Anomalien der Harnwege im Kindesalter und ihre chirurgische Behandlung. Basel und New York: Karger 1960. ~ Zur Behandlung der kongenitalen Obstruktion des Blasenhalses im Säuglingsalter. Langenbecks Arch. klin. Chir. **296**, 431 (1960). ~ Die Fibro-Elastose des Blasenhalses beim männlichen Säugling (Marionsche Krankheit). Urol. int. (Basel) **11**, 240 (1961). ~ Dringliche und urologische Eingriffe beim Säugling. Helv. chir. Acta **28**, 108 (1961). — **Hoess, R.:** Stauungsdilatation der Restniere mit tödlichem Ausgang bei sanierter Tbc. Z. Urol. **47**, 42 (1954). — **Hövels, O.**, u. **F. Müllereisert:** Der „Typus Rostockiensis" als Kombinationsbild multipler Mißbildungen (Polydaktylie, Hypospadie, Kryptorchismus und Mikrognathie). Z. Kinderheilk. **77**, 454 (1955). — **Hof, J.:** Möglichkeiten in der Behandlung des Nierenkarzinoms unter Berücksichtigung der Strahlentherapie. Strahlentherapie **113**, 32 (1960). — **Hoffmann, B.:** Über Harnsteinerkrankungen im Kindesalter. Medizinische **11**, 379 (1960). — **Hoffmann, H. A.:** Massive Hydronephrosis. J. Urol. (Baltimore) **59**, 784 (1948). — **Hofmann, W.:** Über die Rückbildung pathologischer Veränderungen an Nierenbecken und Harnleiter bei konservativer Therapie. Z. Urol. **24**, 894 (1930). — **Hogben, A. M.:** The alimentary tract. Ann. Rev. Physiol. **22**, 381 (1960). — **Hogness,**

**J. R.**, and **J. M. Burnett:** Medullary cysts of the kidneys. Arch. intern. Med. **93**, 355 (1954). — **Hohenfellner, R.:** Die transurethrale Sphinkterresektion bei Blasenentleerungsstörungen nach radikalen gynäkologischen Operationen. Z. Urol. **53**, 97 (1960). ~ Seltene Formen der Periureteritis. Urol. int. (Basel) **14**, 292 (1962). ~ Fehler und Mißerfolge bei der Wiederherstellungschirurgie des distalen Harnleiters nach radialen gynäkologischen Operationen. Urologe **2**, 351—360 (1963). — **Hohenfellner, R.**, u. **H. Janisch:** Komplikationen am uropoetischen System nach Wertheimscher Radikaloperation. Geburtsh. u. Frauenheilk. **23**, 267 (1963). — **Hohenfellner, R.**, u. **W. Ludvik:** Die Lymphographie in der urologischen Diagnostik. Urologe **3**, 87 (1964). — **Hol, R.**, and **O. Skejerven:** Spinal cord damage in abdominal aortography. Acta radiol. (Stockh.) **42**, 276 (1954). — **Holder, E.:** Zur Prognose der mechanischen Hydronephrose. Dtsch. med. Wschr. 81, 1192 (1956). — **Holman, M. E.:** The effects of changes in potassium chlorids concentration in the membrane potential, electric activity and tension of intestinal muscle. J. Physiol. (Lond.) **137**, 770 (1957). — **Holmlund, D.**, u. **C. Furberg:** Untersuchungen zur Wirkung von Papaverin auf den gestauten Ureter. Z. Urol. **57**, 633 (1964). — **Homb, A.:** The significance of the so-called reaction of decompression in chronic retention of urine. Acta chir. scand. **96**, 307 (1948). — **Homburger, F., I. Forbes**, and **R. Desjardins:** Renotropic effects of some androgens upon experimental hydronephrosis and upon the clitoris in the mouse. Endocrinology **47**, 19 (1950). — **Homma, H.:** Über einen Fall von einseitiger Langniere und Hydronephrose beider Nierenbecken. Z. Urol. Chir. **30**, 79—83 (1930). — **Hope, J. W., P. J. Jameson**, and **A. J. Michie:** Diagnosis of anterior urethral valve by voiding urethrography: Report of two cases. Radiology **74**. 798—801 (1960). — **Hornowski, J.:** Einige Bemerkungen über die Entstehung der angeborenen Zystennieren. Virchows Arch. path. Anat. **207**, 61 (1912). — **Horward, J. E., T. B. Connor**, and **W. C. Thomas jr.:** A functional test for detection of hypertension produced by one kidney-preliminary studies. Trans. Amer. Ass. Physicians **69**, 291—298 (1965). — **Horward, T. L.:** Crossed ectopia right kidney without fusion. Urol. cutan Rev. **39**, 145 (1935). — **Horwath, V. S.:** Hydronephrosis of ectopic kidney resulting from accidental surgical ligation on ureter. Aust. N. Z. J. Surg. **19**, 347 (1950). — **Hossein, G.:** Tuberous sclerosis and renal neoplasmas. J. Urol. (Baltimore) **85**, 919 (1961). — **Hottinger, A.**, u. **H. Berger:** Nierenfunktion und Nierenkrankheiten des Kindes. In: Moderne Probleme der Pädiatrie, Bd. 6. Basel u. New York: Karger 1960. — **Howell, W. H.:** A text-book of physiology for medical students and physicians, ed. 12. Philadelphia: W. B. Saunders Co. 1933. — **Howze, C. P.:** Giant hydronephrosis. Trans. Amer. Ass. gen.-urin. Surg. **28**, 1 (1935). — **Hradcova, L.**, and **V. Kafka:** Retrocaval ureter in childhood. Urol. int. (Basel) **16**, 103 (1963). — **Hradec, E.:** Chirurgische Behandlung der Strahlenschäden an der weiblichen Harnblase. Urol. int. (Basel) **14**, 89 (1962). ~ Beiträge zur chirurgischen Behandlung neurogener Störungen der Harnblase. Z. Urol. **57**, 97 (1964). — **Hradec, E.**, u. **M. Chytil:** Diagnostik und Therapie der akuten Anurie unter besonderer Berücksichtigung der mit Hämodialyse erreichten Ergebnisse. Urol. int. (Basel) **6**, 135 (1958). — **Hradec, E.**, u. **K. Motlik:** Durch Strahlenbehandlung verursachte Spätschäden an der weiblichen Harnblase. Klinisches und pathologisch-anatomisches Bild. Urol. int. (Basel) **14**, 65 (1962). — **Hryntschak, Th.:** Über den Ganglienzellenapparat von Nierenbecken und Harnleiter des Menschen und einiger Säugetiere. Z. urol. Chir. **18**, 86 (1925). ~ Beiträge zur Physiologie des Ureters. I. Zur Harnleiterautomatic. Pflügers Arch. ges. Physiol. **209**, 542 (1925). ~ Zur Histologie und Physiologie des querdurchtrennten Harnleiters. Z. urol. Chir. **42**, 268 (1936). ~ Sudden and complete decompression versus slow emptying of the distended urinary bladder. J. Urol. (Baltimore) **61**, 545 (1949). ~ Die suprapubische Protatektomie. Wien: Maudrich 1951. — **Hubmann, R.**, u. **P. H. Hoer:** Nierenbeckencarcinome nach retrograder Pyelographie mit Thorotrast. Urologe **3**, 227 (1964). — **Hüther, W.:** Zur Klinik und Pathogenese der einseitigen Nierenfehlbildungen junger Säuglinge. Mschr. Kinderheilk. **108**, 284 (1960). — **Huffmann, L. F.:** Aplastic kidney with ectopic ureteral orifice in prostatic urethra. J. Urol. (Baltimore) **68**, 673 (1952). — **Hughes, F. A.:** Surgical approach to cancer of the left kidney. Rev. argent. Urol. **30**, 213 (1961). — **Hulse, F. A.**, and **E. E. Palik:** Renal hamartoma. J. Urol. (Baltimore) **66**, 506 (1951). — **Hunter jr., W. T.:** A new concept of urinary bladder musculature. J. Urol. (Baltimore) 71, 695 (1954). — **Hutch, J. A.:** Vesicoureteral reflux in the paraplegia: Cause and correction. J. Urol. (Baltimore) **68**, 457—467 (1952). ~ Non-obstructive dilation of the upper urinary tract. J. Urol. (Baltimore) **71**, 410—420 (1954). ~ The ureterovesical junction, p. 68. Berkeley and Los Angeles: Univ. of Calif. Press 1958. ~ Theory of maturation of the intravesical ureter. J. Urol. (Baltimore) **86**, 534 (1961). — **Hutch, J. A., R. D. Ayres**, and **G. S. Loquvam:** The bladder musculature with special reference to the ureterovesical junction. J. Urol. (Baltimore) **25**, 531—539 (1961). — **Hutch, J. A., R. G. Bunge**, and **R. H. Flocks:** Vesico-ureteral reflux in children. J. Urol. (Baltimore) **74**, 607 (1955). — **Hutch, J. A.**, and **E. R. Chisholm:** Intrarenal arteriovenous fistula. J. Urol. (Baltimore) 88, 150 (1962). — **Hutch, J. A., F. Hinman**, and **E. R. Miller:** Reflux as a cause of hydronephrosis and chronic pyelonephritis. J. Urol. (Baltimore) 88, 169 (1962). — **Huth, W.:** Die Neurofibromatose der

Harnorgane. Z. Urol. **57**, 343 (1964). — **Hutter, K.:** Zur Röntgendarstellung der Nierenhohlräume, nebst Bemerkungen über die Lage des Nierenbeckens zum musc. psoas. Z. urol. Chir. **30**, 256 (1930). ~ Zum röntgenologischen Nachweis von Tonusherabsetzung des oberen Harnleiters. Z. Urol. **26**, 809 (1932). ~ Ein Fall von gekreuzter Nierendystopie. Z. Urol. **35**, 235 (1941). ~ Ein Fall von Nierenhypoplasie. Z. Urol. **36**, 425 (1942). ~ Das uropoetische System bei der Menschwerdung. Z. Urol. **45**, 678—683 (1952).

**Iannaccone, G.,** and **P. E. Panzironi:** Ureteral reflux in normal infants. Acta radiol. (Stockh.) **44**, 451 (1955). — **Idbohrn, H.:** Renal angiography in experimental hydronephrosis. Acta radiol. (Stockh.) **45**, 136 (1956). ~ Tolerance to contrast media in renal angiography. Acta radiol. (Stockh.) **45**, 141 (1956). — **Ignatescu, M., H. Slobozianu** et **E. Athanasiu-Vergu:** Absence de la vessie et abouchement des uretères dans l'uterus chez deux jumelles. J. Urol. méd. chir. **45**, 51 (1938). — **Illich, A,:** Beitrag zur Klinik der Aktinomykose. Wien 1892. — **Innacone, G.,** and **P. E. Panzuioni:** Ureteral reflux in normal infants. Acta radiol. (Stockh.) **44**, 451 (1955). — **Inoue, H.:** The upper urinary tract and the cloaca in the fowl. Urol. int. (Basel) **2**, 277 (1956). — **Iozzi, L., M. Blocklyn,** and **J. Rosenberg:** Renal milk-of calcium stone. J. Urol. (Baltimore) **93**, 556 (1965). — **Ireland, E. F.,** and **R. Chute:** A case of triplicate-duplicate ureters. J. Urol. (Baltimore) **74**, 342 (1955). — **Irving, V.,** and **C. T. Su:** Horseshoe kidney associated with tumor: Review of literature and case report of resection of inferior vena cava. J. Urol. (Baltimore) **93**, 669 (1965). — **Irwin, G. E.,** and **J. E. Kraus:** Congenital megalo-ureter and hydro-ureter: pathogenesis and classification. Arch. Path. **45**, 752 (1948). — **Isaac, Ch. A.:** Use of perineal urethrotomy to prevent urethral strictures after transurethral prostatectomy. J. Urol. (Baltimore) **82**, 120—122 (1959). — **Isaacson, C., D. Rosenzweig,** and **H. C. Septel:** Malignant pheochromocytoma. Arch. Path. 7P, 725 (1960). — **Iseri, L. T., T. M. Batchelor, A. J. Boyle, S. D. Jacobson,** and **G. B. Myers:** Electrolyte and renal function studies in lower nephron nephrosis. J. clin. Invest. **28**, 790 (1949). — **Israel, A.:** Versuche über die Contractilität des Nierenbeckens und des Harnleiters. Z. urol. Chir. **12**, 328 (1923). — **Israel, I.:** Hydronephrose (Demonstr.). Klin. Wschr. **10**, 263 (1904). — **Israel, J.:** Über einen Fall von Frühexstirpation einer carcinösen Niere. Dtsch. med. Wschr. **13**, 421—422 (1887). ~ Chirurgie der Niere. Leipzig: Georg Thieme 1925. — **Israel, J.,** u. **W.:** Chirurgie der Niere und des Harnleiters. Leipzig: Georg Thieme 1925. — **Israel, W. J.:** Zur Anatomie und Klinik der Rückstauungsniere auf angeborener Grundlage. Z. Urol. **26**, 417 (1932). — **Ivemark, B., V. Oldfelt,** and **R. Zetterström:** Familial dysplasia of kidneys, liver and pancreas. Acta paediat. (Uppsala) 48, 1 (1959). — **Ivemark, B. I., A. Ljungqvist,** and **A. Barey:** Juvenile nephronophthisis. II. A histologic and microangiographic study. Acta paediat. (Uppsala) **49**, 480 (1960).

**Jacobs, F. M.:** Some problems of reconstructions in urology. J. Urol. (Baltimore) **62**, 196—205 (1949). — **Haffé, R.:** Ein Ganglioneurom der Nebenniere. Beitr. path. Anat. **65**, 363 (1919). — **Jagasia, K. H.:** Bilateral Wilms' tumors in children. J. Pediat. **65**, 371 (1964). — **Jaksy, J.:** Über die auf hydronephrotischer Grundlage entstandene Atrophie der Niere. Z. urol. Chir. **40**, 395—421 (1935). — **Jalundhwala, J. M.,** and **R. C. Shah:** Traumatic perinephric cyst. Brit. J. Urol. **35**, 133 (1963). — **James, Th.:** Aplasia of the male prepuce with evidence of hereditary transmission. J. Anat. (Lond.) 85, 370 (1951). — **James, U.:** Urinary infection in the newborn. Lancet **1959 II**, 1001. — **Jamsson, S. G., J. S. McKinney,** and **I. F. Rushton:** Ureterocolyostomy: a new surgical procedure for correction of uretero-pelvis stricture associated with an intrarenal pelvis. J. Urol. Baltimore) **77**, 135—143 (1957). — **Jansen, H. H.:** Zur Differentialdiagnose der retroperitonealen Geschwülste im Kindes- und Jugendalter. Urologe **3**, 257—266 (1964). ~ Klinische Pathologie der Paraganglien. Münch. med. Wschr. **106**, 1449 (1964). — **Jaquillat, Cl.:** Hemopathies et affections rénales. Urologia (Treviso) **31**, 259 (1964). — **Jarausch, K. H.:** Über die chronische Harnwegsentzündung des Säuglings. Urologe **1**, 279 (1962). — **Jarman, W. D.:** Surgery of the horseshue kidney with a postaortic isthmus. J. Urol. (Baltimore) **40**, 1 (1938). — **Jasienski, G.:** Un cas d'hydronéphrose géante d'origine traumatique. J. Urol. Néphrol. **44**, 48—54 (1937). — **Jean, M.:** Deux mots au sujet des rein en fer à cheval. J. Urol. Néphrol. **94**, 276—278 (1962). — **Jepsen, O. L.:** Two cases of pyelo-ureteritis cystica (metaplasia of the epithelium of the urinary system). Urol. int. (Basel) **10**, 364 (1960). — **Jewett, H. J.:** Accessory renal vessels. Their influence in certain cases of hydronephrosis. Surg. Gynec. Obstet. **68**, 666—676 (1939). — **Jewett, H. J.,** and **W. I. Buchert:** Unilateral hereditary hydronephrosis: a report of four cases in three consecutive generations. J. Urol. (Baltimore) 88, 129—136 (1962). — **Joelson, J. J., C. S. Beck,** and **A. R. Moritz:** Renal counterbalance. Arch. Surg. **19**, 673—711 (1929). — **Johanson, B.:** Reconstruction of male urethra for stricture. Z. Urol. **46**, 361 (1953). — **Johanson, B., M. Joshi,** and **S. Kollberg:** Exstrophy of the bladder. Report of an elderly non-operated case. Management of anal incontinence following uretero-intestinal anastomosis functional construction with pelvic osteotomy. Acta chir. scand. **124**, 508 (1962). — **Johnston, J. H.:** Urinary tract duplication in childhood. Arch. Dis. Childh. **36**, 180 (1961). — **Jona, St.:** Ein Fall von Nierenaplasie und polycystischer Niere. Z. Urol. **36**,

428 (1942). — **Jones, B. W.,** and **J. W. Headstream:** Vesicoureteral reflux in children. J. Urol. (Baltimore) **80,** 114—115 (1958). — **Jonsson, G.:** Primary tumours of the ureter. Acta chir. scand. **126,** 368 (1963). — **Judd, R. L.:** Melanoma of ureter. J. Urol. (Baltimore) **87,** 805 (1962). — **Jüngling, R.:** Das Myom der Harnblase. Z. Urol. **48,** 43—51 (1955). — **Julien, J.:** Les formes cliniques d l'hydronéphrose à symptomatologie rénale et extrarénale. Thèse de Strasbourg 1933/34. — **Jutzler, G. A.:** Akute Urämie durch akutes Nierenversagen oder Harnabflußstörungen. Urologe **1,** 52—63 (1962).

**Käser, H.:** Zur biochemischen Diagnostik des Neuroblastoms. In: Tumoren im Kindesalter. Pädiatrische Fortbildungskurse für die Praxis, Bd. 13. Basel und New York: Karger 1964. — **Kairis, Z.:** Über die Erholungsfähigkeit der durch Steineinklemmung im Harnleiter blockierten Niere. Z. Urol. **24,** 115 (1930). ~ Endometriose des Ureters. (Sonderbd. Wien. Kongr. Ber. 1957 der Dtsch. Ges. Urol.) Z. Urol. ~ Die Entleerungsstörungen der oberen Harnwege. In: Handbuch der Urologie, S. 1. Berlin-Göttingen-Heidelberg: Springer 1962. — **Kairis, Z.,** u. **A. Camenos:** Hämangiom der Harnblase bei einem 8jährigen Mädchen. Urol. int. (Basel) **1,** 43 (1955). — **Kairis, Z.,** u. **S. Perlmann:** Klinische und experimentelle Studien über die Heilung der Nierenbecken und Harnleiterwunden. Z. Urol. **21,** 659 (1927). — **Kaló, A.:** Die Entstehungsursachen der Hydronephrose. Orvosképzés **23,** 205 (1933) (Bakay-Sonderheft). — **Kalyanam, K. A.,** and **A. Selvaraj:** Unilateral renal dystopia with a case report of pelvic extopic kidney. Indian. J. Surg. **24,** 873 (1962). — **Karaffa v. Korbut, K. W.:** Zur Frage über die Entstehung und die ätiologische Bedeutung der Ureteratonie. Folia urol. **2,** 167 (1908). — **Kárpáti, F.:** Zur Frage des vesiko-ureteralen Refluxes. Z. Urol. **57,** 415 (1964). — **Karsner, H. T.:** Atlas of tumor pathology, vol. 8, fasc. 29. Washington: Armed Forces Instituts of Pathology 1950. — **Karzner, H., R. F. Hanzal,** and **R. A. Moore:** Urea clearance after unilateral nephrectomy in dogs. Arch. Path. **17,** 46 (1934). — **Kass E. H.:** Asymptomatic infections of the urinary tract. Trans. Ass. Amer. Physician **69,** 56 (1956). — **Kataria P. N.:** Renal trauma. Indian. J. Surg. **26,** 119 (1964). — **Katz, Y. J.:** Pulse of the kidney, and identification of significant stenosis of renal artery. J. Urol. (Baltimore) **87,** 16 (1962). — **Katzenstein, W.F.:** Zur Ätiologie der Hydronephrosen. Z. urol. Chir. **22,** 357 (1927). — **Kaufman, J. J.:** Unusual causes of extrinsic ureteral obstruction. J. Urol. (Baltimore) **87,** 319—327; 328—337 (1962). — **Kaufman, J. J., D. E. Burke,** and **W. E. Goodwin:** Abdominal venography in urological diagnosis. J. Urol. (Baltimore) **75,** 160 (1956). — **Kaufman, J. J.,** and **W. E. Goodwin:** Renal lymphatics. III. Clinical implications and experiments of nature. Ann. intern. Med. **49,** 109—119 (1958). — **Kaufman, O.:** Konkordantes Vorkommen von Prostatahypertrophie bei einem eineiigen Zwillingspaar. Med. Klin. **34,** 680 (1938). — **Kaufmann, H. J.,** u. **K. Weiser:** Die transumbilikale Aortographie und selektive Arteriographie im Neugeborenenalter. Fortschr. Röntgenstr. **98,** 699 (1963). — **Kay, M. N.,** and **W. S. Klutz:** Crossed renal ectopia without fusion. Amer. J. Dis. Child. **99,** 86 (1960). — **Kazmin, M., L. Persky,** and **J. P. Stopaasli:** Backflow patterns in experimental chronic hydronephrosis. J. Urol. (Baltimore) **84,** 10—13 (1960). — **Keith, M. N.,** and **D. S. Pulford jr.:** Experimental hydronephrosis: Functional and anatomie changes in the kidney following partial ureteral obstruction. Arch. intern. Med. **20,** 853—878 (1917). — **Keith, M. N.,** and **R. R. Snowden:** Functional changes in experimentel hydronephrosis. Arch. intern. Med. **15,** 238—264 (1915). — **Kempf, F. K.:** Nierenhypoplasie bei vorliegender Nierenblastemzyste. Z. Urol. **86,** 10 (1961). — **Kennedy, P. A.:** Hypospadias. A 20 year review of 480 cases. J. Urol. (Baltimore) **85,** 814 (1961). — **Kermauner, F.:** In: Halban-Seitz, Biologie und Pathologie des Weibes, Bd. III. Berlin: Urban & Schwarzenberg 1924. — **Kerr, H. D.,** and **R. E. Flynn:** The role of irradiation in the treatment of Wilm's tumor in children. Amer. J. Roentgenol. **75,** 971 (1956). — **Kerr jr., W. S.:** Effect of complete ureteral obstruction for one week on kidney function. J. appl. Physiol. **6,** 762 (1954). ~ Effects of complete ureteral obstruction in dogs on kidney function. Amer. J. Physiol. **184,** 521 (1956). ~ Maximum clearance (GFR and ERPF) in dogs. J. Urol. (Baltimore) **80,** 205 (1958). — **Keyes, E.,** and **R. Ferguson:** Urology, 6th ed., p. 134. New York: Appleton-Century 1938. — **Khoury, E. N.:** Technique to determine at operation area of renal parenchyma supplied by an aberrant vessel. J. Urol. (Baltimore) **76,** 149 (1956). — **Kickham, C. J. E.:** Anomalies of the bladder neck and other obstructions. Postgrad. Med. **33,** 461 (1963). — **Kielleutner, L.:** Über die zweckmäßige Entleerung hochgradig und chronisch gestauter aseptischer Harnblasen. Chirurg **3,** 716 (1931). — **Kiil, F.:** Pressure recordings in the upper urinary tract. Scand. J. clin. Lab. Invest. **5,** 383 (1953). ~ The function of the ureter and renal pelvis, p. 96. Philadelphia and London: W. B. Saunders Co. 1957. ~ The function of the ureter and renal pelvis. Philadelphia and London: W. B. Saunders Co. 1957. ~ Renal concentration mechanism and hemodynamics at increased ureteral pressure during osmotic and saline diuresis. Scand. J. clin. Lab. Invest. **13,** 276 (1961). ~ Physiology of the renal pelvis and ureter. In: Campbell's Urology, vol. I, p. 81—117. Philadelphia and London: W. B. Saunders Co. 1963. — **Kiil, F.,** and **K. Aukland:** Effect of high ureteral pressure on urine concentration during water diuresis. Scand. J. clin. Lab. Invest. **13,** 268 (1961). — **Kikuchi, K.,** and **M. Yamanaka:** Studies on renal venogram. Urol. int. (Basel)

12, 280 (1961). — **Kilham, L., R. J. Low, S. F. Conti,** and **F. D. Dallenbach:** Intranuclear inclusions and neoplasma in the kidneys of wild rats. J. nat. Cancer Inst. **29**, 863 (1962). — **Killmann, S., S. Gjorup,** and **J. R. Thaysen:** Datal acute renal failure following intravenous pyelography in patient with multiple myeloma. Acta med. scand. **158**, 43 (1957). — **Kim, S. K.:** New technique of partial nephrectomy. J. Urol. (Baltimore) **92**, 185 (1964). — **Kimbrough, I. C., D. K. Morgan,** and **I. N. Fürst:** Neuromuscular dysfunction of urinary tract. J. Urol. (Baltimore) **60**, 780 (1949). — **Kimmel, D. L.,** and **E. K. Moyer:** The course of visceral branches of sacral nerves to the urinary bladder in human fetuses. Anat. Rec. **109**, 310 (1951). **King, L. R.,** and **J. M. Holland:** Ileal urinary diversion in renal ectopia. J. Urol. (Baltimore) **91**, 320 (1964). — **King, R. L., S. A. Tucker,** and **L. Persky:** Congenital hypoplasia of the abdominal muscles and associated genitourinary tract abnormalities. Radiology **77**, 228 (1961). — **Kirchheim, D., F. Gyorkey, D. Brandes,** and **W. W. Scott:** Histochemistry of the normal hyperplastic human prostata gland. Invest. Urol. **1**, 403 (1964). — **Kitani, Y.:** Hydronephrotische Atrophie oder hydronephrotische Schrumpfniere. Virchows Arch. path. Anat. **254**, 115 (1925). — **Kjellberg, S. A.,** and **U. Rudhe:** The fatal renal secretion and its significance in congenital deformities of the ureters and urethra. Acta Radiol. (Stockh.) **31**, 243 (1949). — **Kjellberg, S. R., N. O. Ericsson,** and **U. Rudhe:** The lower urinary tract in childhood. In: The Yearbook Publishers, p. 188. Chicago 1957. — **Klapproth, H. J.:** Malignant tumors of kidney in children. J. Urol. (Baltimore) **81**, 633 (1959). — **Klapproth, H. J. A. Hirkawa** and **A. C. Cordoran:** Functional significance of the radioisotope renogram: Experimental study. J. Urol. (Baltimore) 87, 77 (1962). — **Klinge, F. W.,** and **E. M. Bricker:** Evacuation of urine by ileal segments in man. Ann. Surg. **137**, 36 (1953). — **Klosterhalfen, H.:** Zur Operabilität niereninsuffizienter Prostatiker. Urol. int. (Basel) **9**, 1 (1959). ~ Zur Differentialdiagnose Nierentumor-Nierencyste mit Hilfe der Renocystographie. Z. Urol. **56**, 419 (1963). ~ Die Diagnose des Prostatakarzinoms. Dtsch. med. Wschr. **89**, 2148 (1964). — **Knappenberger, S. T., R. E. Akers,** and **A. A. Galuszka:** Complete avulsion of the renal pedicle by nonpenetrating trauma, with survival. J. Urol. Néphrol. **89**, 316 (1963). — **Knaut, H.:** Partielle Harnleiterresektion bei Ureterfibrom. Z. Urol. **53**, 117 (1960). — **Knauth, H.,** u. **J. Potemba:** Hodenretention und Fertilität. Urol. int. (Basel) **15**, 77 (1963). — **Kneise, O.,** u. **K. Schober:** Die Röntgenuntersuchung der Harnorgane. Leipzig: Georg Thieme 1946). — **Kneise, O.,** u. **M. Stolze:** Handatlas der Cystoskopie und Urethroskopie Leipzig: Georg Thieme 1955. — **Kneucker, A. W.:** Das Elektrourogramm. Urol. int. (Basel) **2**, 263 (1956). — **Knutrud, O.,** and **H. C. Sommerschild:** Urachale anomalier. T. norske Laegeforen. **83**, 785 (1963). — **Kny, W.:** Harnleiterkompression bei der Ileitis regionalis. Z. Urol. **52**, 73—77 (1959). ~ Die epithelialen Geschwülste des Nierenbeckens. Z. Urol. **54**, 663 (1961). — **Koch, L.,** u. **D. Heubner:** Harnleiterkrebs. Z. Urol. **49**, 658—661 (1952). — **Köhler, H.:** Die Ureafunktionsprüfung, kontrolliert an einem Fall von totaler Blasenektopie. Zbl. Chir. **55**, 1412 (1928). ~ Die Ausscheidungspyelographie mittels Abrodil. Dtsch. med. Wschr. **56**, 1775 (1936). ~ Investigations on backflow in retrograde pyelography; Acta radiol. (Stockh.) **99**, 1—92 (1953). ~ Solitary pelvic kidney verified by aortography. Brit. J. Radiol. **36**, 448 (1963). — **König, P. A.:** Urologische Komplikationen bei Collum-Carcinom nach Radium „Röntgen-Bestrahlung". Arch. Gynäk. **197**, 1—14 (1962/63). — **Körner, Fr.,** u. **H. H. Gruenagel:** Spätfolgen nach stumpfen Nierentraumen. Urol. int. (Basel) 8, 193 (1959). — **Kohn, A.:** Über die Entwicklung des sympathischen Nervensystems der Säugetiere. Arch. Anat. micr. Morph. exp. **70**, 266 (1907). — **Kolb, K.:** Das retroperitoneale Teratom. Heidelberg: Dörr 1909. — **Kolle, P.:** Zur Behandlung und Prognose frühkindlicher Nierentumoren (Wilms-Tumoren). Dtsch. med. Wschr. **1959**, 1256. ~ Röntgenologische Fehldiagnose eines verkalkten Prostata-Adenoms. Z. Urol. **55**, 173 (1962). — **Kollwitz, A.-A.:** Die Behandlung der Querschnittsgelähmten Blase. Urologe **2**, 376—384 (1963). — **Kolmer, W.:** Über die Innervation der Urniere des Menschen. Anat. Anz. **65**, 136—139 (1928). — **Korenchevsky, R.:** Influence of cryptorchidism and of castration on bodyweight, fat deposition, sexual and endocrine organs of male rats. J. Path. Bact. **33**, 607 (1930). — **Kornitzer, E.:** Hydronephrotische Atrophie oder hydronephrotische Schrumpfniere. Z. urol. Chir. **9**, 145 (1922). — **Kosenow, W.:** Verbesserung der Säuglings- und Kleinkinder-Urographie durch gleichzeitige Flüssigkeits- und Luftfüllung des Magens. Fortschr. Röntgenstr. **83**, 396 (1955). — **Kosse, K. H., E. L. Suarez, W. T. Fagan, R. Platt, R. Powell,** and **J. H. Jacobson:** Microsurgery in ureteral reconstruction. J. Urol. (Baltimore) 87, 48 (1962). — **Králiková, B.:** Thrombosis of the renal vein in childhood. Čs. Pediat. **16**, 242 (1961). — **Kremling, H.:** Beidseitige Harnstauungsniere bei Totalprolaps des Uterus. Z. Urol. **45**, 243—244 (1952). — **Kretschmar, E.:** Spätergebnisse nach operativer Behandlung des Kryptorchismus. Therapiewoche **9**, 337 (1959). — **Kretschmer, H. L.:** Hydronephrose dans la première et seconde enfance données clinique et recueil de cent un cas. J. Urol. Néphrol. **18**, 450—453 (1937). ~ Endometriasis of the bladder. J. Urol. (Baltimore) **53**, 459 (1945). — **Kretschmer, H. L.,** et **W. G. Hibbs:** Hydronephrose. J. Urol. Néphrol. **12**, 173—174 (1934). — **Kreutzmann, H. A. R.:** Unusual ureteral anomaly. J. Urol. (Baltimore) **38**, 67 (1927). — **Kroiss, F.:** Über die plastischen Operationen an Nierenbecken und oberen Ureterabschnitt bei den Retentionsgeschwulsten der Niere. Bruns' Beitr. klin. Chir. 58, 423 (1908). — **Krückemeyer, K., H. D. Lessmann** u. **K. R. Pudwitz:** Nierenkarzinom als Thorotrastschaden. Fortschr. Röntgenstr. **93**, 313 (1960). — **Kudji, N.:** Zur Kasuistik der intrauterinen Ausmündung eines Ureters und ihre Behandlung. Zbl. Gynäk. **51**, 1182 (1927). — **Kümmele, F., P. M. Reisert, H. G. Krainick** u. **W. Horstmann:** Endokrinologie und Chirurgie des Hypercorticismus im Kindesalter. Dtsch. med. Wschr. **1964**, 784. — **Küss, R.:** Chirurgie plastique et réparatrice de la voie excrétrice du rein. Paris: Masson & Cie. 1954. ~ L'iléo-urétéroplastic totale dans le traitment des hydronephroses géantes. J. Urol. Néphrol. **58**, 732—742 (1957). — **Küster, E.:** Die konservativen Operationen bei Stauungsgeschwulsten der Niere. Zbl. Krankh. Harn- u. Sex.-Org. **1900**, 11. ~ Chirurgie der Nieren. Stuttgart: Ferdinand Enke 1902. — **Kunin, C. M., I. Southall,** and **A. J. Paquin:** Epidemiology of urinary tract infections. A pilat study of 3057 school children. New Engl. J. Med. **263**, 817 (1960). — **Kunstmann, H.:** Primäres Karzinom im linken unteren Ureterdrittel. Z. Urol. **43**, 47—53 (1950). ~ Ein weiterer Beitrag zur Kasuistik des primären Ureterkarzinoms. Z. Urol. **46**, 671—676 (1953). — **Kuntz, A.:** The autonomic nervous system. Philadelphia: Lea & Febiger 1945. — **Kusunoki, T., N. Abe, S. Takano, M. Ito,** and **S. Sato:** Use of intestinal tract as a substitute ureter (uretero-entero-vesico-neostomy). Urol. int. (Basel) **2**, 85 (1956). — **Kusunoki, T., H. Inoue, T. Takayanagi,** and **H. Kobayashi:** A study of renal function by renal vein catheterization in the urological field. Urol. int. (Basel) **2**, 327 (1956). — **Kusunoki, T., H. Takeyama, N. Abe, S. Takano,** and **A. Suzuki:** Clinical and experimental studies on the electrolyte imbalance after uretero-enterostomy. Urol. int. (Basel) **2**, 26 (1956). — **Kuttig, H.,** u. **A. Hamzei:** Die bösartigen Nieren- und Nierenbeckengeschwülste. Strahlentherapie **124**, 161 (1964).

**Lado, W. E.,** and **R. R. White:** Embryoma of the kidney (Wilm's tumor). J. Amer. med. Ass. **117**. 1858 (1951). — **Lakhtakina, H. S., P. J. Despandey,** and **P. S. Shankaran:** Reduplication of the male urethry. Brit. J. Urol. **34**, 224 (1962). — **Lakos, A., P. Draskoczy** u. **N. Jancso:** Experimentelle Untersuchung über die Funktion der hydronephrotischen Niere. XVIII. Kongr. physiol. Ges. Budapest 1952. — **Landau, S. J.,** and **J. K. Lattimer:** Functional closure of bladder extrophy. A review. Pediatrics **31**, 433 (1963). — **Landes, R.:** Painless dilatation of urethral meatal stricture following transurethral resection. J. Urol. (Baltimore) **70**, 626 (1953). — **Landes, R. R.,** and **C. L. Ransom:** Technique for use of carbon dioxide in presacral retroperitoneal pneumography. Surg. Gynec. Obstet. **105**, 268 (1957). — **Lange, C. de:** Zum Studium der Encephalocele posterior. Jb. Kinderheilk. **126**, 253 (1930). — **Lange, G.:** Hydronephrose bei Fibrom des Harnleiters. Z. Urol. **52**, 593—594 (1959). — **Langhof, J.:** Nierenverdoppelung mit Hydronephrose und Hypernephrom. Z. Urol. **48**, 101—103 (1955). — **Langley, J. N.:** The autonomic nervous system. Brain **26**, 1 (1903). ~ The autonomic nervous system. I. Cambridge: Heffer 1921. Quoted by G. C. Prather, Urological aspects of spinal cord injuries, ed. 1. Springfield (Ill.): Ch. C. Thomas 1949. — **Langley, L. L.,** and **K. Kimura:** The afferent pathway of the vesicorenal reflux. J. Urol. (Baltimore) **82**, 476—480 (1959). — **Langner, D.:** Seltenes Bild einer subkapsulären Urincyste durch traumatischen Polabriß der Niere. Z. Urol. **56**, 537 (1963). — **Langworthy, O. R., L. C. Kolb,** and **L. G. Lewis:** Physiology of micturition; experimental and clinical studies with suggestions as to diagnosis and treatment. Baltimore: Williams & Wilkins Co. 1940. — **Lapides, J.:** The physiology of the intact human ureter. J. Urol. (Baltimore) **59**, 501—533 (1948). ~ Mechanism of electrolyte imbalance following ureterosigmoid transplantation. Surg. Gynec. Obstet. **93**, 691—704 (1951). ~ Structure and function of the internal vesical sphincter. J. Urol. (Baltimore) **80**, 341 (1958). — **Lapides, J., E. P. Ajemian, B. H. Stewart, B. A. Breakey,** and **J. R. Lichtwardt:** Further observation on the kinetics of the urethrovesical sphincter. J. Urol. (Baltimore) **84**, 86 (1960). **Lapides, J.,** and **J. M. Bobbitt:** Preoperative examination of renal function. J. Amer. med. Ass. **166**, 866 (1958). — **Lapides, J.,** and **E. L. Caffery:** Observation on healing of ureteral muscle: Relationship to intubated ureterotomy. J. Urol. (Baltimore) **73**, 47—52 (1955). — **Lapides, J., N. B. Hodgson, R. E. Boyd, E. L. Shook,** and **J. R. Lichtwardt:** Further observations on pharmacologic reactions of the bladder. J. Urol. (Baltimore) **79**, 707 (1958). — **Lapides, J., R. B. Sweet,** and **L. W. Lewis:** Role of striated muscle in urination. J. Urol. (Baltimore) **77**, 247 (1957). — **Laqueur, B.:** Zur Ätiologie der sekundären Hydro- oder Pyonephrose. Z. urol. Chir. **21**, 17—25 (1927). — **Lardelli, A.:** Duplicaded de genitales externos. Una rara malformacion congénita. Rev. esp. Pediat. **19**, 157 (1963). — **Larimer, R. C.:** Neuroblastoma (Sympathogonioma) of the adrenal in a newborn infant. J. Pediat. **34**, 365 (1949). — **Lasser, E. C.,** and **W. J. Staubitz:** Translumbar aortography in urologic diagnosis: limitations and possible pitfalls. J. Amer. med. Ass. **163**, 1325 (1957). — **Lassrich, M. A.:** Die urologische Röntgenuntersuchung des Säuglings und Kleinkindes. Urologe **1**, 264 (1962). — **Lathem, G.,** and **K. H. Smith:** Wilms tumor in a horsehoe kidney: A surviving case. J. Urol. (Baltimore) **88** (1962). — **Lathrop, D. B.:** Cystic disease of the liver and kidney. Pediatrics **24**, 215 (1959). — **Lattimer, J. K.:** The action of testosterone propionate upon the kidney of rats, dogs and men. J. Urol. (Baltimore) **48**, 778 (1942). ~ Similar urogenital anomalies in identical twins. Amer. J. Dis. Child. **67**, 199 (1944). ~ Congenital deficiency of the abdominal musculature and associated genito-urinary anomalies; A report of 22 cases. Trans. Amer. Ass. gen.-urin. Surg. **49**, 28 (1957). ~ Congenital deficiency of the abdominal musculature and associated genitourinary anomalies: a report of 22 cases. J. Urol. (Baltimore) **79**, **343** (1958). — **Lattimer, J. K., A. L. Dean jr., L. J. Dougherty, D. Ju, C. Ryder,** and **A. Uson:** Functional closure of the bladder in children with exstrophy. A report of twenty-eight cases. J. Urol. (Baltimore) **83**, 647 (1960). — **Lattimer, J. K., A. J. Dean jr.,** and **C. A. Furey:** The triple voiding technique in children with delated urinary tracts. J. Urol. (Baltimore) **76**, 656—660 (1956). — **Lattimer, J. K., D. Leuzinger. M. Justice,** and **S. Knappenberger:** When should the child with reflux be operated upon. J. Urol. (Baltimore) **85**, 282 (1961). — **Lau, F. T.,** and **R. B. Henline:** Ureteral anomalies: Report of case manifasting three ureters on one side with one ending blindly aplastic kidney and bifid pelvis with single ureter on other side. J. Amer. med. Ass. **96**, 587 (1931). — **Lauber, H. J.,** u. **F. Scherer:** Pyeloskopische Studien über den Entleerungsmechanismus des normalen Nierenbeckens. Fortschr. Röntgenstr. **61**, 222 (1940). **Lauge-Hansen, N.:** The effect of psoas abscesses upon the Kidneys and urinary passages (hydronephrosis). Amer. J. Roentgenol. **67**, 788 (1952). — **Lauret, G.,** et **A. Vigneron:** Les malformations congénitales de la jonction urétéro-vésicale chez l'enfant. J. Urol. (Baltimore) **61**, 15 (1955). — **Lavonius, H.:** Über die Leukoplakiebildung im Nierenbecken. Arb. path. Inst. Helsingfors, N.F. **1**, 273 (1913). — **Lawson, J. D.,** and **F. Ohanneson:** Aberrant vessels and ureteropelvic bands. Urol. cutan. Rev. **51**, 370 (1947). — **Lawson, R. B.,** and **F. K. Garvey:** Paralysis of the bladder in poliomyelitis. J. Amer. med. Ass. **135**, 93 (1947). — **Lazebnik, Y.,** et **D. Kamhi:** Un cas de tumeur ouvaquienne. Urol. int. (Basel) 8, 25 (1959). — **Leadbetter jr., G. W., J. H. Duxbury,** and **J. R. Dreyfuss:** Absence of vesicoureteral reflux in normal adult males. J. Urol. (Baltimore) **84**, 69—70 (1960). — **Leadbetter jr., G. W.,** and **W. F. Leadbetter:** Urethral stricture in male children. J. Urol. (Baltimore) **87**, 409 (1962). — **Leader, A. J.,** and **R. B. Stell:** The urologic examination and diagnosis; urologic diagnosis and the urologic examination. In: Campbells Urology, vol. I, p. 197—322. Philadelphia and London: W. B. Saunders Co. 1963. — **Lee, H. P.:** Crossed unfused renal ectopia with tumor. J. Urol. (Baltimore) **61**, 333 (1949). — **Leep, G. S.,** and **S. A. Leader:** Ectopic ureter opening into rectum. J. Urol. (Baltimore) **87**, 338 (1962). — **Lefkovits, A. M.:** Fatal air embolism during presacral insufflation of air. J. Urol. (Baltimore) **77**, 112 (1957). — **Lefort, J. L., J. R. Michel** et **P. Savart:** La radiologie dans la contusion rénale chez l'enfant. J. Radiol. Electrol. **44**, 713 (1963). — **Legueu, F.:** La physiologie normale et pathologique du bassinet, etudier a l'aide de la pyeloscopie. Scalpel (Brux.) **79**, 1027—1031 (1926). — **Legueu, F.,** et **B. Fey:** Étiologie et traitement des hydronéphroses. 4. Congr. Soc. Intern. Urol. Madrid 1930. J. Urol. méd. chir. **30**, 6 (1930). — **Legueu, F., B. Fey** et **P. Truchot:** Pyélographies en serie. J. Urol. Néphrol. **19**, 167—168 (1925). ~ L'examen radiologique de l'appareil pyélo-ureteral. Presse méd. **34**, 657—659 (1926). ~ La pyeloscopie. Paris: Maloine 1927. — **Lehmann, E.:** Spina bifida und obere Harnwege. Z. Urol. Chir. **33**, 406 (1931). — **Lehmann, W.:** Zur Frage der kongenitalen Erweiterungen des Harnsystems, insbesondere der sogenannten atonischen Dilatationen. Bruns' Beitr. klin. Chir. **155**, 201 (1932). — **Lenaghan, D.:** Bifid ureters in children: an anatomical, physiological and clinical study. J. Urol. (Baltimore) 87, 808—817 (1962). — **Lengenhager, K.:** Rasche oder langsame Entleerung der gestauten Prostatikerblase? Schweiz. med. Wschr. **1954**, 82. — **Lenk, R.:** Die Röntgen-Diagnose der blasigen Erweiterung des vesikalen Harnleiterendes. Fortschr. Röntgenstr. **51**, 391 (1935). — **Lenko, J.,** u. **S. Cieslinski:** Eine neue Methode des Retropneumoperitoneum. Urol. int. (Basel) **11**, **33** (1961). — **Lenz, W.:** Krankheiten der Urogenitalsysteme. In: Humangenetik, Bd. III/1. Stuttgart: Georg Thieme 1964. — **Lerner, H. H.,** and **A. I. Gazin:** Large pyelogenic cyst with crossed renal ectopia. J. Urol. (Baltimore) **56**, 162 (1946). — **Léssen, H. van,** u. **A. Hintze:** Aplasie beider Nieren und gleichzeitige Anomalien anderer Organe (Beschreibung dreier Fälle). Mschr. Kinderheilk. **111**, 57 (1963). — **Lester, D. B.,** and **G. H. Gummess:** Torsion of spermatic cord in newborn infant. J. Urol. (Baltimore) **86**, 631 (1961). — **Leuzinger, D. E., J. K. Lattimer,** and **C. B. McCoy:** Reflux is dangerous but not always desastrous: conservative treatment often effective. J. Urol. (Baltimore) **82**, 295—303 (1959). — **Levallois, M., P. Brante, P. Bremaux** et **P. Fontaine:** Retentissement urinaire des grands prolapsus génitaux. J. Urol. Néphrol. **68**, 264 (1962). — **Levallois, M.,** et **M. Girard:** Néphrectomie partielle réglée. J. Urol. Néphrol. **68**, 269 (1962). — **Levallois, M.,** et **G. Reboul:** L'association papillome et sarcome vésical. J. Urol. Néphrol. **68**, 267 (1962). — **Levallois, M., P. Southeyrand, G. Viale** et **G. Giraud:** Tumeur kystique du pancréas simulant une tumeur pararénale. J. Urol. Néphrol. **68**, 271 (1962). — **Levey, S., L. Persky,** and **N. Czarnecki:** Transamidinase and glutaminase activity in kidney injury. Arch. Surg. **86**, 209 (1963). — **Levi, M.:** Beitrag zur operativen Behandlung der Uretermündungsstenose. Z. urol. Chir. **29**, 441—452 (1930). — **Levièvre, A.,** et **P. Walther:** Cinq cas des reins polycystiques à l'appui de théorie dysembryoplastique. Bull. Soc. Anat. (Paris) **94**, 34 (1924). — **Levin, E. G.:** Anatomische Untersuchung eines Kindes mit Polydactylie aller 4 Extremitäten und anderweitigen Mißbildungen. Diss. Berlin (1895). — **Levin, H.:** Bilateral renal agenesis. J. Urol. (Baltimore) **67**, 86 (1952). — **Levine, M., S. Schwartz, A. Allen,** and **F. V. Narciso:** Lymphosarcoma and periureteral fibrosis. Radiology **82**, 90 (1964). — **Levinsky, N. G.,** and **R. W. Berliner:** Changes in the composition of the urine in the ureter and bladder at low urine flow. Amer. J. Physiol. **196**, 549 (1959). — **Levy, S. E., M. F. Mason, T. R. Harrison,** and **A. Blalock:** The effects of ureteral occlusion on the blood flow oxygen consumption of the kidneys of unanesthetized dogs. Surgery **1**, 238 (1937). — **Lewicka-Urbanska, B.:** A contribution to the clinic and diagnostic of urolithiasis in children. Pediat. pol. **35**, 779 (1956). — **Lewie, E. L.,** and **R. W. Cletsoway:** Megalo-ureter. J. Urol. (Baltimore) **75**, 643 (1956). — **Lewis, F. L.,** and **J. C. Kombrough:** Megalo-ureter: new concept in treatment. Sth. med. J. (Bgham, Ala.) **45**, 171 (1952). — **Lewis, H. Y.,** and **J. M. Pierce:** Return of function after relief of complete ureteral obstruction of 69 days duration. J. Urol. (Baltimore) **88**, 377 (1962). — **Lexer, E.:** Wiederherstellungs-Chirurgie. Leipzig: Johann Ambrosius Barth 1930. — **Lezama, H.,** y **R. Peimbert:** Caso clinico de tumor de Wilms. Urol. Mex. **20**, 437 (1962). — **Lhez, A.,** et **Y. Fregevu:** Diagnostic et traitement du rein en fer à cheval. J. Urol. Néphrol. **66**, 53—73 (1960). — **Libro, V., R. Lanzi** e **G. Beltrami:** In tena di malformazioni renali ipertensive. Osped. maggiore **50**, 101 (1962). — **Lich, R., W. Howerton,** and **L. A. Davis:** Recurrent urosepsis in children. J. Urol. (Baltimore) **86**, 554 (1961). — **Lich jr., R.,** and **M. L. Barnes:** A clinicopathologic study of ureteropelvic obstructions. J. Urol. (Baltimore) **77**, 382 (1957). — **Lich jr., R.,** and **J. E. Maurer:** Congenital hydronephrosis. J. Amer. med. Ass. **157**, 577—579 (1955). — **Lich jr., R., J. E. Maurer,** and **M. L. Barnes:** Pyelectasis. J. Urol. (Baltimore) **75**, 112—116 (1956). — **Lichtenberg, A. v.:** Über den Begriff „Hydronephrose" im allgemeinen und über den Nachweis der durch akzessorische Gefäße verursachten „Hydronephrose" mit Röntgenuntersuchung. Z. Urol. **18**, 585 (1925). ~ Plastic surgery of the renal pelvis and ureter. J. Amer. med. Ass. **93**, 1706—1708 (1928). — **Lichtenberg, A. v.,** u. **H. Dietlen:** Die Darstellung des Nierenbeckens und Ureters im Röntgenbild nach Sauerstofffüllung. Münch. med. Wschr. **58**, 1341 (1911). — **Lichtenauer, F.:** Experimentelle Untersuchungen zur Kenntnis der Nierenbecken- und Harnleiterwandung. Langenbecks Arch. klin. Chir. **260**, 34 (1948). — **Lichtenstern, R.:** Ein Fall von Kreuzung der Ureteren bei Nierentuberkulose. Z. urol. Chir. **2**, 975 (1908). — **Lightwood, R.,** and **Y. H. Loots:** Three cases of familial congenital cystic disease of kidney and liver. Proc. roy. Soc. Med. **25**, 1230 (1932). — **Lindblom, K.:** Diagnostic kidney puncture in cyste and tumors. Amer. J. Roentgenol. **68**, 209 (1952). ~ Roentgenographic studies of hydronephrosis, etc. Acta radiol. (Stockh.) **32**, 113 (1949). — **Lindemann, W.:** Über die Veränderungen der Niere infolge von Ureterunterbindung. Z. klin. Med. **32**, 34 (1898). ~ Zur Pathogenese und Klinik der Nierenbeckenentzündung. Dtsch. Z. Chir. **120**, 5 (1913). ~ Die Funktionen der Niere. Ergebn. Physiol. **14**, 618 (1914). ~ Über die Resorption an der Niere. Beitr. path. Anat. **37**, 1 (1940). — **Lindvall, N.:** Roentgenologie diagnosis of medullary sponge kidney. Acta radiol. (Stockh.) **51**, 193 (1959). — **Ling, G.,** and **R. W. Gerard:** The normal membrans potential of frog sartorius fibers. J. cell. comp. Physiol. **34**, 383 (1949). — **Linke, K. H.:** Entfernung eines extrem tiefsitzenden Harnleitersteines. Z. Urol. **55**, 403 (1962). — **Lipton, E. L.,** and **L. J. Scordamaglia:** Congenital unilateral multicystic kirney associated with maternal rubella. J. Pediat. **50**, 730 (1957). — **Lisnell, A.:** Das verschiedenartige Symptomenbild bei Hypernephrom in der chirurgischen und medizinischen Klinik. Z. Urol. **54**, 545 (1961). — **Litos, M.,** u. **H. J. Hanschke:** Symptomatische Hinweise auf maligne Nierengeschwülste bei Erwachsenen. Chir. Praxis **8**, 419 (1964). — **Litwak, A.,** et **N. Hartel-Ulkowska:** La maladie kystique des pyramides rénales (rein en éponge). Dix observations personelles. J. Urol. Néphrol. **70**, 95 (1964). — **Litzenberger, S. W.:** Partial duplication of the ureter with one branch ending blindly. Urol. cutan. Rev. **43**, 397 (1939). — **Ljunggren, E.:** Zur Röntgendiagnostik der Nierentuberkulose. Z. Urol. **32**, 40 (1938). ~ Studien über die Häufigkeit der Nephrolithiasis. Urol. int. (Basel) **18**, 171 (1964). — **Ljungqvist, A.,** and **C. Lagergren:** Ask-Upmark kidney. A congenital renal anomaly studied by micro-angiography and histology. Acta path. microbiol. scand. **56**, 277 (1962). — **Lloyd, F. A.,** and **D. Bonnett:** Muellerian ducts cysts. J. Urol. (Baltimore) **64**, 777 (1950). — **Lloyd, F. A., T. L. C. Cottrell, K. Simpson, R. R. Cross,** and **J. Calams:** High ureterocutaneous anastomosis. J. Urol. (Baltimore) **88**, 33 (1962). — **Lobstein, J. F.:** Lehrbuch der pathologischen Anatomie, Bd. 1, S. 383ff. Stuttgart: Fr. Brodhagsche Buchhandl. 1834. — **Loebenstein, H.:** Retrokaväre Hufeisenniere. Z. Urol. **52**, 59—60 (1959). ~ Die Blase der Querschnittsgelähmten. Urologe **2**, 105—113 (1963). — **Löffler, L.:** Muskelveränderungen am Nierenbecken und Ureter bei Stauung in den harnableitenden Wegen. Z. urol. Chir. **36**, 348 (1925). — **Löfgren, F.:** An attempt at homologizing different types of pyelus (renal pelvis). Urol. int. (Basel) **5**, 1 (1957). — **Longo, V. J.,** and **G. J. Thompson:** Congenital solitary kidney. J. Urol. (Baltimore) **68**, 63 (1952). — **Lopez, R. R., C. Y. de la Pena, E. Chacon, M. Fuentes** et **F. Serrano:** Problèmes vasculaires des transplantations rénales. J. Urol. Néphrol. **68**, 419 (1962). — **Lorbeck, W.:** Ein Fall von Ureter trifidus. Wien. med. Wschr. **102**, 222 (1951). — **Lord, K. H.,** and **R. C. Bunts:** Present urologie status of the world war II paraplegie, 10 year followup. J. Urol. (Baltimore) **75**, 66—72 (1956). — **Lotfi, A. M.,** and **S. M. Girgis:** True hermaphroditism: A report of a lateral case. J. Urol. (Baltimore) 89, 84 (1963). — **Loufti, A. H., I. Mehrez, S. Shahbender, and F. H. Abdine:** Hypoglycaemia with Wilms' tumor. Arch. Dis. Childh. **39**, 197 (1964). — **Lowry, E. C., J. Hayward, and D. E. Beard:** Hydronephrosis caused by accessory renal vessels. J. Urol. (Baltimore) **52**, 492 (1944). — **Lowsley, O., and T. Kirwin:** Clinical urology, vol. 2, p. 1158. Baltimore: Williams & Wilkins 1940. — **Lubinus, H. H.:** Gutartige Harnleitergeschwülste. J. Urol. **51**, 483—493 (1958). — **Luca, F. G. de, O. Swenson, and B. Smyth:** The effect of chronic mechanical obstruction on ureteral peristalsis. J. Urol. (Baltimore) **85**, 497—501 (1961). — **Lucius, G. F.:** Klinik und Therapie der dystopen Harnleitermündungen in die Samenwege. Urologe **2**, 360—363 (1963). ~ Ein Beitrag zur Kasuistik der dystopen Harnleitermündungen in die Samenwege. Z. Urol. **56**, 89 (1963). — **Lucké, B., and H. G. Schlumberger:** Tumors of the kidney, renal pelvis and ureter. Armed forces Institute of Pathology. Atlas of tumor pathology, sect. VIII, Fasc. 30. Washington 1957. — **Ludowigs, C. H.:** Hydronephrose mit Ureterkompression durch aberrante Gefäße. Z. urol. Chir. **12**, 250—253 (1922). — **Ludvik, W., u. R. Hohenfellner:** Die Lymphographie beim Blasencarcinom. Urologe **4**, 77—82 (1965). — **Ludwig, C.:** Lehrbuch der Physiologie des Menschen. Heidelberg: Karl Winter 1861. — **Lund, F., and F. Lundwall:** Papillomas of the urinary bladder. Urol. int. (Basel) **1**, 315 (1955). — **Lundin, P. M., and J. Olow:** Polycystic kidneys in newborne, infants and children. A clinical and pathological study. Acta paediat. (Uppsala) 5 P; 185 (1961). — **Lutz, R. J.:** Hydronephrose im Säuglingsalter. Langenbecks Arch. klin. Chir. **282**, 1 (1949). — **Lutzeyer, W.:** Grundsätze der chirurgischen Behandlung des Harnleiters. Urologe **1**, 139 (1962). ~ Die transuretero-ureterale Anastomose. Urol. int. (Basel) **13**, 193 (1962). ~ Nierenstielverletzungen. Chirurg **34**, 220 (1963). ~ Harnleiterdruckmessung. Eine zusätzliche diagnostische Methode zur Erfassung der Harnleiterfunktion. Urol. int. (Basel) **16**, 1 (1963). — **Lutzeyer, W., u. E. Simons:** Anatomische und funktionelle Bedeutung des pelviareteralen Segmentes bei der plastischen Korrektur der kongenitalen Harnstauungsniere. Urologe **2**, 320 (1963). — **Lutzeyer, W., u. H. H. Teichmann:** Erkrankungen des Restureters nach Nephrektomie. Z. Urol. **54**, 341 (1961). — **Lutzeyer, W., A. Wilhelm u. H. H. Teichmann:** Harnleiternaht im Experiment. Langenbecks Arch. klin. Chir. **308**, 772 (1964). — **Lyon, R. P.:** Torsion of the testicle in childhood. J. Amer. med. Ass. **178**, 702 (1961). — **Lyons, M. K., and C. D. Bonner:** Local injections of hydrocortisone for the effective treatment of circumscribed strictures of the urethra. J. Urol. (Baltimore) **77**, 741—758 (1957).

**Maatz, R.:** Über die Muskulatur von Nierenbecken und Harnleiter bei Hydronephrose. Z. Urol. **35**, 185 (1941). — **Maatz, R., u. E. Krüger:** Verhalten der Nierendurchblutung. Z. Urol. **31**, 756—770 (1937). — **Macevan, D. W., J. S. Dunbar, and N. B. Nogrady:** Intravenous pyelography in children with renal insufficience. Radiology **78**, 893 (1962). — **Mack, W. S., L. S. Scott, M. A. Ferguson-Smith, and B. Lennox:** Ectopic testis and true undescended testis: A histological comparison. J. Path. Bact. **82**, 439 (1961). — **Mackay, H.:** Congenital bilateral megaloureters with hydronephrosis. A remarkable family history. Proc. roy. Soc. Med. **38**, 567 (1945). — **MacKay, L. L., and T. Addis:** Degree of compensatory renal hypertrophy following unilateral nephrectomy; influence of age. J. exp. Med. **56**, 255 (1932). — **MacKellar, A., and F. D. Stephens:** Vesical diverticula in children. Aust. N.Z. J. Surg. **30**, 20 (1960). — **Mackenzie, A. R., I. P. Bhisitkul, and W. F. Withmore:** The treatment of metastatic cancer with dithizone (diphenylthiocarbazone). Invest. Urol. **1**, 229 (1963). — **Madison, H.:** Über das Fehlen beider Nieren (Aplasia renum bilateralis). Zbl. allg. Path. path. Anat. **60**, 1 (1934). — **Madsen, P. O., u. L. Kaveggia:** Die Diagnose des Prostatakarzinoms durch Nadelbiopsie. Z. Urol. **57**, 665 (1964). ~ Lymphangiographie als diagnostisches Hilfsmittel in der Urologie. Z. Urol. **57**, 647 (1964). — **Magasi, P., E. Hajós u. E. Rosdy:** Die Röntgendiagnostik der Harnblasenhalserkrankungen. Urol. int. (Basel) **11**, 110 (1961). — **Magder, E., S. Zmerli et R. Sollan:** Remarques cliniques sur la maladie du col vésical chez la femme. J. Urol. Néphrol. **68**, 723 (1962). — **Magner, D., J. S. Campbell, and F. W. Wiglesworth:** Testicular adenocarcinoma with clear cells occuring in infancy: A distinctive tumour. Canad. med. Ass. J. **86**, 485 (1962). — **Mahon, R.:** Les blessures de l'uretère au cours de la césarienne-basse. Rev. franç. Gynéc. 58, 839 (1963). — **Mahoney, S. A, S. Koletsky, and L. Persky:** Ribbon ureteral anastomosis. J. Urol. (Baltimore) **91**, 500 (1964). — **Maier, R.:** Virchows Arch. path. Anat. **85**, 49 (1881). — **Maintz, M., J. Meese u. G. Wüllenweber:** Röntgen-Kymograph. Untersuchung über normale und krankhafte Bewegungsvorgänge an den ableitenden Harnwegen. Z. Urol. **32**, 682, 756 (1938). — **Makar, N.:** Urological aspects of Bilharziosis in Egypt. S. o. P. Press, Soc. orient. de publ. Cairo 1955. — **Malament, M., and G. Majnarich:** Giant hydronephrosis in crossed renal ectopia without fusion. J. Urol. (Baltimore) **83**, 542—545 (1960). — **Malament, M., B. Schwartz, and G. B. Nagamatsu:** Extrarenal calyces: their relationship to renal disease. Amer. J. Roentgenol. **86**, 823 (1961). — **Maluf, N. S. R.:** A method for relief of upper ureteral obstruction within bifurcation of renal artery. J. Urol. (Baltimore) **75**, 229 (1956). — **Maluf, N. S. R., R. V. Ford, and C. S. Spurr:** Physiology of the human solitary kidney. J. Urol. (Baltimore) **78**, 117 (1965). — **Maluf, N. S. R., and B. Halpert:** Structural components of ureteral enlargement caused by obstruction. Surg. Gynec. Obstet.

102, 27 (1956). — **Mangiardi, J. L., E. E. Santemma,** and **J. J. Sullivan jr.:** Arteriovenous fistula of the kidney. Case report. Amer. Heart J. **65**, 549 (1963). — **Maquinay, Ch.:** Opérations de Bischoff. Acta urol. belg. **28**, 392—398 (1960). — **Maquinay, Ch.,** et **Fr. Pirlet:** Une indication particulière de l'opération de Bischoff. Acta urol. belg. **27**, 346—351 (1959). — **Marcel, J. E.:** Méga-vessie avec reflux vésico-urétéral. Arch. franç. Pédiat. **6**, 590 (1950). — **Marconis, J.:** Giant hydronephrosis of traumatic origin. J. Urol. (Baltimore) **63**, 970 (1950). — **Marie, J., P. Royer, R. Habib, H. Mathieu** et **R.-J. Reveillaud:** La néphropathie hématurique héréditaire avec surdité. Ann. paediat. (Basel) **36**, 84 (1960). — **Marinesco, G.:** Hydronephrose et papillomes du bassinet et des calices. J. Urol méd. chir. **32**, 582—584 (1931). — **Marion, G.,** et **J. Perard:** Opérations plastiques. Paris: Masson & Cie. 1943. — **Marion, M. G.:** Hydronéphrose bilatérale par vaisseau anormal. Reposition des reins. Section de l'artère inférieure d'une seul coté. J. Urol. méd. chir. **40**, 239—251 (1939). ~ Traitement conversateur des grandes hydronéphroses. J. Urol. méd. chir. **40**, 19 (1939). — **Marquardz, W.:** Cystenniere, Cystenleber und Cystenpankreas bei zwei Geschwistern. Diss. Tübingen (1934). — **Marriott, H. L.:** Water and salt depletion. Brit. med. J. **1947 I**, 285 — **Marsan, P.:** Zit. nach Staehler. — **Marshall, F. C.:** Excretory urography changes in children with suggest occurrence of reflux. J. Urol. (Baltimore) 87, 681 (1962). ~ How long does it take a child's kidney to drain after retrograde pyelography? J. Urol. (Baltimore) 87, 730 (1962). — **Marshall, V. F.:** Textbook of urology. New York: Hoeber 1956. — **Marshall, V. F.,** and **E. C. Mecke:** Variations in extrophy of the bladder. J. Urol. (Baltimore) 88, 766 (1962). — **Martin, E. C. H., H. A. O'Brien,** and **J. D. Mitchell:** Double kidney: Reversal of the Weigert-Meyer law: A case report. J. Urol. (Baltimore) **66**, 486 (1951). — **Martin, E. C. St., C. P. Pasquier,** and **J. H. Campbell:** Transurethral incision of median bar in male children. J. Urol. (Baltimore) **85**, 318 (1961). — **Martin, J.:** Hydronéphrose intrarénale et ectasie des calices sans distension de bassinet. J. Urol. méd. chir. **33**, 127—141 (1932). — **Martin, L. S. J., J. H. Duxbury,** and **W. F. Leadbetter:** Uroepithelial lined small bowel as a ureteral substitute. Surg. Gynec. Obstet. **108**, 439 (1959). — **Martin, P.:** Die Entwicklung des Begriffes der Nephrose seit Fr. v. Müller. Münch. med. Wschr. **40**, 1513 (1958). — **Martinez-Pineiro, A.:** Traitement de l'extrophie vésicale par urétérotrigono-urétroplastie. Technique personnelle. Acta urol. belg. **30**, 504 (1962). — **Martinez-Tello, F. J.:** Ein Beitrag zur Pathologie der Nierenmißbildung. Zbl. allg. Path. path. Anat. **103**, 445 (1962). — **Martius, H.:** Die gynäkologischen Operationen. Stuttgart: Georg Thieme 1950. — **Martz, G.:** Die hormonale Behandlung des Mamma- und Prostatakarzinoms. Med. Klin. **58**, 1964 (1963). — **Maslow, L. A.:** Wilm's tumor: Report of 3 cases and a possible fourth case in the same family. J. Urol. (Baltimore) **43**, 75 (1940). — **Mason, M. K.,** and **J. M. Powley, F.R.C.S.:** Exfoliative cytology in the diagnosis of cancer of the prostate. Brit. J. Urol. **36**, 82 (1964). — **Mathe, C. P.:** Intrinsic causes of hydronephrosis. J. Urol. (Baltimore) **38**, 574—592 (1937). — **Matisseck, H.:** Das Phaeochromocytom und seine Beziehungen zur Nebennierenfunktion. Langebecks Arch. klin. Chir. **265**, 517 (1950). — **Matouschek, E.:** Die perkutane Nierenbiopsie. Chir. Praxis. **6**, 557 (1962). ~ Die Enzym-Muster der Adenome periurethraler Drüsen. Urol. int. (Basel) **17**, 154 (1964). ~ Über die Messung von intrazellulären Potentialen bei gesunden und urämischen Versuchstieren. Urol. int. (Basel) **19**, 244 (1965). ~ Vergleichende Aktivitätsbestimmungen von Enzymen des energieliefernden Stoffwechsels im Nierengewebe und Serum gesunder Ratten sowie bei Ratten mit experimentell erzeugten infizierten Harnstauungsnieren (im Druck, 1967). ~ Vergleichende Aktivitätsbestimmungen von Enzymen des energieliefernden Stoffwechsels im Nierengewebe gesunder Ratten sowie bei Ratten mit experimentell erzeugten Harnstauungsnieren (im Druck, 1967). — **Matthes, H.:** De vitiata genitalum genesi, quae hermaphroditica dicitur. Med. Diss. Amsterdam (1836). — **Mattos Ferreira, R. de:** Fistula da uretra prostatica perinale (congenita). Rev. port. Med. milit. **4**, 145 (1956). — **Maurer, J. E., R. Lich jr.,** and **S. Burdon:** Elective resection of certain urethral strictures. J. Urol. (Baltimore) **65**, 895 (1951). — **Maximovitsch, A. S.:** Über plastische Operationen bei der Hydronephrosis. Z. urol. Chir **23**, 383—389 (1927). — **May, F.:** Verstopfungsniere bei dorsalem Ureterverlauf. Z. Urol. **32**, 316—320 (1938). ~ Ein Fall von kongenitalem Verschluß der Urethra membranacae. Z. Urol. **42**, 245—253 (1949). ~ Geschwulstbildung des Blasenhalses. München: Urban & Schwarzenberg 1949. ~ Doppelbildung der Harnröhre beim Manne und ihre operative Behandlung. Urologia (Firenze) **21**, 319—321 (1954). ~ Mißbildungen der Harnorgane. In: Klinik der Gegenwart, Bd. 1, S. 487. München: Urban & Schwarzenberg 1955. ~ Klinische Fragen zur Prostatahypertrophie. Urol. int. (Basel) **3**, 304 (1956). ~ Komprimierende Wirkung eines großen Blasensteins auf die Restniere. Z. Urol. **51**, H. 4 (1958). ~ Klinik der Nierenmißbildungen vom Standpunkt des Urologen. Verh. dtsch. Ges. inn. Med. **64**, 381—397 (1958). — **May, F.,** u. **H. Hirtl:** Das Cavernosogramm. Urol. int. (Basel) **1**, 120 (1955). — **May, F.,** u. **M. Schiller:** Die Operationen der Hypospadie. Dtsch. med. Wschr. **41**, 1783—1785 (1956). — **May, H.:** Cystisch-papillärer Nierentumor mit maligner Entartung. Z. Urol. **55**, 365 (1962). — **May, R. D.,** and **B. Barelare:** A study of factors influencing urinary output increased intravesical pressure. J. Urol. (Baltimore) **80**, 337—340 (1958). — **May, R. E.,** and **M. Bogash:** Lymphangiography as a diagnostic adjunct in urology. J. Urol. (Baltimore) **87**, 208 (1962). — **Mayor, G.:**

Prinzipielle Fragen bei Nierenverletzungen. Urol. int. (Basel) 11, 368 (1961). — **Mayor, G., F. Camponovo, F. Putato, E. Zingg, J. Wellauer, M. del Buono Rüttmann** u. **A. Schnauder:** Spezielle Röntgendiagnostik bei Malignomen des Urogenitaltraktes. Urologe 2, 76—96 (1963). — **Mazzitelli, M.,** e **V. A. Tritto:** La calcolosi delle vic urinarie nell infanzia. Osped. Ital.-Chir. 1, 88 (1959). — **McAfee, J. G.:** A surgery of complications of abdominal aortography. Radiology **68**, 825 (1957). — **McAfee, J. G.,** and **J. K. V. Willson:** A review of the complications of translumbar aortography. Amer. J. Roentgenol. **75**, 956 (1956). — **McClute, C. F. W.,** and **E. G. Buttler:** Development of vena cava in men. Amer. J. Anat. **35**, 331 (1925). — **McCrea, L. E.:** Congenital absence of penis. J. Urol. (Baltimore) **47**, 818 (1942). — **McCrea, L. E.,** and **D. L. Kimmel:** The importance of nerve supply of the urinary bladder in surgery of the rectosigmoid. J. int. Coll. Surg. **17**, 651 (1952). — **McGreight, C. E.,** and **N. M. Sulkin:** Cellular proliferation in the kidneys of young and senile rats following unilateral nephrectomy. J. Geront. **14**, 440 (1959). — **McCune, W. R., E. P. Galleher,** and **C. Wood:** Leiomyoma of the kidney in a newborn infant. J. Urol. (Baltimore) **91**, 646 (1964). — **McDonald, H. P., W. E. Upchurch,** and **M. Artime:** Bladder dysfunction in children caused by interstitial cystitis. J. Urol. (Baltimore) **80**, 354—356 (1958). — **McDonald, H. P., W. E. Upchurch,** and **C. L. Celaya:** Vesical neck obstructions in children. Amer. Surg. **27**, 603 (1961). — **McDonald, J. H.,** and **J. Calams:** Experimental ureteral stricture: Ureteral regrowth following ureterotomy with and without intubation. J. Urol. (Baltimore) **84**, 52—59 (1960). — **McDonald, J. H., C. B. Taylor,** and **N. J. Heckel:** Rapid freezing of the bladder: an experimental and clinical study. J. Urol. (Baltimore) **64**, 326—337 (1950). — **McGovern, J. H.,** and **V. F. Marshall:** Congenital deficiency of the abdominal musculature and obstructive uropathy. Surg. Gynec. Obstet. **108**, 289 (1959). ~ Reimplantation of ureters in children. Surg. Gynec. Obstet. **114**, 143 (1962). — **McGovern, J. H., V. F. Marshall,** and **A. J. Paquin jr.:** Vesico-ureteral regurgitation. J. Urol. (Baltimore) **83**, 122 (1960). — **McLaurin, J. C.,** and **G. C. Arnell:** Phaeochromocytoma causing ureteric obstruction in a child. Lancet **1961 I**, 426. — **McLean, J. P.:** Acute renal failure. Springfield (Ill.): Ch. C. Thomas. — **McLellan, F. C.:** The neurogenic bladder. Springfield (Ill.): Ch. C. Thomas 1939. — **McQueeney, A. J., G. A. Dahlen,** and **W. F. Gebhardt:** Cystic hamartoma (angiomyolipoma) of kidney simulating renal carcinoma. J. Urol. (Baltimore) **92**, 98 (1964). — **Mebel, M.:** Bemerkungen zur Überbrückung totaler Harnleiterdefekte mit Kunststoffprothesen. Z. Urol. **57**, 93 (1964). ~ Überbrückung kompletter Harnleiterdefekte im abdominalen Ureteranteil. Z. Urol. **57**, 797 (1964). — **Meckel, J. F.:** Beschreibung zweier durch sehr ähnliche Bildungsabweichung entstellter Geschwister. Dtsch. Arch. Physiol. **7**, 99 (1822). — **Megan, D. J.:** The role of the urologist in the evaluation and treatment of patients with ambiguous external genitalia. Sth. med. J. (Bgham., Ala.) **56**, 828 (1963). — **Megevand, A., A. Gautier,** and **M. Ray-Bellet:** Dysplasie rénale héréditaire. Ann. paediat. (Basel) **187**, 263 (1956). — **Meinertz, O.:** Riesenhydronephrose. Z. Urol. **46**, 742—744 (1953). ~ Ein Fall von doppelseitiger Hydronephrose, doppelseitigem Megaureter nach Megacystitis. Z. Urol. **47**, 329—330 (1954). — **Meisel, H. J.:** Ectopic ureter. J. Urol. (Baltimore) **68**, 579 (1952). — **Meissner, H.:** Über adenomatöse Neubildungen der Niere. Urol. int. (Basel) **16**, 228 (1963). — **Melick, W. F., D. Karellos,** and **J. Naryka:** Pressure studies of hydronephrosis in children by means of the strain gauge. J. Urol. (Baltimore) **85**, 703—709 (1961). — **Melick, W. F.,** and **J. J. Naryka:** Pressure studies of the normal and abnormal ureter in chicken by means of the strain gauge. J. Urol. (Baltimore) **83**, 267—276 (1960). — **Melick, W. F., J. J. Naryka,** and **J. H. Schmidt:** Experimental studies of ureteral peristaltic patterns in the pig: 1. Similarity of pig and human ureter and bladder physiology. J. Urol. (Baltimore) **85**, 145—148 (1961). — **Melicow, M. M.:** Primary tumors of the retroperitoneum: clinico-pathologic analyses of 162 cases; review of the literature and tables of classification. J. int. Coll. Surg. **19**, 401 (1953). — **Mellicow, M. M.,** and **A. C. Usan:** Palpable abdominal masses in infants and children; A report based on a review of 653 cases. J. Urol. (Baltimore) **81**, 805 (1959). ~ Periodic table of sexual anomalies. J. Urol. (Baltimore) **91**, 402 (1964) — **Mellin, P.:** Der Ureter bifidus mit einem blind endenden Ast und seine klinische Bedeutung. Urol. int. (Basel) **16**, 365 (1963). — **Melnick, P. J.:** Polycystic liver. Arch. Path. **59**, 162 (1955). — **Melnikoff, A. E.:** Sur le reimplacement de l'urètre par une anse isolée de l'intestine grêle. Rev. clin. Urol. **1**, 601 (1912). — **Meltzer, M.:** Giant hydronephrosis following generalized trauma. J. Urol. (Baltimore) **51**, 491 (1944). — **Merényi, I.,** u. **T. Wermer:** Klinische Beobachtungen bei 503 Uretersteinkranken. Z. Urol. **58**, 15 (1965). — **Merget, H.:** Doppelter Hydroureter. Z. Urol. **45**, 719—720 (1952). — **Meriel, P., J.-M. Suc, J. P. Bounhoure** et **T. T. Hung:** A propos de six mois d'expérience clinique avec un rein artificiel de Kolff-Watschinger modifié. J. Urol. Néphrol. **68**, 143 (1962). — **Merill, J. P.:** Die Behandlung der Niereninsuffizienz. München und Berlin: Urban & Schwarzenberg: 1959. ~ Kidney disease: Acute renal failure. Ann. Rev. Med. **11**, 127 (1960). ~ Tissue transplantation. Ann. intern. Med. **55**, 846 (1962). ~ Normal and abnormal renal function and treatment of renal failure. In: Campbells urology, vol. I, p. 47—80. Philadelphia and London: W. B. Saunders Co. 1963. — **Merkel, K.:**

Die Hydronephrose und ihre Beziehung zu den akzessorischen Nierengefäßen. Virchows Arch. path. Anat. 191, 538 (1908). — **Merrit, A. D.,** and **J. P. Sandford:** Sterile voided urine culture. J. Lab. clin. Med. 52, 463 (1958). — **Mertz, J. H. O.:** Injury of the kidney in children. J. Amer. med. Ass. 183, 730 (1963). — **Messerschmidt, O.:** Über Cystome des nephrogenen Gewebes. Z. Urol. 47, 647 (1954). — **Meuser, H.:** Extrarenale Hydrom ohne Erweiterung der Nierenkelche. Z. Urol. 42, 75 (1949). — **Meyer, E.:** Über Entwicklungsstörungen der Niere. Virchows Arch. path. Anat. 173, 209 (1903). ~ Über Nierenödem. Münch. med. Wschr. 1916, 16. — **Meyer, R.:** Über embryonale Gewebseinschlüsse in den weiblichen Genitalien und ihre Bedeutung für die Pathologie dieser Organe. Ergebn. allg. Path. path. Anat. 9, 518 (1905). ~ Zur Anatomie und Entwicklungsgeschichte der Ureterverdoppelung. Virchows Arch. path. Anat. 187, 408 (1907). ~ Über embryonale Gewebsanomalien und ihre pathologische Bedeutung im allgemeinen und solche des männlichen Genitalapparates im besonderen. Ergebn. allg. Path. path. Anat. 15, 431 (1912). — **Meyer, R.,** and **P. Dawson-Edwards:** Surgery of the solitary kidney. J. Urol. (Baltimore) 84, 360—368 (1960). — **Michalowski, E.,** and **W. Modelski:** Transposition of polar vessels—transpositio vasorum. Z. Urol. 51, 569 (1958). ~ Beitrag zur Technik der Harnleiter-Blasenanastomose. Z. Urol. 53, 9 (1960). ~ Die Hydronephrose nach Ureterosigmoidostomie und ihre operative Behandlung. Urol. int. (Basel) 11, 96 (1961). ~ Die angeborne Hydronephrose und das Nierensteinleiden. Z. Urol. 55, 59—61 (1962). ~ Die fibrinöse Nierenkapsel als plastisches Material zur Deckung der Nierenbecken- und Harnleiterdefekte. Urol. int. (Basel) 18, 305 (1964). — **Michelson, D.:** Ein seltener Fall von Doppelniere kombiniert mit doppelter Harnblase und Divertikel der letzteren. Z. Urol. Chir. 23, 15 (1927). — **Michie, H. J.,** and **C. R. Michie:** Kidney function in unilateral pyelonephritis. I. Clinical data. Amer. J. Med. 22, 179—189 (1957). — **Migliardi, L.:** Le traitement des prostatiques distendus. Presse méd. 1934 I, 1000. — **Miller jr., A. L., L. Sharp, E. V. Anderson,** and **J. R. Emlet:** Rupture of the bladder in the newborn. J. Urol. (Baltimore) 83, 630 (1960). — **Miller, F.:** Sponge kidney. J. Urol. (Baltimore) 87, 770 (1962). — **Miller, H. C., S. H. Wax,** and **D. F. McDonald:** Transfemural percutaneous renal arteriography. J. Urol. (Baltimore) 88, 160 (1962). — **Miller, H. L.:** Agenesia of the urinary bladder and urethra. J. Urol. (Baltimore) 59, 1156 (1946). — **Milner, W. W., W. B. Garlick, W. Spakowski,** and **J. Charron:** Ureteral ectopy without incontinence in reduplicated kidneys. N.Y.St. J. Med. 62, 373 (1962). — **Milton, G. W.,** and **W. A. T. Robb:** Electrical studies in hydroureter. Brit. J. Urol. 26, 274 (1954). — **Mims, M. M.:** Chyle lymphocyte in renal transplantation and long-term survival in a canine renal homotransplant. J. Urol. (Baltimore) 87, 790 (1962). — **Minami, T., K. Ando, T. Ohori,** and **T. Machida:** A study of radioisotope renogram. Urol. int. (Basel) 12, 148 (1961). — **Minder, J.:** Experimentelle und klinische Beiträge zur Frage des pyelovenösen Refluxes und seine klinische Bedeutung. Z. urol. Chir. 30, 111 (1930). — **Mitchell, J. P.:** Injuries to the urinary tract. Proc. roy. Soc. Med. 56, 1046 (1963). — **Miterev, Y. G.,** and **V. K. Polenko:** The clinical picture of atypical forms of hypernephroid cancer of the kidneys. Klin. Med. (Mosk.) 42, 110 (1964). — **Mitsuya, H., J. Asai, K. Suyama, E. Sat,** and **K. Hosoe:** Cinefluorography of the upper urinary tract. Urol. int. (Basel) 13, 236 (1962). — **Mitsuya, H., J. Asai, K. Suyama, T. Ushida,** and **K. Hosoe:** Application of x-ray cinematography in urology: I. Mechanism of ejaculation. J. Urol. (Baltimore) 83, 86 (1960). — **Modelski, W.:** Transplantation of ureters into partially excluded rectum. J. Urol. (Baltimore) 87, 122 (1962). — **Mölbert, E.:** Verh. Dtsch. Ges. Path. 45. Tagg, S. 130. (1961). — **Mölbert, E., A. Duspiva** u. **O. v. Deimling:** Z. Zellforsch. Abt. Histochem. 2, 5 (1960). — **Moeller, J.:** Pathophysiologie und Diagnose der sekundären Niereninsuffizienz. Medizinische 1959, 632. — **Moeller, J.,** u. **H. Braun:** Beckenniere, Nierenstein und Dextranallergie. Z. Urol. 53, 73 (1960). — **Moeller, J.,** u. **W. Rex:** Nierenfunktionsstörungen bei tubulärer Insuffizienz. Z. klin. Med. 150, 103 (1952). — **Mogg, R. A.:** Congenital anomalies of the urinary tract in relation to disorders of micturition. Ann. roy. Coll. Surg. Engl. 26, 300 (1960). — **Montgomery, A. V.:** The intrarenal pressure. J. exp. Med. 92, 637—642 (1950). — **Monticelli, M.:** Enuresi congenita de malformazione ureterale. Pediat. (Napoli) 39, 401 (1931). — **Monzon, O. T., E. M. Oty, H. L. Dobson, E. Carter,** and **E. M. Yow:** A comparison of bacterial counts of the urine obtained by needle aspiration of the bladder, catheterization, and mid-stream voided methods. New Engl. J. Med. 259, 764 (1958). — **Moonen, W. A.:** A device for the operative treatment of vesicovaginal fistulae. Urol. int. (Basel) 2, 321 (1956). ~ Stricture on the ureter and contracture of the bladder and bladder neck due to tuberculosis: Their diagnosis and treatment. J. Urol. (Baltimore) 80, 218—228 (1958). — **Moonen, W. A., J. C. A. Ruys** et **P. G. P. Valcke:** L'urétérocutaneostomie transiléale. J. Urol. Néphrol. 70, 33 (1964). — **Moore, T. D.:** The value of serial pyelograph in diagnosis. J. Urol. (Baltimore) 28, 437 (1932). ~ The diagnosis and management of ureteral ectopia. J. Urol. (Baltimore) 60, 50 (1948). — **Morison, D. M.:** Reabsorption in hydronephrosis. Med. Press. 127, 94—96 (1929). ~ Routes of absorption in hydronephrosis: experimentation with dyes in the totally obstructed ureter. Brit. J. Urol. 1, 30 (1929). ~ Routes of absorption in total ureteral obstruction. Arch. Surg. 38, 1108 (1939). — **Morris, G. C., M. E. de Bakey, D. A. Cooley,** and **E. S. Crawford:** Surgical treatment of renal hypertension. Ann. Surg. **151**, 854 (1960). — **Morris jr., G. C., E. S. Crawford, A. Beall,** and **J. Moyer:** Hyperhydration; a method of decreasing nephrotoxic effects of Urokon as employed in aortography. Surg. Forum **7**, 319 (1956). — **Moser, H.:** Zur Frage der Diagnose seltener Mißbildungen durch Angiographie. Z. Urol. **55**, 393 (1962). — **Moucha, D.:** Urétéro-hydronéphrose par anomalie de l'artère hypogastrique. J. Urol. Néphrol. **63**, 659—664 (1962). — **Moutzouris, C.,** and **J. Wielandt:** Ductus emphaloentericus et ura hus persistens. Acta paediat. (Uppsala) **52**, 313 (1963). — **Müller, G.:** Genetisch bedingte Unfruchtbarkeit und Abnormalität der Genitalorgane beim Mann und bei der Frau. Z. Urol. **56**, 283 (1963). — **Müssiggang, H.:** Plattenepithelcarcinom des Nierenbeckens. Z. Urol. **57**, 561 (1964). — **Mulvaney, W. P.:** Periureteritis obliterans: a retroperitoneal inflammatory disease. J. Urol. (Baltimore) **79**, 410—417 (1958). — **Munro, D.:** The activity of the urinary bladder as measured by a new inexpensive cystometer. New Engl. J. Med. **214**, 617 (1936). — **Murányi, J.:** Über einen Fall von Cholesteatom in der Niere. Z. Urol. **56**, 311 (1963). — **Muret, M.:** Tumeur de rein révélée par un traumatisme. J. Urol. Néphrol. **70**, 565 (1964). — **Murnaghan, G. F.:** Experimental investigation of the dynamics of the normal and dilated ureter. Brit. J. Urol. **29**, 403—409 (1957). ~ The dynamics of the renal pelvis and ureter with reference of congenital hydronephrosis. Brit. J. Urol. **30**, 321 (1958). ~ Mechanism of congential hydronephrosis with reference to factore influencing surgical treatment. Ann. roy. Coll. Sug. Engl. **23**, 25 (1958). ~ Experimental aspects of hydronephrosis. Brit. J. Urol. **31**, 370—376 (1959). ~ The dynamics of the renal pelvis and ureter. J. roy. Coll. Surg. Engl. **4**, 157—159 (1959). — **Murphy, A. I., J. J. Lee,** and **L. M. King:** Primary diversion of the hydronephrotic kidney to an ileal conduit. J. Urol. (Baltimore) **80**, 293—296 (1958). — **Murphy, G. R.,** and **R. N. Fishbein:** Clinical manifestations and cytology of hypernephromas. J. Urol. (Baltimore) **85**, 483 (1961). — **Murphy, J. J., W. Glantz,** and **H. W. Schoenberg:** The healing of renal wounds. J. Urol. (Baltimore) **85**, 882 (1961). — **Murphy, J. J., M. K. Myint, W. H. Rattner, R. Klaus,** and **F. Shallow:** The lymphatic system of the kidney. J. Urol. (Baltimore) **80**, 1—6 (1958). — **Muschat, M., J. Carp,** and **C. W. Charny:** The normal cystometrogram. J. Urol. (Baltimore) **37**, 718 (1937).

**Nadig, P. W.,** and **W. L. Vack:** Recovery from obstructive disease. J. Urol. (Baltimore) 88, 470 (1962). — **Nagel, R.,** u. **H. Göpel:** Seltene Metastasierung beim Hypernephrom. Z. Urol. **56**, 13 (1963). — **Nagel, R.,** u. **A. Hauge:** Primäre Harnleitertumoren. Urologe **2**, 62—73 (1963). — **Nagy, Z., E. Szabó** u. **M. Kelenhegyi:** Spektralanalytische Untersuchung von Nierensteinen auf metallische Spurenelemente. Z. Urol. **56**, 185 (1963). — **Nairn, R. C., J. Philip, T. Grose, I. B. Porteeous,** and **J. E. Fothergill:** Production of a precipitin against renal cancer. Brit. med. J. **1963** I, 1702. — **Nakaaraí, K., H. Inoue, Y. Isobe, T. Sakurai,** and **M. Nakamura:** An experimental study of divided renal function, study for unilateral renal function. J. Urol. nt. (Basel) **18**, 257 (1964). — **Napolitano, A., A. di Bartolomeo** e **A. Cancrini:** In tema di plastica uretero-vesicale con lembo tubulare alla boaricasati. (Ricerche sperimentali). Arch. ital. Urol. **34**, 417 (1961). — **Narath, P. A.:** Extrarenal extravasation observed in the course of intravenous urography. J. Urol. (Baltimore) **39**, 65 (1938). ~ Hydromechanics of the calyx renalis. J. Urol. (Baltimore) **43**, 145—176 (1940). ~ Renal pelvis and ureter. New York: Grune & Stratton 1951. ~ Nephroptosis, Urol. int. (Basel) **12**, 164 (1961). ~ Calyx minimus. Urol. int. (Basel) **17**, 257 (1964). — **Nathan, H.:** Aberrant renal artery producing developmental anomaly of kidney associated with unusual course of gonadal (ovarian) vessels. J. Urol. (Baltimore) **89**, 570 (1963). — **Nation, E. F.:** Duplication of the kidney and ureter. A statistical study of 230 new cases. J. Urol. (Baltimore) **51**, 456 (1944). — **Natusch, H.:** Ein Beitrag zur Kasuistik der Harnleitertumoren. Z. Urol. **45**, 163—167 (1952). — **Nauas, J., F. Gómez, A. Valverde** y **A. Luna:** Consideraciones sobre algunos casos de tumores renales. Arch. esp. Urol. **16**, 118 (1962). — **Naulleau, J.,** et **X.-J. Contiades:** Uterus didelphe avec dilatation urétéro-pyélique gauche. Soc. Anat. Paris, Séance 4 Juillet 1935. Amer. J. Anat. Path. **12**, 864 (1935). — **Navratil, E.,** u. **R. Übelhor:** Urologisch bedingte „Dysmenorrhoe". Z. Urol. **42**, 18 (1949). — **Neal, M. P., T. R. Howell,** and **R. G. Lester:** Contrast infusion. Nephropyelography. J. Amer. med. Ass. **193**, 1017 (1965). — **Necker, F.:** Pathologie und Therapie der Niereninsuffizienz. Verh. dtsch. Ges. Urol. Kongreß 1929, München. — **Nedelec, M., J. Auvigne** et **R. Lebatard-Sartre:** Thrombose aigue massive de la veine cave inférieure. J. Urol. Néphrol. **66**, 423 (1960). — **Nesbit, R. M.:** Elliptical anastomosis in urologic surgery. Arch. Surg. **130**, 795—803 (1949). ~ Diagnosis of intermittent hydronephrosis: importance of pyelography during episodes of pain. J. Urol. (Baltimore) **75**, 767 (1956). ~ Biology of pyelonephritis. Boston: Little, Brown & Co. 1960. — **Nesbit, R. M., W. J. Butler,** and **W. L. Whitaker:** Production of epithelial lined tubes from buried strips of intact skin. J. Urol. (Baltimore) **64**, 387—395 (1950). — **Nesbit, R. M.,** and **J. Lapides:** Tonus of the bladder during spinal "shock". Arch. Surg. **56**, 138 (1948). — **Nesbit, R. M.,** and **J. E. R. Withycomble:** The problem of primary megaloureter. J. Urol. (Baltimore) **72**, 162 (1954). — **Newburgh, L. H.,** and **M. W. Johnston:** High nitrogen diets and renal injury; dependence on injury upon nature of nitrogenous substance. J. clin. Invest. **10**, 153 (1931). — **Nicely, P.,** and **A. W. Welling:** The diagnosis and treatment of diverticulum of the female urethra. J. int. Coll. Surg. **36**, 603 (1961). — **Nicole, R.**, u. **B. Süli:** Kombination der Luftpyelographie mit Aortorenovasographie. Urologe **3**, 155—158 (1964). — **Nicolich, G.:** Die Harnleiterdarmanastomose. Bericht über operierte Fälle. Urol. int. (Basel) **1**, 256 (1955). — **Niculescu, J., S. Rosenbaum** et **A. Andrei:** Rare anomalie réno-urétérale (double uretère bilatéral, abouché au vagin. J. Urol. Néphrol. **66**, 792 (1960). — **Nielsen, P. B.:** Retrocaval ureter. Acta radiol. (Stockh.) **51**, 179 (1959). — **Nistrimura, R.:** Prostatic cancer of a young person with primary hypogonadism. Med. Bull. (Yokohama) **15**, 63 (1964). — **Noix, M.:** La radiocinématographie urinaire en pédiatrie. Acta urol. belg. **26**, 23 (1958). — **Nonnenbruch, W.:** Extrarenales Nierensyndrom. In: Bechers Nierenkrankheiten, Bd. I, S. 568. Jena: Gustav Fischer 1944. — **Nordin, B. E. C.**, and **A. Bell:** The estimation of "free" calcium in the urine and its relevance to calculus formation. Brit. J. Urol. **31**, 404 (1959). — **Nordmark, B.:** Double formations of the pelves of the kidneys and the ureters. Acta radiol. (Stockh.) **30**, 267 (1948). — **Nosowsky, E. E.:** Experimental hydronephrosis. J. Urol. (Baltimore) **86**, 725—718 (1961). — **Novak, F.**, y **L. Lenart:** Prevencion de las fistulas ureter vaginales en la operacion de Wertheim. Obstet. Ginec. lat.-amer. **17**, 43 (1959). — **Novikoff, A. B.:** J. biophys. biochem. Cytol. **6**, 136 (1959). — **Nowak, E.:** Gynecologic and obstetr. Philadelphia and London: W. B. Saunders Co. 1952. — **Nowakowski, H.:** Erkrankungen der Nebennieren. In: Jores und Nowakowski, Praktische Endokrinologie. Stuttgart: Georg Thieme 1964. — **Nunn, I.**, and **F. D. Stephens:** The triad syndrome: A composite anomaly of the abdominal wall, urinary system and testes. J. Urol. (Baltimore) **86**, 782—794 (1961). — **Nylander, G., C. H. Ryberg**, and **H. Wilbrand:** Comments on the clinical value of seminal vesiculography. Urol. int. (Basel) **12**, 289 (1961). — **Nylander, G.**, and **N. Terner:** A new pituitary-inhibiting compound in the treatment of prostatic cancer. Urol. int. (Basel) **17**, 129 (1964).

**Obrant, K. O.:** Ureterveränderungen bei Urogenitaltuberkulose. Z. Urol. **48**, 148—162 (1955). — **O'Connor jr., J. J.:** Method of instituting nephrostomy drainage in a duplex kidney (ureteropyelostomy with nephrostomy). J. Urol. (Baltimore) **79**, 179 (1958). — **O'Conor, V. J.:** Conservative surgery of hydronephrosis. N.Y. Med. **51**, 503 (1951). — **O'Conor jr., V. J.:** Diagnosis and treatment of hydronephrosis. J. Urol. (Baltimore) **73**, 451 (1955). ~ The role of the ureter in renal transplantation. II. A full length ureteral transplant. J. Urol. (Baltimore) **86**, 51 (1961). — **O'Conor jr., V. J.**, and **P. Dawson-Edwards:** Rode of ureter in renal transplantation. I. Studies of denervated ureter with particular reference to ureteroureteral anastomosis. J. Urol. (Baltimore) **82**, 566 (1959). — **Oehlecker, F.:** Über die Behandlung der Hydronephrose. Z. urol. Chir. **10**, 1—45 (1922). — **Oesterling, K.:** The genesis of hydroneprosis. Acta chir. scand. **86**, 72 (1942). — **Ohler, E.:** Das Pneumoperitoneum. Z. Urol. **35**, 400 (1952). — **Okoličány, O., J. Černy, J. Payer** u. **V. Skutil:** Beitrag zur plastischen Chirurgie der tuberkulösen Harnleiterstrikturen. Z. Urol. **56**, 457 (1963). — **Olanescu, G., M. Streja** et **St. Stoianovici:** Les kystes parapyéliques. Urol. int. (Basel) 8, 228 (1959). — **Oliver, J.:** The architecture of the kidney in chronic Bright's disease. New York: Hoeber 1939. ~ When is a kidney not a kidney? J. Urol. (Baltimore) **63, 373** (1950). — **Oliver, J.**, and **M. MacDowell:** The structural and functional aspects of the handling of glucose by the nephrons and the kidney and their correlation by means of structural-functional equivalents. J. clin. Invest. **40**, 1093 (1961). — **Olmer, J., P. Casanova, R. Muratore** et **G. Knebelmann:** Dangers de l'urographic intraveneuse dans les myélomes. J. Urol. Néphrol. **68**, 84 (1962). — **Olow, J.:** Congenital cystnyurar. Nord. Med. **54**, 1361 (1955). — **Olper, L.:** Studio istologico sull'innervazione dell'uretere. Atti Soc. med.-chir. Padova **13**, 35—48 (1935). — **Olsson, O.:** Studies on backflow in excretion urography. Acta radiol. Suppl. (Stockh.), 70 (1948). ~ Renal angiography. X. Congr. int. Urol., Athen 298 (1955). ~ Diagnostic radiology. Handbuch der Urologie, Bd. VII. Berlin-Göttingen-Heidelberg: Springer 1962. — **Omae, T.**, and **G. M. C. Masson:** Reversibility of renal atrophy caused by unilateral reduction of renal blood supply. J. clin. Invest. **39**, 21 (1960). — **Oppenheimer, R.**, and **F. Hinman jr.:** Ureteral regeneration, contracture vs. hyperplasia of smooth muscle. J. Urol. (Baltimore) **74**, 476—484 (1955). ~ The effect of urinary flow upon ureteral regeneration in the absence of splint. Surg. Gynec. Obstet. **103**, 416—422 (1956). — **Orloff, J., H. N. Wagner jr.**, and **D. G. Davidson:** The effect of variations in solute excretion and vasopressia dosage on the excretion of water in the dog. J. clin. Invest. **37**, 458 (1958). — **Ormond, J. K.:** Bilateral ureteral obstruction due to envelopement and compression by an inflammatory retroperitoneal process. J. Urol. (Baltimore) **59**, 1072 (1948). — **Ormond, J. K.**, and **R. W. Osborne:** Plastic surgery of the ureter in children. J. Urol. (Baltimore) **67**, 680 (1952). — **Ormos, J.**, u. **A. Nemeth:** Morphologische Beobachtungen bei der menschlichen Nierentransplantation. Virchows Arch. path. Anat. **337**, 305 (1964). — **Osterfeld, J.:** Hypernephroma with implantation metastasis. Urol. int. (Basel) **11**, 253 (1961). — **Otremba, P.:** Über das Leiomyosarkom der Prostata. Z. Urol. **57**, 225 (1964). — **Owen, K.:** The surgery of renal artery stenosis. Brit. J. Urol. **36**, 7 (1964).

**Paalanen, A.:** Obstructive anuria. Urol. int. (Basel) **13**, 213 (1962). ~ Über die Cysten des Übergangsepithels der Harnwege. Z. Urol. **56**, 139 (1963). ~ Circulus extrarenal is. Z. Urol. **57**

549 (1964). — **Paccagnini, B.:** Risultati ottenuti con L. infusione continua di estrogeni fosforilati. nel cancro della prostata. Urologia (Treviso) **31**, 199 (1964). — **Pačes, V.:** Chronic pyelonephritis and urinary tract. Urol. int. (Basel) **6**, 227 (1958). — **Pačes, V.,** and **O. Poupa:** Experimental contribution to the study of the dynamics of the ureter. Urol. int. (Basel) **2**, 235 (1956). — **Pack, G. T.,** and **J. M. Ariel:** Embryonal adenomyosarcoma of the kidney (Wilms tumor), p. 209. Boston and Toronto: Brown 1960. — **Paessler, H. W.:** Megacolon, Megazystis. Leipzig: Johann Ambrosius Barth 1938. — **Pagel, W.:** Die gekreuzte Dystopie der Nieren. Virchows Arch. path. Anat. **240**, 508 (1923). ~ Solitärcyste und Nierenbeckentumor. Z. Urol. **46**, 546—550 (1953). ~ Anastomose zwischen Harnleiter- und Kelchsystem. Z. Urol. **48**, 148—162 (1955). — **Pagel, W.,** u. **G. Karwasz:** Cystische Hamartien bei einer Doppelniere und bei Nierenaplasie. Z. Urol. **52**, 308—317 (1959). — **Pahl, R.:** Die verkürzte Lebensdauer bei Kollum-Ca in Kombination mit Ureter- oder Nierenstauung und deren Differentialdiagnose. Z. Geburtsh. u. Frauenheilk. **18**, 1445—1454 (1958). — **Pakdamen, P., A. A. Stein,** and **W. A. Milner:** Enzymatic histochemical study of renal cell cancer. J. Urol. (Baltimore) **87**, 309 (1962). — **Pak Poy, R.,** and **J. S. Robertson:** Aust. J. exp. Biol. med. Sci. **37**, 65 (1959). — **Pak Poy, R.,** and **J. S. Robertson:** Zit. nach David. — **Palavatana, C., S. R. Graham,** and **F. N. Silverman:** Delayed sequels to renal injury in childhood. Amer. J. Roentgenol. **91**, 659 (1964). — **Palazzi, D.,** e **L. Stival:** Le neoplasie infantil. Contributo critico. Biol. lat. 8, 5 (1955). — **Palmer, B. M.:** Operation for urethral stricture. J. Urol. (Baltimore) **85**, 812—813 (1961). — **Palocz, S.:** Über die räumliche Feststellung der Lage der Uretersteine mittels radioaktiver Isotope. Z. Urol. **56**, 341 (1963). — **Palugyay, J.:** Die i.v. Darstellung der morphologisch und funktionell normalen Harnorgane. Wien. klin. Wschr. **43**, 978—999 (1930). — **Panasiewicz, M. K.:** Un uretère multibranche. J. Urol. Néphrol. **66**, 498 (1960). — **Papanicolaou, G. N.,** and **V. F. Marshall:** Urine sediment smears as a diagnostic procedure in cancers of the urinary tract. Science **101**, 519 (1945). — **Papin, E.:** De l'énervation des reins dans les affections douloureuses de cet organe. Arch. franco-belg. chir. **26**, 112 (1923). ~ Chirurgie du rein. Paris: C. Doin & Cie. 1928. ~ Les hydronéphroses. Paris: C. Doin & Cie. 1928. ~ Les hydronéphrosis, p. 146. Paris: C. Doin & Cie. 1930. ~ Les hydronéphroses. Anatomie et pathogénie. Paris: G. Doin & Cie. 1930. — **Pappalepora, N.,** e **G. P. Belloli:** Studio istopatologics ectopico. Chirurgia (Pavia) **17**, 147 (1962). — **Paquin, A. J.:** Uretero-vesical anastomosis: A comparison of two principles. J. Urol. (Baltimore) **87**, 818 (1962). — **Paquin jr., A. J.:** Ureterovesical anastomosis: The description an evaluation of a technique. J. Urol. (Baltimore) **82**, 573 (1959). — **Paquin jr., A. J., V. F. Marshall,** and **J. H. McGovern:** The megacystis syndrome. J. Urol. (Baltimore) **83**, 634—646 (1960). — **Parin, P.:** Über die überzählige Niere. Z. Urol. **30**, 116 (1930). — **Parker, R. G. F.:** Fibrosis of the liver as a congenital anomaly. J. Path. Bact. **71**, 359 (1956). — **Parkkulainen K. V.,** and **L. Hjelt:** Congenital multicystic dysplasia of the kidney. Acta chir. scand. **123**, 244 (1959). — **Parsons, F. M.:** Chemical imbalance occuring in chronic prostatic obstruction: a preliminary survey. Brit. J. Urol. **26**, 7 (1954). — **Parton, L. I.:** Renal fusion. N. Z. med. J. **61**, 506 (1962). — **Paschkis, R.,** u. **Th. Canigiani:** Studien zur medikamentösen Beeinflußbarkeit der Nieren und Harnleiterfunktion und deren graphische Darstellung im Röntgenbild. Fortschr. Röntgenstr. **54**, 579 (1936). — **Pasqualino, A.:** Sulle fine innervazione dell'uretere. Boll. Soc. ital. Biol. sper. **15**, 379—381 (1940). — **Pasquier jr., C. M. St., E. C. Martin,** and **J. H. Campell:** The problem of vesicoureteral reflux in children. J. Urol. (Baltimore) **79**, 41—51 (1958). — **Passaro jr., E. P., R. S. Rose,** and **J. N. Taylor:** Periureteric fibrosis: a review of the literature and presentation of two cases. J. Urol. (Baltimore) **85**, 506 (1961). — **Passaro jr., E. P.,** and **J. P. Smith:** Congenital ureteral valve in children: a case report. J. Urol. (Baltimore) **84**, 290—292 (1960). — **Patel, J.-C.:** L'infection urinaire récidivante de la petite fille. Presse méd. **69**, 1689 (1961). — **Pathak, J. G.,** and **D. I. Williams:** Multicystic and cystic dysplastic kidneys. Brit. J. Urol. **36**, 319—331 (1964). — **Pavone, M., P. Schifani,** and **S. Madonia:** Considerations on the etiology of renal tumours. Quad. Urol. **13**, 192 (1963). — **Payne, R.:** Clinical significance of reduplicated kidneys. Brit. J. Urol. **31**, 141 (1959). — **Pead, J. L.:** Unusual renal tumours. Proc. roy. Soc. Med. **56**, 934 (1963). — **Pearlman, C. K.:** Coexisting renal carcinoma and cyst. J. int. Coll. Surg. **41**, 620 (1964). — **Pearse, H. E.:** Experimental studies on gradual occlusion of larger arteries. Ann. Surg. **112**, 923 (1940). — **Pearson, D., W. B. Duncan,** and **R. C. S. Pointon:** Wilms tumours: A review of 96 consecutive cases. Brit. J. Urol. **37**, 124 (1964). — **Peerson, L. E.,and J. A. McFarlane:** Seminoma testis and x-ray therapy. J. Urol. (Baltimore) **87**, 914 (1962). — **Peña, A. de la:** Hydronéphrose gauche due à un cancer de la vessie chez un malade porteur d'une hypoplasie congénital du rein droit. J. Urol. Néphrol. **18**, 335—339 (1937). ~ Transvaginal surgery of the pelvic ureter. Urol. int. (Basel) **1**, 267 (1955). ~ Carcos V y dos humanistas médicos. Urol. int. (Basel) **10**, 5 (1960). — **Pepper, W. A.:** A study of congenital sarcoma of the liver and suprarenal. Amer. J. med. Sci. **121**, 287 (1901). — **Perelman, W. M.,** u. **A. L. Schabad:** Die Bedeutung der Harnstauung bei der Genese von Blasengeschwülsten. Z. Urol. **56**, 473 (1963). — **Pericoli, F., D. Montervino** e **S. Schipilliti:** Ipertensione arteriosa da ipoplasia renale unilaterale. Con-

siderazioni cliniche su un caso guarito dopo nefrectomia. Rass. Fisiopat. clin. ter. **32**, 616 (1960). — **Perillie, P. E.,** and **H. O. Conn:** Acute renal failure after intravenous pyelography in plasma cell myeloma. J. Amer. med. Ass. **167**, 2186 (1958). — **Perissinotto, B., C. A. Benassi,** and **G. Allegri:** Urinary excretion of tryptophan metabolites in patients with renal pelvis and parenchyma tumours. Urol. int. (Basel) **17**, 175 (1964). — **Perrin, J.:** Les méga-urétères non obstructifs. Pédiatrie **15**, 855 (1960). ~ Traitement des méga-urétères. J. Urol. méd. chir. **67**, 105 (1961). — **Perrin, J., J. Mousselon** et **P. Bonnet:** Tumeurs secondaires de l'urétère. J. Urol. Néphrol. **70**, 381 (1964). — **Persky, L., F. Bonte,** and **G. Austen:** Mechanism of hydronephrosis: Radioautographicbackflow patterns. J. Urol. (Baltimore) **75**, 190—193 (1956). — **Persky, L., F. Bonte,** and **C. Hubay:** Mechanism of hydronephrosis: The routs of backflow. Surg. Forum **7**, 645—648 (1957). — **Peschke, H.:** Beitrag zu den Mißbildungen am uropoetischen System. I. Bilaterale Nierenaplasie. Beitr. path. Anat. **96**, 528 (1935/1936). — **Pescione, F.:** High renal ectopy: A contribution to the knowledge of the so-called "thoracic kidney". Urol. int. (Basel) **4**, 142 (1957). — **Peter, K.:** Untersuchungen über Bau und Entwicklung der Niere. Jena: Gustav Fischer 1927. — **Peter, R.:** Hémorragies génitales chez les enfants. C.R. Soc. franç. Gynéc. **29**, 100 (1959). — **Peters, K. O.:** Zur Frage der Therapie bei Rupturen von Hydronephrosen. Z. urol. Chir. **39**, 28—33 (1934). — **Petersén, I.,** and **C. Franksson:** The sensory innervation of the urinary bladder. Urol. int. (Basel) **1**, 108 (1955). — **Petrovič, S.:** Le traitement des fistules urétéro-vaginales. Urol. int. (Basel) **1**, 332 (1955). ~ Evaluation des resultats de l'urétéro-cystoneostomie. Acta urol. belg. **25**, 427 (1957). ~ Gynecological injuries of the ureter. Urologia (P. Alegre) **27**, 174 (1960). ~ Le traitement d'urgence des lésions gynécologiques bilatérales des l'urétère. Urol. int. (Basel) **11**, 392 (1961). ~ Les blessures de l'urétère. Urologia (Treviso) **30**, 1 (1963). ~ Les blessure de l'urétère. Treviso: Libreria editrice Canova (1964). — **Peutz, J. L. A.:** On a very remarkable case of familial polyposis of the intestinal tract and nasopharynx accompanied by peculiar pigmentations of the skin and mucous membrane. Ned. Maandschr. Geneesk. **10**, 134 (1921). — **Pfeifer, W.:** Grundlagen der funktionellen urologischen Röntgendiagnostik. Stuttgart: Georg Thieme 1949. — **Pfeiffer, H.:** Operative Entfernung eines obturierenden Ureterkonkrementes bei solitäter Beckenniere. Z. Urol. **51**, 159—163 (1958). — **Phokitis, P.:** L'urétère bifide caudal. J. Urol. méd. chir. **60**, 45 (1954). — The supernumerary kidney. Urol. int. (Basel) **17**, 265 (1964). — **Piasecki, Z.,** u. **L. Ciosowa:** Ein Fall der Kreuzung der Harnleiter in der Mittellinie. Urologiya **29**, 685 (1962). — **Picard, R., J.-P. Kerneis, J. Horeau, J. Guillon, Y. Bruneau** et **M. Picard:** Cancer, amyloidose spléno-hépatique et cancer du rein étude de la plasmocytose locale et des lésions réticuliniques. Presse méd. **68**, 1541 (1960). — **Pichler, A.:** Ein Ureterpapillom eingenartiger Form. Z. Urol. **51**, 432—435 (1958). — **Pick, J. W.,** and **B. J. Anson:** Retrocaval ureter. Report of a case discussion of its clinical significance. J. Urol. (Baltimore) **43**, 672 (1940). — **Pieper, A.:** Beitrag zur Nervenversorgung des Ureters. Z. Urol. **44**, 17—23 (1951). ~ Neue Untersuchungsergebnisse über Ganglienzellen, sensible Nervenfasern und vegetative Geflechte in der Wandung des Ureters. Z. Urol. **44**, 576—587 (1951). — **Pierce jr., J. M.,** and **E. Braun:** Ureteral response to elevated intravesical pressure in humans. Surg. Forum **11**, 482 (1960). — **Pierce, R. N.:** The influence of the reduction of kidney substance upon nitrogenous metabolism. J. exp. Med. **10**, 632 (1908). — **Pilcher jr.i J. L. Ollman,** and **F. C. Mann:** Effect of increased intraureteral pressure on renal function. J. Urol. (Baltimore) **38**, 202—211 (1937). — **Pliveric, V.:** Seltener röntgenologischer Befund einer akuten intermittierenden Hydronephrose, eine Nephrolithiasis vortäuschend. Z. urol. Chir. **30**, 240—245 (1930). — **Poitasse, E. F.:** Surgical treatment of renal hypertension: results in patients with occlusive lesions of the renal arteries. J. Urol. (Baltimore) **82**, 403 (1959). — **Politano, V. A.:** Vesicoureteral reflux in children. J. Amer. med. Ass. **172**, 1252—1256 (1960). — **Politano, V. A.,** and **W. F. Leadbetter:** An operative technique for the correction of vesico-ureteral reflux. J. Urol. (Baltimore) **79**, 932—941 (1958). — **Politzer, G.:** Die dystope Mündung des Ureters und ihre formale Genese. Frankfurt. Z. Path. **64**, 324 (1953). — **Poll, C.:** Entwicklung der Nebennieren. In: Hertwig, Handbuch der Entwicklungslehre, Bd. 3/1. Jena: Gustav Fischer 1905. — **Pompomio, N.,** e **M. P. Argento:** Su due casi sindrome malformativy multiple di Obrinsky. Minerva pediat. **12**, 1481 (1960). — **Ponfick, E.:** Über Hydronephrose. Beitr. path. Anat. **49**, 127 (1910). — **Popesco, C.:** L'abaissement rénal avec réimplantation de l'urétère iliaque dans la vessie, dans le traitement de la fistula urétérovaginale. J. Urol. Néphrol. **67**, 245 (1961). — **Popluca, M., M. Ghibu** u. **S. Bologa:** Über einen seltenen cystischen Nierentumor. Z. Urol. **56**, 43 (1963). — **Porge, J. F.:** Les malformations rénales congénitales chez l'enfants. Presse méd. **61**, 629 (1953). — **Porter, L.,** and **W. E. Carter:** Observations on tumors of kidney in children. Anner. J. Diss. Child, **20**, 323 (1920). — **Posner, C.:** Urologie und Konstitutionsproblem. Z. Urol. 18, 257 (1924). — **Posta, B.,** u. **B. Sigora:** Vorbedingungen und Bedeutung der Spiegelbildung im Nierenhohlraum. Z. Urol. **50**, 41—45 (1957). — **Posth, H. E.:** Abdominaltumoren in der Kinderchirurgie. Münch. med. Wschr. **106**, 26 (1964). — **Poszvek, H.,** u. **R. Seyss:** Metastasenbildung im Bereiche der oberen Harnweg. Krebsarzt **19**, 337 (1964). — **Potempa, J.:** Pathogenese und Klinik der Blasenendometriose. Urologe **2**,

345—351 (1963). — **Potter, E. L.:** Facial characteristics of infants with bilateral renal agenesis. J. Obstet. Gynec. **51**, 885 (1964a). ~ Bilateral renal agenesis. J. Pediat. **29**, 68 (1946). — **Poutasse, E. F.:** Blood pressure reduction as an aid to renal angiography in hypertensive patients. Cleveland clin. Quart. **22**, 83 (1955). ~ Partial nephrectomy. J. Urol. (Baltimore) **88**, 153 (1962). — **Poutasse, E. F., A. Donelly,** and **H. P. Dustan:** Separated kidney function in hypertensive patients. Surg. Forum **9**, 826—830 (1958). — **Pozzan, A.:** Il processo istofunzionale di riparazione del rene nell'uronefrosi temporanea. Arch. ital. Urol. **12**, 475 (1935). — **Prätorius, G.:** Über die erstmalige Behandlung hochgradiger Harnverhaltungen. Dtsch. med. Wschr. **1929 I**, 875. — **Prasad, A. S., A. Miale, Z. Farid, H. H. Sandstead, A. R. Schulert,** and **W. J. Darby:** Biochemical studies on dwarfism, hypogonadism and anemies. Arch. intern. Med. **111**, 407 (1963). — **Prát, V.:** Klinische Untersuchung der separierten glomerulären Filtration durch einseitige Obturation des Harnleiters. Urol. int. (Basel) **10**, 157 (1960). — **Prát, V.,** and **D. Benešová:** The significance of the time relationship between temporary ureteral occlusion and E. coli bacteriaemia for the development of experimental chronic pyelonephritis in the rabbit. Urol. int. (Basel) **15**, 156 (1963). — **Prather, G. C.:** Vesicoureteral reflux. Report of a case cured by operation J. Urol. (Baltimore) **52**, 436—442 (1944). — **Pratt, J. H.:** Ureteral injuries in pelvic surgery for benign lesions. Minerva med. **47**, 389 (1964). — **Presman, D.:** Congenital valves of posterior urethra. J. Urol. (Baltimore) **86**, 602 (1961). — **Presman, D.,** and **L. D. Greenfiele:** Reconstruction of the perineal urethra with a free full thickness skin graft from the prepuce. J. Urol. (Baltimore) **69**, 677 (1953). — **Primbs, K.:** Untersuchungen über die Einwirkung von Bakterientoxinen auf den überlebenden Meerschweinchenureter. Z. urol. chir. **1**, 600 (1913). — **Prince, C. L.,** and **P. L. Scardino:** Results of various procedures used for correction of ureteropelvic obstruction. J. Urol. (Baltimore) **87**, 315 (1962). — **Pringle, R.,** and **J. S. P. Wilson:** Cutaneous ureterostomy in a case of malignant carcinoid obstructing the ureters. Brit. J. Urol. **36**, 194 (1964). — **Prosser, C. L., G. Burnstock,** and **J. Kahn:** Conduction in smooth muscle; comparative structural properties. Amer. J. Physiol. **199**, 545 (1960). — **Prosser, C. L. C. E. Smith,** and **C. E. Melton:** Conduction of action potentials in the ureter of the rat. Amer. J. Physiol. **181**, 651 (1955). — **Prosser, C. L.,** and **N. Sperelakis:** Transmission in ganglion-free muscle from the cat intestine. Amer. J. Physiol. **187**, 536 (1956). — **Prosser, J.,** e **C. Minardi:** Cancer, calcolo a stampo del bacinetto associato ad adenocarcinoma del rene dello stesso lato. Riv. Med. leg. **74**, 1475 (1960). — **Pryles, C. V.:** The diagnosis of urinary tract infection. Pediatrics **26**, 441 (1960). — **Purpon, I.:** Crossed renal ectopy with solitary kidney. J. Urol. (Baltimore) **90**, 13 (1963). — **Pyrah, L. N.:** The use of the ileum in urology. Brit. J. Urol. (Baltimore) **38**, 363 (1958). — **Pyrah, L. N.,** and **F. P. Raper:** Some uses of an isolated loop of ileum in genitourinary surgery. Brit. J. Surg. **42**, 337 (1955).

**Quinby, W. C.:** Factors influencing to operative procedure in hydronephrosis. J. Amer. med. Ass. **93**, 1709—1710 (1929). ~ Factors influencing the operative procedure in hydronephrosis. J. Urol. (Baltimore) **38**, 673—679 (1937).

**Raaschou, F.:** Does urine stasis have any influence on the development of arterial hypertension? Acta med. scand. **133**, 31 (1949). — **Rafferty jr., K. A.:** Spontaneous kidney tumors in the frog: Rate of occurrence in isolated adults. Science **141**, 720 (1963). — **Raffle, R. B.:** Familial hydronephrosis. Brit. med. J. **1955 I**, 580. — **Randall, A.:** Endometriosis of the ureter. J. Urol. (Baltimore) **46**, 419 (1941). — **Ransom, C. L., R. R. Landes,** and **R. McLelland:** Air embolism following retroperitoneal pneumography: a nation-wide survey. J. Urol. (Baltimore) **76**, 664 (1956). — **Rapaport, E.,** and **M. B. Goldberg:** Mortality in surgically treated adrenocortical tumors. Review of cases reported for 20-years-period 1930—1949. Postgrad. Med. **11**, 325 (1952). — **Raphaelson, L.:** Zur Frage der Hydronephrose bei infantiler Phimose. Z. urol. Chir. **11**, 122—130 (1922). — **Rapp, W. J.:** Zur Karzinomentstehung bei angeborener Blasenextrophie. Z. Urol. **55**, 627 (1963). ~ Tumorbildung in Ureter und Blase bei Harnleitersteinen. Z. Urol. **57**, 569 (1964). — **Ratcliff, R. K.,** and **W. B. Crenshaw:** Ureteral obstruction from endometriosis. Surg. Gynec. Obstet. **100**, 414 (1955). — **Ratner, I. A., J. H. Fischer,** and **O. Swenson:** Double ureters in infancy and childhood. Pediatrics **28**, 810 (1961). — **Rattner, W., M. Myint,** and **J. Murphy:** Transfer of bacteria from the renal pelvis to the circulating blood. Surgery **43**, 298—300 (1958). — **Rautenberg, E.:** Pneumoperitoneale Röntgendiagnostik der Nieren. Berl. klin. Wschr. **56**, 201 (1919). — **Raymond, M. G.:** Lithiase sur rein éponge unilatéral. J. Urol. Néphrol. **66**, 879 (1960). ~ Lithiase multiple secondaire à un méga-urétère. J. Urol. Néphrol. **67**, 535—536 (1961). ~ Urétérocele et méga-urétère. J. Urol. Néphrol. **68**, 278—279 (1962). — **Reay, E. R.,** and **G. L. Rolleston:** Diagnosis of hydratic cysts of the kidney. J. Urol. (Baltimore) **64**, 26 (1950). — **Rehbein, F.,** u. **W. Hütter:** Hirschsprungsche Erkrankung ohne „enges Segment". Kinderärztl. Prax. **25**, 403—409 (1957). — **Rehbein, F.,** u. **H. Wernicke:** Erfahrungen bei der Operation der Hirschsprungschen Krankheit. Bruns' Beitr. klin. Chir. **191**, 18—34 (1955). — **Rehbein, M.:** Doppelseitige traumatische Nierenruptur bei bestehender Hydronephrose. Z. urol. Chir. **12**, 455—459 (1923). — **Rehn, E.:** Experimente zum Kapitel der Pyelographie. Zbl. Chir. **31**, 142 (1914). — **Rehn, J.:** Die

Nephroptose, ihre Pathogenese und Therapie. Z. Urol. 53, 1—11 (1960). — **Rein, H.:** Physiologie des Menschen, S. 506. Berlin: Springer 1943. — **Reismann, D. D., J. H. Kamholz,** and **H. I. Kantor:** Early deligation of the ureter. J. Urol. (Baltimore) 78, 363—357 (1957). — **Reiss, H. J.,** u. **R. Thierbach:** Prostatakarzinom bei Jugendlichen. Z. Urol. 57, 53 (1964). — **Relman, A. S.:** What are "acids" and "bases". Editorial. Amer. J. Med. 17, 435 (1954). — **Renyi-Vamos, F., F. Balogh,** and **Z. Szendro:** The effect of pressure in the renal pelvis of raising blood pressure. Acta urol. belg. 2, 50 (1948). — **Rhoades, C. M., A. S. Alving, A. Hiller** and **D. D. van Slyke:** The functional effect of explanting one kidney and removing the other. Amer. J. Physiol. **109**, 329—335 (1934). — **Riba, L. C.:** Ureterocele: With case reports of bilateral ureterocele in identical twins. Brit. J. Urol. 8, 119 (1936). — **Riches, E.:** Tumours of the kidneys and suprarenals in adults. Brit. J. Radiol. **37**, 124 (1964). ~ Tumours of the kidney and ureter. Edinburgh and London: E. & S. Livingstone Ltd. 1964. — **Rickham, P. P.:** Vesico-intestinal fissure. Arch. Dis. Childh. **35**, 97 (1960). — **Rihmer, B.:** Von einem durch Gabelung des 1. Ureters und Einmündung eines Zweiges in die Vagina verursachten Harnträufeln bei einem 17jährigen Mädchen. Ureter-Resektion und Neoimplantation in die Blase. Z. urol. Chir. **29**, 55 (1930). — **Rinsche, K.:** Beitrag zur operativen Behandlung der Hydronephrose unter besonderer Berücksichtigung der aberrierenden Nierengefäße. Z. Urol. **54**, 531—537 (1961). — **Risholm, L.:** Studies on renal colic and its treatment by posterior splanchnic block. Acta chir. scand. **106**, 184 (1954). — **Risholm, L., H. R. Ulfendahl,** and **K. J. Obrink:** Pressure and peristalsis in the upper urinary tract of the dog in experimental ureteric occlusion. Acta chir. scand. **118**, 304—311 (1960). — **Ritter, J. S.,** and **S. E. Kramer:** The hypoplastic kidney and the atrophic pyelonephritis. J. Urol. (Baltimore) **64**, 48 (1950). — **Rives, H. F.,** and **E. N. Cook:** Ureteral obstruction caused by aneurysm of iliac artery. Minn. Med. **29**, 143 (1946). — **Robards jr., V. L., I. M. Thompson,** and **G. Ross:** Primary tumors on the ureter. J. Amer. med. Ass. **187**, 778 (1964). — **Roberts, J. B. M.:** Congenital anomalies of the urinary tract and their association with spina bifida. Brit. J. Urol. **33**, 309 (1962). — **Robinson, R. H. O. B.:** Hydronephrosis. Brit. J. Urol. **31**, 385 (1959). — **Roche, A. E.:** Three cases of uretero-cystomy for megaloureter. Brit. J. Urol. **34**, 207 (1962). — **Rodeck, G.:** Ein Fall von Ureteritis cystica, gleichzeitig ein Beitrag zur Hypertonie bei einseitiger Nierenerkrankung. Z. Urol. **48**, 751—759 (1955). — **Rodriguez, O. S.:** Experimental hydronephrosis: effects of ureteral participation. J. Urol. (Baltimore) **84**, 704—705 (1960). — **Rodriguez-Acosta, V. G.:** Harninkontinenz infolge Ureterektopie bei Nierenduplizität. Beschreibung von zwei Fällen, behandelt mit Heminephrektomie und Ureter-Nierenbecken-Anastomose. Urol. int. (Basel) **14**, 310 (1962). — **Röhl, L.:** Renal parenchymal carcinomas studied in tissue culture. Urol. int. (Basel) **13**, 333 (1962). — **Rössle, R.:** Die pathologische Anatomie der Familie. Berlin: Springer 1940. ~ Weitere Beobachtungen über Sektionsbefunde bei Blutsverwandten. (Beitrag zur Erbbiologie von Varietäten, Mißbildungen und Krankheiten.) Virchows Arch. path. Anat. **308**, 495 (1942). — **Rohwedder, H. J.,** u. **H. Eufinger:** Harnleiterostiumsstenosen und Harnleiterostiumdivertikel als Ursache chronisch rezidivierender Pyurien im Kindesalter. Z. Kinderheilk. **84**, 399 (1960). — **Roitzsch, E.:** Über ein doppelseitiges Phäochromocytom im Kindesalter. Zbl. allg. Path. path. Anat. **104**, 79 (1963). — **Roland, S. L.,** and **V. F. Marshall:** The reliability of the Papanicalaou technique when cancer cells are found in the urine. Surg. Gynec. Obstet. **104**, 41 (1957). — **Roll, W. A.:** Cystitis glandularis as a cause of hydronephrosis. J. Urol. (Baltimore) **84**, 234 (1960). — **Roll, W. A.,** and **J. I. Waller:** The prevention of postoperative urethral stricture. J. Urol. (Baltimore) 81, 289—290 (1959). — **Rollasson, H. D.:** Compensatory hypertrophy of kidney of young rat with special emphasis on role of cellular hyperplasia. Anat. Rec. **104**, 263 (1949). — **Rolleston, G. L.,** and **E. R. Reay:** The pelvi-ureteric junction. Brit. J. Radiol. 3P, 617 (1957). — **Rolnick, H. C.:** The practice of urology. Philadelphia: Lippincott 1949. — **Rometti, M. A.:** Hydronéphroses congénitales et cancers du rein. J. Urol. Néphrol. **71**, 547—549 (1965). — **Rosdy, E., J. Tóth** u. **A. Csontai:** Über die isolierten Nierenkelcherweiterungen. Z. Urol. **58**, 43 (1965). — **Rose, D. K.:** Determination of bladder pressure with the cystometer; a new principle in diagnosis. J. Amer. med. Ass. 88, 151 (1927). ~ Improved continuous flow recording cystometer. J. Urol. (Baltimore) **43**, 718 (1940). — **Rose, J. F.:** What happens to the child with myelomeningocele? J. Urol. (Baltimore) 87, 625 (1962). — **Rose, R. S.,** and **J. P. Smith:** Hydronephrosis in infants with meningomyelocele. J. Urol. (Baltimore) **90**, 129—132 (1963). — **Rosenbach, L. M.,** and **E. D. Xesteris:** Erythrocytosis associated with carcinoma of the kidney. J. Amer. med. Ass. **176**, 136 (1961). — **Rosenfeld, L.:** Renal agenesis. (Questions and answers.) J. Amer. med. Ass. **170**, 1247 (1959). — **Rosenstein, P.:** Die Pneumoradiographie des Nierenlagers. Z. Urol. **15**, 447 (1921); **17**, 177 (1923). ~ Die Aktinomykose der Harn- und Geschlechtsorgane. In: Handbuch für Urologie, Bd. IV. Berlin: Springer 1927. — **Ross, H. B.:** Retroperitoneal haemorrhage from a ruptured hypernephroma. Brit. J. Surg. **50**, 266 (1962). — **Ross, J. A.:** One thousand r.P. with manometric pressure records. Brit. J. Urol. **31**, 133 (1959). — **Ross, K. F.:** A case of hemipyonephrosis in a duplicated kidney presenting in middle age. Brit. J. Urol. **36**, 191—193 (1964). — **Rossi, R.:** La cistopielite afebbrile del lattante. Riv. Clin. pediat. **66**. 286 (1960). —

**Rossier, A.**, et **E. Bors:** Des anesthésies de surface dans la rééducation vésicale des traumatisés médullaires. I. Considérations urologiques et neurologiques après anesthésies des musqueuses urétrales et vésicales. J. Urol. Néphrol. **68**, 603 (1962). — **Rothauge, C. F:** Cytostatica bei Nieren-, Blasen- und Hodentumoren. Urologe **1**, 117 (1962). — **Rothschild, A.:** Ureterstenosen? Beobachtungen. Z. urol. Chir. **35**, 161—168 (1932). — **Rotter, H.:** Dorsaler Ureterverlauf bei Abnormitäten der unteren Hohlvene retrocavaler Ureter. Z. Anat. **104**, 456 (1935). — **Rouffilange, F.:** Tumeur du rein à forme kystique foure. J. Urol. Néphrol. **68**, 431 (1962). — **Rovinescu, L.:** Urétéro-iléo-plastic bilatérale. (Etude expérimentale). J. Urol. Néphrol. **65**, 895 (1959). — **Rovsing, T.:** Beitrag zur Symptomatologie, Diagnostik und Behandlung der Hufeisenniere. Z. urol. Chir. **5**, 586 (1911). — **Rowland jr., H. S., J. H. Magee, R. C. Bunts, S. A. Pennisi,** and **L. W. Holladay:** Evaluation of separate renal function in unilateral vesicoureteral reflux. J. Urol. (Baltimore) **84**, 284—289 (1960). — **Rubenstein, M., R. Meyer,** and **J. Bernstein:** Congenital abnormalities of the urinary system. I. A postmortem survey of developmental anomalies and acquired congential lesions in a children hospital. J. Pediat. **58**, 356 (1961). — **Rubin, P., R. B. Duthie,** and **L. W. Young:** The significance of scoliosis in postirradiated Wilm's tumor and neuroblastoma. Radiology **79**, 529 (1962). — **Rubritius, H.:** Die Physiologie der Harnwege. Z. urol. Chir. **32**, 145 (1938). — **Ruderman, R. L.,** and **J. M. Mayer:** Unilateral renal agenesis with unicornuate uterus. Canad. med. Ass. J. **87**, 235 (1962). — **Rütte, B. v.:** Der Monorchismus. Z. Urol. **52**, 517 (1959). — **Rugendorff, E. W.,** u. **T. Tane:** Konservative Behandlung eines großen, nichtschattengebenden Uratsteines des Nierenbeckens. Z. Urol. **57**, 573 (1964). — **Ruhland, L.:** Über funktionelle Störungen der menschlichen Harnblase und Beobachtung an ihrem vegetativen Nerven- und Ganglienapparat. Langenbecks Arch. klin. Chir. **271**, 413—435 (1952). — **Rummelhardt, S.:** Der pelvirenale Reflux. Z. Urol. **44**, 628—640 (1951). ~ Ektope Uretermündung in der Samenblase. Z. Urol. **48**, 319—321 (1955). ~ Perforationen bei retrograden Pyelographien. Z. Uroll **49**, 593 (1956). ~ Über juxtavesikalen angelhakenförmigen Ureterverlauf. Z. Urol. **50**, 214 (1957). ~ Posttraumatische Riesenhydronephrose. Z. Urol. **54**, 527—530 (1961). — **Rumpel, O.:** Zur Symptomatologie und Diagnose der Hydronephrose. Verh. dtsch. Ges. Urol., Ber. d. 5. Kongr. in Wien, S. 29 (1943). ~ Die Hydronephrose. In: v. Lichtenberg, Voelcker u. Wildbolz, Handbuch der Urologie, Bd. 4, S. 608. Berlin: Springer 1927. — **Rundles, R. W.:** Diabetic neuropathy: general review with report of 125 cases. Medicine (Baltimore) **24**, 111 (1945). — **Russel, R. H.:** Treatment of urethral stricture by excision. Brit. J. Surg. **2**, 375—383 (1914—1915). — **Rutishauser, G.,** u. **P. Graber:** Beobachtungen bei akuter Ureterstauung im klinischen Modellversuch. Z. Urol. **55**, 537—542 (1962). ~ Zur Harnwegdynamik bei wechselndem Urinfluß. Urol. int. (Basel) **16**, 16 (1963).

**Sabadini, L.:** Treatment of stenosing and inflammatory fistulous periurethritis; sequelae of acute recurring periurethritis, by urethrotomy and extensis perinectomy. J. Urol. (Baltimore) **54**, 3—5 (1948). — **Sachse, H.:** Die retrograde Kontrastmittelfüllung des Harnleiters mit einem neuen Ureterkatheter mit konischer Spitze. Z. Urol. **54**, 383 (1961). — **Sadi, A.:** Histo-physio-chemical experimental study of the rats accessory male generative organs and its products of secretion. Urol. int. (Basel) **8**, 343 (1959). — **Sadi, A., R. de Freitas, A. M. F. Filho, M. P. da Silva,** and **M. Sawaya:** Considerations regarding the etiopathology of prostatic cancer. Urol. int. (Basel) **17**, 439 (1964). — **Sadi, A., A. M. Maluli,** and **F. Saad:** Histological features of glomerula medium (Uroselectan B 75%) through puncture of the felt ventricle for renal angiography. (Experimental study). Urol. int. (Basel) **11**, 193 (1961). — **Saint-Aubert, A., P. Blin, P. Debeugny** et **E. Mezemann:** A propos d'un traumatisme rénal. Lille chir. **17**, 228 (1962). — **Saitz, O.:** Über Veränderungen an den Harnleitern während der Menstruation und Gravidität, ferner bei Pyelitis und Hyperemesis. gravid. Zbl. Gynäk. **43**, 347 (1931). — **Salaquarda, F.:** Ein kongenitales Phäochromocytom. Zbl. allg. Path. path. Anat. **105**, 511 (1964). — **Samellas, W.:** Congenital ureteral valve. J. Urol. (Baltimore) **88**, 363—364 (1962). — **Samellas, W.,** and **H. H. Leveen:** Traumatic paraureteral pseudocyst. J. Urol. (Baltimore) **89**, 578 (1963). — **Samily, A. H., P. F. Hirsch, A. F. Ramsay, C. Giordano,** and **J. P. Merrill:** Localisation of the renal tubular action of parathyroid hormone. Endocrinology **167**, 267 (1960). — **Sampson, J. A.:** Ascending renal infection: with special reference to reflux of urine from the bladder into the ureters as an etiological factor in its causation and maintenance. Johns Hopk. Hosp. Bull. **14**, 334—352 (1903). — **Sanford, J. P., C. B. Favour, F. H. Mao,** and **J. H. Harrison:** Evaluation of the "positive urine culture"; an approach to differentiation of significant bacteria from contaminants. Amer. J. med. **20**, 88 (1956). — **Santos, J. C. dos:** L'angiographie rénale. Kongr. Ber. Intern. Ges. f. Urol., Athen, vol. 1, p. 229 (1955). — **Sanz, S., J. M. S. y Ruit:** Valvulas de uretra posterior en la infancis. Rev. esp. Pediat. **16**, 683 (1960). — **Saratoff, D.:** Über Papillomatosis des Nierenbeckens und der Blase. Z. Urol. **44**, 345—355 (1951). — **Sargent, J.-C.:** Hydronephrosis: A study of the structural involution that follows surgical release of obstruction. J. Urol. (Baltimore) **37**, 631 (1937). — **Sarre, H.:** Nierenkrankheiten. Stuttgart: Georg Thieme 1958. — **Sartorius, H.:** Pathologie, Physiologie und Klinik der Nierensekretion. Berlin-Göttingen-Heidelberg: Springer 1955. — **Satani, Y.:**

Histological study of the ureter. J. Urol. (Baltimore) 3, 247 (1919). — **Sauls, C. L., and R. M. Nesbit:** Pararenal pseudocysts. J. Urol. (Baltimore) 87, 288 (1962). — **Sauvage, E.:** Sequelles graves des traumatismes rénaux. Acta urol. belg. 32, 44 (1964). — **Say, B., u. I. Berkel:** Maligne Tumoren im Kindesalter. X. Int. Kongr. f. Kinderheilk., Lissabon 1962 Nestle-Annalen S. 101 (1964). — **Scardino, P. L., and C. L. Prince:** Vertical flap ureteropelvioplasty: Preliminary report. Sth. med. J. (Bgham, Ala.) **46**, 325—331 (1953). — **Schabadasch, A.:** Studien zur Architektonik des vegetativen Nervensystems. I. Das intramurale Nervengeflecht der Harnblase und des Harnleiters. Z. Zellforsch. Abt. Histochem. **21**, 657—732 (1934). — **Schaefer, E.:** Halbseitenriesenwuchs und Wilms-Tumor. Mschr. Kinderheilk. **108**, 504 (1960). — **Schafer, I., C. Scriber, and M. Efron:** Famial hyperprolinemia, cerebral dysfunction and renal anomalies occuring in a family with hereditary nephropathy and deafness. New Engl. J. Med. **267**, 51 (1962). — **Schega, W., u. G. Heinemann:** Das Ausscheidungspyelogramm nach subcutaner Kontrastmittelgabe. Z. Urol. **45**, 443 (1952). — **Schenker, B.:** Drip infusion pyelography. Radiology **83**, 12—21 (1964). — **Schere, F.:** Ins Nierenbecken eingebrochener Tumorzapfen als Abflußhindernis. Z. Urol. **40**, 315 (1947). — **Schimatzek, A.:** Fehldeutung der Aortographie. Z. Urol. **50**, 454 (1957). ~ Die Indikationen zur Aortographie bei Erkrankungen der Niere. Urologe **1**, 187 (1962). — **Schindler, E.:** Seltene Nierenfehlbildungen. Z. Urol. **45**, 709—718 (1952). — **Schlegel, J. U., E. D. Savlov, and F. Gabor:** Some studies in renal hypertensives. J. Urol. (Baltimore) 81, 581—595 (1959). — **Schlicht, L.:** Über die Durchführung des Flüssigkeitstransportes im Ureter. Z. Urol. **47**, 518—526 (1954). — **Schmalhorst, W. R., and B. Halpert:** Carcinoma of the prostate gland in patients more than 80 year old. Amer. J. clin. Path. **42**, 170 (1964). — **Schmidt, C. O.:** Ein Fall von hochgradiger Dilatation der Harnblase, der Harnleiter und Nierenbecken infolge eines klappenartigen Verschlusses des Orificium urethrae internum. Z. Urol. **11**, 158—167 (1922). — **Schmidt, E. C. H., A. A. Hartley, and R. Bower:** Renal aplasia in sisters. Arch. Path. 54, 403 (1952). — **Schmidt, S. S.:** Ureteral obstruction in the aglomerulat kidney. J. Urol. (Baltimore) **73**, 226 (1955). — **Schmiedt, E.:** Vortäuschung einer extrarenalen Geschwulst durch riesiges Nierenbecken bei Doppelniere. Z. Urol. **45**, 240—242 (1952). ~ Zur Behandlung der Duodenalfistel nach rechtsseitiger Nephrektomie. Urol. int. (Basel) **1**, 15 (1955). ~ Experimentelle Erfahrungen bei der Harnleiterkonstruktion. Z. Urol. Sonderbd. Hamburger Kongreßbericht 1955 d. Dtsch. Ges. f. Urologie. ~ Zur konservativen Behandlung der Harnleiterstriktur mit Cortison. Z. Urol. Sonderbd. Wiener Kongreßbericht 1957 d. Dtsch. Ges. f. Urologie. ~ Zur Prophylaxe und konservativen Behandlung der postoperativen Blasentamponade. Z. Urol. (Sonderdruck) **51**, H. 3 (1958). ~ Die Bedeutung der Harnleiterregeneration für die organerhaltende Chirurgie der oberen Harnwege. Habil.-Schr. 1959 München. ~ Harnleiterregeneration. Münch. med. Wschr. **103**, 1365 (1961). ~ Unfallverletzungen der Harnorgane. Med. Klin. **58**, 315 (1963). — **Schmiedt, E., u. K. F. Albrecht:** Die narbige Stenose des Blasenhalses nach Prostatektomie. Sonderdruck aus: Chirurg **29**, 185—189 (1958). — **Schmiedt, E., K. F. Albrecht, P. Kolle u. H. H. Lubinus:** Urographie mit trijodierten Kontrastmitteln. Münch. med. Wschr. **99**, 1688 (1957). — **Schmiedt, E., K. F. Albrecht u. F. Kootz:** Zum derzeitigen Stand der operativen Behandlung des Prostataadenoms. Ergebn. Chir. Orthop. **41**, 114 (1958). — **Schmiedt, E., H. P. Braun u. H. Frohmüller:** Fibrin- bzw. Eiweißsteine der Harnwege. Z. Urol. **58**, H. 12 (1965). — **Schmiedt, E., u. P. Kolle:** Nierentumoren (sog. Wilms-Tumoren). In: Linneweh, Die Prognose chronischer Erkrankungen, S. 219. Berlin-Göttingen-Heidelberg: Springer 1960. — **Schmiedt, E., u. H. Saitmacher:** Strahlengefährdung und Strahlenschutz bei Untersuchungen mit der „Übertischröhre" unter besonderer Berücksichtigung der urologischen Röntgendiagnostik. Urol. int. (Basel) **5**, 331—341 (1957). — **Schmitt, J.:** Les formes viscérales des phacomatoses. Paris: Gaston Doin 1959. — **Schneider, H.:** Zur Diagnostik von Nierentumoren sowie über das gemeinsame Vorkommen von Hydronephrose und Nierentumor. Z. Urol. **44**, 369—375 (1951). — **Schneider, H.-J., u. W. Helbig:** Zur Frage der Nierenschädigung nach Ausscheidungsurographie. Z. Urol. **55**, 529 (1962). — **Schneider, W.:** Die Muskulatur der oberen harnableitenden Wege. Z. Anat. Entwickl.-Gesch. **109**, 187 (1938). — **Schneiderman, C., and G. J. Strean:** Ureteral and urethral injuries associated with gynecologie and obstetric practice. J. int. Coll. Surg. **35**, 4 (1961). — **Schober, K. L.:** Ureterocele vesicalis. Fall mit 283 Steinen im Ureterocelensack. Z. Urol. **35**, 104 (1941). — **Schoenberg, H., H. St. J. Smith, and J. J. Murphy:** Vesicoureteral reflux after subarachnoid ureterostomy. J. Urol. (Baltimore) **82**, 474—475 (1959). — **Schönholzer, G.:** Ein retroperitoneales Teratom bei einem zweijährigen Knaben. Inaug.-Diss. Zürich. Jena: Gustav Fischer 1906. — **Schonenberg, H., u. M. Staemmler:** Maligne Hypertonie infolge einseitiger Nierenvenenthrombose beim Kleinkind. Z. Kinderheilk. **83**, 259 (1960). — **Schoot, J. B. van der:** Levercirrhose en cystennieren bij zwee zusters. Ned. T. Geneesk. **99**, 2579 (1955). — **Schrader, E. A.:** Komplikationen bei translumbaler Aortographie, ihre Erklärung und Vermeidung. Fortschr. Röntgenstr. **83**, 476 (1955). — **Schralt, G. R., E. Bickers, and L. Howerton:** Primary adenocarcinoma of the renal pelvis. Amer. J. clin. Path. **41**, 517 (1964). — **Schreiner, G. E.:** Determination of inulin by means of resorcinol. Proc. Soc. exp. Biol. (N.Y.) **74**, 117—120 (1950). — **Schreiner, G. E., and L. B. Berman:** Experiences with 150 consecutive renal biopsies.

Sth. med. J. (Bghm, Ala.) **50**, 733 (1956). — **Schreiner, G. E.,** and **J. F. Maher:** Uremia, biochemistry, pathogenesis, treatment, vol. 3. Springfield (Ill.) Thomas Ch. C. 1961. — **Schück, O., O. Andrysek,** and **J. Andrysková:** Distribution of $Na^{24}$ in the kidney in experimental hydronephrosis. Urol. int. (Basel) **14**, 111 (1962). — **Schück, O., J. Stribrnaá** et **J. Kotátko:** Changements de certains fonctions rénales au cours du drainage de la vessie. Urol. int. (Basel) **5**, 212 (1957). — **Schulhof, M. G.,** and **H. Cabot:** Effect of surgical drainage on kidneys declared functionless by present tests of renal function. Surg. Gynec. Obstet. **65**, 188 (1937). — **Schultheiß, Th.:** Der unfreiwillige Harnabgang. Berlin: W. de Gruyter & Co. 1951. — **Schultze-Seemann, F.:** Komprimierende Wirkung eines großen Blasensteines auf die Restniere. Z. Urol. **55**, 243—246 (1958). — **Schwamborn, G.,** u. **K. M. Bauer:** Die Infusions-Urographie. Med. Welt **44**, 2477—2479 (1965). — **Schwartz, F. D.,** and **M. S. Madeloff:** Use of radiohippuran in diagnosis of unilateral renal disease. J. Urol. (Baltimore) **87**, 249 (1962). — **Schwartz, J.:** An unusual unilateral multicystic kidney in an infant. J. Urol. (Baltimore) **35**, 259 (1936). ~ Ergebnisse und Erfahrungen mit der Dünndarmringplastik nach Scheele. Urol. int. (Basel) **4**, 217 (1957). — **Schwartz, W. B., A. Hurwit,** and **A. Ettinger:** Intraveneous urography in the patient with renal insufficiency. New Engl. J. Med. **269**, 277 (1963). — **Schwarz, O.:** Pathologische Physiologie der Harnblase. In: Lichtenberg, Voelcker u. Wildbolz, Handbuch der Urologie. Berlin: Springer 1929. — **Schwyzer, A.:** Zum Konservativismus in der Nieren-Chirurgie. Schweiz. med. Wschr. **61**, 1185—1193 (1931). — **Sclafer, P.:** A propos de deux cas familiaux néonataux de maladie polykystoque des reins. Bull. Féd. Soc. Gynéc. Obstét. franç. **8**, 465 (1956). — **Scorer, C. G.,** and **H. V. L. Finlay:** Massive unilateral hydronephrosis in early infancy. Brit. J. Urol. **49**, 144 (1961). — **Scott, G. D.:** Experimental hydronephrosis. Surg. Gynec. Obstet. **15**, 296—309 (1912). — **Scott, L. S.:** Wilms' Tumour; its treatment and prognosis. Brit. med. J. **28**, 200 (1956). — **Scott, W. W.:** An evaluation of endocrine therapy plus perineal prostatectomy in the treatment of advanced carcinoma of the prostate. J. Urol. (Baltimore) **91**, 97 (1964). — **Seitzman, D. M.:** Repair of ververed membranous urethra by combined approach. J. Urol. (Baltimore) **89**, 433 (1963). — **Selberg, W.:** Zur Morphologie der Harnblasenkarzinome unter besonderer Berücksichtigung ihrer örtlichen Ausbreitung. Urologe **3**, 72—80 (1964). — **Seldinger, S. J.:** Catheter replacement of the needle in percutaneous arteriography. Acta radiol. (Stockh.) **39**, 368 (1953). — **Selkurt, E. E.:** Effect of ureteral blockade on renal blood flow and urinary concentrating ability. Amer. J. Physiol. **205**, 286 (1963). — **Selkurt, E. E., M. Brandfonbrener,** and **H. M. Geller:** Effects of ureteral pressure increase on ureteral hemodynamics and the handling of electrolytes and water. Amer. J. Physiol. **170**, 61 (1952). — **Selye, H.:** Effect of hypophysectomy on morphological appearance of kidney and on renotropic action of steroid hormones. J. Urol. (Baltimore) **46**, 110 (1941). — **Selye, H.,** and **S. M. Friedman:** Beneficial action of testosterone in experimental renal atrophy caused by ligature of the ureter. Endocrinology **29**, 80 (1941). — **Semb, C.:** Partial resection of the kidney. Ann. roy. Coll. Surg. Engl. **19**, 137—155 (1956). — **Sendroy jr., J.,** and **L. P. Cecchini:** Determination of human body surface area from height and weight. J. appl. Physiol. **7**, 1—12 (1954). — **Sesia, G.:** La ceinture artérielle péripyélique dans l'hydronéphrose extrarénale. Urol. int. (Basel) **3**, 14 (1956). — **Shaheen, D. J.,** and **A. Johnston:** Bilateral ureteral obstruction due to envelopment and compression by an inflammatory retroperitoneal process: report of two cases. J. Urol. (Baltimore) **82**, 51—57 (1959). — **Share, L.:** Effect of increased ureteral pressure on renal function. Amer. J. Physiol. **168**, 97 (1952). — **Sharp, R. F.:** Hydronephrosis: Development of present concept of management. J. Urol. (Baltimore) **85**, 206 (1961). — **Sheehan, H. L.,** and **J. C. Davis:** Experimental hydronephrosis. Arch. Path. **68**, 185—225 (1959). ~ Experimental hydronephrosis without mechanical obstruction of the ureter. Brit. J. Urol. **32**, 53—59 (1960). — **Shiratori, T.,** and **H. Kinoshita:** Electromyographic studies on urinary tract. Tôhoku J. exp. Med. **73**, 159 (1961). — **Shishito, S.:** Experimental studies on the innervation of the urinary bladder. Urol. int. (Basel) **12**, 254 (1961). — **Shoesmith, J. H.,** and **M. P. Robinson:** Malignant bladder tumors in infants. Brit. J. Urol. **33**, 292 (1961). — **Shuster, S.,** and **P. Gallaghan:** Protein excretion and droplet formation in the mammalian kidney. Brit. J. exp. Path. **42**, 1 (1961). — **Sica, J. V.,** and **J. J. Buckley:** Mucus-forming adenocarcinoma of prostate. Cancer (Philad.) **17**, 949 (1964). — **Sickinger, K.,** u. **G. Suchowski:** Über zwei Fälle von perirenalen Tumoren. Z. Urol. **44**, 605—617 (1951). — **Sigel, A.:** Entwicklung und Untergang der Niere nach dem gleichen Formprinzip. Z. Urol. **55**, 361 (1962a). ~ Verbesserung der urologischen Diagnostik durch Spätaufnahmen. Urologe **1**, 196 (1962b). ~ Die Harnstauung des Prostatakarzinoms. Eine Analyse von 100 Fällen. Z. Urol. **58**, 1 (1965). ~ Maskierte Nierentumoren. Urologe **4**, 86—93 (1965). — **Signorelli, E.:** Cisti uniche del rane. (Revisione dell'argomento e contributo casistico). Minerva chir. **18**, 174 (1963). — **Simeone, F. A.,** and **R. S. Lampson:** A cystometric study of the function of the urinary bladder. Ann. Surg. **106**, 413 (1937). — **Simon, E.:** Die pathogenetische Bedeutung und Behandlung der akzessorischen Nierengefäße. Z. Urol. **42**, 201 (1949) (Verhandl. Ber. 1948). — **Simon, H. B., O. S. Culp,** and **E. M. Parkhill:** Congenital ureteral valves report of two cases. J. Urol. (Baltimore) **74**, 336 (1955). — **Simons, I.:** The micro-cystometer; a portable instrument for cystometry and sphincterometry. J. Urol. (Baltimore) **34**, 493 (1935). ~ Studies in bladder function. II. The sphincterometer. J. Urol. (Baltimore) **35**, 96 (1936). — **Simpson, D. P.:** The role of excretory products in stimulating "compensatory hypertrophy" of the kidney. Clin. Res. 8, 116 (1959). — **Singer, M.:** Über Erkrankungen des kindlichen Urogenitale mit akuten Bauchsymptomen. Langenbecks Arch. klin. Chir. **292**, 464 (1959). ~ Klinik und Behandlung der bösartigen Nierengeschwülste im Kindesalter. Urologe **3**, 245 (1964). — **Singh, W.:** Injuries to the ureters. Indian J. Surg. **26**, 123 (1964). — **Sinha, R. V. P., A. P. Singh,** and **R. S. Sethi:** Stricture of urethra in eastern India. J. Urol. (Baltimore) **83**, 845—850 (1960). — **Sinner, W.:** Die Pyurie beim Kleinkind als Folge anatomischer Anomalien der oberen Harnwege. Zbl. Chir. **84**, 1632 (1959). ~ Harnwegsteine bei Kindern. Zbl. Chir. **86**, 411 (1961). ~ Behandlung und Prognose angeborener oder im Kindesalter erworbener Fehlbildungen der oberen Harnwege. Chir. Praxis 8, 567 (1964). — **Sirota, J. H.,** and **L. Narins:** Acute urinary suppression after ureteral catheterization: pathogenesis of "reflux anuria". New Engl. J. Med. **257**, 1111 (1957). — **Sitprija, V., S. Nakamoto,** and **W. J. Kolff:** Hemodialysis in obstructive disease as a preliminary to urologic diagnosis. J. Urol. (Baltimore) **89**, 148 (1963). — **Sklaroff, D. M.,** and **N. D. Charles:** Diagnosis of bone metastasis by photoscanning with strontium 85. J. Amer. med. Ass. **188**, 1 (1964). — **Slater, G. S.:** Ureteral atresia producing giant hydroureter. J. Urol. (Baltimore) **78**, 135 (1957). — **Slater, G. S.,** and **J. Mandell:** Fate of hydronephrotic kidney (Aortographic and retroperitoneal pneumographic findings. J. Urol. (Baltimore) **71**, 14 (1954). — **Sleator jr., W.,** and **H. R. Butcher jr.:** Action potentials and pressure changes in ureteral peristaltic waves. Amer. J. Physiol. **180**, 261 (1955). — **Slitzky, J. S.:** Hypernephroma in the clinic of internal diseases. Klin. Med. (Mosk.) **42**, 106 (1964). — **Slutsky, N. I.:** Ligation of both ureters: Unilateral nephrostomy, recovery. Amer. J. Obstet. Gynec. **31**, 1045 (1936). — **Smagghe, H.:** Les hydronephrosis bilaterales. J. Urol. Néphrol. **43**, 5—33 (1937). — **Smart, J. G.:** Renal and ureteric tumours in association with bladder tumours. Brit. J. Urol. **36**, 380 (1964). — **Smart, W. R.:** Giant hydronephrosis causing contraleteral hydronephrosis and obstructive jaundice. J. Urol. (Baltimore) **67**, 605 (1952). ~ Evaluation of intubation ureterotomy with description of surgical technique. J. Urol. (Baltimore) **85**, 512 (1961). — **Smid, A. C.,** and **J. W. Dushane:** Phaeochromocytoma in children. Report of case. Amer. J. Dis. Child. **90**, 81 (1955). — **Smith, A. H.,** and **T. S. Moise:** Diet and tissue growth; effect of dietary protein on remaining kidney of adult white rats following unilateral nephrectomy. J. exp. Med. **46**, 27 (1927). — **Smith jr., B. A.:** Partial nephrectomy for hypernephroma in a solitary kidney. J. Urol. (Baltimore) **86**, 196 (1961). — **Smith, D. R.:** General urology. Los Altos (Cal.): Lange Medical Publ. 1959. — **Smith, D. R., H. L. Steinbach, R. P. Lyons,** and **P. B. Stratte:** Extraperitoneal pneumography. J. Urol. (Baltimore) **68**, 953 (1952). — **Smith, D. W., K. Parau, E. Therman,** and **S. L. Inhorn:** A new autosomal trisomy syndrome: Multiple congenital anomalies caused by an extra chromosome. J. Pediat. **57**, 338 (1960). — **Smith, E.:** An unusual case of unilateral renal bleeding. J. Canad. med. Ass. **24**, 268—269 (1931). — **Smith, H. W.:** Physiology of the kidney. New York: Oxford University Press 1937. ~ Hypertension and urologic disease. Amer. J. Med. **6**, 724 (1948). ~ The kidney: Structure and function in health and disease. New York: Oxford University Press 1951. ~ Principles of renal physiology. New York: Oxford University Press 1956. ~ Unilateral nephrectomy in hypertensive disease. J. Urol. (Baltimore) **76**, 685 (1956). — **Smith, J.:** Triplicate ureter. Brit. J. Urol. **34**, 182 (1946). — **Smith, P. G.:** Campbell's urology, vol. I, p. 187—199. Philadelphia: W. B. Saunders Co. 1954. — **Smith, R. D.:** The obstructed bladder outlet in childhood. Brit. J. Urol. **34**, 304 (1962). — **Smoler, H.:** Über einen Fall von Karzinom in einer überzähligen Niere. Z. Urol. **4 P**, 39 (1947). — **Snodgrass, W. T.,** and **M. J. Robinson:** Intrarenal arteriovenous fistula a complication of partial nephrectomy. J. Urol. (Baltimore) **91**, 135 (1964). — **Socha, P.:** Zur Urethrographie. Z. Urol. **54**, 623 (1961). ~ Eine Bemerkung zur röntgenologischen Differentialdiagnose „Gallensteine, Nierensteine, tuberkulöse Nierenkavernen". Z. Urol. **55**, 287 (1962). — **Soder, E.:** Über ein Karzinomsarkom des Nierenbeckens. Z. Urol. **55**, 697 (1962). ~ Harnabflußstörungen nach Appendektomie. Z. Urol. **55**, 691 (1962). — **Sohn, H.,** and **L. Persky:** An evaluation of narrowed ileal segments in the prevention of urinary reflux. J. Urol. (Baltimore) 84, 71—75 (1960). — **Sokoloff, O.,** u. **B. Luchsinger:** Zur Physiologie des Ureters. Arch. ges. Physiol. **26**, 464 (1881). — **Solomin, P.:** Über lokales zirkumskriptes Amyloid in der Harnblase. Prag. med. Wschr. **3**, 17 (1897). — **Sonnenblick, E. H., P. J. Cannon,** and **J. H. Larach:** The nature of the action of intravenous aldosterone: evidence for a role of the hormone in urinary dilution. J. clin. Invest. **40**, 903 (1961). — **Soper, R. T.:** Management of recurrent or metastatic Wilms' tumor. Surgery **50**, 555 (1961). — **Sorboli, G.,** et **L. Franch:** Fibroma gigante dell'uretere. Minerva chir. **19**, 606 (1964). — **Sorrentino, M.:** Tumeur de l'uretère gauche faisant issue dans la vessil. Calcul urétéral et tres volumineuse hydronephrose du meme côté. J. Urol. méd. chir. **38**, 338 (1934). — **Sorrentino, M.,** and **F. Sorrentino:** The uretero-ileo-cecosigmoidostomy or monotremization of the digestive and urinary systems. Urol. int. (Basel) **13**, 254 (1962). — **Southwood, W. F. W.,** and **V. F. Marshall:** Clinical evaluation of nephrotomography. Brit. J. Urol. **30**,

127 (1958). — **Spangberg, O.:** Tumorenbolisiering som risk vid urografi och nefrektomie. Nord. Med. **64**, 1040 (1960). — **Spangler, E. B.:** Complete triplication of the ureter. Radiology **80**, 795 (1963). — **Spence, H. M.:** Nephro-ureterectomy and heminephro-ureterectomy in infancy and childhood. J. Urol. (Baltimore) **71**, 171—182 (1954). ~ Congen. unilat. multicyst. kidney. J. Urol. (Baltimore) **74**, 693 (1955). ~ Panel on ureteral reflux in children. J. Urol. (Baltimore) **85**, 119 (1961). ~ Congenital hydrocolpos. A review with emphasis on urological aspects and the report of four additional cases. J. Amer. med. Ass. **180**, 1100 (1962). — **Spence, H. M.,** and **T. Boone:** Surgical injuries to the ureter. J. Amer. med. Ass. **176**, 1070 (1961). — **Spitznagel, J. K.,** and **H. A. Schroeder:** Experimental pyelonephritis and hypertension in rats. Proc. Soc. exp. Biol. (N.Y.) **77**, 762 (1951). — **Spriggs, A. J.:** Perinephric opts. J. Urol. (Baltimore) **67**, 414 (1952). — **Staehler, W.:** Operative Zystoskopie. Leipzig: Georg Thieme 1941. ~ Klinik und Praxis der Urologie. Stuttgart: Georg Thieme 1959. — **Staemmler, M.:** Beitrag zur Entstehung von Nierensteinen. Z. Urol. **52**, 3 (1959). — **Staemmler, M.,** u. **H. Franckson:** Leukoplakie der oberen Harnwege beim Kind. Z. Urol. Sonderheft (1954). — **Stagner, R. V.,** and **C. V. Hodges:** Experiences with extrophy of the bladder. J. Urol. (Baltimore) **89**, 53 (1963). — **Stanbury, S. W.:** Azotaemie renal osteodystrophy. Brit. med. Bull. **13**, 57—60 (1957). — **Steffens-Krebs, D.:** Beitrag zum Thema „Abflußstörungen und Nierensteinbildung". Z. Urol. **54**, 725—729 (1961). — **Stein, Fr.:** Über hormonale und morphologische Malignität von Nebennierengeschwülsten. Veröffentl. aus der morph. Pathologie, Heft 59. Stuttgart: Gustav Fischer 1953. — **Stein, J.,** and **S. R. Weinberg:** A histologic study of the normal and dilated ureter. J. Urol. (Baltimore) **87**, 33—38 (1962). — **Steinberg, I., N. Finby,** and **J. A. Evans:** A safe and practical intravenous method for abdominal aortography, peripheral arteriography and cerebral angiography. Amer. J. Roentgenol. **82**, 758—772 (1959). — **Steinberg, I.,** and **S. W. Moore:** Intravenous aortography in the treatment on abdominal aortic aneurysms. J. Amer. med. Ass. **175**, 446 (1961). — **Steinlin, H.:** Über familiäres Vorkommen von Doppel-Ureter und die Beziehung zu den Blutgruppen. Med. Diss. Zürich 1956. — **Stephens, D.:** The anatomical basis and dynamics of vesicoureteral reflux. J. Urol. (Baltimore) **87**, 669—680 (1962). — **Stephens, F. D.:** Megaureter. Aust. N. Z. J. Surg. **23**, 197—205 (1954). ~ Double ureter in the child. Aust. N. Z. J. Surg. **26**, 81—94 (1956). ~ Treatment of megaureters by multiple micrutition. Aust. N. Z. J. Surg. **27**, 130—134 (1957). — **Stephens, F. D., R. A. Joske,** and **R. T. Simmons:** Megaureter with vesico-ureteric reflux in twins. Aust. N. Z. J. Surg. **24**, 192—194 (1955). — **Stern, E.:** Hormone excretion patterns in breast and prostate cancer. Science **145**, 716 (1964). — **Stevens, A. R.:** Pelvic single kidneys. J. Urol. (Baltimore) **37**, 610 (1937). — **Stevenson, J. J.,** and **E. J. Pick:** The use of the image intensifier in urology. In: Riches, Modern trends in urology. New York: Hoeber 1960. — **Stewart, A. B.:** Congenital absence on one kidney. Brit. J. Urol. **5**, 147 (1933). — **Stewart, B. H., T. P. Haynie, M. M. Nofal,** and **E. A. Carr jr.:** Role of scintillation scanning in diagnosis of renal tumors. J. Urol. (Baltimore) **87**, 782 (1962). — **Stewart, C. M.:** Delayed cystograms. J. Urol. (Baltimore) **70**, 588—593 (1953). ~ Delayed cystography. J. Urol. (Baltimore) **74**, 749—759 (1955). — **Stewart, H. H.:** A new operation for the treatment of hydronephrosis in association with a lower polar (or aberrant) artery. Brit. J. Surg. **35**, 51 (1947). ~ Discussion on surgery of urethral stricture. Proc. roy. Soc. Med. **41**, 843 (1948). — **Stockard, C. R.:** Development rate and structural expression: An experimental study of twins, "double monsters" and single deformities and the interaction among embryonic organs during their origin and development. Amer. J. Anat. **28**, 115 (1921). — **Stoeckel, E.:** Gynäkologie, Urologie. München: Urban & Schwarzenberg 1938. — **Stöcker, E.,** u. **G. Engehausen:** Über die Zunahme des primären Ureterkarzinoms. Z. Urol. **50**, 406—416 (1957). — **Stöcker, E.,** u. **H. Möllhoff:** Sarkom des Nierenbeckens mit Hydronephrose. Z. Urol. **51**, 304—310 (1958). — **Stöhr jr., Ph.:** Über die Innervation der Harnblase und der Samenblase beim Menschen. Z. Anat. **78**, 555—584 (1926). ~ Innervation der Exkretionsorgane. In: Handbuch der mikroskopischen Anatomie des Menschen, Bd. 1, S. 167—174. Berlin-Göttingen-Heidelberg: Springer 1957. — **Stoll, H.:** Angeborener Penismangel. Z. Urol. **47**, 360 (1954). — **Stoll, H. B.:** Pyonephrosebildung durch Wandern eines Granatsplitters in den Harnleiter 15 Jahre nach der Verletzung. Z. Urol. **55**, 45 (1962). — **Stoll, H. G.:** Zur Messung des Nierenbeckendruckes mit Kathetern. Urol. int. (Basel) **3**, 233 (1956). — **Stolpmann, H. J.:** Untersuchungen zum Problem des Megaureters. Z. Urol. **54**, 325—331 (1961). — **Stone, E. P.:** Functional evolution of the neurogenic bladder in paraplegic patients. J. Urol. (Baltimore) **63**, 673 (1950). — **Stone, H. H.,** and **H. Q. Jones:** Penetrating and nonpenetrating injuries to the ureter. Surg. Gynec. Obstet. **114**, 52 (1962). — **Stowens, P.:** Neublastoma and related tumors. Arch. Path. **63**, 451 (1957). — **Straffon, R. A.,** and **W. J. Engel:** Diagnosis and treatment of urinary tract infection in children. A group of 74 children with recurrent infections were studied to aid in planning a therapeutic programme. J. Amer. med. Ass. **174**, 1377 (1960). — **Stratte, J. J.,** and **J. Stratte:** Strictures following transurethral resection. Amer. J. Surg. **73**, 503—509 (1957). — **Strauss, E.,** u. **A. Germont:** Zit. nach Papin. — **Streeten, D. H. P.:** Effects of sodium and chloride lack on intestinal motility and their significance in paralytic ileus. Surg. Gynec. Obstet. **91**, 421 (1950). — **Streeten, D. H. P.,**

and **W. Williams:** Loss of cellular potassium as a cause of intestinal paralysis in dogs. J. Physiol. (Lond.) 118, 149 (1952). — **Strohmenger, P.:** Pyelolithotomie mit transrenaler Dauerspülung als organerhaltende Behandlung von Korallensteinen der Niere. Z. Urol. **57**, 905 (1964). — **Strom, T.:** A Wilms' tumor family. Acta paediat (Uppsala) **46**, 601 (1957). — **Strong, H. C.:** Plastic studies in abnormal renal architecture: Parenchymal alteration in experimental hydronephrosis. Arch. Path. **29**, 77—119 (1940). — **Stueber, P. J.:** Primary retroperitoneal inflammatory process with uretral obstruction. J. Urol. (Baltimore) **82**, 41—50 (1959). — **Sturdy, P.:** Exstrophy of the bladder. Acta urol. belg. **30**, 388 (1962). — **Süli, B.,** u. **R. Nicole:** Die angeborene und erworbene Ureterocele. Urologe **3**, 275—282 (1964). — **Summerville, W. W., R. F. Hanzal,** and **H. Goldblatt:** Urea clearance in normal dog. Amer. J. Physiol. **102**, 1—7 (1932). — **Sunshine, K., J. J. Cordonnier,** and **H. Butcher:** Bilateral pyeloileostomy. J. Urol. (Baltimore) **92**, 358 (1964). — **Suosa, C. M., B. L. Catol,** and **R. B. Scott:** Studies in sickle cell anemia: Priapism as a complication in children. J. Pediat. **60**, 52 (1962). — **Surtshin, A.,** and **G. Latorre:** Effects of contralateral nephrectomy on renal function depressed by previous unilateral renal arterial constriction. Amer. J. Physiol. **182**, 524 (1955). — **Suter, W.:** Das kongenitale Aneurysma der basalen Gehirnarterien und Cystennieren. Schweiz. med. Wschr. **79**, 471 (1949). — **Suzuki, Y.:** Zur Morphologie der Nierensekretion unter physiologischen und pathologischen Bedingungen. Jena: A. Fischer 1912. — **Svejda, J.,** u. **M. Dluhoš:** Ganglioneuroblastome im Kindesalter. Zbl. allg. Path. path. Anat. **99**, 523 (1959). — **Sweetnam, W. P.,** and **C. G. W. Sykes:** Congenital fibriosis of the liver as a familial defect. Lancet **1961 I**, 374. — **Swenson, O.:** A new concept of the pathology of megaureter. Surgery **32**, 367 (1925). In: Bull. New Engl. med. Cent. **13**, 157—159 (1951). — **Swenson, O., J. H. Fisher,** and **J. Cendron:** New technique in the diagnosis and treatment of megaloureter. Surgery **40**, 223 (1956). — **Swenson, O., J. H. Fisher,** and **B. T. Smyth:** Studies on normal and abnormal ureteral peristalsis. Med. J. Aust. **46**, 805 (1959). — **Swenson, O., H. E. MacMahon, W. E. Jaques,** and **J. S. Campbell:** New concept of the etiology of megaloureter. New Engl. J. Med. **246**, 41—46 (1952). — **Swenson, O.,** and **I. A. Rattner:** Pyeloureterostomy for symptomatic ureteral duplications in children. J. Urol. (Baltimore) 88, 184 (1962). — **Swenson, O.,** and **B. Smyth:** Aperistaltic megalo-ureter: treatment by bilateral cutaneous ureterostomy using a new technique, preliminary communication. J. Urol. (Baltimore) 82, 1 (1959). — **Swick, M.:** Darstellung der Nieren und Harnwege im Röntgenbild durch i.v. Einbringung eines neuen Kontraststoffes, des Uroselectan. Klin. Wschr. 8, 2087 (1929). — **Swinney, J.:** Reconstruction of urethra in the male. Brit. J. Urol. **24**, 229—235 (1952). — **Switzer, S.:** The clean voided urine culture in surveying populations for urinary tract infection. J. Lab. clin. Med. **55**, 557 (1960). — **Sykes, D.:** Arterial supply of the human kidney with special reference to accessory renal arteries. Brit. J. Surg. **50**, 368 (1963). — **Sylvester, P. E.,** and **D. R. Hughes:** Congenital absence of both kidneys. Brit. med. J. **1954 I**, 77. — **Szamosi, J.,** u. **I. Kamarás:** Die Bedeutung der angeborenen Entwicklungsanomalien bei Pyurie im Kindesalter. Z. Kinderheilk. **83**, 275 (1960). — **Szenci, B.:** Experimentelle Untersuchungen über den Austausch und die intrauterine Rolle des Fruchtwassers. Arch. Gynäk. **170**, 205—257 (1940a). ~ Weitere Aufklärung der Morphologie und Biologie des schwangeren Uterus und des Fötallebens mittels Röntgenuntersuchung (Embryographie). Arch. Gynäk. **170**, 425—446 (1940b). — **Szkodny, A.:** Heilung einer Hydronephrose durch Nephropexie und Ureterolyse. Z. Urol. **56**, 395 (1963).

**Takai, S., S. Morita** u. **S. Shimamura:** Die Vaginographie als Mittel zur Diagnose des ektopischen Ureters beim Mädchen. Z. Urol. **55**, 459 (1962). — **Takayasu, H., T. Nishimura,** and **Y. Aso:** Clinical appraisal of cystography in bladder tumor. Urol. int. (Basel) 18, 191 (1964). — **Takayasu, H.,** e **S. Sato:** Ureteroplasty with bladder flap for lesions of the lower ureter. Urologia (Treviso) 28, 301 (1961). — **Talbot, H. S.:** Management of neurogenic vesical dysfunction. Bull. N.Y. Acad. Med. **39**, 71 (1963). — **Talbot, H. S.,** and **E. M. Mahoney:** Obstruction of both ureters by retroperitoneal inflammations. J. Urol. (Baltimore) 78, 738 (1957). — **Tamura, H., H. Tofokuji,** and **S. Kimura:** Nephropexy by the free skin flap method. Urol. int. (Basel) **12**, 246 (1961). — **Tana, E.:** La uretero-cutanco-stomia. Indicazioni, techniche, risultati. Urologia (Treviso) **28**, 319 (1961). — **Tayler, J. N.,** and **K. Centers:** Renal angiomyolipomatosis and tuberous sclerosis. J. Urol. (Baltimore) **79**, 685 (1958). — **Tedeschi, G. G.,** and **W. H. Holthau:** Renal ossification in aplastic kidney. J. Urol. (Baltimore) **68**, 50 (1952). — **Temelkoff, S.:** Seltene Nierenanomalie: vier voneinander unabhängige Nieren. Z. Urol. **50**, 18 (1957). — **Tenenbaum, J. L.:** A case of double kidney in a luetic with a charcot spine. Urol. cutan. Rev. **31**, 373 (1927). — **Teschendorf, W.:** Lehrbuch der röntgenologischen Differentialdiagnostik. Stuttgart: Georg Thieme 1964. — **Teufel, S.:** Gabelureter rechts, rudimentäre Anlage links. Röntgenpraxis **10**, 355 (1939). — **Teuscher, M.:** Über die kongenitale Cystenleber mit Cystennieren und Cystenpankreas. Beitr. path. Anat. **75**, 459 (1926). — **Theilhaber, A.:** Ein Fall von Cystenniere. Mschr. Geburtsh. Gynäk. **9**, 496 (1899). ~ Demonstration von zwei Paar Cystennieren. Mschr. Geburtsh. Gynäk. **12**, 663 (1900). — **Thelen, A.:** Pathologie des Harnleiters im Röntgenbild. Stuttgart: Georg Thieme 1949. ~ Über paravesikale, sklerosierende Entzündungen. Z. Urol. **54**, 493—505 (1961). — **Thelen, A.,**

u. **J. Schaeuble:** Gleichzeitiges Vorkommen von Blasenpapillomen bei eineiigen Zwillingen. Z. Urol. **50**, 188 (1957). — **Thiemann, A.:** Beitrag zur Lehre von der angeborenen Hydronephrose und der polycystischen Mißbildung der Niere. Z. urol. Chir. **36**, 433—444 (1933). — **Thom, B.:** Harnleiter- und Nierenverdoppelung mit besonderer Berücksichtigung der extravesikalen Harnleitermündungen. Z. Urol. **22**, 417 (1928). — **Thompson, G. J., and J. M. Pace:** Etopic kidney. Surg. Gynec. Obstet. 4, 935 (1937). — **Thompson, H. T.:** Obstruction of the vesical neck in children. N.Y. St. J. Med. **59**, 4377 (1959). — **Thompson, I. M., and E. T. Dingsor:** Management of the neurogenic bladder. Geriatrics 18, 85 (1963). — **Thompson, I. M., and M. Zatzman:** Influence of denervation upon renal function. J. Urol. (Baltimore) 88, 117 (1962). — **Thurn, P., u. W. Lutzeyer:** Technik und Bedeutung der Nierenserienarteriographie. Urologe **3**, 144—155 (1964). — **Tilak, G. H., and M. G. Talwalkar:** A case of ectopic testis transversa. Brit. J. Urol. **34**, 227 (1962). — **Tille, D.:** Kritische Betrachtungen zur Nierenangiographie unter besonderer Berücksichtigung der ableitenden Harnwege. Urologe **2**, 172—177 (1963). — **Tinnemeyer, W.:** Über Hydronephrosen aus Entwicklungsstörungen und über Enge im Ureterverlauf. Z. urol. Chir. **12**, 50—70 (1923). — **Tisdall, F. F., and B. Kramer:** Methods for the direct determination of sodium, potassium, calcium and magnesium in urine and stools. J. biol. Chem. **48**, 1 (1921). — **Tobenkin, M. I., and T. H. Frazier:** Giant renal papillary tubular adenoma: Case report in a 7-year-old-boy. J. Urol. (Baltimore) **91**, 141 (1964). — **Tobian, L.:** Interrelationship of electrolytes, juxtaglomerular cells and hypertension. Physiol. Rev. **40**, 280 (1960). ~ Relationship of juxtaglomerular apparatus to renin and angiotensin. Circulation **25**, 189 (1962). — **Tode, H., P. Chrysopathis u. D. Papadimitriou:** Über die thorakale Nierendystopie. Z. Urol. **54**, 1 (1961). — **Toktay, H. N., et N. Kaplanoglu:** Un cas d'urétêre borgne et d'atrophie primaire du rein. J. Urol. Néphrol. **70**, 85 (1964). — **Tomizawa, S.:** Reconstruction of the urinary tract using the isolated bladder Urol. int. (Basel) **14**, 42 (1962). — **Tomoyoshi, T.:** Pathohistological studies on carcinoma of the prostate. Acta urol. (Kyoto) **9**, 59 (1963). — **Tonning, H. O., R. F. Warren, and H. J. Barrie:** Familial haemangiomata of the cerebellum. Report of three cases in a family of four. J. Neurosurg. **9**, 124 (1952). — **Toolg, H., P. Chrysopathis, and D. Papadimitrion:** Über die thorakale Nierendystopie. Z. Urol. **54**, 1 (1961). — **Tormene, A., R. Millini, and O. Zangrando:** The role of the lymphatic system of the kidney in the physiopathology of ureteral obstrcution. Urol. int. (Basel) **16**, 341 (1963). — **Trabucco, A., F. J. Marquez u. L. Katz-Diner:** Urinary obstruction due to retrovesical hydatid cyst. Rev. argent. Urol. 18, 171 (1949). — **Trattner, H. E.:** Graphic registration of the function of the human ureter with the hydrophoragraph. J. Urol. (Baltimore) 28, 1 (1932). — **Trautner, K., and F. Raaschou:** Histological examination of the regeneration of the ureter in dogs after intubated ureterotomy. J. Urol. (Baltimore) **71**, 274—286 (1954). — **Triska, H.:** Ein Fall von Solitärcyste der Niere und Papillom im oberen Nierenbeckenkelch. Z. Urol. **44**, 391—394 (1951). — **Troy, J. M.:** Renal hypoplasia. J. Indian med. Ass. **55**, 1769 (1962). — **Truc, E.:** Aplasie rénale unilatérale par agénésie néphronique. J. Urol. Néphrol. **68**, 594 (1962). — **Truc, E., D. Grasset, J. Badosa, J. Dossa et M. Cordier:** Syndrome dyséctasigue chez l'enfant par polype de l'urèthre postérieur (à propos de deux cas). J. Urol. Néphrol. **68**, 812 (1962). — **Truc, E., D. Grasset, J. Badosa et H. Lepeyrie:** Epithélioma primitif de l'urètre chez deux rétrécis. J. Urol. Néphrol. **70**, 419 (1964). — **Truc, E., J. Mirouze, A. Pages, R. Loubarieres, D. Grasset et J. Badosa:** Aplasie rénale unilaterale par agénésie néphronique. J. Urol. Néphrol. **68**, 594 (1962). — **Tsuji, I., F. Nakajima, J. Morimotao, and Y. Nounaka:** The sexual function in patients with spinal cord injury. Urol. int. (Basel) **12**, 270 (1961). — **Tsuji, I., and S. Tabata:** Experimental study on the permeability of the deligated ureter. J. Urol. (Baltimore) **91**, 505 (1964). — **Tucker, A. S., A. J. Newman, and L. Persky:** The kidney in childhood leukemia. Radiology **78**, 407 (1962). — **Tudor, J. M., O. W. Carter, R. E. McClellen, and T. E. Nesbitt:** Analysis of 2403 consecutive pediatric urological consultations. J. Urol. (Baltimore) 87, 68 (1962). — **Tuffier, L.:** L'hydronéphrose. Presse méd. **34**, 201 (1904). — **Turner, R. D., and W. E. Goodwin:** Experiments with intussucepted ileal valve in ureteral substitution. J. Urol. (Baltimore) 81, 526 (1959). — **Turpin, R.:** Contribution à la pathologie des jumeaux. Sem. Hôp. Paris **19**, 501 (1938). — **Tweedell, K. S.:** Fluorescence microscopy of a frog renal adenocarcinoma. J. Morph. **107**, 1 (1960). — **Twigg, H. L., R. Pradhan, and J. K. Perloff:** Arteriovenous fistula of the renal vessels. A case report. Amer. J. Roentgenol. 88, 1148 (1962). — **Tzank, A., Derot:** Méthodes d'épuration extrarénales. Paris: Masson & Cie. 1952.

**Übelhör, R.:** Beitrag zur Klinik der Hypoplasia renis. Z. Urol. **27**, 79 (1933). ~ Harnleiter-Blasenanastomose bei stenosierender Uretertuberkulose. Z. Urol. **44**, 164—167 (1951). ~ Die Rückstauungsinsuffizienz. Ein Beitrag der Urologie zur Pathologie der Nierenfunktion. Wien. klin. Wschr. **74**, 933 (1962). ~ Die Entleerungsstörungen der Blase. In: Handbuch der Urologie. Berlin-Göttingen-Heidelberg: Springer 1962. ~ Der Ersatz der weiblichen Harnröhre. Urol. int. (Basel) **18**, 201 (1964). — **Überall, R.:** Strahlenbelastung und Strahlenschutz der Gonaden bei urologischer Röntgen-Diagnostik. Urol. int. (Basel) **13**, 230 (1962). — **Überall, R., u. G. Gasser:** Riesenhydronephrose bedingt durch jahrzehntealten Ureterstein.

Z. Urol. **50**, 697—699 (1957). — **Uehlinger, E.:** Pathogenese und pathologische Anatomie der Nierensteine. In: Jahrbuch für ärztliche Fortbildung, Bd. 7, S. 259. Regensburg 1959. — **Uhlenhuth, E., W. T. Hunter,** and **W. E. Loechel:** Problems in the anatomy of the pelvis. Philadelphia: J. B. Lippincott Co. 1953. — **Uhlíř, K.:** Perirenale und pararenale Geschwülste. Z. Urol. **45**, 753—761 (1952). — **Uhlitzsch, K. A.:** Ein Beitrag zum doppelseitigen Nierenkrebs. Zbl. Chir. **85**, 2137 (1960). — **Ulm, A. H.,** and **L. Krauss:** Total unilateral teflon ureteral substituted in the dog. J. Urol. (Baltimore) **83**, 575 (1960). — **Ulm, A. H.,** and **F. Miller:** An operation to produce experimental reversible hydronephrosis in dogs. J. Urol. (Baltimore) 88, 337—341 (1962). — **Ultzmann, H.:** Über einen seltenen Nierentumor (Urnierenblastom). Z. Urol. **44**, 202 (1951). — **Ungeheuer, E.:** Pararenale Geschwulst bei Hufeisenniere. Z. Urol. **46**, 652—658 (1953). — **Ureau, R.:** Anatomie de trigone vesical. Ann. Mal. Org. gén.-urin. **1**, 241 (1905). — **Uson, A. C.:** A classification of ureteroceles in children. J. Urol. (Baltimore) **85**, 732 (1961). — **Uson, A. C., D. W. Johnson, J. K. Lattimer,** and **M. M. Melicow:** A classification of the urographic patterns in children with congenital bladder neck obstruction. Amer. J. Roentgenol. **4**, 80 (1958). — **Uson, A. C.,** and **M. M. Melicow:** Multilocular cysts of kidney with intrapelvic herniation of a daughter cyst. J. Urol. (Baltimore) **89**, 341 (1963). — **Utz, D. C., C. D. Brunsting,** and **E. G. Harrison jr.:** Bilateral ureteral and vesical carcinomas occuring asynchronously. J. Urol. (Baltimore) 88, 488 (1962).

**Vaeth, J. M.:** The remaining kidney in irradiated survivors of Wilm's tumor. Amer. J. Roentgenol. **92**, 148 (1964). — **Vaeth, J. M., S. H. Levitt, M. D. Jones,** and **C. Holtfreter:** Effect of radiation therapy in survivors of Wilm's tumor. Radiology **79**, 560 (1962). — **Vanderhorst, P.:** Giant urethral calculus: A case report. J. Urol. (Baltimore) **80**, 31—33 (1958). — **Veenema, R. J.,** and **J. K. Lattimer:** Early diagnosis of the prostate. J. Amer. med. Ass. **186**, 127 (1963). — **Venkataraman, M. S.:** Carcinoma of penis with unusual metastases (case report). Indian J. Surg. **25**, 540 (1963). — **Vesey, J. C. T. Dotter,** and **J. Steinberg:** Nephrography: simplified technic. Radiology **55**, 827 (1950). — **Vialla, M., J. Badosa** et **H. Arles:** L'angiographie rénale dans l'exploration des reins en fer à cheval. J. Radiol. Électrol. **44**, 131 (1963). — **Vianna, J. B.:** Uretral complications following Wertheim-Meigs operation for cancer of the cervix. Urol. int. (Basel) **19**, 271 (1965). — **Vieten, H.,** u. **D. Günther:** Zur Strahlentherapie der Blasentumoren. Urologe **4**, 82—86 (1965). — **Viguna, M. H.,** y **M. A. López:** Resultados de la nephropexia tecnica de Lowsley. (Control clinico y radiologico de 100 casos operados). Rev. méd. Valparaíso **11**, 45 (1958). — **Villabos, M. M.:** Degeneration valleriana projectada solve el segmento trigonovesical. An. Anat. **2**, 147—160 (1953). — **Villanueva, A.:** Modifications of the invagination technique to repair traumatic stricture of the posterior urethra. Urol. int. (Basel) **18**, 207 (1964). — **Vinson, C. E., J. A. Hutch,** and **C. R. Bunts:** An evaluation of vesico-ureteral plasty for reflux. J. Urol. (Baltimore) **78**, 611—619 (1957). — **Vintici, V.,** et **J. Theodorescu:** Les hydronephrosis latentes. J. Urol. méd. Chir. **45**, 143 (1938). — **Virchow, R.:** Gesammelte Abhandlungen zur wissenschaftlichen Medizin. Frankfurt a.M. 1856. ~ Über hydrops renum cysticus congenitus. Virchows Arch. path. Anat. **46**, 506 (1869). — **Vittorie, J., D. Moine** et **J. Quinard:** Un cas d'uretère rétrocave. J. Urol. Néphrol. **68**, 440 (1962). — **Vlietstra, H. P.:** A method for the treatment of higher ureteric stenoses by means of catheter-led, plastic dilating sounds. Urol. int. **1**, 47 (1955). — **Voelkel, H. H.:** Retrokavaler Verlauf des rechten Ureters. Z. Urol. **56**, 49 (1962). — **Voelker, F.:** Zur Diagnose des erweiterten Nierenbeckens durch Aichung und Pyelographie. Arch. klin. chir. **90**, 558 (1909). ~ Über Dilatation und Infektion des Nierenbeckens. Z. urol. Chir. **1**, 112 (1913). ~ Pyelographie. Verh. Dtsch. Ges. Chir., 42. Kongr. (1913). — **Voelcker, F.,** u. **A. v. Lichtenberg:** Pyelographie (Röntgenographie des Nierenbeckens nach Kollargolfüllung). Münch. med. Wschr. **1**, 105 (1906). — **Vogler, E.,** u. **M. Bergmann:** Angiographie bei stumpfen Nierentraumen. Fortschr. Röntgenstr. **98**, 675 (1963). — **Vogler, E.,** u. **R. Herbst:** Angiographie der Nieren. Stuttgart: Georg Thieme 1958. — **Vuurst de Vries, Z. H. J. van der:** Pathologische Anatomie und Klinik der Nieren und Harnleitersteine. In: Handbuch der Urologie, S. 186. Berlin-Göttingen-Heidelberg: Springer 1961.

**Waardenburg, P. J.:** Einseitige Aplasie der Niere und ihrer Abführwege bei beiden eineiigen Zwillingspaarlingen. Acta Genet. med. (Roma) **1**, 317 (1952). — **Wagenvoort, C. A., G. W. Morrow jr.,** and **H. W. ten Cate:** Squamous cell carcinoma of the renal pelvis with mucoepidermoid metastases. J. Urol. (Baltimore) **85**, 727 (1961). — **Walker, G.:** Sarcoma of the kidney in children. Ann. Surg. **26**, 529 (1897). — **Wall, B.,** and **D. K. Rose:** The clinical i.v. nephrogram. J. Urol. (Baltimore) **66**, 305 (1951). — **Wall, B.,** and **H. E. Wachter:** Congenital ureteral valve: its role as a primary obstructive lesion. J. Urol. (Baltimore) **68**, 684 (1952). — **Wallace, D.:** Aetiological factors in bladder tumours. Postgrad. med. J. **33**, 494—504 (1957). — **Wallach, S., H. Brown, E. Englert,** and **K. Eick-Nes:** Adrenocortical carcinoma with gynecomastia: A case-report and review of literature. J. clin. Endocr. **17**, 945 (1957). — **Wallstab, G.:** Über einen seltenen Fall von Echinokokkuscyste im Beckenbereich. Z. Urol. **55**, 589 (1962). — **Walser, M.:** Calcium clearance as a function of sodium clearance in the dog. Amer. J. Physiol. **200**, 1099 (1961). — **Walters, W.:** Restauration of renal function following removal of obstructing lesion. Z. urol. Chir. 36, 264 (1933). — **Walters, W.,** and **W. F. Braasch:** Urinary obstruction and hydronephrosis. Resection of the renal pelvis the kidney and the ureter; report of nine cases. J. Amer. med. Ass. 93, 1710—1716 (1929). — **Walters, W.,** and **V. S. Counseller:** The restauration of renal function. J. Urol. (Baltimore) 31, 649 (1934). — **Wandschneider, G.:** Zur Frage der Riesen-Hydronephrose bzw. Pyonephrose. Z. Urol. 56, 427 (1963a). ~ Über einen Fall eines seltenen Fremdkörpers in der Blase. Z. Urol. 56, 439 (1963b). ~ Zur Frage der Nephropexie. Zbl. Chir. 89, 1058 (1964). — **Warbrosch, G.:** Beobachtungen über Symptome und Behandlung des durch Nierengefäße verursachten intermittierenden Nierenkelchverschlusses. Z. Urol. 55, 717 (1962). ~ Beitrag zur Klinik und Therapie des ureterokavalen Ureters. Z. Urol. 57, 11 (1964). — **Ward, J. N.:** The pelvic kidney. J. Urol. (Baltimore) 94, 36 (1965). — **Ward-McQuaid, J. N.:** Bilateral uric acid calculi in polycystic kidneys. J. Urol. (Baltimore) 88, 137—140 (1962). — **Warlitz, H.:** Kasuistischer Beitrag zur Klinik der Uretertumoren. Z. Urol. 55, 167 (1962). — **Warren, J. W., W. P. Bandura, F. A. Beltran,** and **A. Horochowski:** Use of teflon grafts for replacement of ureters. J. Urol. (Baltimore) 85, 265 (1961). — **Warres, H. L.:** Urethral stricture following transurethral resection of the prostate. J. Urol. (Baltimore) 79, 989—993 (1958). — **Waskoenig, H.:** Utero-venöser Reflex. Z. Urol. 44, 413—414 (1951). — **Waterhouse, K.:** Voiding cystourethrography: A simple technique. J. Urol. (Baltimore) 85, 103—104 (1961). — **Waterhouse, K.,** and **F. C. Hamm:** The importance of posterior urethral valves as a cause of vesical neck obstruction in children. Trans. Amer. Ass. gen.-urin. Surg. 53, 138—142 (1961). — **Waterhouse, K.,** and **L. J. Scordamaglia:** Anterior urethral valve: A rare cause of bilateral hydronephrosis. J. Urol. (Baltimore) 87, 556—559 (1962). — **Waterhouse, K., A. Wesolowski,** and **A. J. McGowan jr.:** Intrarenal arteriovenous fistula: Surgical treatment with salvage of kidney. J. Urol. (Baltimore) 92, 256 (1964). — **Watkins, K. H.:** The clinical value of bladder pressure estimations. Brit. J. Urol. 6, 104 (1934). — **Watson, C. J.:** Diseases of metabolism. Philadelphia: W. B. Saunders Co. 1952. — **Wayman, T. B.:** Surgical treatment of megaloureter. J. Urol. (Baltimore) 61, 883 (1949). — **Wearauch, G. M.,** and **A. E. Fleming:** Congenital hydrocalicosis. J. Urol. (Baltimore) 63, 582 (1950). — **Weaver, R. G.:** Basic surgical principles of ureteral repair. Surg. Gynec. Obstet. 110, 594 (1962). — **Weaver, R. G.,** and **J. H. Henderson:** Ureteral regeneration: Experimental and clinical. J. Urol. (Baltimore) 72, 350—357 (1954). — **Weaver, R. G.,** and **R. Hol:** Hydronephrosis: An experimental production and a study of methods. J. Urol. (Baltimore) 83, 345—350 (1960). ~ An experimental production of hydronephrosis in the dog. Urol. int. (Basel) 11, 172 (1961). — **Webb, E. A., B. A. Smith,** and **W. E. Price:** Plastic operations upon the ureter without intubation. J. Urol. (Baltimore) 77, 821—825 (1957). — **Weber, H. F. J.:** Das Hypernephrom. Z. Urol. 55, 631 (1962). ~ Zur Frage der Malakoplakie der Harnblase. Urol. int. (Basel) 13, 350 (1962). — **Weber, H. W.:** Beitrag zur Kenntnis der Tumoren des chromaffinen Systems und des Sympathicus. Frankfurt. Z. Path. 60, 229 (1949). — **Wederoth, H.:** Adenom einer Nierenpapille. Z. Urol. 55, 671 (1962). — **Weens, H. S.,** and **T. J. Florence:** The diagnosis of hydronephrosis by percutaneous renal puncture. J. Urol. (Baltimore) 72, 589 (1954). — **Weerd de, J. H., M. B. Ringer jr., T. L. Pool,** and **E. E. Gambill:** Aortic aneurysmen causing bilateral ureteral obstruction report of a case. Z. Urol. 74, 78 (1955). — **Wehrbein, H. L.:** Double ureter and bilocular bladder in a child. J. Urol. (Baltimore) 43, 804 (1940). — **Weibel, W.:** Weitere Beobachtungen über das Verhalten der Ureteren nach der erweiterten abdominalen Carcinomoperation. Z. gynäk. Urol. 4, 138 (1913). ~ Contribution à la thérapeutique des fistules urétérales postopératoires. Zbl. Gynäk. 56, 2637 (1932). — **Weichelsbaum, A.,** u. **R. W. Greenish:** Das Adenoma der Niere. Medizinisches Jahrbuch, S. 213. Wien 1883. — **Weidner, O.:** Zur Klinik der Harnleitererkrankungen. Z. Urol. 45, 68—76 (1952). ~ Uretertumor. Z. Urol. 52, 591—592 (1959). ~ Nierenbeckenpapillom. Z. Urol. 52, 595—596 (1959). — **Weigert, C.:** Über einige Bildungsfehler der Ureteren. Virchows Arch. path. Anat. 70, 490 (1877); 72, 130 (1878). — **Weinberg, S. R.,** and **T. J. Maletta:** Measurement of peristalsis of the ureter and its relation to drugs. J. Amer. med. Ass. 175, 15—18 (1961). — **Weinberg, S. R., B. Peng, B. Kamai, A. Ullmann,** and **F. C. Hamm:** Improved regeneration of the ureter after diversion of urine by proximal ureterotomy. J. Urol. (Baltimore) 85, 749 (1961). — **Weinberg, S. R., B. Peng,** and **A. Ullman:** Urinary bladder replacement by small and large bowel segments. Surg. Forum 1, 904 (1960). — **Weiner, K.:** Über Ureterverdoppelung. Mitteilung eines operativen Falles von beidseitiger vollkommener Ureterverdoppelung und eines Falles von unterer Uretergabelung. Z. urol. Chir. 22, 118 (1927). — **Weiner, W.,** u. **H. Battke:** Die Bedeutung der Frühdiagnostik maligner Nieren- und Harnblasentumoren. Z. Urol. 55, 585 (1962). — **Weiner, W.,** u. **H. Köhler:** Die Bedeutung des Testes auf C-reaktives Protein bei malignen Tumoren der Nieren und der harnableitenden Organe. Urol. int. (Basel) 14, 250 (1962). — **Weinstein, B. B., W. H. Byrne, G. F. Sustendal,** and **C. G. Collins:** Effect of testosterone propionate and of diethyl stilbestrol on kidney after ligation of ureter. Urol. cutan. Rev. 47, 281 (1943). — **Weise, H.:** Verblutung aus Harnblasenvaricen. Zbl. allg. Path path. Anat. 86, 266 (1950). — **Weisel, W., M. B. Dockerty,** and **J. T. Priestley:** Wilm's tumor of the kidney: a clinicopathologic study of forty-four proved cases. J. Urol. (Baltimore) 50, 399 (1943). — **Wells, C.**: Discussion and anomalies of the ureter in childhood. Proc. roy. Soc. Med. 43, 275 (1950). — **Wells, C. A.**: Use of intestine in urology. Brit. J. Urol. 38, 335 (1956). — **Wells, H. G.**: Occurrence and significance of congenital malignant neoplasms. Arch. Path. 30, 535—601 (1940). — **Wemeau, L., M. Goudemand** et **P. Debeugny**: Cancer du rein révélé par une polyglobulie. J. Urol. Néphrol. 66, 872 (1960). — **Werner, H.**: Urologische Diagnostik bei Genitalprolaps. Z. Urol. 55, 397 (1962). — **Wertheim, K.**: Ureterverletzungen bei Ausräumung des Uterus. Zbl. Gynäk. 12, 610 (1912). — **Wesolowski, St.,** and **J. Ktzeski**: Results of treatment of uretero-pelvic junction obstruction. Brit. J. Urol. 36, 1 (1964). — **Wetterwald, F., A. Steg** et **J. Roujeau**: Tuberculose et cancer du rein. J. Urol. Néphrol. 66, 840 (1960). — **Whitesel, J. A.,** and **E. Heller**: Intensification of the excretory urogram by continuous infusion of contrast material. J. Urol. (Baltimore) 92, 224—229 (1964). — **Wickbom, J.**: The influence of the blood pressure in urographic examination. Acta radiol. (Stockh.) 34, 1 (1950). — **Widen, T.**: Restitution of kidney function after induced urinary stasis of varying duration. Acta chir. scand. 113, 507 (1957). ~ Renal angiography during and after unilateral ureteric occlusion. Acta radiol. (Stockh.), Suppl. 162 (1958). — **Wiesel, J.**: Bemerkungen zu der Arbeit H. Küsters: Über Gliome der Nebennieren. Virchows Arch. path. Anat. 180, 553 (1905). — **Wildbolz, E.**: Résultats éloignés des opérations consérvatrices pour hydronéphrose. J. Urol. Néphrol. 48, 360 (1939/40). — **Wildbolz, H.**: Lehrbuch der Urologie. Berlin-Göttingen-Heidelberg: Springer 1959. — **Wilhelm, K.-H.**: Ureterabgangsstenosen im Kindesalter. Zbl. Chir. 89, 153 (1964). — **Wilhelmi, O. J.**: Congenital median bars occuring in twins. J. Amer. med. Ass. 101, 847 (1933). — **Wille-Baumkauff, H.**: Aktinomykose der Niere. Z. Urol. 43, 240—247 (1950). ~ Dystopie der distalen Uretermündung bei Doppelbildung links. Hydroureter, Heminephrektomie. Z. Urol. 44, 305—308 (1951). ~ Urethrale Dystopie der Mündung eines Ureterfissus mit doppeltem Hydroureter und Hydronephrosebildung links. Sekundäre Pyonephrose. Z. Urol. 44, 309—311 (1951). — **Williams, D. I.**: Congenital bladder-neck-obstruction and mega-ureter: clinical observations. Brit. J. Urol. 29, 389—392 (1957). ~ Urology in childhood. Berlin-Göttingen-Heidelberg: Springer 1958. ~ Mega-ureter. Postgrad. med. J. 34, 159—162 (1958). — **Williams, D. I.,** and **G. Schistad**: Lower urinary tract tumours in children. Brit. J. Urol. 36, 51 (1964). — **Williams, D. I., J. Scott,** and **R. Turner-Warwick**: Reflux and recurrent infection. Brit. J. Urol. 33, 435 (1961). — **Williams, D. I.,** and **E. D. Sturdy**: Recurrent urinary infection in girls. Arch. Dis. Childh. 36, 130 (1961). — **Williams, D. W.**: Anomaly of scrotum and testes: Simple plastic repair. J. Urol. (Baltimore) 89, 860 (1963). — **Willich, E.**: Röntgendiagnostik der Harntraktanomalien im frühen Kindesalter. Mschr. Kinderheilk. 107, 774 (1959). ~ Anomalien des unteren Harntraktes, Indikationen und Röntgendiagnostik im frühen Kindesalter. Mschr. Kinderheilk. 109, 357 (1961). ~ Zur Nomenklatur der Spaltblase. Urologe 3, 296—297 (1964). — **Willich, E.,** u. **H. Würtenberger**: Die Ureterabgangsstenosen des Kindesalters. Urologe 2, 328—336 (1963). — **Wilmer, H. A.**: Unilateral fused kidney. A report of five cases and a review of the literature. J. Urol. (Baltimore) 40, 551 (1938). ~ The disappearance of phosphatase from the hydronephrotic kidney. J. exp. Med. 78, 225 (1943). — **Wilms, M.**: Die Mischgeschwülste der Niere. Leipzig: Arthur Georgi 1899. — **Wilson, B. J., D. D. Reisman,** and **C. A. Moyer**: Fluid balance in the urological patient: disturbances in the renal regulation of the excretion of water and sodium salts following decompression of the urinary bladder. J. Urol. (Baltimore) 66, 805 (1951). — **Wilson, H. E. C.**: Investigation of cause of renal hypertrophy in rats fed on high protein diet. Biochem. J. 27, 1348 (1933). — **Winberg, J.**: Renal function studies in infants and children with acute nonobstructive urinary tract infection. Acta paediat. (Uppsala) 48, 577 (1959). — **Winberg, J.,** and **M. Barr**: Urinary tract infection. III. Acute pyelonephritis in childhood: Evaluation of criteria of successful medical treatment. Acta paediat. (Uppsala) 49, 203 (1960). — **Winkel, K. zum**: Isotopen-Nephrographie bei retro-peritonealen Tumoren. Mschr. Kinderheilk. 110, 194 (1962). ~ Nierenszintigraphie. Urologe 3, 1—11 (1964). ~ Radioisotopendiagnostik bei urologischen Tumoren. Urologe 3, 158—164 (1964). — **Winkel, K. zum,** u. **O. Hallwachs**: Diagnose der Nierentumoren mit spezieller Berücksichtigung von Radioisotopenverfahren. Langenbecks Arch. klin. Chir. 303, 187 (1963). — **Winkel, K.,** u. **D. v. Keiser**: Kombinierte Metastasensuche im Bauchraum mit der Szintigraphie des Lymphsystems und der Cavographie. Fortschr. Röntgenstr. 100, 90 (1964). — **Winkelbauer, E.**: Angeborener Ureterverschluß. Zbl. Chir. 52, 418 (1925). — **Winsbury-White, H. P.**: A general survey of the aetiology of urinary calculus. Urol. int. (Basel) 1, 210 (1955). — **Winter, C. C.**: A clinical study of a new renal function test: The radioactive diodrast renogram. J. Urol. (Baltimore) 76, 182—196 (1956). ~ Excretory urogram as kidney function test. J. Urol. 83, 313 (1960). — **Winter, C. C.,** and **W. G. Meyers**: I-125, new radioisotope for labeled hippuran renogram. J. Urol. (Baltimore) 88, 100 (1962). — **Winternitz, M. C.,** and **L. L. Waters**: The effect of hypophysectomy on compensatory renal hypertrophy in dogs. Yale J. Biol. Med. 12, 705 (1939/40). — **Winton, F. R.**: Physical factors involved in the activities of the mammalian kidney. Physiol. Rev. 17, 408—435 (1937). ~ The pressure and flow of blood and urine within the kidney. In: F. R. Winton (ed.), The secretion of urine. London: Churchill Ltd. 1956. — **Wintz, H. R.:** Das Ausscheidungsurogramm mit Hyaluronidase. Z. Urol. **46**, 130 (1953). — **Wirbatz, W., B. E. Ohnstedt, H. Gummel u. Th. Matthes:** Diagnostik, Therapie und Prognose der Retroperitonealtumoren. Langenbecks Arch. klin. Chir. **302**, 827 (1963). — **Wirz, H.:** Der osmotische Druck des Blutes in der Nierenpapille. Helv. physiol. pharmacol. Acta **11**, 20 (1953). ~ Druckmessung in Kapillaren und Tubuli der Niere durch Mikropunktion. Helv. physiol. pharmacol. Acta **13**, 42 (1955). ~ Der osmotische Druck in den corticalen Tubuli der Rattenniere. Helv. physiol. pharmacol. Acta **14**, 353 (1956). ~ Druckverhältnisse in der normalen Niere. Schweiz. med. Wschr. **86**, 377 (1956). — **Witherington, R.:** Histological evaluation of connection tissues used as an adjuvant in experimental ureteral surgery. J. Urol. (Baltimore) **85**, 258 (1961). — **Witteycombe, J. F. R.:** A case of trifid ureter and segmental hydroureter. Brit. J. Surg. **38**, 113 (1950). — **Woelk, E.:** Granatsplitterverletzung als Ursache einer Nierensteinbildung. Z. Urol. **56**, 361 (1963). — **Wöller, A.:** Hämangiom des Ureters. Z. Urol. **46**, 668—670 (1953). — **Wohlleben, Th.:** Stauungsurographie. Kongr. Ber. Z. Urol., Sonderheft S. 276 (1949). — **Wojewski, A., u. S. Krason:** Zur Frage der akuten Niereninfektion nach Pyelographie. Z. Urol. **55**, 431 (1962). — **Wojewski, A., and A. Laska:** Experimental cancer of the prostate. Urol. int. (Basel) **17**, 223 (1964). — **Wolf, A., and S. Wilens:** Multiple haemangioblastomas of the spinal cord with syringomyelia. A case of Lindau's disease. Amer. J. Path. **10**, 545 (1934). — **Wolfbauer, J.:** Sarkommetastase im Ureter. Z. Urol. **43**, 152—157 (1950). — **Wollheim, E.:** Verh. dtsch. Ges. inn. Med. **58**, 211 (1952). — **Wolotzky, A.:** Über die Harnleiterabbiegungen und Abknickungen und ihre Folgen für die Niere. Z. urol. Chir. **24**, 173—186 (1928). — **Woodburne, R. T.:** Structure and function of the urinary bladder. J. Urol. (Baltimore) **84**, 79 (1960). — **Woodruff, M. F. A.:** Reconstruction of the ureter. J. roy. Coll. Surg. Edinb. **5**, 230 (1960). — **Woodruff, M. F. A., J. S. Bobson, R. McWhirter, B. Nolan, T. I. Wilson, A. T. Lambie, J. M. McWilliam, and M. K. MacDonald:** Transplantation of a kidney from a brother to sister. Brit. J. Urol. **34**, 3 (1962). — **Woodruff, S. R.:** Complete unilateral triplication of ureter and renal pelvis. J. Urol. (Baltimore) **46**, 376 (1941). — **Woodward, J. R., and V. F. Marshall:** Reconstruction of the female urethra to reduce post-traumatic incontinence. Surg. Gynec. Obstet. **113**, 687 (1961). — **Woodward, W. W.:** Clear-celled renal tumor: Report with commentary of an example found in a boy aged eleven years. Brit. J. Urol. **33**, 63 (1961). — **Woolf, C. M.:** An investigation of the familial aspects of carcinoma of the prostate. Cancer (Philad.) **13**, 739 (1960). — **Wossidlo, D.:** Harmonische Gesetze der Harnwegedynamik. Z. Urol. **45**, 454—469 (1962). — **Wright, B. W.:** Urinary complications in an epidemie of poliomyelitis. J. Urol. (Baltimore) **35**, 618 (1936). — **Wright, H. B., and D. J. McFarlane:** Unilateral triplication of the ureter. J. Amer. med. Ass. **158**, 1166 (1955). — **Wüllenweber, C.:** Die Dynamik der ableitenden Harnwege. Z. Urol. **31**, 339 (1937). — **Würtenberger, H.:** Ureterabgangsstenose. Langenbecks Arch. klin. Chir. **296**, 429 (1960). — **Wüseke, W., u. G. Suchowsky:** Embryonales Hämangio-Myxo-Adenosarkom der Niere bei einer 26jährigen graviden Frau. Z. Urol. **45**, 694 (1952). — **Wyllie, G. C.:** Treatment of Hirschsprung's disease by Swenson's operation. Lancet **1957 I**, 850. — **Wyrens, R. G.:** Giant hydronephrosis. J. Urol. (Baltimore) **61**, 311 (1949). ~ Indication for exstirpative renal operation for tuberculosis. J. Urol. (Baltimore) **87**, 1 (1962).

**Yates-Bell, J. G.:** Pitnitrin therapy in hydronephrosis. Proc. roy. Soc. Med. **42**, 541 (1949). ~ Hydronephrosis. Proc. roy. Soc. Med. **46**, 31 (1953). — **Yoshioka, K.:** Über Hufeisenniere bei beiden Foeten eineiiger Zwillinge und über die Varietäten der Nierenvenen bei den Zwillingen. Jap. J. Urol. **24**, 535 (1935). — **Young, B. W.:** A retropubic approach to vesical neck obstruction in children. Surg. Gynec. Obstet. **96**, 150—154 (1952). — **Young, H. H.:** Obstruction of the ureter, produced by aberrant blood vessels. A plastic repair without ligation of vessels or transplantation of ureters. Surg. Gynec. Obstet. **54**, 26—28 (1932). — **Young, H. H., and D. M. Davis:** Young's practice of urology. Philadelphia: W. B. Saunders Co. 1926. — **Young jr., J. D., and M. C. Lima:** Abdominal symptoms from obscure urologic conditions in childhood. Amer. Surg. **26**, 341 (1960). — **Yu, T. F., L. Berger, S. Kupfer, and A. G. Gutman:** Renal regulation of urate excretion in Dalmatian and non-Dalmatian dogs. Physiologist **3**, 184 (1960).

**Zador, L.:** Komplikation einer bilateralen Doppelniere und eines bilateralen Doppelureters mit einseitiger ureterovaginaler Fistel. Z. Urol. **55**, 617 (1962). — **Zapp, E., W. Ritzerfeld u. G. W. Fischer:** Bakteriologische Diagnostik und antibakterielle Behandlung der Harnwegsinfektionen im Kindesalter. Med. Mschr. **15**, 22 (1961). — **Zapp, H.:** Neue pädiatrische Urologie. Stuttgart: Ferdinand Enke 1960. — **Zaunbauer, W.:** Intravenöse Stauungsurographie. Wien. med. Wschr. **101**, 996 (1951). — **Zettl, H.:** Echinokkose der Bauchhöhle mit schwerer Nierenschädigung. Chirurg **9**, 550 (1950). — **Ziegler, J.:** Bedeutung und Technik der Ureterkompression bei der Ausscheidungsurographie. Dtsch. med. Wschr. **56**, 1772 (1930). — **Zillmer, H.:** Beitrag zur Wiederherstellungschirurgie des Harnleiters. Urologe **3**, 346—349 (1964). — **Zimet, R. R., and L. Kappel:** Giant hydronephrosis as a cause of hydronephrosis in the opposite kidney. J. Urol. (Baltimore) **56**, 515 (1946). — **Zimmer, W.:** Zur Klinik des primären Ureterkarzinoms. Z. Urol. **44**, 374—384 (1951). — **Zindel, L.:** Kritische Sichtung der Fälle von Nierenschädigungen nach Pyelographie. Z. urol. Chir. **3**, 359 (1917). — **Zinner, A.:** Infektion und atonische Dilatation der oberen Harnwege. Z. urol. Chir. **27**, 315—328 (1929). — **Zinngg, E.,** u. **W. Scheitlin:** Akutes Nierenversagen bei Obstruktion der oberen Harnwege. Helv. chir. Acta **29**, 495 (1962). — **Zoedler, D.:** Beitrag zur Endometriose der Harnblase. Z. Urol. **50**, 243—250 (1957). ~ Zur Behandlung postoperativer bzw. posttraumatischer Harnleiterfibrosen. Z. Urol. **53**, 337—342 (1960). — **Zollinger, H. V.:** Die interstitielle Nephritis. Basel: S. Karger 1945. — **Zondek, L. H.,** and **Th. Zondek:** Horseshoe kidney and associated congenital malformations. Urol. int. (Basel) 18, 347 (1964). — **Zuckerkandl, O.:** Über die örtliche Behandlung renaler Harn- und Eiterstauungen durch Harnleiterkatheterismus. Wien. med. Wschr. **1913**, 22.

# Mißbildungen der Niere

von

**F. Arnholdt**

Mit 9 Abbildungen

Die Harnorgane weisen wegen ihres komplizierten Entwicklungsmechanismus häufiger als andere Organe angeborene Anomalien auf. Neben den zahlreichen Variationen des Nierenbeckenkelchsystems und der Gefäßversorgung finden wir an der Niere selbst und ihren Abflußwegen vielgestaltige, oft kombinierte Mißbildungen. Nicht selten bleiben solche Mißbildungen zeitlebens unentdeckt, denn sie müssen nicht immer mit Krankheitserscheinungen einhergehen. Doch führen gerade mißgebildete Nieren häufig zu krankhaften Störungen, denn mit der Mißbildung ist oft auch eine gewisse Minderwertigkeit des Organs verbunden: Durch die ungenügende und fehlerhafte Entwicklung kann die Nierenleistung vermindert, die Durchblutung verringert und der Harnabfluß gestört sein. Unter solchen Bedingungen können sich eingeschleppte bakterielle Infektionen leicht festsetzen und ausbreiten. Selbst die antibiotische Behandlung kann in diesen Fällen versagen, da diese Medikamente bei der ungenügenden Nierenfunktion oft nicht wirkungsvoll genug konzentriert werden (May). Der gestörte Harnabfluß führt zur Harnstauung und zur Zerstörung des Nierenparenchyms unter dem Bilde der Hydronephrose. Da sowohl die Nierendurchblutungsstörung wie eine bakterielle Infektion und eine Harnstauung auch die Steinbildung fördert, sehen wir in den mißgebildeten Nieren als weitere Komplikation nicht selten noch Konkremente.

Wenn wir auch bei vielen Nierenmißbildungen nicht entscheidend helfen können, so ist es doch in zahlreichen Fällen möglich, durch Operationen, aber auch durch konservative Maßnahmen Besserungen und auch Heilungen zu erzielen. Es ist daher für die Klinik wichtig, die Nierenmißbildungen rechtzeitig zu erkennen und hinsichtlich ihrer Auswirkungen richtig zu beurteilen sowie Fehldeutungen zu vermeiden (Marton). Über die Häufigkeit der Mißbildungen der Harnorgane werden in der Literatur meist Zahlen für die einzelnen Mißbildungsarten, aber nur wenige Gesamtzahlen angegeben. Nach Campbell sind 30—40% der mißgebildeten Individuen mit einer Anomalie des Urogenitaltraktes behaftet, wobei häufig gleichzeitig andere kongenitale Defekte bestehen. Der Autor sagt ferner, daß nach autoptischen Untersuchungen mehr als 10% aller Menschen irgendeine Anomalie des Urogenitalapparates aufweisen. Nach Carlton und Scott fanden sich bei 318 Kinderautopsien mit kongenitalen Anomalien 8,2% bedeutsame Anomalien des Harntraktes. Bei 6,6% der Gesamtfälle konnte die Anomalie nach Vorgeschichte und einfacher Untersuchung nicht erwartet werden. Im klinischen Krankengut und vor allem unter den Patienten einer urologischen Klinik werden die Mißbildungen der Harnorgane noch häufiger angetroffen. Porge fand unter 1000 Patienten 41 Nierenmißbildungen. 38 dieser Fälle betrafen Kinder, meist männlichen Geschlechts. Bei allen diesen Angaben ist zu berücksichtigen, daß viele Anomalien erst im Laufe des Lebens in Erscheinung treten und daß die meisten zeitlebens symptomlos bleiben. Das oft gleichzeitige Vorkommen verschiedener Anomalien ist bekannt und wird in der Literatur immer wieder erwähnt. Dies gilt nicht allein für die Kombination von Mißbildungen der Genital-

und Harnorgane (CECCARELLI), wo jede dritte Genitalmißbildung auch eine Mißbildung des Harnsystems aufweist (CAMPBELL). Auch Kombinationen mit Anomalien anderer Organe sind häufig (PATHAK und WILLIAMS, CAMPBELL, KROH) und können ein typisches Krankheitsbild wie z.B. die Dysplasia renofacialis (EMMRICH) zeigen. Auffällig häufig (in 25 unter 100 Fällen) fanden sich auch bei den Thalidomid-Embryopathien Nierenmißbildungen, und zwar Nierenaplasien, Verschmelzungsnieren, Dystopien, Rotationsanomalien, Doppelbildungen und Hydronephrosen (HAUKE und WEICKER). Bei einem Teil der Mißbildungen der Niere sind erbliches und familiäres Vorkommen erwiesen (WHALEN-McINTOSH). Dies gilt besonders für die polycystische Degeneration der Niere. Zur übersichtlichen Darstellung der Nierenmißbildungen ist eine Klassifizierung notwendig. Dabei erscheint die Einteilung nach Veränderungen der Zahl, der Größe und Form, der Lage und der Struktur der Niere, ferner nach Veränderungen des Nierenbeckenkelchsystems und des Harnleiters sowie der Gefäße am geeignetsten.

## I. Anomalien der Zahl

### 1. Agenesie

d.h. völliges Fehlen des Nierengewebes einer bzw. beider Nieren.

Das Zustandekommen dieser Mißbildung wird meist damit erklärt, daß sich aus dem Wolffschen Gang keine Ureterknospe bildet, die normalerweise das Mesoderm des unteren Endes der nephrogenen Furche zur Bildung der Niere stimuliert. Demgegenüber haben ASHLEY und MOSTOFI festgestellt, daß eine Ureterknospe für die Entstehung der Niere nicht notwendig ist, daß sie sich vielmehr selbst aus dem metanephrogenen Gewebe entwickeln kann (RADMAN und GOLDSTEIN).

**a) Bilaterale Agenesie.** Die Kinder sterben wenige Stunden oder bis zu 10 Tage nach der Geburt (FRUMKIN). POTTER fand 30 Fälle bei 6000 Autopsien von Kindern und Feten. SCHMIDT und MITTERWALLER stellten bei zwei Schwestern bilaterale Agenesie fest. Gleichzeitig bestanden noch andere Mißbildungen. CAMPBELL fand sieben Fälle bei 19046 Kinderautopsien. LEVEN berichtete über 164 Fälle, von denen 91 männlich, 31 weiblich und 42 mit unbestimmtem Geschlecht waren.

**b) Einseitige Agenesie.** Sie ist verbunden mit einer kompensatorischen Hypertrophie der anderen Niere. Die Häufigkeit wird durchschnittlich mit 1:1000 angegeben. CAMPBELL fand sie bei 51880 Autopsien im Verhältnis 1:552. DOROSHOW und ABESHOUSE bringen eine Sammelstatistik von 1498 Fällen mit einer durchschnittlichen Häufigkeit von 1:1070. Das Verhältnis von männlich und weiblich betrug 1,8:1. Die linke Niere fehlte etwas häufiger als die rechte (56,4% :43,6%). Beim weiblichen Geschlecht waren häufiger als beim männlichen gleichzeitig Genitalanomalien vorhanden, und zwar im Verhältnis 2:1. Die Nebenniere blieb nach DOROSHOW in den meisten Literaturfällen unberücksichtigt, und zwar bei 1217 Fällen = 81,2%. Sie fehlte in 92 Fällen = 6,5% und war vorhanden in 189 Fällen = 14,3%. Klinisch ist die einseitige Agenesie ohne Symptome. Jedoch werden manchmal Schmerzen angegeben, deren Ursache schwer zu erklären ist (SAINT-YVES). Diagnostische Hinweise geben: Abwesenheit des Nierenschattens, asymmetrischer Psoasschatten, wobei der größere Schatten auf der agenetischen Seite liegt, Funktionsausfall im Ausscheidungsurogramm, Hypertrophie der anderen Niere, Fehlen des Ostiums und der Ureterleiste, Fehlen von Nierengefäßen im Aortogramm (FORST). Oft ist die Diagnose nur durch die chirurgische Exploration zu sichern. Besondere Beachtung sollte noch dem Vorhandensein weiterer Mißbildungen geschenkt werden. So berichtet ATTIE über einen Fall, bei dem der Penis fehlte, PURPON über gleichzeitige Hypospadie. Ferner kommt die noch

Kombination von Gesichtsmißbildungen vor, die als Dysplasia renofacialis bezeichnet wird und mit einer Ohrmuschelmißbildung und einer Facialisparese einhergeht (Emmrich, Vincent).

Das Fehlen einer Niere wird dann bedeutungsvoll, wenn die Einzelniere erkrankt oder verletzt ist. Ziel jeder urologischen Untersuchung ist es daher, immer beide Nieren zu überprüfen. Dies gilt vor allem auch für dringliche Fälle, z.B. beim Nierentrauma. Nach Doroshow und Abeshouse neigt die kongenitale solitäre Einzelniere mehr zu einer Erkrankung als normale Nieren. Die Erkrankungshäufigkeit wird mit 30% angegeben. Dabei muß allerdings berücksichtigt werden, daß es sich bei diesen Einzelnieren vielfach wiederum um Anomalien, und zwar meist um solitäre dystope Nieren handelte. Auch soll eine Anfälligkeit für Pyelonephritis bestehen. Dees untersuchte die Prognose von 33 kongenitalen Solitärnieren. Von diesen waren nur 11 völlig normal, von den übrigen Fällen hatten nach Anamnese und Befund 10 eine Pyelonephritis, 8 eine Hydronephrose und 6 einen Stein. Die restlichen Fälle zeigten weitere Mißbildungen.

Maluf, Ford und Spur fanden bei vergleichenden Clearanceuntersuchungen, daß kein funktioneller Unterschied zwischen einer gesunden kongenitalen und einer erworbenen Solitärniere besteht.

## 2. Aplasie der Niere

Im Gegensatz zur Agenesie handelt es sich hier um einen kongenitalen Entwicklungsstop der Niere, wobei Nierenrudimente nachgewiesen werden können, die oft cystisch verändert sind. Diese Fehlbildung wird teils als Überbleibsel der Nierenanlage (Urnierenreste; Hennig, Ultzmann, Funfack, Schindler), meist jedoch als eine Hemmungsmißbildung der Nachniere bezeichnet (Oehlecker, Kempf, Herczeg u. Mitarb., Messerschmidt u. Mitarb.). Da die Begriffe Agenesie und Aplasie in der Literatur vielfach nicht exakt unterschieden wurden und da Übergangsformen zur hypoplastischen Niere vorkommen, sind auch die statistischen Angaben über die Häufigkeit unsicher. Nation, der dies beachtete, fand bei 27000 Sektionen 16 Fälle von Aplasie. Diese Anomalie ist seltener als die einseitige Agenesie. Ganz selten sind Fälle von bilateraler Aplasie (Muir).

Die Kriterien für die Aplasie der Niere sind ähnlich denen bei der Agenesie, vor allem Fehlen der normalen Niere, der Kelche, des Nierenbeckens, des Gefäßstieles und somit jeglicher Nierenfunktion. Dagegen findet sich bei der Aplasie in der Nierengegend ein fibrolipomatöses oft cystisches Gebilde mit Kalkeinlagerungen in den Cystenwänden, die im Röntgenbild einen Ringschatten geben. Im Falle Tedeschis fand sich eine Ossifikation der Cystenwand. Solche Gebilde werden dann auch als Nierenblastemcysten oder als Knollenniere (Bibus) bezeichnet, weil sie dem Fruchtstand einer Kartoffelstaude ähneln. Im amerikanischen Schrifttum wird die Bezeichnung unilateral multicystic kidney gebraucht (Schwarz, Spence) (s. unter Seltenere Formen von angeborenen Nierencysten).

Die Gefäßversorgung erfolgt durch eine kleine Arterie. Ein eigentlicher Gefäßstiel ist nicht vorhanden. Der zugehörige Harnleiter ist meist rudimentär. Sein Ostium in der Blase kann normal sein oder ektopisch liegen. Histologisch wurden embryonale tubuläre und glomeruläre Bildungen gefunden.

Klinisch bestehen bei der Aplasie einer Niere meist keine besonderen Symptome. Gelegentlich wurde aber ein dumpfer, bohrender Schmerz angegeben, der nach operativer Entfernung des rudimentären Gebildes verschwand (Gutierrez, Burkland, Hogarth, Williams u.a.). Dieser Schmerz dürfte auf einen Spannungsdruck in den Cysten zurückzuführen sein. Doch wird auch eine Hyperperistaltik im Harnleiter und eine Infektion im Harnleiterstumpf als Ursache angegeben.

Die Diagnose der Aplasie einer Niere ist aus dem Fehlen des Nierenschattens im Röntgenbild, dem Fehlen des Nierengefäßstieles im Aortogramm (FORST), dem Fehlen oder unvollständig entwickelten Harnleiter und der Hypertrophie der anderen Niere zu stellen. Nicht selten finden sich ferner im Röntgenbild im Bereich der fehlenden Niere übereinander angeordnete, sich teilweise überschneidende, scharf begrenzte Schatten, die rund oder ovalär geformt sind, Linsen- bis Apfelgröße haben und eine wabige Zeichnung aufweisen. Dieser Röntgenbefund reicht nach KLOSTERHALFEN schon aus, um die Diagnose zu stellen. Wenn die beschriebenen Veränderungen mit Schmerzen oder wie zuweilen auch mit einem Bluthochdruck einhergehen, dann sollten diese Gebilde operativ entfernt werden.

### 3. Überzählige Nieren

Die überzählige Niere ist wohl die seltenste angeborene Anomalie des Harnsystems. Es sind bisher nur ca. 70 Fälle in der Literatur beschrieben, darunter zwei Fälle, bei denen beiderseits überzählige Nieren, also insgesamt vier Nieren gefunden wurden. Zum Unterschied von den sog. Doppelnieren, bei denen ein einheitliches Nierenparenchym mit zwei Hohlsystemen vorliegt, hat jede überzählige Niere ein eigenes, mit einer Kapsel versehenes Parenchym mit eigener Blutversorgung und eigenem Hohlsystem (CARLSON, PHOKITIS, TEMELKOPP, STEFAN). Die überzählige Niere ist kleiner und funktionell schlechter als die eigentliche Niere. Meist liegt sie unterhalb derselben und oft mündet der Harnleiter ektopisch. Komplizierende Erkrankungen wie Pyelonephritis und Steine sind häufig. SMOLER fand in einer überzähligen Niere ein Plattenepithelcarcinom.

## II. Veränderung in der Nierengröße

### 1. Die kongenitale Hypoplasie

Es handelt sich hier um eine in der Entwicklung zurückgebliebene und dadurch quantitativ und qualitativ minderwertige kleine Niere, auch Zwergniere genannt. Rinde und Marksubstanz sind zwar vorhanden, aber nur spärlich entwickelt. Histologisch sind oft rudimentäre Glomerula und Tubuli nachweisbar. Entsprechend ist die Nierenfunktion vermindert, wobei zwar manchmal noch eine rasche und gutkonzentrierte Ausscheidung, jedoch mit verminderter Menge nachweisbar ist. Die Bedeutung dieser Störung liegt in der Verminderung der gesamten Nierenleistung, deren Erkennung bei Erkrankung und Trauma der Nieren wichtig wird. Nach CAMPBELL ist mit einer Häufigkeit von 1/500 zu rechnen. Vor allem finden sich die Hypoplasien beim weiblichen Geschlecht, so nach ECKSTRÖM in 141 Fällen von insgesamt 179 hypoplastischen Nieren. In seltenen Fällen wurden beiderseits hypoplastische Nieren gefunden. Die Lebenserwartung ist in diesen Fällen meist sehr begrenzt und beträgt manchmal nur Tage (BRINKMANN und BONTKE), ist aber abhängig vom Grad der Hypoplasie, d.h. von der Anzahl der vorhandenen Nephrone. Diese Störung kann mit einer renalen Rachitis und Zwergwuchs einhergehen, ferner wurde auch ein cerebraler Druckanstieg gelegentlich festgestellt (CAMPBELL).

Häufiger ist die einseitige Nierenhypoplasie. Die Größe dieser Nieren variiert sehr. Es werden Gewichte zwischen 1 g und 60 g angegeben. BOISONNAT unterscheidet drei Typen:

1. Die plumpen Formen: Nierenbecken und Hauptkelch bilden einen klumpenförmigen Hohlraum, aus dem einige Kelchstummel hervorgehen. Die Renculi sind spärlich entwickelt. Diese Form ist die häufigste. In 90% der Fälle findet sie sich links.

2. Die Hauptkelche sind mehr oder weniger entwickelt. Einige, meist klumpenförmige Kelchstummel sind angelagert.

3. Es finden sich lang ausgezogene, vom äußeren Rand des Nierenbeckens ausgehende sekundäre Kelche ohne Hauptkelch. Nicht selten ist nur die obere Hälfte einer Doppelniere hypoplastisch und weist einen plump erweiterten Kelch auf.

Die einseitige Nierenhypoplasie verläuft oft symptomlos. Zuweilen besteht ein anhaltender Lendenschmerz und ein chronischer Harninfekt, gelegentlich auch eine Hypertonie. Da die Unterscheidung von einer sekundären atrophischen oder geschrumpften Niere (Nierenarterienstenose, pyelonephritische Schrumpfniere)

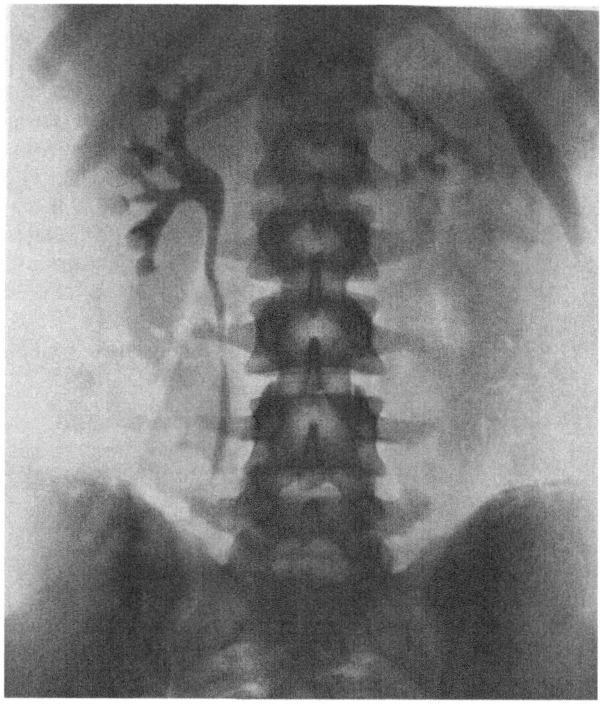

Abb. 1. Nierenhypoplasie links. Im Ausscheidungsurogramm kommt eine kleine, schwach funktionierende Niere mit plumpem Hohlsystem und sehr schmalem Parenchymsaum zur Darstellung. Die rechte Niere ist kompensatorisch hypertrophisch

röntgenologisch oft unmöglich ist, besonders, wenn eine Pyelonephritis vorliegt, ist die Differentialdiagnose sehr schwierig. Nach GRISCOM spricht besonders ein dünner Harnleiter, eine kompensatorische Hypertrophie der anderen Niere und das Fehlen jeglicher Abflußbehinderung für die kongenitale Form. Die Diagnose erfolgt meist durch das Ausscheidungsurogramm: Bei einer mehr oder weniger guten Funktion kommt eine kleine Niere mit kleinem Nierenbecken zur Darstellung, Hauptkelche fehlen zuweilen und die Seitenkelche entspringen direkt vom Nierenbecken (s. Abb. 1). Doch kommt auch ein fast normal großes plumpes Hohlsystem mit hochgradig hypoplastischem Parenchymsaum vor (EKSTRÖM). In sehr ausgeprägten Formen fehlt die Funktion. Das Ausscheidungsurogramm läßt Rückschlüsse auf Funktion und Durchblutung zu. Die hypoplastische Niere liegt näher zur Wirbelsäule als die normale Niere. Eingreifendere Untersuchungen, wie Aortogramm, erscheinen bei klarem pyelonephritischem Befund nicht indiziert. Bei chronischer Infektion und bei Bluthochdruck sollte, wenn die andere Niere normal ist und die hypoplastische Niere schlechte Funktion zeigt, die Nephrektomie vorgenommen werden.

### 2. Die kongenitale Nierenhyperplasie

Angeborene, abnorm große Nieren kommen einseitig und doppelseitig vor. Sie müssen von der erworbenen hypertrophischen Niere unterschieden werden, die sich als Folge des Ausfalles einer Niere kompensatorisch vergrößerte. Handelt es sich um eine angeborene hypertrophische Einzelniere, dann wird ein embryonaler kompensatorischer Mechanismus als Entstehungsursache angenommen. Im übrigen sind übergroße Nieren oft sog. Doppelnieren mit doppelten Nierenbecken und einheitlichem Nierenparenchym. Ins obere Nierenbecken mündet meist nur ein isolierter Kelch. Die Blutversorgung dieser großen und langen Nieren erfolgt häufig durch zusätzliche, oft nicht vom Nierenstiel ausgehende Gefäße. Durch diese, weniger durch die Größe und Länge der Niere kann der Harnabfluß so behindert sein, daß chirurgische Maßnahmen notwendig werden. In diagnostischer Hinsicht kann eine übergroße Niere bei der Palpation einen Tumor vortäuschen.

Eine sehr seltene Anomalie ist die Verdoppelung des Nierenparenchyms in einer Niere, die allerdings nur im Präparat zu diagnostizieren ist. Man erkennt hier zwei übereinander liegende Reihen von Nierenpyramiden (Campbell).

## III. Veränderungen der Nierenform

### 1. Fetale Lappung

In der kindlichen Niere sind die Reneuli noch bis zum Alter von etwa 4 Jahren fast immer durch eingezogene Furchen mehr oder weniger deutlich markiert. Diese sog. fetale Lappung der Niere kann bis ins spätere Alter erhalten bleiben. Sie ist klinisch bedeutungslos. Die Häufigkeit dieser persistierenden fetalen Lappung wird mit ca. 3—4% angegeben (Campbell).

### 2. Formvarianten

Abweichungen von der normalen Nierenform sind nicht selten. Die Niere kann zu kurz, zu lang oder kugelig sein. Ferner kommen auch unregelmäßige Formen vor, wobei die Niere Einschnürungen oder eine Verdickung an einem Ende aufweist. Diese Formen können einen Tumor vortäuschen. Nicht selten wird im Röntgenbild eine Vorbuckelung der lateralen Seite der linken Niere beobachtet, die als Dromedar- oder Buckelniere bezeichnet wurde (Harrow und Sloane). Es handelt sich hierbei nicht um eine echte, sondern nur eine im Röntgenbild vorgetäuschte Buckelbildung, die fast nur auf der linken Seite, äußerst selten allerdings auch rechts beobachtet wurde. Wie die tomographischen und arteriographischen Studien von Lowman zeigen, können diese Veränderungen auch durch eine persistierende fetale Lappung verursacht sein.

Während diese Formen vor allem für die Diagnostik bedeutsam sind, sind Nieren, bei denen das Nierenbecken intrarenal liegt, also vom Nierenparenchym völlig überdeckt wird, für die dann schwierige chirurgische Therapie von Wichtigkeit. Die Diagnose des intrarenalen Nierenbeckens läßt sich fast immer röntgenologisch aus seiner zentralen Lage im Nierenparenchymschatten stellen, doch sind Täuschungen möglich, vor allem bei Fehlrotation der Niere.

### 3. Verschmelzungsnieren

Die beiden Nieren sind miteinander verwachsen und bilden unter Verlagerung zur Körpermitte oder Gegenseite ein einheitliches Organ, dessen Gesamtgewicht etwa dem von zwei Nieren entspricht. Zu den Verschmelzungsnieren gehört auch die einseitige, als Doppelniere bezeichnete Form, die im Parenchym wie eine normale Niere aussieht, jedoch ein doppeltes Hohlsystem aufweist und daher unter die Nierenbeckenanomalien eingereiht wird.

**a) Hufeisenniere.** Beide Nieren sind durch eine Gewebsbrücke mit ihrem unteren Pol miteinander verschmolzen. In ganz seltenen Fällen wurde auch eine Verschmelzung des oberen Poles sowie auch der entgegengesetzten Enden beobachtet. Die Gewebsbrücke besteht meist aus mehr oder weniger festem Nierenparenchym (85%), in manchen Fällen auch nur aus fibrösem Bindegewebe (15%). Die Hufeisenniere liegt vor der Aorta und Vena cava auf der Wirbelsäule. Äußerst selten wurde auch eine Verlagerung hinter oder zwischen die Gefäße festgestellt (LOEBENSTEIN). Die Verbindungsbrücke ist nach vorne gewölbt und ist oft in der Mitte, d. h. an der Verschmelzungsstelle eingekerbt. Sie liegt tiefer als normale Nieren in Höhe des 4.—5. Lendenwirbels, also etwa in Nabelhöhe. Mit der Verschmelzung ist immer auch eine verschieden starke und zuweilen auch nicht seitengleiche Rotation verbunden, so daß der Hilus und das Nierenbecken meist nach vorne gerichtet sind. Da nicht selten auch noch ein hoher Harnleiterabgang vorliegt und die Harnleiter noch über den nach medial gerichteten unteren Nierenpol ziehen, ist der Harnabfluß häufig behindert. Die beiden verschmolzenen Organe können unterschiedlich groß sein, wobei der kleinere Teil meist tiefer steht, und auch eine Lappung oder auch Doppelnierenbildung zeigen. Die Blutzufuhr erfolgt meist aus mehreren, fächerförmig zur Niere verlaufenden Gefäßen. MENVILLE teilte einen Fall mit, bei dem auf einer Seite der Hufeisenniere ein Doppelureter mit einer Ureterektopie vorlag.

Die anomale Lage und Form des Hohlsystems führt häufig zu Harnstauungen, die anomale Blutversorgung zu Durchblutungsstörungen der Niere. Daraus resultiert eine große Disposition zur Erkrankung dieses Organs, vor allem zur Steinbildung und Hydronephrosen. Diese Störungen sind nicht selten noch mit einer Harninfektion verbunden.

Wenn auch die Angaben über die Häufigkeit von Hufeisennieren oft erheblich voneinander abweichen, so kann nach Sammelstatistiken mit einem Vorkommen von 1:500—700 im Sektionsgut gerechnet werden. Der Anteil der Hufeisennieren an der Gesamtzahl der Nierenoperationen liegt bei etwa 1:200 (ACHMEDOW). Beim männlichen Geschlecht kommen Hufeisennieren etwa doppelt so häufig vor wie beim weiblichen.

Es muß zwischen unkomplizierten und komplizierten Fällen unterschieden werden. Die unkomplizierte Hufeisenniere macht meist keine Beschwerden. Selten findet sich das von ROVSING angegebene Symptom: Schmerzen in der Nabelgegend und im Unterbauch beim Rückwärtsbeugen und Aufhören des Schmerzes beim Vorwärtsbeugen. Ist die Hufeisenniere durch eine Abflußstörung, einen Stein oder eine Infektion etc. kompliziert, dann treten die Zeichen der Komplikation hervor. Die Schmerzen und Koliken sind aber nicht im Nierenlager, sondern in der Nabelgegend lokalisiert. Eine schwere Komplikation stellt die mehrfach beschriebene Kombination mit einem degenerativ entstandenen Aneurysma der Bauchaorta dar (FALOR). CRONK fand bei einem Neugeborenen unter der Brücke der Hufeisenniere eine verkalkende Aortenstenose. MCQUIGGAN und CERNY berichteten über einen Wilms-Tumor in der Hufeisenniere, ferner VICTOR u. SU.

Eine Hufeisenniere wird aus dem Röntgenbild diagnostiziert. Nicht selten gelingt der Nachweis schon mit der Leeraufnahme, besser jedoch mit dem Ausscheidungsurogramm (s. Abb. 2) oder retrograden Pyelogramm. Charakteristisch ist das

Konvergieren der Nierenlängsachsen nach unten, während sie normalerweise nach oben zusammenlaufen. Nierenbecken und Kelche liegen näher an der Wirbelsäule und da gleichzeitig auch eine Fehlrotation besteht, liegen die Nierenbecken vorne und die Kelche teilweise medianwärts. Besonders kennzeichnend für eine Hufeisenniere ist es, daß der untere Kelch langgestreckt ist und weit nach der Mittellinie zu reicht und als Brückenkelch diese auch überschreiten kann, wenn die Hufeisenniere asymmetrisch geformt ist.

In manchen Fällen ist es für die operative Behandlung von Bedeutung, die Gefäße der Hufeisenniere durch ein Aortogramm darzustellen. Dadurch wird die Vielzahl der versorgenden Gefäße und ihr Ursprung aus Aorta und eventuell auch

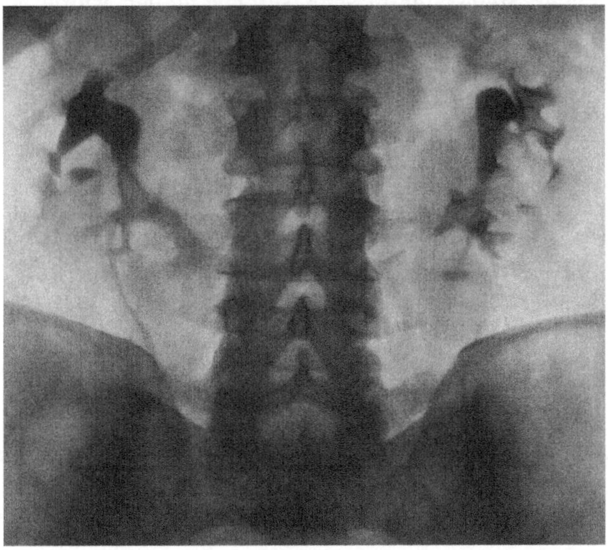

Abb. 2. Ausscheidungsurogramm bei Hufeisenniere. Die Nieren stehen tiefer und sind malrotiert, die Nierenachsen konvergieren nach unten

Iliaca erkennbar. Erwähnt sei noch, daß die Brücke der Hufeisenniere bei dünnen Patienten im Unterbauch vor der unteren Lendenwirbelsäule palpiert werden kann.

Kommt es bei der Hufeisenniere zu Harnablaufstörungen oder sonstigen Komplikationen, dann kommen neben der einseitigen Nephrektomie bei weitgehendster Zerstörung mit Funktionsverlust vor allem auch konservative Operationen in Betracht. So kann die Durchtrennung der Nierenbrücke und die Resektion des unteren Nierenpoles den Harnablauf entscheidend verbessern. Die unkomplizierte Hufeisenniere bedarf keiner Behandlung.

**b) Klumpen- oder Kuchenniere.** Hierbei sind die medialen Nierenkanten zu einem Organ verschmolzen, das vor der Wirbelsäule liegt. Die Beschwerden und Erscheinungen sind ähnlich denen bei der Hufeisenniere. Wenn gleichzeitig eine gekreuzte Dystopie vorliegt, dann ist die Kuchenniere nach einer Seite verlagert. Während in diesen Fällen die Gefäße nur von einer Seite kommen, kreuzt der Harnleiter der dystopen Seite die Wirbelsäule und mündet an normaler Stelle in die Blase. Nur in etwa 15% der Fälle liegt bei der gekreuzten Dystopie keine Verschmelzung vor.

# IV. Anomalien der Lage

## 1. Dystopie der Niere

Bei der angeborenen Verlagerung oder Dystopie der Niere befindet sich die Niere in einer abnormen anatomischen Lage und wird hier durch anomale Gefäße fixiert gehalten. Man unterscheidet einfache und gekreuzte Dystopien, sowie Verlagerungen nach caudal und nach cranial. Die Blutversorgung erfolgt jeweils regional aus den anliegenden großen Gefäßen. Auch der Harnleiter ist der Lage angepaßt und dementsprechend länger oder kürzer als normal. Mit der Verlagerung ist oft eine Deformierung der Niere zu einer runden oder unregelmäßigen Form und oft auch eine Fehlrotation verbunden. Die Nebenniere befindet sich dabei fast immer an normaler Stelle, nur in sehr seltenen Fällen wurde eine gleichzeitige Verlagerung festgestellt, so bei CAMPBELL unter 74 Fällen dreimal.

Die einfache Dystopie kann einseitig und doppelseitig vorkommen. Die Häufigkeit wird mit etwa 1:700 angegeben (DEUTICKE). Doch variieren diese Angaben. So beobachtete CAMPBELL die Dystopie links dreimal so oft als rechts, außerdem beim männlichen Geschlecht häufiger als beim weiblichen.

Die typische Form der Dystopie ist die Verlagerung nach caudal, wobei das Ausmaß der Verlagerung unterschiedlich ist. Wir unterscheiden die lumbale Dystopie, wenn die Niere noch oberhalb des kleinen Beckens neben der Lendenwirbelsäule liegt, dann die iliosacrale Dystopie bei einer Lage im Eingang des kleinen Beckens und die sacrale Dystopie oder Beckenniere.

Je ausgeprägter eine Nierendystopie ist, um so häufiger und stärker sind die dadurch hervorgerufenen Beschwerden. Doch können auch Beckennieren völlig symptomlos bleiben. Wie alle mißgestalteten Nieren neigt auch die dystope Niere zu Erkrankungen, vor allem zu Harnabflußstörungen, Steinbildung und Infektionen, so daß die Symptome oft durch diese Komplikationen gekennzeichnet sind. So zeigen fast zwei Drittel der Patienten mit einer Beckenniere pathologische Befunde, darunter auch tuberkulöse Veränderungen und Carcinome (BATTKE). Meist wird nur ein druckempfindlicher oder auch schmerzhafter, wenig beweglicher Tumor seitlich im Unterbauch oder im Becken angegeben. Ferner klagen die Patienten noch über Meteorismus und Obstipation, zuweilen auch über einen Druck in der Blasengegend mit vermehrtem Harndrang. Im ganzen sind die Symptome, die sich durch den Druck der fehlgelagerten Niere auf die Nachbarorgane und anliegenden Gefäße und Nerven erklären, vieldeutig und eine klinisch-diagnostische Abgrenzung von extrarenalen Tumoren wie Ovarialcysten, Ileocoecaltumoren, Appendicitis, Sigmoidcarcinom etc., die schon zu Verwechslungen Anlaß gaben (ZIMMER), ist jeweils notwendig.

Besondere Bedeutung gewinnt die Beckenniere bei einer Schwangerschaft, da die kaum bewegliche dystope Niere bei der Geburt zu Komplikationen führen kann. Nach ANDERSON, RICE und HARRIS traten in den fünf mitgeteilten Fällen Störungen auf. In dem Fall von OCKERBLAD und CARLSON verlief bei solitärer Beckenniere die Gravidität und Geburt störungsfrei. Meist wird aber eine Sectio caesarea notwendig sein. Dies gilt besonders für Fälle mit solitären Beckennieren. SOKOLSKI fand in der Literatur sieben Fälle mit 14 Graviditäten, von denen drei Patientinnen an Nierenversagen starben.

Eine dystope Niere kann nur im Röntgenbild diagnostiziert werden. Es sollte daher in allen verdächtigen Fällen ein Ausscheidungsurogramm und eventuell auch ein retrogrades Pyelogramm angefertigt werden (s. Abb. 3). Schon die Übersichtsaufnahme kann das Fehlen des Nierenschattens an normaler Stelle zeigen. Wenn die dystope Niere ganz in Knochendeckung liegt, ist eine schwache Ausscheidung oft schwer zu erkennen. Es muß daher bei fehlender Ausscheidung an normaler Stelle immer besonders noch nach Kontrastmittelflecken im Bereich des 5. Lendenwirbels und des Kreuzbeins gefahndet werden, denn eine Beckenniere kann leicht übersehen werden. Es sollte auch immer auf einen eventuell dargestellten prävesicalen Ureterabschnitt geachtet werden. Die Kelche sind meist unregelmäßig bizarr geformt, das Nierenbecken liegt extrarenal und ist erweitert oder geteilt. Die Nierenfunktion ist in unkomplizierten Fällen normal. Wenn die dystope Niere funktionslos ist und sich retrograd nicht darstellen läßt, kann die Gefäßdarstellung durch Aortogramm Klarheit bringen.

Differentialdiagnostisch ist die kongenitale Nierendystopie scharf von der Nephroptose (Ren mobilis) zu unterscheiden. Während bei der Nierendystopie die Niere durch kurze, regional entspringende Gefäße fest fixiert ist und auch der Harnleiter der Lage angepaßt ist, ist der Gefäßstiel bei der Nephroptose auffällig lang und entspringt an normaler Stelle. Die Niere ist sehr beweglich und bei Tiefstand erscheint der Harnleiter zu lang. Es ist auch eine Torsion und Abknickung der Nierenarterie möglich, die zu einer Minderdurchblutung der Niere führen können. Als Folge können neben Schmerzen orthostatische Albuminurie und auch ein orthostatischer Bluthochdruck entstehen. Zur Diagnose sind Urin-, Blutdruck- und Röntgenuntersuchungen im Liegen und Stehen erforderlich.

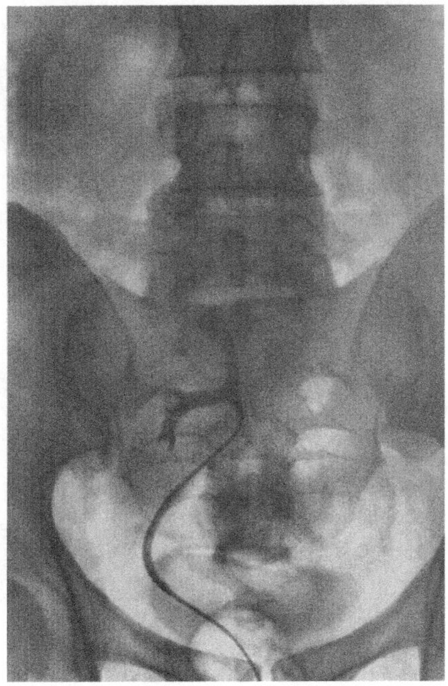

Abb. 3. Retrogrades Pyelogramm einer Beckenniere. Der Harnabfluß ist nicht behindert

Eine solche Senkniere kann bei besonderer Indikation durch eine Nephropexie in die normale Lage gebracht werden. Bei einer dystopen Niere ist dies nicht möglich.

Bei den Nephroptosen handelt es sich in den meisten Fällen um erworbene Zustände, wobei Fettmangel durch Unterernährung und Abmagerung eine Rolle spielen. Doch sind auch sichere kongenitale Nephroptosen bekannt. So sah Campbell eine Nephroptose bei einem Kind und zitiert noch weitere Literaturfälle.

Die Therapie der dystopen Niere muß sich einerseits nach den komplizierten Veränderungen und den Beschwerden, andererseits nach der Funktionstüchtigkeit der anderen Niere richten. Dabei ist die Indikation zur Nephrektomie eher gegeben als bei Nieren in normaler Lage, denn die Rezidivgefahr ist wesentlich größer. Doch sind auch konservative Operationen in geeigneten Fällen durchaus angebracht, in manchen Fällen direkt erforderlich.

Eine besondere Form der Dystopie ist die dystope Solitärniere, speziell die solitäre Beckenniere. Während leichtere Grade von Dystopie öfters bei Solitärnieren beobachtet werden, sind solitäre Beckennieren selten (Burwell-Kent). Der kontralaterale Harnleiter fehlt dabei meist oder ist rudimentär angelegt.

In Einzelfällen (insgesamt zehn Literaturfälle) wurden auch doppelseitige Beckennieren beobachtet, die zu einer Klumpenniere verschmolzen sind (Shiller-

WISWELL). Die solitäre Beckenniere ist häufig durch Harninfektion oder Hydronephrosenbildung kompliziert, weswegen eine Operation erforderlich sein kann.

**Die gekreuzte Dystopie.** Bei dieser seltenen Mißbildung liegt die dystope Niere auf der falschen Seite und ihr Harnleiter kreuzt auf dem Wege zur Blase die Mittellinie (KEUSENHOFF, BROSCH). Meist ist sie mit der anderen Niere S- oder L-förmig, je nachdem der Nierenhilus nach verschiedenen oder nach der gleichen Seite gerichtet ist, verschmolzen, und zwar in etwa 85% der Fälle (BROSCH). Die Blutgefäße kommen von der normalen oder von der gekreuzten Seite, je nachdem, ob die Transposition in einem späten oder frühen embryonalen Stadium zustande

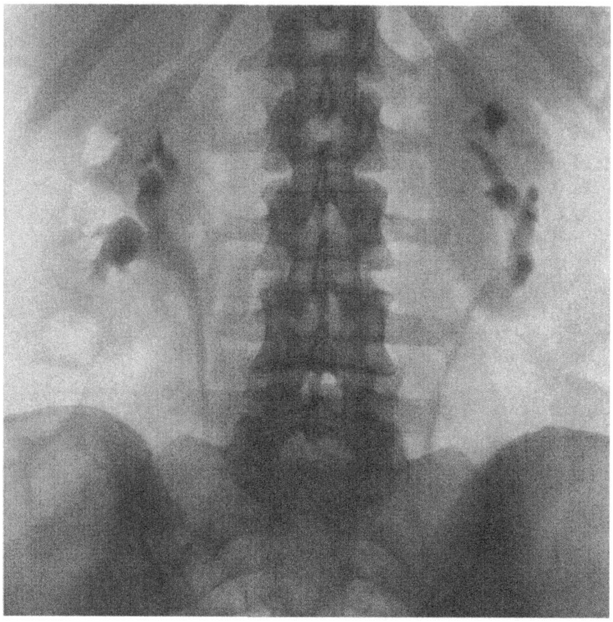

Abb. 4. Fehlrotation der linken Niere. Zufälliger Befund

kam. Die Nebennieren bleiben in normaler Lage. Die Häufigkeit der gekreuzten Dystopie wird von ABESHOUSE mit 1:5308 Pyelogrammen angegeben.

Sehr selten kommt eine gekreuzte Dystopie bei kongenitaler Solitärniere vor. MAGRI berichtete über 33 Fälle aus der gesamten Literatur, ferner ALEXANDER, PURPON, AMESUR und SINGH. Auch eine bilaterale gekreuzte Dystopie wurde beschrieben (PIASECKI). Über Kombination mit Nierenblastemcysten siehe HERCZEG, mit vaginaler Aplasie siehe TABRISKY.

Symptome und Diagnostik entsprechen denen der Dystopie. Auffallend häufig werden aber auf der kontralateralen Seite, wo sich also keine Niere befindet, Schmerzen angegeben (FUNFACK). Diagnostische Täuschungen sind möglich. Im Falle GÖTZEN wurde die rechte Niere durch eine ungewöhnlich stark entwickelte Gallengangscyste nach links verlagert. In dem von ARNHOLDT mitgeteilten Fall bestand links eine Doppelniere und rechts eine abnorm große, funktionslose Hydronephrose, deren Harnleiter nach links abgedrängt war.

**Thoraxniere.** Die Verlagerung einer Niere nach cranial in den Thorax ist äußerst selten. Nach TOOLE sind bis 1961 nur etwa 50 Fälle veröffentlicht worden. Sie tritt am häufigsten bei kongenitalem Defekt oder Hernie des Zwerchfells auf, und zwar häufiger links als rechts. Von der kongenitalen Form muß die erworbene traumatische Veränderung abgegrenzt werden (ROBBINS-LICH). Die Mißbildung verläuft meist symptomlos (FRANCISKOVIC, BARLOON), manchmal bestehen Reizerscheinungen der Lunge, so daß ein Lungentumor diagnostiziert wird (DAROCZI), ferner Literatur bei POLIKOWSKI, KOLLWITZ, PESCIONE.

Eine Therapie ist nur bei Beschwerden oder Komplikationen notwendig. Meist wird eine Nephrektomie in Betracht kommen. Doch sind auch vereinzelt Repositionen möglich gewesen (TOOLE).

### 2. Die Fehlrotation

Bei der normalen embryonalen Entwicklung dreht sich beim Ascendieren der Niere der zunächst nach vorne liegende Hilus und das Nierenbecken nach medial. Diese Rotation in der Längsachse kann ausbleiben oder es kann zu einer Überdrehung kommen. Bei der viel häufigeren fehlenden Rotation liegt das Nierenbecken vorne oder sogar lateral (BOLL), bei der Überdrehung hinten. Durch die Fehldrehung kommt es zu eigenartigen Pyelogrammen (s. Abb. 4). Kelche und Nierenbecken überlagern einander und können erweitert erscheinen, obwohl sie normal sind. Die Kelche können nach lateral und medial gerichtet sein. Pathologische Veränderungen sind zuweilen schwer auszuschließen. Besonders schwierig kann die Deutung des Pyelogramms sein, wenn die Nieren noch gekippt, also in der Querachse gedreht sind. Dabei erkranken auch diese fehlgedrehten Nieren häufiger als normale Nieren, denn Harnleiter und Blutgefäße verlaufen anomal und führen so nicht selten zu Abflußstörungen mit Hydronephrosenbildung. Lage- und Formanomalien der Niere sind fast immer mit Fehldrehung kombiniert.

## V. Veränderungen der Nierenstruktur

In diesen Fällen sind eine oder beide Nieren durch Cysten so verändert, daß es zu einem Parenchymschwund gekommen ist. Wenn auch einzelne cystische Veränderungen durch ein Trauma oder eine Entzündung oder auch als eine echte cystische Neubildung entstanden sein können, so handelt es sich in der Mehrzahl der Fälle doch um kongenitale Störungen. Folgende Formen lassen sich unterscheiden:

1. Solitäre und multiple Cysten;
2. Polycystische Degeneration beider Nieren (Cystennieren);
3. Markschwammniere;
4. Seltenere Formen von Nierencysten
   a) einseitige Nierenblastemcysten,
   b) einseitige multilokuläre Nierencysten,
   c) parapelvine Nierencysten,
   d) Kelchdivertikel.

### 1. Solitärcysten

Man findet sie in der Ein- und Mehrzahl und überwiegend nur in einer Niere. Sie liegen in der Nierenrinde, meist im unteren Pol und dehnen sich nach der Peripherie zu aus. Sie führen zu einem mehr oder weniger großen Parenchymschwund und, wenn sie nicht ausnahmsweise ganz an der Oberfläche liegen, zu einer Verdrängung, Streckung und Kompression der Nierenkelche. Mit dem Hohlsystem kommunizieren sie nicht. Das nicht betroffene Nierengewebe ist makroskopisch und mikroskopisch normal.

Solitäre Nierencysten sind nicht so selten wie man früher angenommen hat. Wir sehen jährlich mehrere solcher Fälle. Sehr selten werden sie bei Kindern beobachtet (STAUBITZ, DE WEERD, ZAIDI).

Die Cysten sind von Epithel ausgekleidet. Sie können sehr groß werden und viele Liter Flüssigkeit enthalten. Der Cysteninhalt ist meist klar und wäßrig, selten auch blutig oder eitrig (BIBUS). Das gleichzeitige Vorkommen von Cyste und Tumor ist nach unseren Erfahrungen sehr selten. GIBSON und WALSH gaben einen Prozentsatz von 7% an, der von EMMET als zu hoch bezeichnet wird. Bei hämorrhagischem Inhalt findet sich häufiger gleichzeitig ein Tumor, nach WALSH in 30% der Fälle.

Die solitären Nierencysten verursachen keine besonderen Beschwerden und werden daher oft nur zufällig entdeckt. Sie machen sich meist nur durch ihre Größe bemerkbar und imponieren dann als retroperitonealer oder abdomineller Tumor. Oft werden sie vom Patienten selbst getastet. Sehr große Cysten können ein Ziehen oder einen Druck im Bauch verursachen, wodurch es zu Magen-Darm-störungen (Appetitlosigkeit, Übelkeit, Aufstoßen, Meteorismus, Obstipation) kommt. Gelegentlich wurden auch leichte Hämaturien beobachtet (nach BRAASCH in 13% der Fälle). Vereiterte Nierencysten führen klinisch zum Bild einer akuten Pyelonephritis (BIBUS und CHOVNIK).

Die Diagnose ergibt sich aus dem Tastbefund und vor allem aus dem Röntgenbefund. Man findet einen glatten, kreisrunden, weichen Schatten, der die Niere überlagert und die Kelche abdrängen kann. Sehr selten sind Kalkeinlagerungen in die Cystenwand (KEMPF), die sich als Ringschatten darstellen können.

Größte Bedeutung ist immer der Abgrenzung der Nierencyste von einem Nierentumor beizumessen. Trotz häufiger Unterschiede in Symptomen und Befunden bleibt die Diagnose zuweilen unsicher (GÖTZEN). LEVINE u. Mitarb. fanden bei 438 Fällen von Nierencysten in zehn Fällen = 2,3% gleichzeitig einen Tumor. Cystisch veränderte Hypernephrome blieben dabei unberücksichtigt. In acht von zehn Fällen lagen Cyste und Tumor weit voneinander entfernt. Besonders verwirrend seien die sporadischen Fälle, wo ein Tumor dicht neben oder an der Basis der Cyste sitzt. Aber auch ein nekrotisches Hypernephrom kann eine Cyste vortäuschen, wie im Falle FIEDLER, bei dem sich eine fast kindskopfgroße prall elastische Cyste mit verkalkter Wand fand. Sie enthielt gering blutige Flüssigkeit und nekrotische Tumormassen.

Für die Differentialdiagnose ist das Nephrotomogramm wichtig, auf dem die Cyste im normalen Nierenschatten eine geringere Dichte aufweist, der Tumor dagegen einen kräftigeren Schatten ergibt (EMMET, CHYNN und EVANS). In Zweifelsfällen kann ferner eine Gefäßdarstellung der Niere (Aortogramm), bei der sich die blutgefäßarme Cyste meist deutlich von einem blutreichen Tumor unterscheiden läßt, oder eine direkte Punktion der Nierencyste unter dem Bildverstärker weitere Klärung bringen (s. Abb. 5a und b). Es ist aber zu bedenken, daß die Gefäßdarstellung nicht ganz ungefährlich ist und daß bei der Punktion eines Tumors eine Zellverschleppung möglich erscheint. Jedoch betonen einige Autoren die Ungefährlichkeit der Punktion (AINSWORTH und VEST, GRABSTALT). PRATHER empfiehlt nur dann zu punktieren, wenn eine Operation möglichst vermieden werden muß. Zuweilen läßt sich die Diagnose jedoch nur durch operative Freilegung sichern. Eine gewisse differentialdiagnostische Bedeutung ist auch dem Testverfahren auf C-reaktives Protein beizumessen, das nach KÖHLER und WEINER bei 20 Cystennieren immer negativ war und bei 27 Hypernephromen 25mal positiv war. Der Wert dieser Untersuchung wird neuerdings bestritten (STROHMENGER).

Therapeutisch besteht keine Dringlichkeit zu einem Eingriff, jedoch ist bei Fehlen einer Gegenindikation die operative Abtragung der Cyste wegen der Verdrängungserscheinungen und der Möglichkeit des gleichzeitigen Vorhandenseins eines Tumors anzuraten. Manche (LOWSLEY, REHM) empfehlen auch, jede cystisch veränderte Niere sogleich freizulegen. Enthält eine Cyste blutige Flüssigkeit, dann muß die Cyste besonders genau revidiert werden, damit kein Tumor übersehen wird. Zu berücksichtigen ist auch, daß durch die Gefäßkompression ein Goldblatteffekt mit Hypertonie ausgelöst werden kann (FURNARI, GÖPEL) und daß auch spontane und traumatische Rupturen solcher Cysten vorkommen.

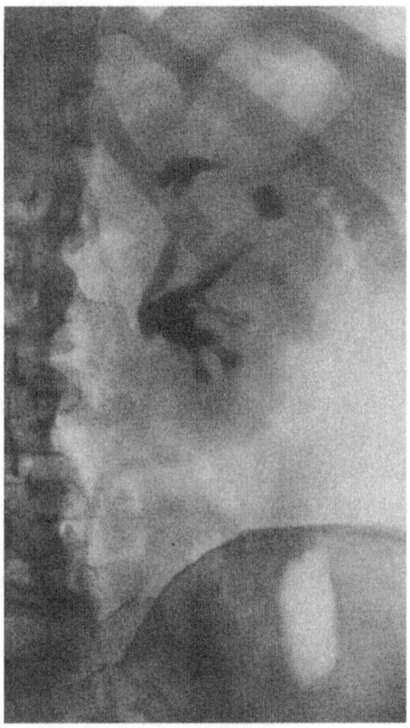

Abb. 5a. Verdrängender Prozeß in der oberen Nierenhälfte links

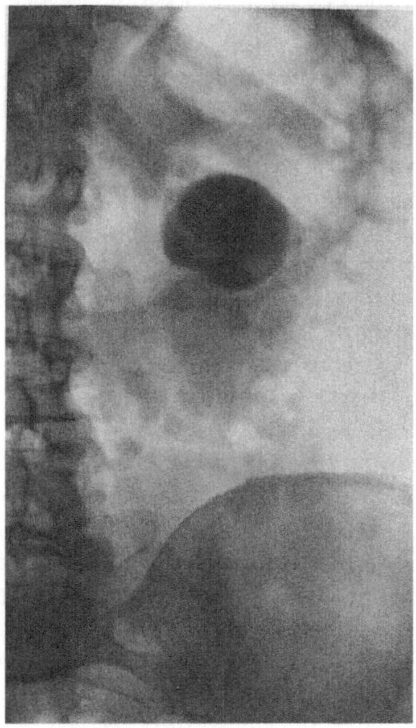

Abb. 5b. Durch Punktion und Füllung wurde die Diagnose „Solitäre Nierencyste" gesichert

## 2. Polycystische Degeneration der Nieren oder Cystennieren

Bei der polycystischen Degeneration sind die Nieren von zahllosen, unterschiedlich großen Cysten durchsetzt, die das eigentliche Nierengewebe verdrängen und zur Atrophie bringen. Da sich die Cysten im Laufe des Lebens allmählich und auch schubweise vergrößern, wird mit der Zeit immer mehr Nierengewebe zerstört. Die Größe der Cysten schwankt von mikroskopisch kleinen Hohlräumen bis zu erbsen- und kirschgroßen, vereinzelt auch apfel- bis kindskopfgroßen Cysten. Die Cysten enthalten eine wäßrig seröse Flüssigkeit, deren klares Aussehen durch Beimischungen von Blut, Schleim, Eiter und sonstigen Sekreten verändert sein kann. Die Untersuchungen von BRICKER und PATTON haben gezeigt, daß die Cysten ein Teil des Nephrons sind und Funktion zeigen. Durch die Cysten erscheinen die Nieren stark vergrößert, zuweilen um das fünf- bis zehnfache und mehr. Die Nierenoberfläche ist durch die vorragenden Cysten höckrig.

In der Regel sind beide Nieren von Cysten durchsetzt, doch kann das Ausmaß des Befalles unterschiedlich sein. So kann auch eine einseitige Cystenniere vorgetäuscht werden. Ein sicherer einseitiger Befall dürfte jedenfalls sehr selten sein, die Literaturangaben schwanken um 5%. Marcel berichtete über 15 Fälle aus der Literatur und eigenem Krankengut, ferner Deuticke, Bergmann. Wegen der Täuschungsmöglichkeit sollte man zunächst immer eine doppelseitige Erkrankung annehmen. Viele der in der Literatur beschriebenen Cystennieren gehören zu der multicystischen oder multilokulären Form (Spence), die im Gegensatz zur polycystischen Degeneration nicht das Merkmal der familiären Vererbbarkeit tragen.

Die Cystennieren sind eine kongenitale, erbliche Erkrankung. Das familiäre Vorkommen ist erwiesen. Crawford sah Cystennieren bei 17 von 40 Familienmitgliedern (ferner Simon und Thompson, Liebegott, Weidner, Auvray). Hooper fand doppelseitige feinwabige Cystennieren bei neugeborenen eineiigen Zwillingen. Eine recessive Vererbbarkeit wird angenommen. Nach Rall und Odel waren bei 207 Fällen 34% der Fälle erblich belastet, 27% fraglich und 39% nicht belastet.

In pathogenetischer Hinsicht wird die Erklärung Hildebrands fast allgemein anerkannt: Die Cysten bilden sich, weil die Vereinigung des metanephrogenen Gewebes mit dem Wolffschen Gang fehlschlägt. Das Glomerulumfiltrat kann so nicht abfließen und bewirkt durch Harnstauung die Cystenbildung. Nach anderen Theorien liegt die Ursache in einem Persistieren von embryonalen Strukturen (Kampmeier) oder in einer mangelhaften Kanalisierung von Teilen des Nephrons (Allen, Hepler). Nach Osathanondh und Potter ist keine einheitliche Ursache anzunehmen.

Die Häufigkeit der Cystennieren wird meist mit etwa 1:250 bis 1:500 des Sektionsgutes angegeben (Staemmler, Campbell). Im Befall der Geschlechter besteht kein sicherer Unterschied. Nach dem Lebensalter ergeben sich zwei Erscheinungsformen:

1. bei Neugeborenen und Kindern, meist als sehr kleincystische Honigwabenniere, seltener in der großblasigen Form. Diese Erkrankung ist nicht vereinbar mit einem längeren Leben. Die Kinder sterben meist bald nach der Geburt; selten erreichen sie das Erwachsenenalter, wobei sich dann noch Zeichen des renalen Zwergwuchses einstellen. Oft bestehen gleichzeitig andere kongenitale Anomalien. Auf die Diagnose weisen die beiderseits tastbaren großen Nieren hin. Das Ausscheidungsurogramm ergibt meist wegen des mangelnden Konzentrationsvermögens keine Darstellung (Hösli), das retrograde Pyelogramm kann ganz normal erscheinen (Staehler, Hinkel und Santini). Eine chirurgische Behandlung ist nicht möglich.

2. im Erwachsenenalter, zwischen dem 40. und 60. Lebensjahr. Dies ist die häufigste Form der Cystennieren. Im Kindes- und jugendlichen Alter tritt die Erkrankung nicht in Erscheinung und wird daher auch nicht diagnostiziert. Geringe Veränderungen in der kindlichen Niere können dabei dem bloßen Auge entgehen. Rall und Odel geben ein Durchschnittsalter von 49,3 Jahren an. 22% der Fälle waren über 60, zwei über 80 Jahre.

Gleichzeitig können auch cystische Veränderungen in anderen Organen vorhanden sein, so vor allem in der Leber, der Milz und im Pankreas. Nach Campbell betragen die Prozentsätze hierfür 5,4 und 2%.

Klinisch bleiben schon nachweisbare Cystennieren im Anfangsstadium oft jahrelang völlig symptomlos. Sie machen sich dann meist erst durch ihre Größe bemerkbar. Der Patient fühlt einen Tumor. Die ersten Beschwerden werden dann oft durch den Zug des schweren Organs am Nierenstiel und durch den Druck auf die Nachbarorgane verursacht; vor allem kommt es zu Leibschmerzen und Magen-Darmstörungen ebenso wie bei den großen Solitärcysten. Oft beginnt das Leiden mit den Erscheinungen einer chronischen Nephritis, und zwar hinsichtlich der Allgemeinsymptome wie auch des Urinbefundes. Nicht selten, nach Campbell in einem Fünftel der Fälle, nach SALGAARD in 45%, kommt es zu Hämaturien. Ein Bluthochdruck kann als einziges Symptom vorhanden sein, kann aber auch selbst in fortgeschrittenen Fällen ganz fehlen. YATES-BELL fand unter 38 Patienten bei 29 = 78% eine Hypertonie, HIGGINS unter 94 Fällen in 73%, SIMON und THOMPSON unter 366 Fällen in 55% im Anfangsstadium und in 80% im Spätstadium der Cystennieren eine Hypertonie. Patienten mit einer Hypertonie wird meist eine ungünstigere Prognose gestellt. Im fortgeschritteneren Stadium treten die Zeichen der Niereninsuffizienz hinzu: Appetitlosigkeit, Übelkeit, Kopfschmerzen, Schwindelgefühl, vermehrter Durst und Polyurie. Weitere Beschwerden können durch hinzukommende Komplikationen verursacht werden, so Koliken durch Blutcoagula und Steine, Fieber und Harninfektion durch eine Pyelonephritis. Bei sehr großen Nieren kann es zum paralytischen Ileus kommen. WILLOX beobachtete einen mechanischen Ileus durch Cystennieren und referiert zwei weitere Literaturfälle.

Die Diagnose ist im Anfangsstadium, wenn die Nieren noch nicht tastbar sind und die Familienanamnese keine Hinweise gibt, kaum zu stellen. Meist wird dann die Erkrankung mit einer chronischen Nephritis verwechselt. Nach WILDBOLZ können gelegentlich im Harnsediment rosettenförmige Gebilde aus Erythrocyten und Cystenepithelien gefunden werden, doch sei dieser Befund allein noch nicht beweisend für die Diagnose der Cystenniere. In späteren Stadien stützt sich die Diagnose auf die beiderseits tastbaren, stark vergrößerten Nieren mit fein- bis grobhöckriger Oberfläche und vor allem auf den Röntgenbefund. Hier zeigen sich deutlich die beiderseitigen, auffällig großen Nierenschatten mit unregelmäßiger Kontur. Im Pyelogramm sind Kelche und Nierenbecken durch die unterschiedlich großen runden Cysten verformt, jedoch ist das Nierenbecken selbst im Gegensatz zur Veränderung beim Nierentumor meist nicht stärker verformt (EMMET). Charakteristisch sind lang ausgezogene, bogenförmig verlaufende Kelchhälse und breitgedrückte, sichelförmige Kelchbecher (s. Abbildung 6). Ferner ist auf die Zeichen der Niereninsuffizienz zu achten: Retention harnpflichtiger Substanzen im Blut, Anämie, schwach konzentrierter Urin bis zur Isosthenurie.

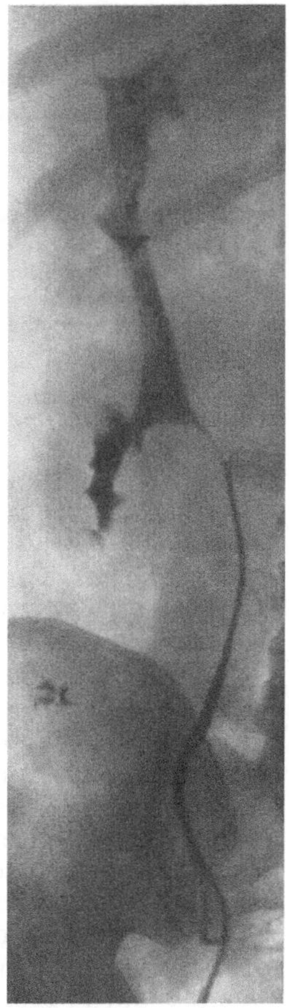

Abb. 6. Retrogrades Pyelogramm der rechten Niere bei doppelseitiger polycystischer Degeneration. Charakteristisch sind lang ausgezogene, bogenförmig verlaufende Kelchhälse und breitgedrückte sichelförmige Kelchbecher

Differentialdiagnostisch muß vor allem ein Nierentumor abgegrenzt werden, wobei die gleichen Untersuchungen wie die bei der Solitärcyste erwähnten angewendet werden. Zu beachten ist noch, daß ein Nierentumor meist nur einen Pol einer Niere einnimmt, während die Cystenniere im ganzen vergrößert ist. Außerdem sind doppelseitige Nierentumoren äußerst selten. Die Solitärcyste unterscheidet sich durch ihr einseitiges Vorkommen, ihre Beschränkung auf einen umschriebenen Nierenteil und die normale, nicht eingeschränkte Nierenfunktion.

Die Diagnose kann durch Begleitkrankheiten sehr erschwert werden. Das gleichzeitige Auftreten von polycystischer Nierendegeneration und Nierencarcinom wurde vereinzelt beschrieben (JOHNSON, TOMOFF, GÖTZEN u.a.). Ferner ist das gleichzeitige Vorkommen von Nierensteinen (DALGAARD in 11 %, WARD MC QUAID), Pyelonephritis (MCNAMARA in 57 %) und Tuberkulose bekannt.

Die Therapie der polycystischen Degeneration der Nieren muß sich möglichst auf konservative Methoden beschränken. Bei Niereninsuffizienz soll durch eiweißarme Diät (0,5—0,75 g Eiweiß pro kg täglich) die Bildung von Stoffwechselschlacken in Grenzen gehalten werden. Es werden auch anabol wirkende Steroide empfohlen (GÖTZEN). Diese bewirken einen gesteigerten Eiweißanbau bei verringertem Abbau und eine verminderte Carbamidproduktion. Ferner ist eine sehr reichliche Flüssigkeitszufuhr notwendig (3000 $cm^3$ und mehr), damit die harnpflichtigen Substanzen bei dem geringen Konzentrationsvermögen der Nieren in ausreichender Menge eliminiert werden können. Umstritten ist die operative Cysteneröffnung und -entfernung (Ignipunktur). Als prophylaktische Maßnahme gegen die zunehmende Kompression und Niereninsuffizinz wird sie jetzt meist

Tabelle 1. *Nierenfunktion bei polycystischer Degeneration der Nieren: Untersuchungen vor und nach operativer Cysteneröffnung.* (Nach J. F. PATTON und N. S. BRICKER)

| | Fall 1 | | | Fall 2 | | |
|---|---|---|---|---|---|---|
| | prä-operativ | post-operativ | % Veränderung durch Operation | prä-operativ | post-operativ | % Veränderung durch Operation |
| $C_{In}$ (vor PAH-Gabe) | 85,5 | 79,7 | —6,8 | 66,8 | 45,8 | —31,4 |
| $C_{PAH}$ | 383 | 366 | —4,4 | 288 | 196 | —29,2 |
| F. F. × 100 | 22,5 | 21,8 | | 23,2 | 23,4 | |
| $Tm_{PAH}$ | 77,4 | 60,3 | —22,1 | 42,7 | 39,2 | —8,2 |

abgelehnt (SIMON und THOMPSON, PATTON, MILAM, DALGAARD). Es erscheinen aber immer wieder Berichte, die eine günstige Wirkung der Operation statistisch nachweisen wollen. So kam GOLDSTEIN beim Vergleich seiner 38 operierten Fälle mit den 13 nichtoperierten Fällen zu dem Schluß, daß die operierten Patienten $2^1/_2$mal länger lebten. Da Alter und Nierenfunktion nicht berücksichtigt wurden, ist diese Statistik nicht überzeugend. Auch der Bluthochdruck, der die Prognose verschlechtert, kann nach YATES-BELL durch die Operation herabgesetzt werden. Von 17 Fällen mit Hypertonie zeigten neun Patienten eine Besserung für 1—2 Jahre, zwei Patienten für 5 Jahre und eine Patientin für 12 Jahre. Fünf Fälle zeigten keine Besserung des Bluthochdruckes. Auffällig war, daß das Durchschnittsalter der gebesserten Fälle bei 39 Jahren lag, der nicht gebesserten bei 56 Jahren, daß also jüngere Patienten, und zwar vor allem solche unter 30 Jahren die besten Erfolge zeigten. Nachdem BRICKER und PATTON durch Cystenpunktion beweisen konnten, daß die Cysten als Teil des Nephrons Funktion zeigen, steht fest, daß durch die Operation vitales funktionierendes Nierengewebe zerstört wird. So ergaben sich auch bei Clearanceuntersuchungen mit Inulin und PAH nach der Operation eine weitere Verringerung der Werte gegenüber früher (PATTON und BRICKER, MILAM, MAY). Andere meinen allerdings, daß die Zahl der bei der Operation zerstörten Cysten im Vergleich zur Zahl der noch funktionierenden Nephrone unbedeutend sei, und daß die Beseitigung des Druckes doch allmählich zu einer Besserung der Nierenfunktion führe (YATES-BELL).

Die operative Cysteneröffnung sollte daher nur bei besonders großen Cysten mit starken Verdrängungserscheinungen und Schmerzen durchgeführt werden. Im übrigen kann eine Operation durch eine urologische Komplikation erforderlich werden, z.B. bei Nierenstein, Nierentumor, Infektion, Hämaturie. Eine Nephrektomie ist selbst bei schweren Infekten und Blutungen nur im äußersten Notfall indiziert. Bei gleichzeitig vorhandenem Nierentumor ist die jeweilige Prognose abzuwägen.

Tabelle 2. *Renale Elektrolytausscheidung bei polycystischer Degeneration der Nieren vor und nach PAH-Gabe (prä- und postoperative Untersuchungen).* (Nach J. F. PATTON und N. S. BRICKER)

| Fall | Zeit | Versuchsbedingung | $C_{In}$ cm³/cm³ | Na: $P_{Na}$ mEq/min | Na: F. L. mEq/cm³ | Na: E. R. mEq/min | Na: $\frac{C_{Na}}{C_{In}} \times 100$ | Cl: $PC_l$ mEq/cm³ | Cl: E. R. mEq/min | K: PK mEq/cm³ | K: F. L. mEq/min | K: E. R. mEq/min | K: $\frac{C_K}{C_{In}} \times 100$ |
|---|---|---|---|---|---|---|---|---|---|---|---|---|---|
| 1 | präoperativ | Kontrolle (2) | 80,9 | .146 | 11,8 | .368 | 3,12 | .111 | .322 | .0045 | .366 | .099 | 27,2 |
| | | PAH-Gabe (2) | 81,7 | .147 | 12 | .873 | 7,3 | .109 | .317 | .0043 | .352 | .121 | 34,6 |
| | postoperativ | Kontrolle (3) | 79,7 | .142 | 11,3 | .249 | 2,3 | .110 | .209 | .0038 | .303 | .075 | 24,63 |
| | | PAH-Gabe (3) | 67,8 | .144 | 9,7 | .60 | 6,2 | .109 | .161 | .004 | .271 | .787 | 32,4 |
| 2 | präoperativ | Kontrolle (1) | 84,2 | .142 | 11,9 | .498 | 4,2 | .110 | .426 | .0045 | .377 | .094 | 24,9 |
| | | PAH-Gabe (1) | 97,4 | .144 | 14,1 | .767 | 5,5 | .106 | .331 | .0038 | .372 | .079 | 21,2 |
| | postoperativ | Kontrolle (4) | 58,5 | .144 | 8,35 | .329 | 3,9 | .109 | .332 | .0046 | .269 | .084 | 31 |
| | | PAH-Gabe (4) | 54,9 | .147 | 8,08 | .738 | 9,2 | .108 | .342 | .0042 | .232 | .095 | 41,1 |

Die Prognose der Cystennieren im Erwachsenenalter ist abhängig vom Stadium der Erkrankung. Ein stärker erhöhter Blutdruck und das Vorhandensein einer Niereninsuffizienz sind prognostisch ungünstig. Ebenso kann das Auftreten einer Komplikation, z. B. einer Infektion das Krankheitsbild verschlechtern. SIMON und THOMPSON berichteten über 366 Fälle aus der Mayo-Klinik in USA. 56% der Patienten überlebten 5 Jahre, 38% zehn Jahre. Elf Patienten lebten noch über 20 Jahre. Die Verfasser sind der Meinung, daß es nicht allzu ungewöhnlich ist, daß diese Patienten eine im wesentlichen normale Lebensspanne aufweisen und daß daher die Prognose der Cystennieren in Zukunft weniger pessimistisch beurteilt werden sollte.

## 3. Markschwammniere

Bei der Markschwammniere handelt es sich um eine angeborene unregelmäßige cystische Erweiterung der Sammelröhrchen in einzelnen oder allen Pyramiden einer (EKSTRÖM, GÜNTHER) oder meist beider Nieren. Unter den von MILLER gesammelten 149 Fällen fanden sich 120 doppelseitige und 29 einseitige Veränderungen. Das Nierenmark erhält ein schwammiges Aussehen. Die Nierenrinde ist im Gegensatz zur polycystischen Degeneration völlig normal. Die cystischen Hohlräume sind rund oder oval, mikroskopisch klein bis erbsengroß und von Cylinder- oder Übergangsepithel ausgekleidet. Sie liegen den Kelchbechern dicht an und können mit diesen in Verbindung stehen. Sehr oft enthalten diese Markcysten kleine Steine, nach CAMPBELL in 80% der Fälle. Ein gleichzeitiges Vorkommen von Lebercysten wurde nicht festgestellt (MEYER).

Die Markschwammniere ist erst in den letzten Jahren mehr beobachtet worden, obwohl sie pathologisch-anatomisch schon seit über 50 Jahren bekannt ist. Sie wurde 1939 von LENARDUZZI röntgenologisch beschrieben und 1949 von CACCHI und RICCI als solche bezeichnet. Weitere Berichte von DAMMERMAN, GÜNTHER, ALKEN, EKSTRÖM, MARPHY, LINDVALL, KOLLWITZ, BÜCKER, MATOUSCHEK, MILLER u. a.). Ätiologisch nimmt man eine fehlerhafte Entwicklung der Sammelröhrchen im Nierenmark an. Doch ist die genaue Genese noch unbekannt. Manche vermuten eine gleichartige Entwicklung wie bei der polycystischen Degeneration, nämlich eine fehlerhafte Vereinigung des Nierenblastems mit der Ureterknospe, wobei der Unterschied in der genauen Lokalisation und im Ausmaß der Veränderung liegt. In diesem Sinne spricht auch der Fall Vespignanis, der im oberen Pol der einen Niere eine Markschwammniere, im unteren Pol und in der anderen Niere eine polycystische Degeneration aufwies. Demgegenüber erscheinen andere Theorien wie die Annahme einer Neubildung oder von Harnstase in den Sammelröhrchen durch Ablagerung von Harnsäurekristallen (Vermooten) oder einer Entwicklung auf dem Boden einer tubulären Acidose (Deck) weniger wahrscheinlich.

Eine Markschwammniere wurde in einem Falle bei zwei Brüdern beobachtet (Ronchitella), ferner bei fünf Kindern einer Familie (Reilly). Gleichzeitiges Vorkommen anderer kongenitaler Mißbildungen wurde beschrieben. Fairley u. Leighton beobachteten bei Geschwistern eine polycystische Degeneration der Nieren und Markschwammnieren, daneben Mißbildungen der Augen.

Die Erkrankung wird meist erst zwischen dem 40. und 60. Lebensjahr bemerkt. Sie wurde aber auch schon bei Neugeborenen und Kindern festgestellt (Potter). Nach der Literatur wird das Verhältnis von männlich zu weiblich meist mit 3:1 angegeben, doch waren unter Ekströms Fällen 23 männlich und 21 weiblich. Die Beschwerden sind oft nur geringfügig und die Symptome uncharakteristisch; denn die Erscheinungen werden durch die Komplikationen hervorgerufen. Die Patienten kommen meist mit den Zeichen einer chronischen Harninfektion oder einer Nierensteinerkrankung. Der Urin ist dann verändert: Man findet Erythrocyten und Leukocyten im Sediment und eine geringe Albuminurie. Eine Harninfektion besteht in etwa 60% der Fälle; sie kann Miktionsbeschwerden, Fieberschübe und auch eine Anämie hervorrufen. Die Steine in den Markcysten, die als Folge von Detritus und Harninfekt entstehen, vorwiegend aus Calciumphosphat bestehen und in unterschiedlicher Menge, nach Abeshouse 1—100 gefunden wurden, sind zunächst immer in den Cysten fixiert, stoßen sich aber doch gelegentlich ab und können so Koliken verursachen. Die glomeruläre Funktion ist normal, die Funktion der Tubuli dagegen häufiger eingeschränkt. Es besteht eine Konzentrationsschwäche und zuweilen auch eine Hypercalciurie (Ekström, Steyn). Eine Häufung von Hypertonie wurde nicht beobachtet.

Die Diagnose kann nur durch das Röntgenbild gestellt werden. Man erkennt hier zahlreiche, stecknadelkopf- bis erbsgroße Steinschatten, die traubenförmig dicht um einen Kelchbecher herum im Nierenparenchym liegen (s. Abb. 7). Die Kelche sind selbst meist verbreitert und unscharf begrenzt. Leere Markcysten stellen sich nur im Ausscheidungsurogramm dar; sie sind strichförmig oder unregelmäßig rund und sind radiär pinselartig zur Nierenpapille angeordnet. Bei der retrograden Füllung stellen sie sich meist nicht dar; diese Füllung ist jedoch wertvoll bei weit fortgeschrittenen Fällen, die sonst wegen der bizarren Kelchformen der Diagnose entgehen können (Evans).

Differentialdiagnostisch sind cystische Veränderungen bei Entzündungen und Nierensteinen, Papillennekrosen, Kelchdivertikel, die Nephrocalcinose und auch tuberkulöse Veränderungen abzugrenzen (Abeshouse, Murphy). Strauss trennt von der typischen Markschwammniere noch eine besondere, prognostisch ungünstige Form von Markcysten ab. Diese Cysten sind bis zu 1 cm groß und liegen dicht an der Nierenrinde. Histologisch sind hyalinisierte Glomeruli und erweiterte, teils atrophische Tubuli erkennbar. Die Erkrankung ist mit einer Anämie, einer Acidosis und einem Kochsalzverlust verbunden. Bei jüngeren Patienten wurden auch Knochenveränderungen (Ostitis fibrosa) beobachtet. Der Blutdruck war nicht erhöht.

Die Prognose der Markschwammniere ist günstig und die Lebenserwartung kaum eingeschränkt, solange keine Komplikationen auftreten (ABESHOUSE, PENNISI). Gefahr droht vor allem durch eine chronische Pyelonephritis.

Eine besondere Therapie ist nicht erforderlich. Jedoch müssen die Komplikationen, vor allen die Harninfektion bekämpft werden. Bei umschriebenen und auf einen Pol begrenzten Veränderungen können Nierenpolresektionen in Betracht kommen. Dagegen ist eine operative Entfernung der Steine in den Markcysten abzulehnen, zumal diese technisch ohne Nierenschädigung kaum möglich ist.

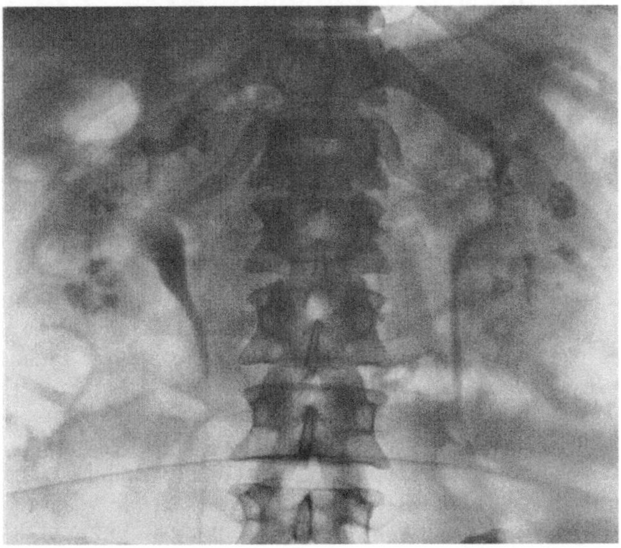

Abb. 7. Markschwammnieren beiderseits. Die auf der Leeraufnahme noch deutlicher hervortretenden kleinen Steinschatten liegen im Ausscheidungsurogramm traubenförmig um die Kelchbecher herum im Nierenparenchym

## 4. Seltenere Formen von angeborenen Nierencysten

**a) Nierenblastemcysten** [Knollenniere (BIBUS), unilateral multicystic kidney (SCHWARTZ, CRAIG, SPENCE)]. Wie schon erwähnt, entwickeln sich diese cystischen Gebilde aus Nierenrudimenten bei der Nierenaplasie. Man findet dann an Stelle der Niere ein Konglomerat von Cysten, deren Wände oft Kalkeinlagerungen enthalten. Die Gefäßversorgung fehlt oder ist minimal. Eine Nierenstruktur ist nicht erkennbar. Auch das Hohlsystem und der Ureter fehlen meist oder sind nur rudimentär vorhanden. PATHAK und WILLIAMS weisen auf die Übergänge zu cystisch veränderten hypoplastischen Nieren hin und unterscheiden nach ihrem Krankengut von 40 Fällen bei Kindern drei Formen der multicystischen Niere:

1. einfache multicystische Niere, 20 Fälle;
2. hypoplastische multicystische Niere, 12 Fälle;
3. hydronephrotische multicystische Niere, 7 Fälle.

Während die einfache multicystische Niere fast immer einseitig auftrat (nur einmal bilateral), fanden sich bei den anderen Formen in der Hälfte der Fälle gleichartige doppelseitige Veränderungen.

Nach HÖSLI werden diese Nierenblastemcysten (er nennt sie aplastische Cystennieren) im Kindesalter nicht selten beobachtet. Oft wird eine der Cysten so groß, daß sie als Tumor imponiert. Solche Fälle wurden auch schon als einseitige polycystische Nierendegeneration beschrieben (SPENCE); sie sind aber im

Gegensatz zu dieser nicht erblich und prognostisch günstiger. PATHAK und WILLIAMS weisen allerdings darauf hin, daß doch manche Fälle doppelseitige Veränderungen zeigten und daß die einseitigen Fälle nicht selten Abflußstörungen auf der anderen Seite aufwiesen. Außerdem seien diese Fälle häufig mit anderweitigen Mißbildungen verknüpft. In HERCZEGs Fall bestand gleichzeitig eine gekreuzte Dystopie des cystisch veränderten Nierenrudimentes, das unterhalb der normalen Niere lag.

Nierenblastemcysten finden sich meist bei Kindern, zuweilen auch bei Erwachsenen. Sie verlaufen meist symptomlos und werden zufällig als großer beweglicher Nierentumor bei einem sonst gesunden Kind getastet. Differentialdiagnostisch muß vor allem ein maligner Nierentumor abgegrenzt werden. Die Therapie muß sich nach dem Zustand der anderen Niere richten. Meist ist die operative Entfernung indiziert.

**b) Multiloculäre Nierencyste.** Unter dieser Bezeichnung versteht man eine einseitig solitäre, durch eine Kapsel scharf begrenzte, mehrkammrige Cyste, die einen mehr oder weniger großen Teil der Niere einnimmt. Das restliche Nierengewebe erscheint normal. Zuweilen ist nur ein schmaler Nierenrest an einem Pol erkennbar. Verwechslungen mit der polycystischen Degeneration sind möglich. In der Literatur wurden solche Fälle als einseitige und lokalisierte polycystische Degeneration beschrieben (FRICK). Der Unterschied besteht darin, daß sich die cystische Veränderung auf einen Teil der Niere beschränkt und daß in den Zwischenwänden und Septen der Cysten kein Nierengewebe nachweisbar ist.

Es wurden mehrere Fälle mitgeteilt, bei denen ein gestielter Teil des Cystenkonglomerates wie eine Hernie ins Nierenbecken ragte (GIBSON, FINE, USON-MELOCOW).

Multilokuläre Nierencysten sind relativ selten (POWELL, FRAZIER). Sie kommen in jedem Lebensalter vor. Die Genese ist umstritten. Teils wird eine ähnliche Entstehungsweise wie bei der Solitärcyste angenommen (CAMPBELL), teils aber auch eine geschwulstartige Wucherung (STAEMMLER, BOGGS-KIMMELSTIEL, GIBSON, ATTWOOD).

Das klinische Bild ist gekennzeichnet durch Schmerzen, tastbaren, beweglichen Tumor und manchmal auch durch eine Hämaturie. Im Ausscheidungsurogramm kann die Niere funktionslos sein. Im Füllungsbild ist neben der Verdrängung nicht selten eine Aussparung im Nierenbecken erkennbar, die dem oben beschriebenen hernienartigen Cystenanteil entspricht. Differentialdiagnostisch ist vor allem ein Tumor abzugrenzen. Therapeutisch kommt nur die Nephrektomie in Betracht. Die Prognose ist gut.

**c) Die Hilus- oder parapelvinen Cysten** gehen meist vom Nierenmark, zuweilen auch von der Nierenbeckenwand oder vom lymphatischen Gewebe im Nierenhilus aus (HEUSCH). Es handelt sich dabei um eine typische bis zu hühnereigroße Cyste, die nicht mit dem Nierenbecken in Verbindung steht. Ihre kongenitale Entstehung ist nicht unbestritten. Manche meinen, daß sie erst in späteren Lebensjahren entstanden sind (FINE, JORDAN). Ihr Anteil an den klinischen Fällen beträgt 6% (DUBILIER), am Autopsiematerial 15 unter 1000. Die Cysten sitzen zentral im Nierenhilus und verdrängen Nierenbecken und Kelchhälse, die im Röntgenbild ausgezogen, abgedrängt und plattgedrückt erscheinen. Bei der Operation läßt sich oft der in den Hilus austretende Teil der Cyste neben dem Nierenbecken darstellen. Mit den zentralen Cysten besteht eine gewisse Verwandtschaft (DEUTICKE).

Die Hiluscysten machen sich erst dann bemerkbar, wenn sie das Hohlsystem oder den Gefäßstiel stärker komprimieren. Es kommt dann zu Schmerzen, Harnstauung und deren Folgen, sowie auch zum einseitig renal bedingten Bluthochdruck (Goldblattmechanismus) (OLANESCU, GÖTZEN).

Differentialdiagnostisch sind sie von einem zentralliegenden Tumor durch Tomogramm, Aortogramm oder auch durch gezielte Punktion unter dem Bildverstärker, manchmal aber erst auch nach Punktion der freigelegten Niere abzugrenzen. Therapeutisch genügt meist die Entfernung der Cystenwand.

d) Unter einem **Kelchdivertikel,** zuweilen auch pyelogene Cyste genannt, versteht man eine erbs- bis kirschgroße, einzelne cystische Höhle im Nierenparenchym, die durch einen feinen Kanal mit einem Kelchbecher in Verbindung steht. Für die kongenitale Entstehung spricht die Einmündung von Sammelröhrchen in die Cyste, die Übereinstimmung mit dem Epithel des Nierenbeckens und auch die Tatsache, daß Kelch und Papille, denen eine Cyste angelagert ist, anatomisch nicht verändert sind (GÖTZEN, YOW-BUNTS).

Die Kelchdivertikel finden sich fast immer im oberen Nierenpol, selten im unteren und mittleren Kelchbereich. ABESHOUSE, der über 345 Fälle berichtet, stellt ein Verhältnis von 12:3:2 für die obere zur unteren und mittleren Kelchgruppe fest. Kelchdivertikel kommen in allen Lebensaltern und bei Mann und Frau gleich häufig vor. Klinisch werden sie meist zufällig entdeckt. Da sie aber nach ABESHOUSE in 36% der Fälle Steine enthalten und auch infiziert sein können, kann ein Druckgefühl, eventuell auch eine Kolik zustande kommen. Am besten stellt sich das Kelchdivertikel im Ausscheidungsurogramm dar. KISSELER, MERTEN und THURN, CORRADO und MICELI unterscheiden noch zwischen der pyelogenen Cyste, die sich in der frühen Phase des Ausscheidungsurogrammes füllt und sich als runder, dicht homogener Schatten in der Nierenpyramide darstellt, und dem Kelchdivertikel, das sich erst retrograd füllt und einen weniger homogenen Schatten gibt.

Differentialdiagnostisch muß vor allem an eine tuberkulöse Kaverne gedacht werden. Die Therapie wird sich nach den Beschwerden richten und meist in der Bekämpfung eines Harninfektes bestehen. In manchen komplizierten Fällen kann eine Excision des Kelchdivertikels oder auch eine Polresektion angezeigt sein.

## VI. Angeborene Veränderungen von Nierenbecken und Harnleiter

Das Nierenbecken zeigt in seiner Form und Lage viele noch als normal zu bezeichnende Variationen. Manche dieser Variationen können klinisch bedeutungsvoll werden, wenn damit auch nur geringfügige Abflußbehinderungen verbunden sind. Das gilt vor allem für intrarenal und völlig extrarenal (MALAMENT) gelegene Nierenbecken und -kelche. Die intrarenalen Nierenbecken können auch bei einer eventuell notwendigen Operation technische Schwierigkeiten bereiten. Neben diesen angeborenen Variationsformen kommen eindeutige Anomalien vor.

### 1. Verdoppelung von Nierenbecken und Harnleiter

Sie ist die häufigste Mißbildung des Harnsystems. ZSCHOCH fand bei 34247 Sektionen in Leipzig 381 mal ein- oder beidseitige Doppelbildungen der ableitenden Harnwege, entsprechend einer Häufigkeit von 1,1%. Das weibliche Geschlecht war relativ häufiger (1,42%) als das männliche (0,83%) betroffen. Eine einseitige Fehlbildung lag häufiger links (184 mal) als rechts (146 mal) vor. Zu ähnlichen Werten kamen GOYANNA-GREEN am Sektionsgut der Mayo-Klinik. Am klinischen Krankengut fand DEES bei 1410 Pyelogrammen 2,7% Doppelbildungen. Die beiden Nierenbecken liegen übereinander, ganz selten auch hinter- oder nebeneinander (DEUTICKE). Sie liegen in einem äußerlich meist einheitlich aussehenden Organ, das wir als Doppelniere bezeichnen. Ihre beiden Hohsysteme sind immer, ihre Blutversorgung häufig vollständig getrennt. Ganz selten wurde ein blind endender cystisch erweiterter Ast eines Ureterbifidus beschrieben (HILLENBRANDT,

HEINTZE, BACHER). Die Hohlsysteme bestehen meist aus einem größeren unteren Anteil und aus dem getrennt liegenden oberen Kelch. Wenn die Harnleiter der beiden Nierenbecken sich vereinen, spricht man von Ureter fissus (s. Abb. 8), wenn sie getrennt in der Blase münden, von Ureter duplex. Bei getrennter Mündung liegt das zum oberen Anteil gehörige Ureterostium nach der Weigert-Meyerschen Regel tiefer. Doppelnieren kommen nicht selten auch doppelseitig vor. Eine Verdreifachung des Hohlsystems wurde mehrfach beobachtet (GÖTZEN). Vereinzelt wurden vier (BEGG), fünf (FÜRSTNER) und sechs Harnleiter (CAMPBELL) auf einer Seite festgestellt. Die Doppelbildungen können symptomlos bleiben, jedoch kommt es nicht selten zu einer Abflußbehinderung. Prädilektionsstellen sind die Mündungsstelle des Ureter fissus und das oft ektopisch liegende Ostium des oberen Nierenanteils. Die Folge sind dann Komplikationen wie Harninfektion, Steinbildung, Enuresis (PAYNE).

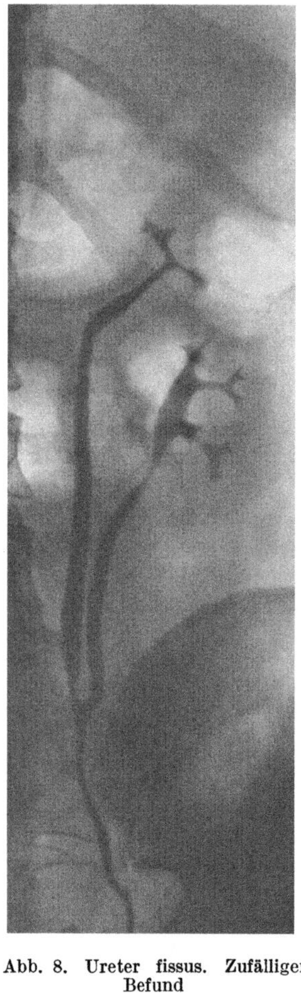

Abb. 8. Ureter fissus. Zufälliger Befund

Wenn der anfällige oft kleine haubenförmige obere Nierenanteil funktionslos ist, kann die Diagnose schwierig sein, denn vom unteren Nierenanteil, der aus dem unteren und mittleren Kelch besteht, kann ein Zweigkelch nach oben gerichtet sein und so eine vollständige Niere vortäuschen. Es muß dann besonders auf die Nierenkontur, die einen größeren oberen Anteil ergibt, und auf die Nierenachse, die nicht mehr nach oben mit der Wirbelsäule konvergiert (DEUTICKE) geachtet werden. Zuweilen gelingt der Nachweis erst durch die Gefäßdarstellung.

Therapeutisch kann bei Zerstörung eines Nierenanteils die Heminephrektomie durchgeführt werden.

## 2. Kongenitale Hydronephrosen

Hydronephrosen sind häufig durch angeborene Hindernisse am Harnleiterabgang oder im Harnleiter hervorgerufen. Das Ausmaß der Hydronephrose wird jedoch erst im späteren Leben durch den Grad der Behinderung und die Zeit der Einwirkung bestimmt. Bei Kindern und Jugendlichen löst die Abflußstörung noch einen Wachstumsreiz auf die gestaute Niere aus, so daß diese an Größe und Gewicht zunimmt (GRAUHAN). Nicht selten sind diese Veränderungen am Harnleiterabgang doppelseitig (EMMET). Es wurde auch ein familiäres Vorkommen in mehreren Generationen beobachtet (JEWELL-BUCHERT).

Wir unterscheiden:

**a) Hoher Harnleiterabgang.** Der Harnleiter verläßt das Nierenbecken nicht wie gewöhnlich an der tiefsten Stelle. Dadurch kommt es zu einem spitzwinkligen Abgang, der sich mit der Vergrößerung des Nierenbeckens mehr und mehr einengt. Wir sehen diese Form vor allen auch bei malrotierten Nieren (z. B. Hufeisenniere).

**b) Eingengung des Harnleiterabganges durch aberrierende oder accessorische Gefäße zum unteren Nierepol.** Diese Gefäße, meist Arterie und Vene, kreuzen den

Harnleiter ventral und engen ihn in seiner Beweglichkeit ein. Dadurch kommt es zur Harnstauung. Unter 78 kindlichen Hydronephrosen fand NIXON diese Veränderung 25mal. Sicher sind diese aberrierenden Gefäße in zahlreichen Fällen für die Entstehung der Hydronephrose entscheidend, doch darf ihre Bedeutung auch nicht überschätzt werden.

**c) Adhäsionen, Falten und Knicke am Harnleiterabgang.** Eine besondere Form dieser Gruppe ist der Korkenzieherureter (HÖSLI). Diese Veränderungen sind als Hemmungsmißbildung anzusehen. Wie OESTLING zeigen konnte, finden sich im 4. und 5. Embryonalmonat Falten und Knicke im oberen Harnleiter, die von Bindegewebszügen umhüllt sind. Sie stellen Wachstumsreserven dar, die sich normalerweise bis zur Geburt oder in den ersten Lebensmonaten ausgleichen. Wenn sie persistieren, entstehen Adhäsionen und Briden und korkenzieherartige Veränderungen, die Hydronephrosen hervorrufen. Es ist dies die häufigste Ursache der angeborenen Hydronephrose. Im Operationsgut von BISCHOFF fanden sich bei 62 von 151 Hydronephrosen solche bindegewebigen Adhäsionen. Nach Lösung dieser Verwachsungen waren 42 Harnleiter normal durchgängig. Trotzdem würde die alleinige Entfernung der Adhäsionen nicht genügen, um auch die Hydronephrose zu beseitigen, denn es besteht in diesen Fällen noch eine Störung in der Peristaltik des Harnleiterabganges, worauf HANLEY und MURNAGHAN hinwiesen.

**d) Kongenitale Harnleiterstrikturen** werden am häufigsten im oberen Harnleiterdrittel beobachtet (EMMET).

**e) Veränderungen am Harnleiterostium in der Harnblase.** Das Ostium kann zu eng sein und eine Ureterocele hervorrufen. Eine Verengung kann auch durch eine ektopische extravesicale Lage bedingt sein, z.B. bei Einmündung in die Samenblase oder ins weibliche Genitale. Die Folge ist ein Hydroureter mit Hydronephrose, wobei der Urin aus dem ektopischen Ostium eine Harninkontinenz (Enuresis diurna) verursachen kann. Ähnliche Veränderungen an der Niere entstehen beim Klaffen des Ostiums, verbunden mit vesico-ureteralem Reflux (HUTCH, WOELK-ARNHOLDT) (s. Abb. 9).

**f) Megaureter.** Unter einem Megaureter versteht man einen chronisch erweiterten meist nicht verlängerten, gerade verlaufenden Harnleiter ohne nachweisbarem Abflußhindernis. Es kann eine primäre kongenitale und eine sekundäre Form unterschieden werden. Beim primären Megaureter nimmt man eine kongenitale Abflußstörung an, die embryonal oder im Neugeborenenorganismus zu einem Wachstumsreiz des Harnleiters geführt hat. Die Ursache der Störung ist noch umstritten. Nach SWENSON liegt das Hindernis im intramuralen und juxtavesicalen Harnleiterabschnitt, der infolge einer mangelhaften oder fehlenden Entwicklung von parasympathischen Ganglienzellen inaktiv bleibt und so die Harnleitererweiterung verursacht. Die Resektion dieses aganglionären Segmentes brachte nach BOEMINGHAUS gute Ergebnisse. Vergleichende histologische Untersuchungen konnten aber auch in der sog. aganglionären Zone in Zahl und Aussehen normale Ganglienzellen nachweisen (STOLPMANN). BISCHOFF und DEUTICKE nehmen jetzt eine embryonale Entwicklungsstörung an, und zwar im Sinne einer Hemmungsmißbildung des Harnleiters, der für den zunehmenden Sekretionsdruck des Harns zu eng bleibt und sich daher oberhalb der Enge erweitert. Die Entstehungsweise erklärt auch, daß sich manchmal ein kongenitaler Megaureter im Kindesalter spontan zurückbildet. DEUTICKE konnte auch durch Verengung des erweiterten Harnleiters einen normalen Abfluß ohne Rezidivtendenz erzielen.

Klinisch kann ein Megaureter, wenn kein Infekt auftritt, symptomlos bleiben. Die oft doppelseitige Erweiterung erstreckt sich in leichteren Fällen nur auf den unteren Harnleiterabschnitt; meist ist aber der ganze Harnleiter betroffen. Die Dilatation des Hohlsystems nimmt beim Megaureter im Gegensatz zur mechanischen Abflußstörung von unten nach oben ab, so daß das Nierenhohlsystem oft nur geringfügig dilatiert und die Niere selbst kaum geschädigt ist. Kommt aber eine Harninfektion mit den damit verbundenen Symptomen hinzu, dann verschlechtert sich die Prognose. Bei hochgradigem Megaureter mit Hydronephrose sollte daher möglichst im jugendlichen Alter noch vor dem Auftreten einer Infektion operiert werden, da dann die besten Ergebnisse zu erwarten sind.

**g) Der retrocavale Harnleiter.** Diese Mißbildung entsteht durch eine fehlerhafte Entwicklung der Vena cava, die sich aus einer von vier im Embryonalstadium

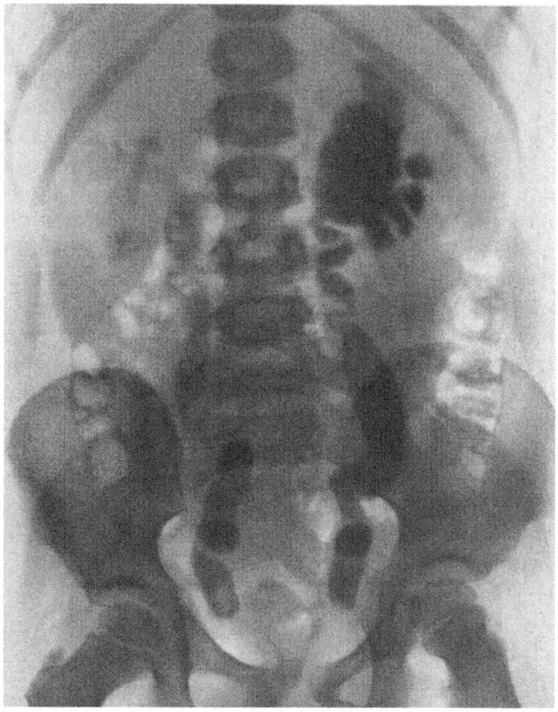

Abb. 9. Refluxcystogramm bei 6jährigem Jungen mit Ostiuminsuffizienz. Beiderseits kräftiger vesico-ureteraler Reflux, wodurch beide Nieren hydronephrotisch verändert sind

vorhandenen Venenstämmen bildet, während die drei anderen Venen obliterieren. Der rechte Harnleiter schlingt sich dorsal um die Vena cava, verläuft nach medial und zieht dann zur Blase. Durch diesen Verlauf kommt es zu Harnstauungen und zur Ausbildung einer chronischen Hydronephrose (MAY). Nach ROWLAND waren jedoch 25% der Fälle ohne Abflußstörung und Infektion. Diese Anomalie ist selten. WABROSCH fand 148 Fälle in der Literatur bis 1963. HRADKOVA und KAFKA stellten 11 Fälle bei Kindern in der Literatur zusammen. BROOKS teilte einen linksseitigen retrocavalen Ureter bei situs inversus totalis mit.

Für die Diagnose ist neben den normalen Röntgenaufnahmen noch eine seitliche Aufnahme von Vorteil, auf der der Harnleiter im oberen Abschnitt bogenförmig nach dorsal bis nahe an die Vorderkante der Wirbelkörper verläuft (VOELKEL).

Bei Harnstauung ist eine Operation indiziert. Es kommt eine Harnleiterdurchtrennung, manchmal besser eine Nierenbeckendurchtrennung in Betracht. Auch die Durchtrennung der Vena cava wurde schon ausgeführt.

# VII. Gefäßanomalien

Variationen im Verlauf der Nierengefäße sind außerordentlich häufig. Sie sind auf Störungen in der embryonalen Entwicklung zurückzuführen. Normalerweise bilden sich bei der Entwicklung zur Nachniere die zahlreichen (bis 20) aus der Aorta entspringenden Arterien der Urniere bis auf die eine bleibende Nierenarterie zurück. Kommt es zu einer Rückbildungshemmung, dann können zwei und mehr Nierenarterien verbleiben.

Nach der Sammelstatistik von MERKLIN und MICHELS lagen bei 11000 Nieren in 28% zwei oder drei, selten auch vier Nierenarterien auf einer Seite vor. HAFFNER fand in 38% mehrere Nierenarterien, und zwar rechts doppelt so häufig wie links. In dem von BUSCH beschriebenen Fall bestanden rechts fünf und links drei getrennte Nierenarterien. Die akzessorischen Arterien entspringen meist aus der Aorta, selten aus der Arteria iliaca oder anderen Arterien. Daneben zeigt auch die Aufteilung der Nierenarterien Variationen (SIGEL). Wenn sie hilusfern erfolgt, kann ein solcher Gefäßzweig aberrierend verlaufen, vor allem zum unteren Pol.

GUGGEMOS berichtete über eine arterielle Verbindung zwischen linker und rechter Niere. Die Arterie zog vom linken unteren Nierenpol zum rechten unteren Nierenpol. Weitere kongenitale Störungen betreffen die Struktur der Nierenarterie.

Die kongenitalen Anomalien des Gefäßverlaufs und der Gefäßstruktur können zu Funktionsstörungen der Niere führen. Nach der Art der Gefäßanomalie unterscheiden wir:

## 1. Polarterien

Sie können aus der Aorta (akzessorisches Gefäß) entspringen. CAMPBELL fand in 6% aller Nieren eine gesonderte untere Nierenpolarterie, und zwar einseitig dreimal öfter als doppelseitig, außerdem häufiger links und häufiger beim weiblichen Geschlecht. Obere Polararterien sind seltener. HAFFNER fand in 20% eine untere und in 16% eine obere Polarterie. Die Nierenvenen zeigen viel seltener Variationen als die Nierenarterien.

**a) Hydronephrosenbildung.** Die untere Polarterie kann den Harnabgang kreuzen und einengen. Dadurch ist die Ausbildung einer Hydronephrose möglich, wobei jedoch meist angenommen wird, daß neben dem Polgefäß auch noch eine Nephroptose mitwirkt (CAMPBELL). Auch der arteriellen Pulsation der Polarterie wurde eine stenosierende Wirkung auf den Harnleiterabgang zugesprochen.

**b) Eine orthostatische Albuminurie** kann dadurch zustande kommen, daß eine Nierenvene durch eine aberrierende Polarterie komprimiert wird. Es kommt dann zur venösen Stauung und damit zur Albuminurie. In gleicher Weise kann eine *orthostatische Hypertonie* entstehen, wenn eine aberrierende Vene eine Nierenarterie komprimiert (NATHAN, HOWARD).

## 2. Kongenitale Stenose der Arteria renalis

Diese seltene Störung beruht auf einer Hypoplasie einer Nierenarterie, eventuell bilateral auf der Basis einer Coarctatio aortae abdominalis (CARSTENSEN und LUTZEYER). Sie verursacht einen Bluthochdruck.

## 3. Aneurysma der Nierenarterie

Dieses wurde nur selten beobachtet, nach NESBITT im Verhältnis 1:8 bis 10000. Nach BAKER und HUCKLEBERRY beträgt die Zahl der festgestellten Nierenarterienaneurysmen nur etwa 1% aller Aneurysmen. EDSMAN fand ein Nierenarterienaneurysma in 0,7% seiner angiographisch untersuchten Fälle. Die Nierenarterienaneurysmen kommen in jedem Alter vor. Bei Patienten unter 25 Jahren ist eine kongenitale Entstehung wahrscheinlich, im späteren Alter entstehen Aneurysmen meist auf arteriosklerotischer Basis. Die kongenitalen Aneurysmen sind meist sackförmig, sie liegen meist extrarenal, nur in etwa 10% intrarenal (CAMPBELL). Klinisch können die Nierenarterienaneurysmen symptomlos bleiben. Die Krankheitserscheinungen bestehen nach CAMPBELL in der Hälfte der Fälle in zum Teil kolikartigen Schmerzen, in einem Drittel der Fälle in Hämaturien, in einem Viertel der Fälle in palpablen Tumoren und einem Fünftel der Fälle in einer Hypertonie (auch MILTON).

Nicht selten rupturieren die Aneurysmen, wobei die extrarenalen durch Schmerz und Anämie, die intrarenalen durch Schmerzen und Hämaturie gekennzeichnet sind. Die Prognose ist schlecht (SCHILDT). Nach CAMPBELL sterben etwa 80% im Schock. Von den 192 Fällen CARRITANOs rupturierten 24. Davon starben 20, vier wurden durch Operation geheilt. Unter den 24 Fällen waren sieben Schwangere.

Die Diagnose kann zuweilen nach der Röntgenleeraufnahme gestellt werden, wenn ringförmige, manchmal auch nur halbmondförmige Schatten im Bereich des Nierengefäßstieles gefunden werden. Doch sind solche Verkalkungen nur in etwa der Hälfte der Fälle nachweisbar. Nach HARROW und IPPOLITO zeigten alle rupturierten Fälle keine Verkalkungen. Meist gelingt der Nachweis mit dem Aortogramm, auf dem ein erbs- bis haselnußgroßer, runder, dichter Gefäßschatten eventuell mit dem beschriebenen Kalkring erkennbar wird (EMMET). Doch ist die Diagnose, wenn das Aneurysma thrombosiert ist, oft auch durch Gefäßdarstellung nicht möglich (SCHULTZE-SEEMANN). Meist wird dann ein Tumor angenommen. Nach CAMPBELL wird nur in einem Fünftel der Fälle die Diagnose gestellt.

Therapeutisch kommt bei Rupturen und größeren Nierenarterienaneurysmen nur die Operation, meist die Nephrektomie in Betracht (IPPOLITO und LEVEEN). Kleinere symptomlose Aneurysmen können konservativ beobachtet werden (POUTASSE). Doch erscheint in Zweifelsfällen wegen der hohen Mortalität bei Rupturen die Operation indiziert. Dies gilt vor allem für jüngere Patienten und Schwangere (CAMPBELL).

### 4. Kongenitales arteriovenöses Aneurysma

Diese angiomartige Fehlbildung macht sich meist erst im 2.—3. Lebensjahrzehnt bemerkbar. Sie wird kirsch- bis faustgroß, verschlechtert die Blutversorgung der Niere und führt infolge der Zunahme der zirkulierenden Blutmenge zu Kreislauf- und Herzstörungen. Daneben bestehen Nierenschmerzen und Hämaturien (SCHULTZE-BERGMANN, SLOMINSKY-LAWS), zuweilen auch eine Hypertonie (GOLD).

Palpatorisch und auskultatorisch wurde meist ein Schwirren und Rauschen über der Niere festgestellt. Das Ausscheidungsurogramm kann unauffällig sein oder eine Verdrängung des Hohlsystems durch das Aneurysma aufweisen. Die Diagnose ist durch das Aortogramm zu sichern, das den raschen Übertritt des Kontrastmittels in die meist stark erweiterte Nierenvene zeigt (CURRIE).

Therapeutisch kommt in diesen Fällen nur die Nephrektomie in Betracht.

### Literatur

**Abeshouse, B.S.:** Ureteral ectopia. J. Urol. (Baltimore) **62** (1949). ~ Urol. cutan. Rev. **47**, 447—465 (1943). — **Abeshouse, B.S.,** and **G.A. Abeshouse:** Sponge kidney. J. Urol. (Baltimore) **84**, 252 (1960). ~ Kelchdivertikel. Urol. int. (Basel) **15**, 329 (1963). — **Achmedow, M.:** Hufeisenniere und Steinleiden. Inaug.-Diss. München 1962. — **Ainsworth, W.L.,** and **S.A.**

**Vest:** The differential diagnosis between renal tumors and cysts. J. Urol. (Baltimore) **66**, 740 (1951). — **Alexander, J.C., K.B. King,** and **C.S. Fromm:** Congenital solitary kidney with crossed ureter. J. Urol. (Baltimore) **64**, 230 (1950). — **Alken, C.F., F. Sommer** u. **F. Kling:** Renovasographie vor Teilresektion der Niere bei Markcystensteinbildung. Z. Urol. **44**, 569 (1951). — **Amesur, N.R.,** and **J.P. Singh:** Crossed renal ectopia. Brit. J. Urol. **35**, 11 (1963). — **Anderson, G.W., G.G. Rice,** and **B.A. Harris:** Beckenniere und Gravidität. Obstet. gynec. Surv. **4**, 737 (1949). — **Ardvino, L.J.:** Crossed renal ektopia without fusion. J. Urol. (Baltimore) **93**, 125—126 (1965). — **Arnholdt, F.:** Vortäuschung einer gekreuzten Nierendystopie. Z. Urol. **50**, 148—151 (1957). — **Ashley, D.J.B.,** and **F.K. Mostofi:** Renal agenesis and dysgenesis. J. Urol. (Baltimore) **83**, 211—230 (1960). — **Attie, J.:** Congenit. absence of penis and agenesie. J. Urol. (Baltimore) **86**, 343 (1961). — **Attwood, H.D.,** and **J. Grieve:** Solitär multiloculär cyst. of the kidney. Brit. J. Urol. **30**, 78—81 (1958). — **Auvray, P.:** Polycystische Degeneration der Nieren. Acta urol. belg. **30**, 478 (1962).

**Bacher, E.:** Ureter bifidus mit blind endendem gegabeltem Ast. Z. Urol. **51**, 326—328 (1958). — **Baker, W.J.,** and **U.J. Huckleberry:** A ruptured intrarenal aneurysm. J. Urol. (Baltimore) **70**, 20—25 (1953). — **Barloon, J.W., W.E. Goodwin** u. **V. Vermooten:** Thoraxniere. J. Urol. (Baltimore) **78**, 356—358 (1957). — **Battke, H.:** Die Kleinbeckenniere. Z. Urol. **56**, 553—558 (1963). — **Bauer, K.M.,** u. **H. Schmidt:** Nierenagenesie und gleichzeitige Schädeldysplasie. Z. Urol. **53**, 701—704 (1960). — **Begg, R.C.:** Sexduplicitas renum. J. Urol. (Baltimore) **70**, 686—693 (1953). — **Bergmann, H.,** and **D.A. Nehme:** Unilateral polycystic renal disease. N.Y. St. J. Med. **64**, 2465 (1964). — **Bibus, B.:** Ein seltener Fall von Nierenmißbildung (Knollenniere). Z. Urol. **47**, 28—34 (1954). — **Bibus, B.,** u. **J. Tham:** Vereiterte Solitärzysten der Niere. Z. Urol. **54**, 257 (1961). — **Bischoff, P.:** Megalureter. Urol. int. (Basel) **11**, 257—286 (1961). — **Boeminghaus, H.:** Megalureter. Z. Urol. **50**, 460—463 (1957). ~ Megalureter. Urol. int. (Basel) **4**, 257—292 (1957). — **Boggs, L.K.,** and **P. Kimmelstiel:** Benigne multilocular cystic nephroma. J. Urol. (Baltimore) **76**, 530—541 (1956). — **Boissonat, P.:** What to call hypoplastic kidney? Arch. Dis. Childh. **37**, 142—148 (1962). — **Boll, G.:** Eine Fehlrdehung der Niere. Z. Urol. **50**, 91 (1957). — **Borell, U.,** and **J. Fernström:** Congenital solitary pelvic kidney. A study of its blood supply by aortography. J. Urol. (Baltimore) **72**, 618—624 (1954). — **Bricker, N.S.,** and **F.J. Patton:** Cystic disease of the kidneys. A study of dynamics and chemical composition of cystic fluid. Amer. J. Med. **18**, 207—219 (1955). ~ Observations on effects of surgical decompression of polycystic kidneys. New Engl. J. Med. **256**, 212—214 (1957). — **Bridge, R.A.C.:** Horseshoe kidneys in identical arvins. Brit. J. Urol. **32**, 32—33 (1960). — **Brinkmann, W.,** u. **E. Bentke:** Harnverhaltung bei Neugeborenen. Z. Urol. **50**, 21—27 (1957). — **Brooks, R.E.:** Retrocavaler Ureter. J. Urol. (Baltimore) 88, 484—487 (1962). — **Brosch, W.:** Gekreuzte Nierendystopie. Z. Urol. **50**, 28—34 (1957). — **Brosig, W., E. Kühnel** u. **R. Nagel:** Zur Behandlung der angeborenen Hydronephrose. Urologe **3**, 297 (1964). — **Bücker, J.,** u. **C.W Fassbender:** Schwammniere. Z. Urol. **55**, 509 (1962). — **Burkland, C.E.:** Clinical considerations in aplasia, hypoplasia and atrophia of the kidney. J. Urol. (Baltimore) **71**, 1—13 (1954). — **Burwell, R.G.,** and **S.G. Kent:** The solitary ektopic pelvic kidney: case report with a review. Brit. J. Urol. **31**, 254—264 (1959). — **Busch, W.:** Die arterielle Gefäßversorgung der Nebennieren. Virchows Arch. path. Anat. **324**, 689—692 (1954).

**Cacci, R.,** u. **V. Ricci:** Markschwammniere. J. Urol. méd. chir. **55**, 497 (1949). — **Campbell, M.F.:** Urology. Philadelphia: W.B. Saunders Co. 1963. — **Carlson, H.E.:** Supernumerary kidney. J. Urol. (Baltimore) **64**, 224 (1950). — **Carlton, C.E.,** and **R. Scott jr.:** Incidence of urological anomalies in association with major non urological anomalies. — **Carstensen, G.,** u. **W. Lutzeyer:** Die Erkrankungen der Art. renalis. Z. Urol. **54**, 435—448 (1961). — **Ceccarelli, F.E.,** and **P.D. Beach:** Multiple urogenital anomalies. J. Urol. (Baltimore) **85**, 31—41 (1961). — **Chovnik, S.D.,** and **D.S. Silvert:** Infected solitary cyst of the kidney. J. Urol. (Baltimore) **83**, 7—9 (1960). — **Chynn, K.Y.,** and **J.A. Evans:** Nephrotomography in the differentiation of renal cyst from neoplasma. J. Urol. (Baltimore) **83**, 21—24 (1960). — **Corrado, F.,** u. **R. Miceli:** Pyelogene Cyste und Kelchdivertikel. Arch. ital. Urol. **36**, 441—485 (1964). — **Craig, R.D.P.:** Unilat. multicystic disease. Brit. J. Urol. **34**, 19—22 (1962). — **Crawford, R.H.:** Polycystic kidney. Surg. Gynec. Obstet. **36**, 185 (1923). — **Cronk, R.V., F.Ch. Gilliet,** and **Ch.E. Hedinger:** Hureisenniere mit Aneurysmen. J. Urol. (Baltimore) **92**, 6—8 (1964). — **Crummy jr., A.B., R.J. Atkinson,** and **J.B. Carnthers jr.:** Congenital renal arteriovenous fistulas. J. Urol. (Baltimore) **93**, 24—26 (1965). — **Currie, J.C.M., M.L. Thomas,** and **J.L. Pinniger:** Congenital intrarenal arteriovenous fistula. Brit. J. Surg. **51**, 40—44 (1964).

**Dalgaard, O.Z.:** Bilateral polycystic disease of the K. Acta med. scand. **158**, Suppl. 328 (1957). — **Dammermann, H.J.:** Die Beurteilung der Veränderungen im pyelorenalen Grenzgebiet. Verh. Ber. Urologentagg 1948. — **Daroczi, J.:** Thoraxniere. Z. Urol. **49**, 664—665 (1956). — **Deck, M.D.F.:** Medullary sponge. Kidney with anbular acidosis. J. Urol. (Baltimore) **94**, 330—335 (1965). — **Dees, J.E.:** Prognosis of the solitary kidney. J. Urol. (Baltimore) **83**, 550—552 (1960. — **Deuticke, P.:** Überektope Harnleitermündungen. Z. Urol. **46**,

533—539 (1953). ~ Megaureter. Z. Urol. **55**, 241—245 (1962). ~ Die Röntgenuntersuchung der Niere und des Harnleiters. Gräfelfing: Dr. E. Banaschewski 1965. — **DeWeerd, J.H.**, and **H.B. Simon:** Simple renal cystes in children. J. Urol. (Baltimore) **75**, 912—921 (1956). — **Doroshow, L.W.**, and **B.S. Abeshouse:** Congenital unilateral solitary kidney: Report of 37 cases and a review of the literature. Urol. Surv. **11**, 219—229 (1961). — **Dubilier jr., W.**, and **J.A. Evans:** Peripelvic cystes of kidney. Radiology **71**, 404 (1958). — **Duxbury, J.H.:** Bilateral agenesis of kidney. Canad. med. Ass. J. **78**, 123—125 (1959).

**Edsman, G.:** Angionephrography and suprarenal angiography. Acta radiol. (Stockh.) Suppl. **155** (1957). — **Ehrat** (Handbuch der allgemeinen Pathologie v. Büchner, Bd. VI/1, S. 65). — **Ekström, T.:** Renal hypoplasia. Acta chir. scand., Suppl. Nr 203 (1955). — **Ekström, T., B. Engefeldt, L. Lagergren,** and **L. Lindvall:** Medullary sponge kidney. Stockholm: Almquist & Wiksell 1959. — **Emmrich, P.:** Dysplasia renofacialis. Z. Urol. **57**, 175—178 (1964). — **Evans, J.A.:** Medullary sponge kidney. Amer. J. roentgenol. **86**, 119—128 (1961).

**Fairley, K.F.,** and **P.W. Leighton:** Familial visnal defects associated with polycystic kidney and medullary sponge kidney. Brit. med. J. **1963 I**, 1060—1063. — **Falor, W.H.,** u. **R.A. Rufflo:** Hufeisenniere mit Aneurysmen. J. Urol. (Baltimore) **91**, 131—134 (1964). — **Fenna, L.R.:** Cystic disease of the renal pyramids. Brit. J. Urol. **33**, 34—37 (1961). — **Fiedler, H.H.:** Hypernephrom und Solitärcyste. Z. Urol. **56**, 207—210 (1963). — **Fine, M.G.:** Intrapelvic presentation of renal cysts. J. Urol. (Baltimore) **91**, 325 (1964). — **Forst, H.:** Der aortographische Nachweis der einseitigen Nierenaplasie. Z. Urol. **50**, 366 (1957). — **Franciskovic, V.,** u. **K. Martincic:** Thoraxniere. Brit. J. Urol. **31**, 156—158 (1959). — **Frazier, T.H.:** Multilocular cysts of the kidney. J. Urol (Baltimore) **65**, 351 (1951). — **Frick, J.:** Partielle Cystenniere. Chirurg **35**, 1—39 (1964). — **Frick, J.,** u. **H. Marburger:** Nierenaplasie. Urol. int. (Basel) **12**, 49 (1961). — **Frumkin, J.,** and **R. Marz:** Bilat. renal agenesis. J. Urol. (Baltimore) **71**, 268—273 (1954). — **Fürstner:** Ureter duplex. Virchows Arch. path. Anat. **59**, 401 (1874). — **Funfack, M.:** Beitrag zur Kenntnis cystischer Hemmungsmißbildungen aus frühembryonalen Nierenanlagen. Z. Urol. **49**, 262 (1956). — **Furnary, S.:** Hypertonie bei Solitärcyste der Niere. Quad. Urol. **14**, 32—37 (1964).

**Gibson, Th.E.:** Multilocular cyst of the K. J. Urol. (Baltimore) **87**, 297—302 (1962). — **Göpel, H.:** Cystische Verbildungen im Bereich der Niere. Bruns Beiträge klin. Chir. **202**, 230 (1961). — **Götzen, F. J.:** Vortäuschung einer gekreuzten Nierendystopie. Z. Urol. **50**, 151—155 (1957). ~ Beitrag zur Harnleitermultiplizität. Z. Urol. **50**, 523 (1957). ~ Nierengeschwulst oder solitäre Nierenzyste. Z. Urol. **51**, 169 (1958). ~ Parapelvische Nierenzysten. Z. Urol. **53**, 371—376 (1960). ~ Polycystische Degeneration und Nierenkarzinom. Z. Urol. **55**, 27—30 (1962). ~ Kelchdivertikel. Z. Urol. **55**, 543 (1962). — **Gold, D., E.M. Latts,** and **H.M. Wexlir:** Congenital arteriovenous fistula of kidney. Arch. intern. Med. **115**, 208—213 (1965). — **Goldstein, A.E.,** and **R.B. Goldstein:** Polycysticrenal disease. J. Urol. (Baltimore) **84**, 268—272 (1960). — **Goyanna, R.,** u. **L.F. Greene:** Doppelbild. J. Urol. (Baltimore) **54**, 1 (1945). — **Grabstalt, H.:** Catheterization of renal cyst for diagnostic and therapeutic purposes. J. Urol. (Baltimore) **71**, 28 (1954). — **Grauhan, M.:** Hydronephro. Langenbecks Arch. klin. Chir. **180** (Kongr.-Bd.), 517 (1934). — **Griscom, N.Th.:** Unilateral small kidney. J. Amer. med. Ass. **186**, 1085—1087 (1963). — **Günther, G.W.:** Die Markcysten der Niere. Z. Urol. **43**, 29 (1950). — **Gütter, W.,** u. **W. Hermanek:** Maligner Tumor der Nierengegend unter dem Bilde der Knollenniere. Urol. int. (Basel) **4**, 164 (1957). — **Gusgemos, E., J. Nystrom, S.J. Peppy, Ch. Sinatra,** and **H. Brody:** A rare case of an arterial connection between the left and right kidneys. Ann. Surg. **156**, 940—943 (1963). — **Gutierrez, R.:** Surgical aspects of renal agenesis. Arch. Surg. **27**, 686 (1933).

**Haffner, E.:** Die arterielle Gefäßversorgung der Niere. Urol. int. (Basel) **7**, 328—339 (1958). — **Hanke, H.,** u. **H. Weicker:** Thalidomid-Embryopathie: Die Nierenfehlbildungen. Dtsch. med. Wschr. **90**, 2200—2204 (1965). — **Hanley, H.G.:** The pelvic-ureteric function. Brit. J. Urol. **31**, 377 (1959). — **Harrow, B.R.,** and **J.A. Sloane:** Aneurysma of renal artery. J. Urol. (Baltimore) **81**, 35 (1959). ~ The dromedary or humped left kidney. Amer. J. Roentgenol. 88, 144—152 (1962). — **Heintze, W.:** Große zystische Erweiterung eines blind endenden Ureter accessorius. Z. Urol. **55**, 63—67 (1962). — **Hennig, O.:** Überbleibsel von Urnierenanlagen. Z. Urol. **47**, 493—508 (1954). — **Henthorne, J.C.** Peripelvic lymphatic cysts of the kidney. Amer. J. clin. Path. 8, 28 (1938). — **Herczeg, T.,** and **J. Deak:** Metanephrogenic cystic remnant of crossed dystopic kidney. J. Urol. (Baltimore) **76**, 488—498 (1956). — **Heusch, K.:** Über solitäre Zysten des Nierenbeckens. Z. Urol. **57**, 401 (1964). — **Higgins, C. C.:** Hypertension in polycystic disease. Arch. Surg. **65**, 318 (1952). — **Hillenbrand, H. J.:** Ureter bifidus mit blindem Ast. Z. Urol. **48**, 488 (1955). — **Hinkel, C. L.,** and**L.C. Santini:** Polycystic disease of the kidneys in infants. Amer. J. Roentgenol. **76**, 153 (1956). — **Hösli, P. O.:** Anomalien der Harnwege im Kindesalter. Basel: S. Karger 1960. — **Hogarth, W.P.:** Renal aplasia with pain. Brit. J. Urol. **30**, 319—320 (1958). — **Hooper, J.W.:** Cystic disease of the kidneys in infants. J. Urol. (Baltimore) **79**, 917—924 (1958). — **Howard, I.E.,** and **T.B. Connor:** Hypertension produced by unilateral renal disease. Arch. intern. Med. **109**, 8 (1962).— **Hradcova,**

L., u. V. **Kafka:** Retrocavaler Ureter bei Kind. Urol. int. (Basel) **16**, 103—116 (1963). — **Hutch, J.A.:** Refluxpyelonephritis. J. Urol. (Baltimore) **88**, 354—362 (1962).

**Ippolito, J.J.,** and **K.H. Leveen:** Treatment of renal artery aneurysms. J. Urol. (Baltimore) **83**, 10—16 (1960).

**Jewell, J.H.,** and **W.J. Buchert:** Unilateral hereditary hydronephrosis. F. Urol. (Baltimore) **88**, 129—136 (1962). — **Johnson, W.F.:** Carcinoma in a polycystic kidney. J. Urol. (Baltimore) **69**, 10 (1953). — **Jordan jr., W.P.:** Peripelvic cysts of the kidney. J. Urol. (Baltimore) **87**, 97 (1962).

**Kay, M.N.,** and **W.S. Klutz:** Crossed renal ektopia without fusion. Amer. J. Dis. Child. **99**, 86 (1960). — **Kempf, F.K.:** Persistenz der Vorniere oder des nephrogenen Zwischenblastoms? Z. Urol. **45**, 36—44 (1952). — **Keusenhoff, W.:** Gekreuzte Nierendystopie. Z. Urol. **49**, 114—116 (1956). — **Kisseler, B., M. Merten** u. **P. Thurn:** Zur röntgenologischen Diagnose und Differentialdiagnose des Kelchdivertikels der Niere. Fortschr. Röntgenstr. **96**, 222 (1962). — **Klosterhalfen, H.:** Über persistierende embryonale Nierenanlagen. Z. Urol. **51**, 415—422 (1958). — **Köhler, H.,** u. **W. Weiner:** Differentialdiagnose Cystenniere—Hypernephrom. Z. Urol. **53**, 711—715 (1960). — **Kollwitz, A.A.:** Thoraxniere. Z. Urol. **53**, 645—648 (1960). ~ Markcysten der Niere. Z. Urol. **54**, 677—682 (1961). — **Kroh, K.:** Beitrag zum Krankheitsbild des angeborenen Bauchmuskeldefektes und der mit ihm verbundenen Anomalien im Bereich des Urogenital- und Darmtraktes. Urologe **4**, 191—196 (1965).

**Lenarduzzi, G.:** Markschwammniere. Radiol. med. (Torino) **26**, 346 (1939). — **Levin, H.:** Bilateral renal agenesia. J. Urol. (Baltimore) **67**, 86 (1952). — **Levine, S.R., J.L. Emmett,** and **L.B. Woolner:** Cyst and tumor occuring in the same kidney. J. Urol. (Baltimore) **91**, 8 (1964). — **Liebegott, G.:** Über das familiäre Vorkommen angeborener Cystennieren. Beitr. path. Anat. **101**, 606 (1938). — **Lindvall, N.:** Roentgenologic diagnostic of medullary sponge kidney. Acta radiol. (Stockh.) **51**, 193 (1959). — **Loebenstein, H.:** Retrokaväre Hufeisenniere. Z. Urol. **52**, 59—60 (1959). — **Lowman, R.M., R.L. Cooperman,** and **H.R. Hartmann:** Roentgen aspects of fetal lobulation J. Urol. (Baltimore) **93**, 649—654 (1965). — **Lowsley, O.S.:** Malignant cyst of the kidney. J. Urol. (Baltimore) **74**, 586—590 (1955).

**Magri, J.:** Solitary crossed ektopic kidney. Brit. J. Urol. **33**, 152 (1961). — **Malament, M., B. Schwartz,** and **G.R. Nagamatsu:** Extrarenal calyces. Amer. J. Roentgenol. **86**, 823—829 (1961). — **Maluf, U.S.R., R.V. Ford,** and **C.S. Spurr:** Physiology of the human solitary kidney. J. Urol. (Baltimore) **78**, 117—131 (1957). — **Marcel, J.E.:** Einseitige polycystische Nierendegeneration. Sem. Hôp. Paris **27**, 1351 (1953). — **Marton, K.:** Fehldiagnosen verursachende Nierenanomalien. Z. Urol. **51**, 218 (1958). — **Matouschek, E.,** u. **Chr. Wulle:** Über die Markschwammnieren. Urol. int. (Basel) **14**, 239—249 (1962). — **May, F.:** Verstopfungsniere bei dorsalem Ureterverlauf. Z. Urol. **32**, 316—320 (1938). ~ Bemerkungen zur Funktion der polycystischen Niere. Acta urol. belg. **23**, 324—326 (1955). ~ Klinik der Nierenmißbildungen vom Standpunkt des Urologen. Verh. dtsch. Ges. inn. Med. **64**, 381—397 (1958). — **McNamara, J.J.:** Pyelonephritis in polycystic disease of the kidney. Amer. J. Surg. **109**, 178—181 1965). — **McQuiggan, M.C.,** and **J.C. Cerny:** Wilms tumor in a horseshoe kidney. J. Urol. Baltimore) **93**, 445—448 (1965). — **Menville, J.G.:** Hufeisenniere mit Doppelniere. J. Urol. (Baltimore) **73**, 25—28 (1955). — **Merklin, R.J.,** and **U.A. Michels:** The variant renal and suprarenal blood supply. J. int. Coll. Surg. **29**, 41—76 (1958). — **Messerschmidt, O.:** Über Cystome des nephrogenen Gewebes. Z. Urol. **47**, 647—655. (1954). — **Meyer, Ph., J.P. Benhamon** et **R. Fauvert:** Klassifizierung der Nierenzyste hinsichtlich Lebercysten. J. Urol. méd. chir. **69**, 617—622 (1963). — **Milam, J.H., J.H. Magee,** and **R.C. Bunts:** Evaluation of surgical decompression of polycystic kidneys by differential renal clearances. J. Urol. (Baltimore) **90**, 144 (1963). — **Miller, F.:** Sponge kidney. J. Urol. (Baltimore) **87**, 770—773 (1962). — **Milton, S.H.:** Aneurysm of the renal artery and hypertension. Lancet **1962 II**, 1024—1026. — **Moore, Th.:** Unilateral cystic kidneys. Brit. J. Urol. **29**, 3—14 (1957). — **Muir, C.S.:** Bilateral renal aplasia. Brit. J. Urol. **32**, 39—43 (1960). — **Murnaghan, G.F.** Experimental investigation of the dynamics of the normal and dilated ureter. Brit. J. Urol. **29**, 403—409 (1957). ~ Congenital hydronephrosis. Brit. J. Urol. **30**, 321—329 (1958). — **Murphy, W.K., A.J. Palubinskas,** and **D.R. Smith:** Sponge kidney.. J Urol. (Baltimore) 85, 866—874 (1961).

**Nathan, H.:** Observations on aberrant renal arteries. Circulation **18**, 1131 (1958). — **Nation, E.F.:** Renal aplasia. J. Urol. (Baltimore) **51**, 579 (1944). — **Nellios, F.,** and **R.A. Garret:** Congenital unilateral multicystic disease of the kidney. Amer. J. clin. Path. **35**, 244—254 (1961). — **Nesbit, R.M.,** and **W.B. Crenshaw:** Aneurysm of the renal artery. J. Urol. (Baltimore) **75**, 380—383 (1956). — **Neuhaus, W.:** Multiple Cysten der Tubuli recti. Fortschr. Röntgenstr. **78**, 108 (1956).

**Ockerblad, U.F.,** and **H.E. Carlson:** Solitary pelvic kidney and pregnancy. Brit. J. Urol. **12**, 43 (1940). — **Oddo, V.J.:** Simple cysts of renal pelvis. J. Urol. (Baltimore) **59**, 159 (1948). **Oehlecker, F.:** Beitrag zur Kenntnis der Urniere und der Anlage der Nachniere. Chirurg **22** (1951). — **Olanesen, G., M. Streja** et **St. Stoianovici:** Les kystes parapyéliques. Urol. int.

(Basel) 8, 228—233 (1959). — **Osathanondh, V.**, and **E.L. Potter:** Pathogenesis of polycystic kidneys. Arch. Path. 77, 466—473 (1964).

**Pathak, I.G.**, and **D.J. Williams:** Multicystic and cystic dysplastic kidneys. Brit. J. Urol. **36**, 318 (1964). — **Patton, J.F.**, and **U.S. Bricker:** Renal function studies in polycystic disease of the kidney. J. Urol. (Baltimore) **72**, 285—292 (1954). — **Payne, R.A.:** Clinical significance of reduplicated kidney. Brit. J. Urol. **31**, 141—149 (1959). — **Pennisi, S.A.**, and **C.A. Bunts:** Sponge kidney. J. Urol. (Baltimore) 84, 246—251 (1960). — **Pescione, F.:** Thoraxniere. Urol. int. (Basel) **4**, 142—163 (1957). — **Phokitis, P.:** The supernumerary kidney. Urol. int. (Basel) **17**, 265—293 (1964). — **Piasecki, Z.**, u. **L. Ciosowa:** Bilaterale gekreuzte Dystopie. Urologia **29**, 685 (1962). — **Polikowski, B.:** Thorakale Nierendystopie. Z. Urol. **57**, 373 (1964). — **Porge, J.F.:** Kindliche congenitale Nierenmißbildungen. Présse med. **61**, 629 (1953). — **Potter, E.L.:** Pathology of the fetus and the newborn. Chicago: Year Book Publ. 1952. ~ Bilateral absence of ureters and kidneys. A report of 50 cases. Obstet. and Gynec. **25**, 3—12 (1965). — **Potter, E.L.**, and **V. Osathanondh:** Medullary sponge kidney. J. Pediat. **62**, 901—907 (1963). — **Poutasse, E.F.:** Renal artery aneurysm. J. Urol. (Baltimore) **77**, 697—708 (1957). — **Powell, T.**, **R. Shackman**, and **D. Johnson:** Multiocular cysts of the kidney. Brit. J. Urol. **23**, 142—152 (1951). — **Prather, G.C.:** Differential diagnosis between renal tumor and renal cyst. J. Urol. (Baltimore) **64**, 193 (1950). — **Purpon, J.:** Crossed renal ektopy with solitary kidney. J. Urol. (Baltimore) **90**, 13 (1963). — **Pyrak, L.N.**, and **A. Hodgkinson:** Nephrocalcinosis. Brit. J. Urol. **32**, 361—373 (1960).

**Radmann, H.M.**, and **A.E. Goldstein:** Theoretical consideration of renal dysgenesis. J. Urol. (Baltimore) 88, 597—598 (1962). — **Rall, J.E.**, and **H.M. Odel:** Congenital polycy tic disease of the kidney. Amer. J. med. Sci. **218**, 399 (1949). — **Rehm, R.A.**, **W.N. Taylor**, and **J.N. Taylor:** Renal cyst associated with carcinoma. J. Urol. (Baltimore) **86**, 307—309 (1961). — **Reilly, B.J.**, and **E.B.D. Neuhauser:** Renal tubular ectasia in cystic disease of the kidneys. Amer. J. Roentgenol. **84**, 546—554 (1960). — **Robbins, J.J.**, and **R.J. Lich:** Thoracic kidney. J. Urol. (Baltimore) **72**, 133—134 (1954). — **Ronchitella:** Zit. nach Murphy. — **Rowland jr., H.S.**, **C.R. Bunts**, and **J. Iwano:** Operative correction of retrocaval ureter. J. Urol. (Baltimore) **83**, 820—833 (1960. — **Ruderman, R. L.**, and **J.M. Mayer:** Unilateral renal ageneisis with unicornuate uterus. Canad. med. Ass. J. **87**, 235—238 (1962).

**Saint-Yves, J.F.M.:** Solitary kidney. Brit. J. Urol. **36**, 347—353 (1964). — **Schildt, P.J.:** Rupture of aneurysma of renal artery. J. Urol. (Baltimore) **82**, 206—207 (1959). — **Schiller, W.R.**, and **O.B. Wiswell:** A fused pelvic kidney. J. Urol. (Baltimore) **78**, 9—16 (1957). — **Schindler, E.:** Seltene Nierenfehlbildungen. Z. Urol. **45**, 709—718 (1952). — **Schultze-Seemann, F.:** Zur Diagnostik des rupturierten Aneurysmas der Niere. Z. Urol. **51**, 54—56 (1958). — **Schulze-Bergmann, G.:** Über das arteriovenöse Aneurysma der Niere. Z. Urol. **47**, 661 (1954). — **Schwartz, J.:** An unusuals unilateral multicystic kidney in an infant. J. Urol. (Baltimore) **35**, 259—263 (1936). — **Sigel, A.:** Chirurgische Gefäßanatomie der Niere. Progr. Surg. **3**, 131—207 (1963). — **Simon, H.B.**, and **G.J. Thompson:** Polycystic degeneration. J. Amer med. Ass. **159**, 657 (1955). — **Slominski-Laws, M.D.**, **J. Kiefer**, and **C.W. Vermenten:** Arteriovenous aneusysm of the kidney. J. Urol. (Baltimore) **75**, 586—591 (1965). — **Smoler, H.:** Über einen Fall von Karzinom in einer überzähligen Niere. Z. Urol. **40**, 39—44 (1947). — **Sokolski, E.J.:** Pregnancy complicated by solitary pelvic kidney. Obstet. and Gynec. **16**, 365—367 (1960). — **Spence, H.M.:** Congenital unilateral multicystic kidney. J. Urol. (Baltimore) **74**, 693 (1955). — **Spence, H.M.**, **S.B. Sidney**, and **W.W. Elgin:** Cystic dysorders of the kidney. Classification, diagnosis treatment. J. Amer. med. Ass. **163**, 1466—1472 (1957). — **Staubitz, W.J.**, **Th.C. Jewett jr.**, and **R.J. Pletman:** Renal cystic disease in child hood. J. Urol. (Baltimore) **90** (1963). — **Stefan, H.:** Eine klinisch diagnostizierte überzählige Niere. Z. Urol. **49**, 343—349 (1956). — **Stevens, A.R.:** Pelvic single kidneys. J. Urol. (Baltimore) **37**, 610 (1937). — **Steyn, J.**, and **J.N. Logic:** Medullary sponge kidney. Brit. J. Urol. **36**, 482—486 (1964). — **Stolpmann, H.J.:** Megaureter. Z. Urol. **54**, 325—331 (1961). — **Strauss, M.B.:** Clinical and pathologic aspects of cystic disease of renal medulla. Ann. intern. Med. **57**, 373—381 (1962). — **Strohmenger:** Tagg der Nordrhein-Westf. Ges. für Urologie in Essen 1965.

**Tabrisky, J.**, and **J. Bhisitkul:** Solitary crossed ektopic kidney with vaginal aplasia. J. Urol. (Baltimore) **94**, 33—35 (1965). — **Tedeschi, G.G.**, and **W.H. Holthan:** Renal ossification in aplastic kidney. J. Urol. (Baltimore) **68**, 50 (1952). — **Temelkoff, S.:** Seltene Nierenanomalie — vier voneinander vollkommen unabhängige Nieren. Z. Urol. **50**, 18—20 (1957). — **Thompson Rowling, J.:** Cystic disease of the renal pyramids. Brit. J. Urol. **33**, 38—40 (1961). — **Tomoff, W.:** Hypernephrom bei polycystischer Degeneration. Z. Urol. **31**, 67—68 (1937). — **Toole, H.**, **P. Chrysospathis** u. **D. Papadimitriou:** Thoraxniere. Z. Urol. **54**, 1—8 (1961).

**Ultzmann, H.:** Über einen seltenen Nierentumor (Urnierenblastom). Z. Urol. **44**, 202—207 (1951). — **Uson, A.C.**, and **M.M. Melicow:** Multilocular cysts of kidney. J. Urol. (Baltimore) **89**, 341—348 (1963).

**Vespignani, L.:** Zit .nach F. Miller. — **Victor, J.**, and **C.T. Su:** Horseshoe kidney associated with tumor. J. Urol. (Baltimore) **93**, 669—672 (1965). — **Vincent, R.W.**, **R.F. Ryan**, and

**Ch. G. Longenecker:** Malformation of ear associated with urogenital anomalies. Plast. reconstructr. Surg. **28**, 214—220 (1961). — **Vitoon Osathanondh,** and **E.L. Potter:** Pathogenesis of polycystic kidneys. Arch. P●th. **77**, 459—512 (1964). — **Voelkel, H.H.:** Retrocavaler Verlauf des rechten Ureters. Z. Urol. **56**, 49—60 (1963).

**Wabrosch, G.:** Retrocavaler Ureter. Z. Urol. **57**, 11—21 (1964). — **Walsh, A.:** Solitary cyst of the kidney. Brit. J. Urol. **23**, 37 (1951). — **Ward McQuaid, N.:** Bilateral uric acid stones in polycystic kidneys. J. Urol. (Baltimore) **88**, 137—140 (1962). — **Weidner, O.:** Die polycystische Degeneration der Nieren, ihre klinischen Symptome und ihre Bedeutung als Erbkrankheit. Z. Urol. **32**, 339 (1938). — **Whalen, R.E.,** and **H.D. McIntosh:** The spectrum of hereditary renal disease. Amer. J. Med. **33**, 282—295 (1962). — **Wildbolz, E.:** Lehrbuch der Urologie, Berlin-Göttingen-Heidelberg: Springer 1959. — **Williams, D. J.:** Handbuch der Urologie, Bd. XV. Berlin-Göttingen-Heidelberg: Springer 1958. — **Williams, J.J., R.B. Carson,** and **W.D. Wells:** Renal aplasia. J. Urol. (Baltimore) **79**, 6—11 (1958). — **Willox, S.W.:** Intestinal obstruction caused by polycystic disease of the kidneys. Brit. J. Urol. **34**, 267—269 (1962). — **Willson-Pepper, J.K.,** and **D.A. Slade:** Calcification in a polycystic kidney. Brit. J. Urol. **27**, 172—176 (1955). — **Woelk, E.,** u. **F. Arnholdt:** Chronische Harninfektion und vesico-ureteraler Reflux. Dtsch. med. Wschr. **89**, 1251—1254 (1964).

**Yates-Bell, J. G.:** Hypertension in polycistic disease. Brit. J. Urol. **29**, 371—373 (1957) und Lancet **1957 I**, 126—128. — **Yow, R.M.,** and **C. Bunts:** Calyceal diverticulum. J. Urol. (Baltimore) **73**, 663—670 (1955).

**Zaidi, Z.H.,** and **J.S. Campell:** Simple renal cysts in infancy. Brit. J. Urol. **33**, 149—151 (1961). — **Zchoch, H.:** Die Häufigkeit und Lokalisation von Doppelbildungen im Bereich der Harnwege. Z. Urol. **55**, 655—656 (1962). — **Zimmer, G.:** Senkniere. Z. Urol. **47**, 774 (1954).

# Nierentumoren

Von

**E. Schmiedt**

Mit 10 Abbildungen

Bei der Vielfalt der gutartigen wie bösartigen Nierentumoren ist es nicht ganz einfach, einen Überblick zu gewinnen. Deshalb soll das nachstehende Schema von H. U. Zollinger die nötige Orientierung vermitteln.

**1. Mesenchymale Nierentumoren**

*A. Benigne, mesenchymale Tumoren*

a) Fibrome, Leiomyome, Chondrome, Hämangiome, Lymphangiome, Schwannome, Ganglioneurome

b) Benigne mesenchymale Mischtumoren (Paraarterielle Rinden — Markgrenzenhamartome)

*B. Maligne, mesenchymale Tumoren*

Sarkome

**2. Epitheliale Tumoren**

*A. Benigne*

a) Adenome

b) Benigner Grawitz-Tumor

c) Echtes Hypernephrom der Niere (Nebennierenrindentumor)

*B. Maligne*

a) Adenocarcinom

b) Hypernephroides Nierencarcinom

c) Echte maligne Hypernephrome

**3. Embryonale Mischtumoren**

a) Benigne Dermoidcyste

b) Birch-Hirschfeld-Wilms-Tumor

c) Mesonephrogene embryonale Tumoren

**4. Nierenmetastasen**

Diese Einteilung beruht auf pathologisch-anatomischen Erkenntnissen. Für den Kliniker genügt im allgemeinen, sofern man von Nierenmetastasen anderer Geschwülste absieht, die Unterscheidung der

1. gutartigen Nierentumoren von den
2. Nierencarcinomen,
3. den embryonalen Adenosarkomen (sog. Wilms-Tumor),
4. den Nierensarkomen, und
5. den in klinischer Hinsicht ebenfalls zu den Nierengeschwülsten zu zählenden Nierenbeckentumoren.

## 1. Gutartige Nierentumoren

Klinisch gutartige Nierentumoren sind sehr selten. Bei der Autopsie jedoch werden häufig kleine Lipome, Fibrome (Markkegelfibrome bei Frauen in 6,7% bei Männern in 10,2% der Fälle) und Rinden-Adenome gefunden, deren Zellen Ähnlichkeit mit denen der Nierentubuli haben. Es spricht vieles dafür, daß die Carcinome des Nierenparenchyms aus solchen Adenomen hervorgehen.

Außer den bereits genannten benignen Tumoren des Nierenparenchyms handelt es sich vor allem um Hämangiome (in 17,5% der Fälle doppelseitig), Leiomyome, Chondrome, Angiomyolipome, Lymphangiome und Neurofibrome. Die meisten dieser Tumoren sind klein und besitzen Durchmesser von wenigen Millimetern bis zu 1 oder 2 cm. Bindegewebs-Mischtumoren (Hamartoblastome), wozu auch das sog. Liposarkom der Niere zählt, kommen in 60—89% der Fälle zusammen mit der tuberösen Hirnsklerose vor. Größere benigne Nierentumoren rufen die gleichen Symptome wie die bösartigen Nierengeschwülste hervor (s. unten). Urographisch wie auch angiographisch ist es nicht sicher möglich, die gutartigen Tumoren von den bösartigen zu unterscheiden. Therapeutisch bleibt daher meist nichts anderes übrig, als die betreffende Niere freizulegen und zu entfernen.

## 2. Adenocarcinom der Niere

(Grawitz-Tumor, Hypernephrom, Nierencarcinom)

Da man wegen des Fehlens absolut verläßlicher diagnostischer Methoden ohnehin gezwungen ist, alle gutartigen Nierentumoren operativ zu explorieren, erübrigt sich in der Klinik die vom Pathologen getroffene Unterscheidung zwischen benignem Grawitz-Tumor, dem Adenocarcinom der Niere und dem hypernephroiden Nierencarcinom. Vielmehr faßt man alle diese Bezeichnungen einfach als Nierencarcinome zusammen, zumal auch der Malignitätsgrad des sog. benignen Grawitz-Tumors noch nicht endgültig geklärt ist.

80—85% aller Nierentumoren sind Nierencarcinome, wobei Männer etwa doppelt so häufig wie Frauen betroffen sind. Die malignen Nierengeschwülste machen 1,7% aller bösartigen Tumoren bei Männern und 1% bei Frauen aus. Der Altersgipfel liegt zwischen dem 45. und dem 75. Lebensjahr.

### Ätiologie

Über den Ursprung der Nierencarcinome bestehen beträchtliche Meinungsverschiedenheiten. Grawitz (1883) glaubte, daß sie aus intrarenalen Nebennierenresten entstehen, weshalb der Ausdruck „Hypernephrom“ geprägt wurde. Stoerck (1908) begründete die heute vorherrschende Ansicht, daß diese Geschwülste aus den Zellen der Nierentubuli oder aus benignen Adenomen entstehen. Die meisten Geschwülste der Nebennierenrinde sind zudem hormonaktiv, was bei Nierencarcinomen nicht der Fall ist. Apitz (1944) vertrat die Meinung, daß es sich beim hypernephroiden Nierencarcinom um dysontogenetische Tumoren des Mesothel handelt, und trennt die maligne entarteten Nierenadenome vom hypernephroiden Carcinom ab.

Ätiologisch scheinen ferner gewisse Steroide eine Rolle zu spielen, nachdem in den Tubuli bei Nierenadenomen Cholesterolester nachgewiesen wurden. Auch die Tatsache, daß sich durch Oestrogene beim männlichen Goldhamster potentiell maligne Nierentumoren erzeugen lassen, scheint für eine Mitwirkung von Hormonen bei der Tumorentstehung zu sprechen.

Die Schwangerschaft übt wahrscheinlich keinen anregenden Einfluß auf das Tumorwachstum aus.

Röntgenbestrahlung wirkt hochgradig carcinogen auf Rattennieren, so daß auch diese möglicherweise ätiologisch für die Geschwulstentstehung in Frage kommt.

## Pathogenese und Pathologie

Nierencarcinome entstehen gewöhnlich in einem der Nierenpole und zwar etwa gleich häufig in dem oberen und unteren. Wenn sich das Neoplasma ausdehnt, komprimiert es das benachbarte Nierengewebe und verdrängt Kelche, Blut-

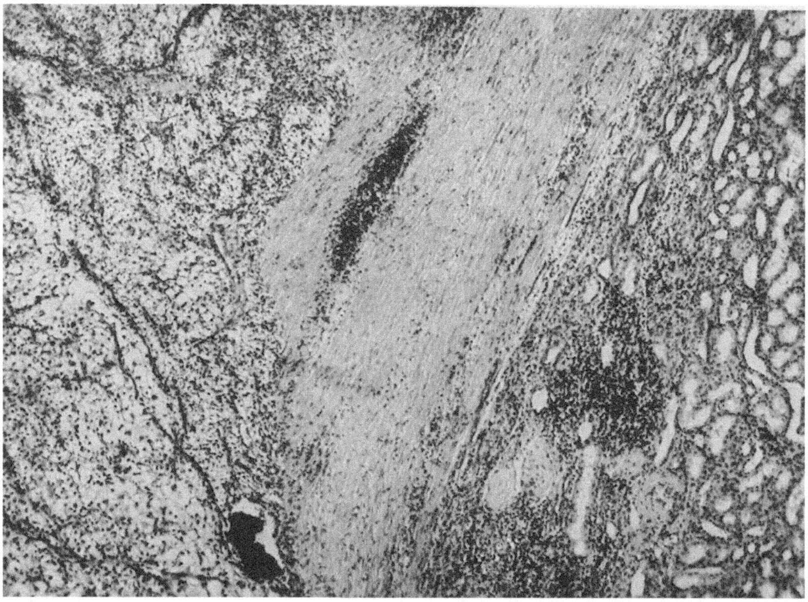

Abb. 1. Hypernephroides Nierencarcinom: 55fache Vergrößerung. Links: Tumorzellen (helle Zellen), Mitte: Tumorkapsel mit Rundzellenansammlungen. Rechts: Normales Nierenparenchym mit Rundzellenansammlungen

gefäße und das Nierenbecken. Diese Verziehungen sind es, die urographisch zur Darstellung kommen und damit zur Diagnose führen. Multiple Nierentumoren findet man oft bei Kranken mit einem Morbus Lindau oder der tuberösen Hirnsklerose. Häufig erfolgt ein Tumoreinbruch in die Nierenvenen oder sogar in die Vena cava, und gelegentlich erstreckt sich eine Tumorsäule bis ins rechte Herz. Der Verschluß der Nierenvene kann eine erhebliche Dilatation der perirenalen Gefäße und eine Varicocele verursachen. Eine größere Ausdehnung des Tumors kann auch die intraperitoneal gelegenen Organe (wie Magen, Darm, Milz) verdrängen und einen Zwerchfellhochstand herbeiführen.

Ferner kann der Tumor auf die umgebende Muskulatur und die benachbarten Organe übergreifen (wie z. B. Colon, Duodenum, Leber, Milz, Zwerchfell).

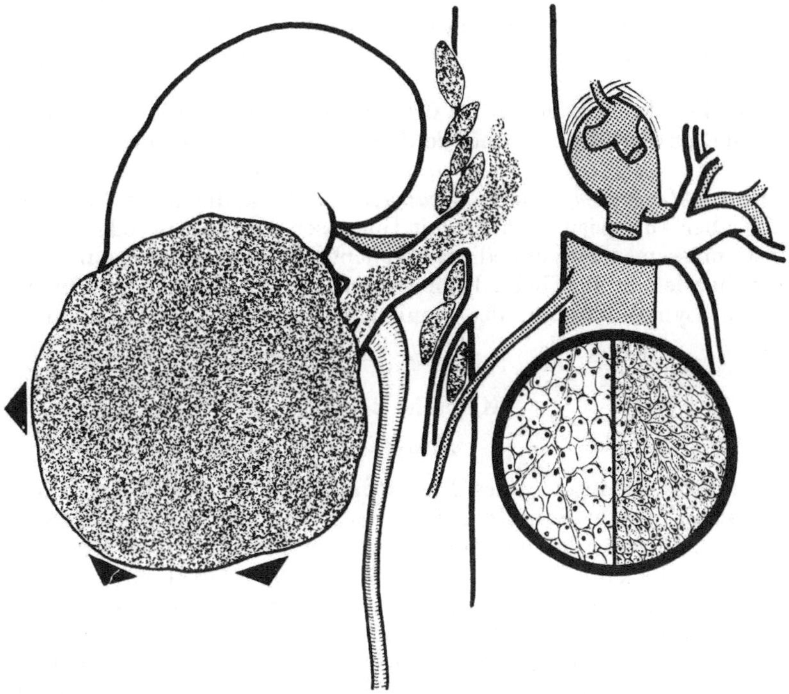

Abb. 2. Hypernephroides Nierencarcinom: Lokale Metastasierung (schematisch). Insert: Die beiden häufigsten Zelltypen beim hypernephroiden Nierencarcinom (schematisch): Links: helle Zellen, rechts: dunkle, körnige Zellen

Nierencarcinome besitzen gewöhnlich eine gut ausgebildete Bindegewebskapsel. Auf der Schnittfläche erscheint der Tumor weißlichgelb und enthält oft hämorrhagische und nekrotische Zonen. Die Niere kann durch die Geschwulst deutlich vergrößert sein. Kalkeinlagerungen im Tumor (5,9%), die vielfach kurvenförmig verlaufen, sind röntgenologisch sichtbar.

Tabelle 1. *Häufigkeit der Metastasierung (43—75%) beim hypernephroiden Nierencarcinom*

| | % |
|---|---|
| Lunge | 50—56 |
| Knochen | 33—40 |
| Leber | 30—35 |
| Regionale Lymphknoten | 22—40 |
| Nebennieren | 7—15 |
| Gehirn | 6—15 |
| Milz | 5 |
| Haut | 3 |
| Solitäre Metastasen | 0,4 |

*Mikroskopisch* kommen im selben Tumor häufig verschiedene Zellarten vor. Im allgemeinen ähneln die Zellen denen der Nierentubuli und besitzen kleine, exzentrisch gelegene Kerne sowie reichlich klares Cytoplasma. Vielfach ist das Cytoplasma auch dunkler und körnig. Manchmal findet man eine papilläre oder sogar anaplastische Anordnung der Zellen. Inwieweit der Zelltyp für die Prognose wesentlich ist, ist noch nicht sicher geklärt. Während die einen der Art der Zellen in prognostischer Hinsicht keine Bedeutung zumessen, halten andere Autoren Geschwülste mit papillär oder tubulär angeordneten granulären, dunkleren Zellen bezüglich der Voraussage für erheblich ungünstiger (Abb. 1).

Die *Metastasierung* (43—75%) erfolgt meist auf dem Blutweg (Nierenvene und paravertebraler Venenplexus — BATSON), wobei die Leber (30—35%), die Lungen (50—56%), die Knochen (33—40%) und gelegentlich auch das Gehirn (6,6—15%) sowie die Nebennieren (7,5—15%), die Milz (5,3%), die Haut (3,1%)

sowie andere Organe befallen werden. Häufig ist der Tumor auch in die lumbalen Lymphknoten im Nierenstielbereich metastasiert (22—40%). Gelegentlich führt die Metastasierung zu einer Vergrößerung der supraclaviculären Lymphknoten links (Abb. 2).

Solitäre Metastasen kommen bei 0,4% aller hypernephroiden Carcinome vor. Auch beidseitige Nierencarcinome werden immer wieder einmal gefunden (Tabelle 1).

*Sekundäre Metastasen anderer Organgeschwülste* in die Niere finden sich bei 5,6—8,7% aller Autopsien. Kranke mit tuberöser Hirnsklerose oder Lindauscher Krankheit müssen nicht unbedingt multiple Nierentumoren aufweisen. Am häufigsten handelt es sich beim Primärtumor um ein Bronchialcarcinom (20%) gefolgt vom Lymphosarkom, den Leukämien und der Lymphogranulomatose (HODGKIN).

## Klinische Befunde

### *Symptome*

Das häufigste Symptom eines Nierentumors ist die gewöhnlich schmerzlose Makrohämaturie. Dieses Symptom findet sich bei $^2/_3$ aller Kranken (48—83%). Auch Schmerzen (50%) können ein Initialsymptom sein; meist jedoch sind sie ein Spätzeichen. Es kann sich dabei um einen dumpfen Druckschmerz im Rücken handeln, der durch eine Harnstauung infolge Harnleiterkompression, durch die perirenale Expansion der Geschwulst oder durch eine Blutung in die Nierensubstanz zustande kommt. Der Schmerz kann kolikartig sein, wenn Blutkoagel oder Tumorbröckel in den Ureter eintreten. Gelegentlich entdeckt der Kranke selbst einen Tumor in der Lendengegend, ohne daß irgendwelche sonstigen Symptome vorliegen. Ferner können gastro-intestinale Beschwerden, wie sie beim Magenulcus oder bei einer Gallenblasenerkrankung vorkommen, die einzigen subjektiven Erscheinungen sein. Diese Beschwerden haben ihre Ursache in den Reflexmechanismen, oder sie sind durch Einbruch in die intraperitonealen Organe bzw. durch deren Verdrängung bedingt.

Als einzige Erscheinung bestehen vielfach subfebrile Temperaturen unbekannter Ursache (16—40%).

Ferner können Metastasensymptome die ersten Anzeichen eines Nierentumors sein. Diese sind Gewichtsverlust (31%), zunehmende Schwäche (13%) und Anämie (28%) sowie Knochenschmerzen, Spontanfrakturen, Atembeschwerden bzw. Reizhusten oder ein Lymphknotentumor an der linken Halsseite (Virchowsche Drüse).

Bei gutartigen wie bösartigen Nierengeschwülsten kann es plötzlich zu einem „akuten Abdomen" mit Schock kommen, wenn als Folge einer spontanen Nierenruptur eine Massenblutung ins Nierenlager oder sogar in die Bauchhöhle auftritt.

### *Klinische Zeichen*

Meist nur in Spätfällen findet sich ein palpabler Tumor in der Flanke (37 bis 85%) und dann meist nur rechts, da die Niere links ziemlich hoch gelegen ist. Bei adipösen oder muskulösen Kranken ist daher eine beträchtliche Vergrößerung der Niere möglich, ohne daß dies bei der Untersuchung feststellbar ist. Durch örtliches Übergreifen der Geschwulst auf die Umgebung kann die Niere fixiert sein. Tumoreinbrüche oder eine Thrombose der Vena cava können zur Varicenbildung in der Bauchwand und bei Befall des Duodenums auch zu Bluterbrechen und Teerstühlen führen. Als seltenes und spätes Zeichen entwickeln sich bei einer Verlegung der Vena spermatica manchmal eine akute Hydrocele oder Varicocele (0,9—22%). Dies ist vor allem links der Fall, da dort die Vena spermatica in die Nierenvene einmündet.

Die Metastasensymptome sind sehr verschiedenartig und können die ins Auge fallende Manifestation der Grundkrankheit sein. Bei Absiedlungen in den Lungen können der auskultatorische wie der perkutorische Befund völlig normal sein. Knochenmetastasen (47%) geben sich vielfach durch Druckschmerz, eine tastbare Geschwulst oder eine Spontanfraktur zu erkennen. Ödeme in den unteren Extremitäten können durch Tumoreinbruch in die Vena cava bedingt sein. Lebermetastasen sind an einer knotigen Vergrößerung der Leber und gelegentlich auch an einem Ascites erkennbar.

In 9% der Fälle gehen die Nierencarcinome mit Hypertonien einher.

### *Laborbefunde*

Das wichtigste Zeichen eines Nierentumors ist die Makro- oder Mikrohämaturie. Selbst für wenige Erythrocyten im Harn muß stets eine Erklärung gefunden werden. Bei etwa 2—7% aller Kranken mit Nierentumoren besteht eine Polycythämie mit einem erhöhten Plasma-Erythropoetinspiegel, die nach der Nephrektomie meist verschwindet. Treten später Metastasen auf, so können die Erythrocytenzahlen wieder ansteigen.

Im fortgeschrittenen Stadium findet sich in 28% der Fälle eine Anämie. Die Nierenfunktion ist gewöhnlich nicht beeinträchtigt, denn die befallene Niere behält eine gewisse Funktion, und beiderseitiger Nierenkrebs ist sehr selten. Die BSG ist gewöhnlich erheblich erhöht (57%). Ferner kann eine Hypercalcämie mit Sekundärerscheinungen an Muskeln, Herz und Gehirn vorliegen. Bei diesen Kranken kann aus dem Tumor eine epithelkörperchenhormonähnliche Substanz isoliert werden.

Im Urin läßt sich bei den meisten Nieren- und Blasenkrebsen eine vermehrte Milchsäure-Dehydrogenase (LDH)-Aktivität feststellen, die sich nach der Entfernung der Geschwulst meist wieder normalisiert. Jedoch können auch hier gelegentlich falsche „positive" Resultate vorkommen. Die Bedeutung der LDH für die Tumordiagnostik ist daher umstritten. Ferner kann ein Hypernephrom eine Leberinsuffizienz hervorrufen, die sich nach Entfernung der Geschwulst wieder zurückbildet.

Der Nachweis des C-reaktiven Proteins ist zur Tumordiagnostik nur bedingt brauchbar, da dieser Test auch bei entzündlichen Erkrankungen positiv ausfällt.

### *Röntgenbefunde*

**a) Routinemethoden.** Eine *Abdomenübersichtsaufnahme* läßt oft einen vergrößerten Nierenschatten erkennen. Zeigt sich eine deutliche Vorwölbung der Nierenkontur, so ist dies für einen raumfordernden Prozeß beweisend. Meist kurvenförmig verlaufende Kalkeinlagerungen findet man bei 7% der Nierencysten jedoch auch — meist unregelmäßig konturiert — bei Tumoren. Der Psoasrand kann verwischt sein, wenn eine solide Geschwulst dem Muskel aufliegt. Handelt es sich dagegen um eine Cyste, so bleibt der Psoasrand durch diese hindurch sichtbar. Je nach Lokalisation des Tumors kann der Nierenschatten nach jeder Richtung hin verschoben sein. Vor allem bedarf eine tief stehende linke Niere der Abklärung (Nieren-, Nebennieren-, Milztumor).

Ferner ist auf osteolytische Knochenmetastasen zu achten.

Das *Ausscheidungsurogramm* zeigt gewöhnlich einen Füllungsdefekt, der durch den raumfordernden Prozeß hervorgerufen ist. Durch den sich vergrößernden Tumor werden die Kelche stark gekrümmt, ausgezogen oder anderweitig verzerrt

(Abb. 3a). Gelegentlich kommt es zur Ureterkompression, was eine Hydronephrose zur Folge hat. Bei erheblicher Zerstörung der Niere durch den Tumor ist oft wenig zu sehen. Erfolgte der Tumoreinbruch in die Nierenvene oder sogar bis in die Vena cava, so unterbleibt die Ausscheidung des Kontrastmittels meist völlig. Dies ist prognostisch ein schlechtes Zeichen.

Kann mit Hilfe des Ausscheidungsurogramms keine exakte Diagnose gestellt werden, so ist die Ureterkatheterung mit *retrograder Ureteropyelographie* er-

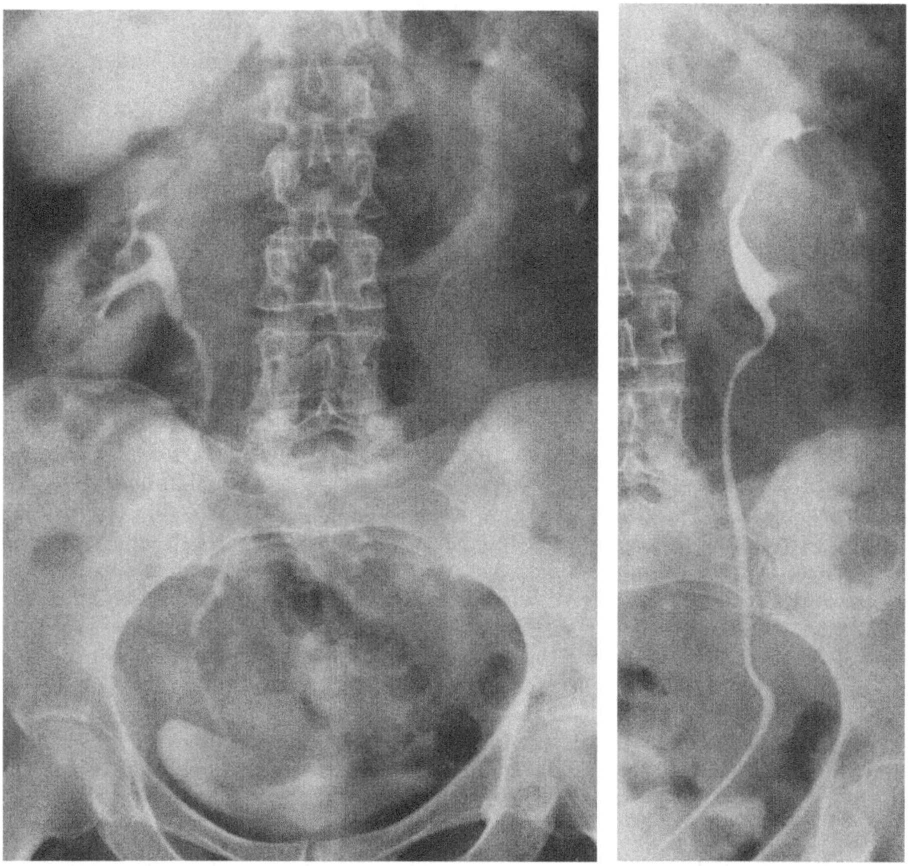

a b

Abb. 3a u. b. Hypernephroides Nierencarcinom links: a Urographie, b instrumentelles Pyelogramm links

forderlich, wobei auch schräge und seitliche Aufnahmen wünschenswert sind, um kleinere Deformierungen der Kelche und des Nierenbeckens sicher beurteilen zu können (Abb. 3b). Auf der *Lungenübersichtsaufnahme* können die typischen, gewöhnlich multiplen, runden Absiedlungen zu sehen sein. *Knochenaufnahmen* werden gegebenenfalls osteolytische Veränderungen aufzeigen. Die Magen-Darm-Breipassage oder ein Kontrasteinlauf ergeben u. U. Verdrängungen des Magens oder des Darms, falls der Nierentumor sehr groß ist.

**b) Spezielle Röntgenuntersuchungen.** Spezielle Röntgenuntersuchungsverfahren sind nur selten notwendig, da die einfacheren Methoden im allgemeinen zur Sicherung der Diagnose genügen. Bei der *Nephro-Tomographie* wird ein Tumor immer an einer dichteren Verschattung infolge der dort vermehrten Vascularisation zu erkennen sein. Einen dichten Nierenschatten (Nephrographie) kann man mit Hilfe der *Aortographie* bzw. *selektiven Nierenangiographie* oder besser und einfacher mit der *Infusionsurographie* hervorrufen, weil hierbei infolge des in den Nierengefäßen und Tubuli befindlichen Kontrastmittels eine geschwulstbedingte Vorwölbung des Nierenumrisses deutlich sichtbar wird. Wegen des Gefäßreichtums der Geschwulst wird es zudem bei der Angiographie auf Spätaufnahmen zu einer erheblichen kontrastmittelbedingten „Anfärbung" des Tumors selbst kommen. Cysten dagegen sind an der typischen Kontrastmittelaussparung erkennbar. Der Tumornachweis gelingt meist einfach mit der *selektiven*

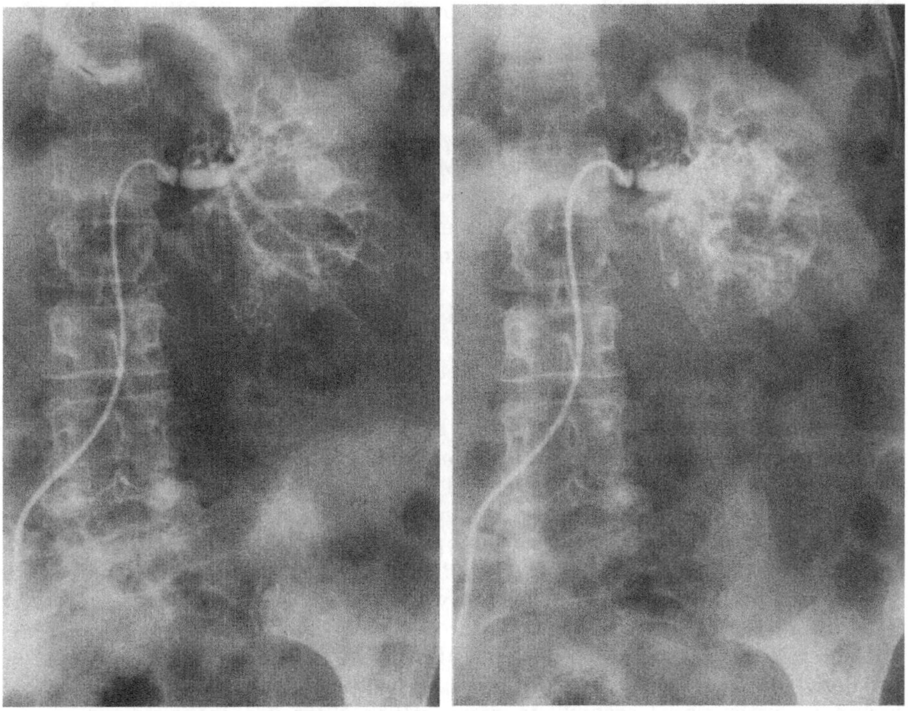

a b

Abb. 4a u. b. Hypernephroides Nierencarcinom links: Selektive Nierenangiographie links

*Nierenangiographie* (Abb. 4a und b). Ein präsacrales, retroperitoneales *Pneumoradiogramm* kann ebenfalls einen anomalen Nierenschatten zur Darstellung bringen. Ein solches Pneumoradiogramm kann mit einem Urogramm oder einer retrograden Pyelographie oder auch mit einer Angiographie kombiniert werden.

Bei der *Szintigraphie* der Nieren ist vielfach ein sog. „kalter Fleck" über der verdächtigen raumfordernden Veränderung zu sehen. Allerdings ist mit dieser Methode ein Tumor nicht von einer Cyste zu unterscheiden.

Mit Hilfe der *Cavographie* lassen sich geschwulst- oder metastasenbedingte Kompressionen, Verlagerungen und Obturationen der Vena cava verifizieren.

### *Instrumentelle Untersuchungen*

Bei jeder — insbesondere schmerzloser — Makrohämaturie ist die sofortige Cystoskopie angezeigt, womit sich die Blutungsquelle meist eruieren lassen wird. Ein Hinausschieben der Cystoskopie führt nahezu immer zum Verlust dieser wertvollen Information, da Nierentumoren nicht ununterbrochen, sondern meist intermitierend bluten.

### *Cytologie*

Die Papanicolaou-Färbetechnik wird auch beim Harnsediment angewandt und dann u. U. von Nutzen sein. Finden sich bei normalem Urogramm tumorverdächtige Zellen, so erfordert dies weitere röntgenologische und instrumentelle Untersuchungen.

### *Nierenpunktion*

Von der Punktionsbiopsie der Niere zur Diagnostik von Nierengeschwülsten sollte wegen der Gefahr der Verschleppung von Geschwulstzellen und der Verursachung von möglicherweise schwersten Blutungen abgesehen werden.

### *Differential-Diagnose bzw. Pseudotumoren der Niere*

Begleiterscheinungen einer *Hydronephrose* können ebenfalls Schmerzen, eine Geschwulst und eine Hämaturie sein. Makrohämaturien sind jedoch selten. Die Diagnose wird mittels Urographie oder instrumenteller Pyelographie gesichert.

Die *polycystische Nierendegeneration* macht ähnliche Symptome wie ein Tumor. Allerdings ist die Nierenfunktion gewöhnlich beeinträchtigt, und vielfach besteht eine Hypertonie. Das Urogramm zeigt hier beiderseits pathologische Veränderungen des Hohlsystems, und die vergrößerten Nieren sind meist auf beiden Seiten tastbar.

Eine *Solitärcyste* der Niere kann gleichfalls Schmerzen in der Lendengegend hervorrufen und palpabel sein. Makro- und selbst Mikrohämaturien sind allerdings selten. Bei Tumoren, jedoch nicht bei Cysten, sind gewöhnlich die BSG und der Milchsäure-Dehydrogenasespiegel im Urin erhöht. Eine Geschwulst wie eine Cyste sind raumfordernde Prozesse, und die Röntgenbefunde sind daher ähnlich. Cysten neigen mehr dazu, an der Außenseite zu liegen, solide Tumoren dagegen bevorzugen das tiefer gelegene Nierenparenchym. Wenn die Niere über den Psoasmuskel zu liegen kommt, wird der Muskelschatten durch einen soliden Tumor verwischt, während er bei einer Cyste sichtbar bleibt. Die richtige Diagnose wird in solchen Fällen gewöhnlich durch Nephrotomogramme oder besser mit Hilfe der Nierenangiographie gestellt. Manchmal ist die Natur des Leidens erst bei der operativen Freilegung des Organs feststellbar. In etwa 2,5% der Fälle kommen Cysten und Geschwülste in der selben Niere vor, während bei 7% aller Cysten gleichzeitig Carcinome vorhanden sein sollen. Alle Cysten müssen deshalb operativ freigelegt und entfernt werden, vor allem wenn der Cysteninhalt hämorrhagisch ist.

Die *Nierentuberkulose* kann ebenfalls mit Nierenschmerzen, einem palpablen Tumor und einer Makrohämaturie einhergehen. Jedoch bestehen außerdem gewöhnlich die Symptome einer Reizblase sowie eine — meist sterile — Pyurie. Ferner können fast immer säurefeste Stäbchen im Harn nachgewiesen werden. Endoskopisch kann eine tuberkulöse Cystitis zu erkennen sein. Das Ausscheidungsurogramm wird meist den Sachverhalt klären.

*Nieren- oder Uretersteine* können gleichfalls Nierenschmerzen und eine Hämaturie auslösen. Hier ist der Schmerzanfall allerdings meist akut. Der Steinnachweis gelingt im allgemeinen röntgenologisch.

Auch *Harnleitertumoren* können einen Nierentumor vortäuschen, da diese sowohl Nierenschmerzen als auch Hämaturien verursachen, und da hierbei öfters Hydronephrosen vorkommen. Die Unterscheidung dieser beiden Krankheiten ist mit Hilfe der Urographie bzw. Ureteropyelographie möglich.

Ein palpabler Tumor kann ferner durch einen *Nebennierentumor* oder durch eine andere *extrarenale Geschwulst* verursacht sein (wobei u. U. sowohl der Tumor selbst als auch die verdrängte Niere palpiert werden können). Hämaturien und Schmerzen sind in derartigen Fällen jedoch selten. Die meisten Nebennierentumoren sind hormonaktive Geschwülste, die bestimmte hormonabhängige Erscheinungen (z. B. Hirsutismus, Amenorrhoe, Fettleibigkeit) machen.

*Adenome und Carcinome der Nebennierenrinde* haben vielfach einen erhöhten Urin-Milchsäure-Dehydrogenasespiegel. Bei Phäochromocytomen sind die Vanillin-Mandelsäureausscheidung sowie die Katecholamine im Harn deutlich erhöht. Die Urographie und andere Untersuchungsmaßnahmen zeigen hier eine Geschwulst, die die Niere als ganzes verdrängt, ohne daß das Nierenhohlsystem irgendwelche Veränderungen erfahren hat.

Auch die *chronische Pyelonephritis* gibt vielfach Anlaß zu Nierenschmerzen und Hämaturien, wobei die Nieren nicht vergrößert sind. Oft bestehen gleichzeitig cystitische Beschwerden. Der Nachweis von Leukocyten und Bakterien im Urin weist auf die richtige Diagnose hin. Die Urographie klärt hier gleichfalls die Verhältnisse. Bei der xanthogranulomatösen Pyelonephritis ist die betreffende Niere gewöhnlich urographisch funktionslos. Die instrumentelle Pyelographie zeigt in derartigen Fällen ein deformiertes Nierenbeckenkelchsystem, das dem bei Nierengeschwülsten zu findenden Bild ähnlich ist. Endgültig ist die Unterscheidung häufig erst bei der Operation möglich.

Bei *Blasentumoren* tritt gewöhnlich ebenfalls eine Hämaturie auf. Das Ausscheidungsurogramm ist hier unauffällig, es sei denn, daß es infolge der tumorbedingten Einengung eines Harnleiterostiums zu einer Hydroureteronephrose gekommen ist. Cystographisch ist meist ein geschwulstbedingter Füllungsdefekt erkennbar. Die Cystoskopie sichert schließlich die Diagnose.

### *Komplikationen*

Komplikationen bei Nierencarcinomen sind hauptsächlich das Übergreifen des Tumors auf die Umgebung (24%) und die Fernmetastasierung (75%). Bei einigen Kranken kommt es zur Hydronephrose infolge Harnleiterkompression oder zur Hypertonie (9%), wobei letztere Folge der durch die Harnabflußstörung oder eine arteriovenöse Fistel beeinträchtigten Blutversorgung der Niere ist. In Ausnahmefällen können eine schwere Hämaturie oder eine spontane Nierenruptur zur Verblutung führen.

### *Behandlung*

**Nephrektomie.** Wenn keine Metastasen nachweisbar sind, soll die Nephrektomie vorgenommen werden, wobei das perirenale Fettgewebe und die Bindegewebskapsel in toto mit entfernt werden. Schwere Blutungen können die Nephrektomie auch bei bereits eingetretener Metastasierung erforderlich machen. Bei Tumorbefall von Solitärnieren soll versucht werden, die Geschwulst mittels partieller Nephrektomie zu entfernen (Abb. 6).

Um eine Metastasierung durch Manipulationen am Tumor zu vermeiden, ist es erforderlich, so früh wie möglich den Nierengefäßstiel und da vor allem die Nierenvene zu unterbinden. Dies gelingt am besten mit Hilfe des transabdominalen oder des transthorakalen Zugangs, zumal hierbei die regionalen Lymphknotenmetastasen und eventuelle Tumorzapfen in der Nierenvene oder der Vena cava mit ausgeräumt werden können. Sind bereits Fernmetastasen nachweisbar, so wird man im Falle einer notwendig werdenden operativen Intervention der geringeren Belastung wegen, den lumbalen Zugang wählen. Die Operationsmortalität bewegt sich zwischen 6,2 und 14%.

**Röntgenbestrahlung.** Nierencarcinome und ihre Metastasen sind im allgemeinen weitgehend resistent gegenüber Röntgenstrahlen. Die meisten Autoren sind daher der Ansicht, daß weder präoperativ noch postoperativ bestrahlt werden sollte.

Neuere Statistiken (z. B. RICHES; FLOCKS und KADESKY) zeigen jedoch, daß sich mit Hilfe der Vorbestrahlung und teilweise auch der Nachbestrahlung die Dauerergebnisse verbessern lassen. RICHES empfiehlt die präoperative Strahlentherapie aller Nierentumoren, vor allem wenn die Zeichen hoher Malignität wie rapides Tumorwachstum, Gewichtsverlust, Fieber, Anämie, Fernmetastasen oder regionale Lymphknotenmetastasen, fehlende Kontrastmittelausscheidung infolge eines Tumoreinbruchs in die Nierenvene, Übergreifen der Geschwulst auf die Umgebung bzw. die Nachbarorgane und relative Jugend des Kranken vorliegen. Durch die Vorbestrahlung, wobei in neuerer Zeit der sog. Intensivbestrahlung (zweimal täglich 500 r Herddosis 2 Tage lang oder zweimal wöchentlich 500 r Herddosis 5 Wochen lang) der Vorzug gegeben wird, sollen sich nicht nur Lymphbahnen und kleine Venen veröden, sondern auch die „Aktivität" der Tumorzellen herabsetzen und damit die Gefahr einer Verschleppung und das Angehen von mobilisierten Tumorzellen in anderen Organen verringern lassen. Man verabreicht innerhalb von 3 Wochen mittels Hochvolttherapie 3000 r, wartet dann 3 Wochen, um hieran anschließend die Nephrektomie vorzunehmen.

Die Strahlentherapie kann sowohl bei einem Primärtumor wie auch bei Knochenmetastasen als Palliativmaßnahme wünschenswert sein. Zudem können hierdurch bei inoperablen Nierentumoren die Schnelligkeit des Tumorwachstums verringert und ein analgesierender Effekt erzielt werden. Schließlich kann durch die Bestrahlung ein bis dahin inoperabler Tumor operabel werden.

**Cytostatische Behandlung.** Die cytostatische Chemotherapie — insbesondere auch mittels Perfusion der Niere bzw. der Geschwulst — hat bisher bei der Behandlung von Nierencarcinomen meist enttäuscht.

### *Prognose*

Kranke, deren erste Symptome einer Nierengeschwulst in jungen Jahren auftreten, überleben nach der Nephrektomie im allgemeinen länger als solche, die in höherem Alter erkranken. Dabei finden sich bei jüngeren Personen histologisch häufiger sog. helle Geschwulstzellen, während bei älteren die granulären Zellen überwiegen. Männer sollen nach der Nierentumorentfernung länger leben als Frauen.

Die alleinige Hämaturie ist prognostisch nicht ungünstig, wohingegen sie bei Vorliegen der klassischen Trias: Hämaturie, Schmerzen, palpabler Tumor, schlecht ist. Fieber, Mattigkeit und Gewichtsverlust sind notwendigerweise keine schlechten klinischen Zeichen, da sie nach der Nephrektomie verschwinden können.

Dagegen ist eine Anämie prognostisch ungünstig. Die Zehnjahresheilungsquote beträgt nur 20% bei einem Hämoglobinwert unter 60% (= 9,6 g-%) und 40% bei Hb-Werten über 80% (= 12,6 g-%).

Ferner sollen Leukocytenzahlen über 6500 hinsichtlich der Voraussage ungünstiger sein als solche unter diesem Wert.

Der früheren Diagnose wegen (physiologischer Tiefstand der rechten Niere) haben Geschwülste der rechten Niere eine bessere Prognose als die der linken.

Kleinere Tumoren haben bessere Aussichten als große (Fünfjahresheilung bei Tumorgewicht über 1 kg 24%, bei 500 g und darunter 46,5%).

Histologisch sollen — wie bereits erwähnt — Geschwülste mit klaren, hellen Zellen und isometrischen Kernen eine bessere Prognose besitzen als solche mit granulären Zellen, die papillär oder tubulär angeordnet sind.

Hat die Geschwulst die Nierenvene oder sogar die Vena cava befallen (37%), so ist die Voraussage recht ungünstig (nur 33% leben 5 Jahre und länger). Das gleiche gilt, wenn der Tumor die Nierenkapsel, das perirenale Gewebe oder Nachbarorgane ergriffen hat, oder wenn bereits eine Erweiterung der perirenalen Venen eingetreten ist. So betragen die Fünfjahresheilungen bei Venendilatation und Tumorbefall des perirenalen Gewebes 17,4% und ohne diese 52,5%.

Etwa 40% aller Nierenkrebse sollen bei ihrer Entdeckung bereits inoperabel sein oder Metastasen gesetzt haben.

Aus dem eben Gesagten geht hervor, daß viele Einzelfaktoren (z. B. Malignitätsgrad, Tumorausdehnung, Alter des Kranken usw.) prognostisch von Bedeutung sind. Die verschiedenen Statistiken hinsichtlich der Fünf- und Zehnjahresheilungen sind schwer vergleichbar, weil die meisten Autoren unter verschiedenen Voraussetzungen und unter Berücksichtigung verschiedener Gesichtspunkte ihre statistischen Auswertungen vorgenommen haben.

Im allgemeinen sind 25% aller Kranken mit einem Nierenkrebs 5 Jahre nach der Nephrektomie noch am Leben. Viele Autoren berichten über bessere Ergebnisse. So konnte beispielsweise Riches 49% Fünfjahres- und 28% Zehnjahresheilungen (130 Fälle) registrieren.

Flocks und Kadesky erlebten 41,1% Fünfjahres- und 22,8% Zehnjahresheilungen (305 Fälle).

Schlüsselt man die Kranken der zuletzt genannten Autoren nach Behandlungsart und Überlebenszeit auf, so ergibt sich folgendes Bild, das auch für andere Behandlungszentren repräsentativ sein dürfte:

| | 5-Jahres-heilungen % | 10-Jahres-heilungen % |
|---|---|---|
| Nephrektomie | 48,2 | 23,0 |
| Nephrektomie und Bestrahlung | 52,5 | 33,3 |
| Nur Bestrahlung | 24,4 | 14,5 |
| Ohne Behandlung | 10,0 | 5,0 |
| Vorbestrahlung und Nephrektomie | 52,0 | 50,0 |

Metastasen (53%) können selbst noch 10—20 Jahre nach der Entfernung des Primärtumors auftreten.

Nach der operativen Entfernung von Nierencarcinomen soll es in etwa 10% der Fälle zu Selbstheilungsvorgängen kommen. Dies bezieht sich vor allem auf die spontane Rückbildung von Lungenmetastasen, worüber zahlreiche Beobachtungen vorliegen. Allerdings handelt es sich auch hier meist nicht um Dauerheilungen. Vielmehr sterben diese Kranken Jahre später entweder an Metastasen in anderen Organen oder an lokalen Rezidiven.

Eine Erklärung für diese Selbstheilungsvorgänge wurde noch nicht gefunden. Ljunggren und Hultquist vermuten, daß hierbei Antigen-Antikörperreaktionen eine Rolle spielen.

Der Prozentsatz der Heilungen — und dies gilt auch für alle anderen bösartigen Nierentumoren — kann nur dadurch erhöht werden, daß alle Kranken, bei denen eine Hämaturie — mikroskopisch, makroskopisch, kontinuierlich, vorübergehend oder intermittierend — festgestellt wird, einer vollständigen urologischen Durchuntersuchung unterzogen werden.

## 3. Birch-Hirschfeld-Wilms-Tumor

(Embryom, Adenosarkom, Nephroblastom)

Das renale Embryom ist ein ausgesprochen bösartiger Mischtumor, der 2—10% aller Nierengeschwülste ausmacht. Er kommt nahezu ausschließlich im Kindesalter bis zu 6 Jahren vor (Durchschnittsalter 3,2 Jahre), und liegt in dieser Altersgruppe hinsichtlich der Häufigkeit an zweiter Stelle hinter den Tumoren der Augenhöhle. Mädchen und Jungen werden gleichmäßig befallen. Bei Erwachsenen ist diese Geschwulst selten. Bisher wurden wenig mehr als 100 Fälle mitgeteilt. Unter den Geschwülsten und Pseudogeschwülsten des Urogenitaltraktes bei Kindern beträgt die Häufigkeit der Wilms-Tumoren etwa 30% (MELICOW und USON). In etwa 10% der Fälle sind beide Nieren von diesem Tumor betroffen.

### Ätiologie

Die meisten Autoren halten den Wilms-Tumor für eine kongenitale Neubildung, ausgehend von embryonalen Zellen, die in die Niere eingeschlossen sind. Ungefähr 6% dieser Tumoren sind klinisch bereits bei der Geburt nachweisbar und können bei entsprechender Größe zu einem Geburtshindernis werden. Histogenetisch handelt es sich um dysontogenetische Tumoren, die auf das nephrogene Blastem zurückzuführen sind (ZOLLINGER).

### Pathogenese und Pathologie

Wilms-Tumoren können von jedem Anteil der Niere ihren Ausgang nehmen. Sie sind gewöhnlich schon sehr groß, bevor sie entdeckt werden. Schmerzen

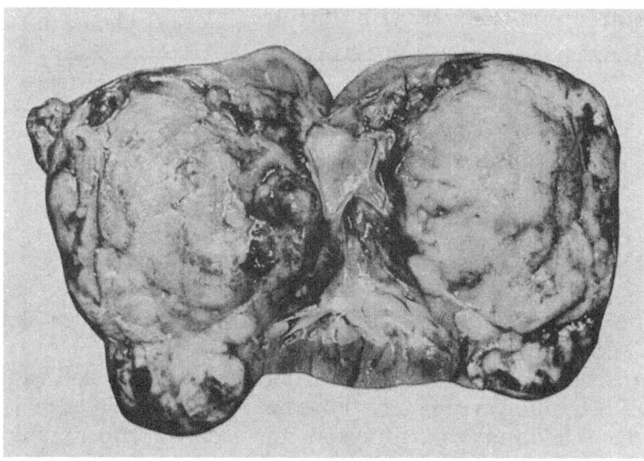

Abb. 5. Wilms-Tumor (aufgeschnitten)

werden im allgemeinen nicht angegeben. Eine Hämaturie tritt kaum oder erst spät auf, da dieser Tumor selten in das Nierenbecken einbricht. Die Geschwulst ist im allgemeinen groß, blaß und gelappt. Gewöhnlich ist die Nierenoberfläche mit großen, dünnwandigen Venen bedeckt. Oft ist nur wenig normales Nierengewebe übrig geblieben. Auf der Schnittfläche erscheint das Gewebe gelb oder weiß und zeigt ein uneinheitliches Aussehen. Häufig findet man hämorrhagische Bezirke und kleine Cysten (Abb. 5). Histologisch sind die am häufigsten vorkommenden Gewebsarten bindegewebigen Ursprungs, nämlich Muskel-, Knorpel-,

Fett- und myxomatöses Gewebe. Die epithelialen Anteile können undifferenziert sein oder den Nierentubuli bzw. sogar den Glomerula ähneln. Daher werden diese Geschwülste als Adenomyosarkome bezeichnet (Abb. 6a und b).

Nach präoperativer Bestrahlung kann der Tumor sehr klein sein, ja oft ist die Niere nur geringfügig vergrößert. Die ganze Geschwulst erscheint dann nekrotisch

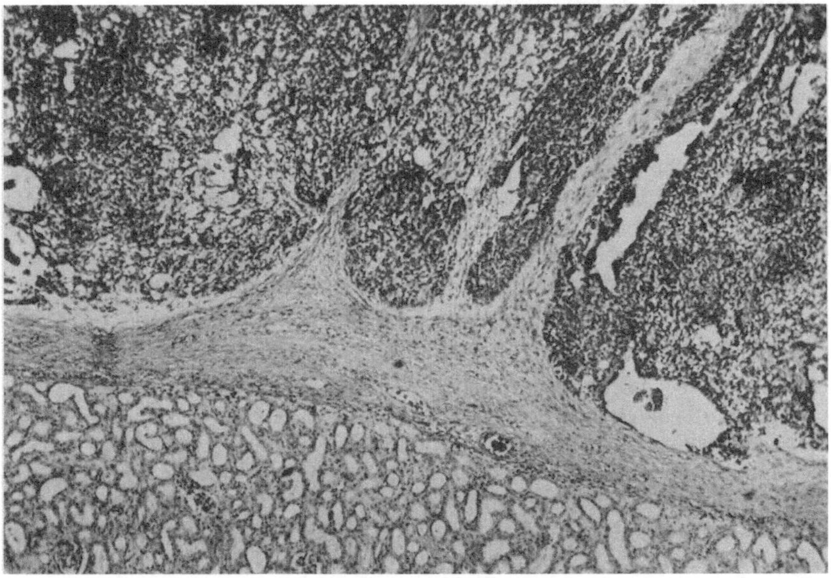

a

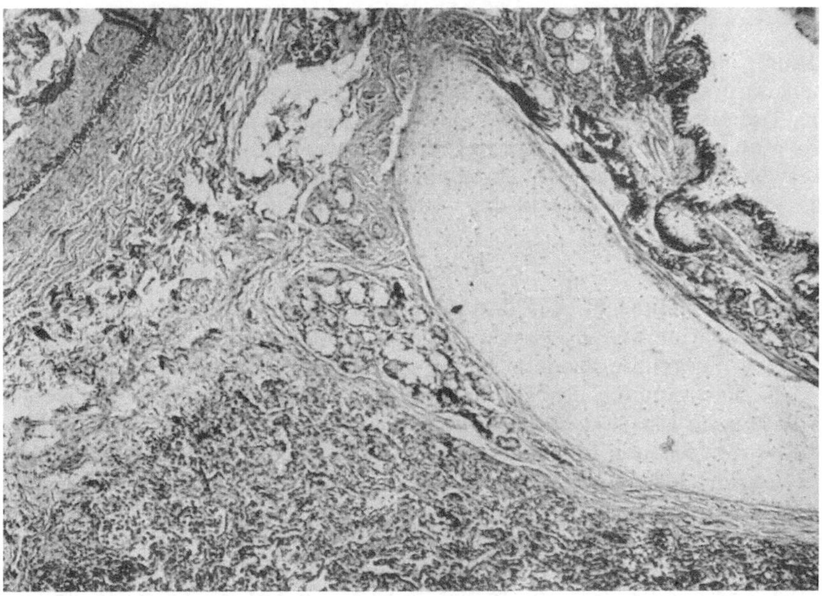

b

Abb. 6a u. b. Wilms-Tumor: 55fache Vergrößerung. a Oben: Tumorzellen, unten: normales Nierenparenchym. b Oben: Gefäßwand, Darmepithel, Knorpelgewebe und Speicheldrüsen, unten: Tumorzellen

und hämorrhagisch, obgleich mikroskopisch gewöhnlich noch aktive Sarkom- und Carcinomzellen gefunden werden. Diese primitiven Zellen sind sehr strahlenempfindlich. Die Metastasierung geschieht meist auf dem Blutwege. Am häufigsten sind die Lungen, die Leber und das Hirn (20%) befallen. Auch die regionalen lumbalen Lymphknoten können ergriffen sein. Bei der Entdeckung der Primärgeschwulst finden sich in 20% der Fälle bereits Metastasen. Oftmals bestehen gleichzeitig Nierenmißbildungen.

## Klinische Befunde

### *Symptome*

Das häufigste Symptom (in 75% der Fälle) ist ein palpabler Tumor in der Lendengegend, der gewöhnlich von der Mutter des Kindes entdeckt wird. Nur selten verursacht die Geschwulst Schmerzen durch lokale Invasion oder Harnleiterkompression (Hydronephrose). Als weitere Symptome sind hervorzuheben: Gewichtsverlust, Appetitlosigkeit sowie Erbrechen infolge Darmverdrängung oder Einbruch des Tumors in den Darm. Hämaturien sind äußerst selten.

### *Klinische Untersuchung*

Eine tastbare Geschwulst in der Lendengegend eines Kindes, das jünger als 6 Jahre ist, muß solange als Wilms-Tumor (oder als Neuroblastom der Nebenniere) angesehen werden, bis diese Diagnose eindeutig widerlegt ist. Eine vergrößerte, knotige Leber legt den Verdacht nahe, daß bereits eine Metastasierung eingetreten ist. Der auskultatorische und perkutorische Befund der Lunge ist bei Lungenmetastasen gewöhnlich unauffällig. In 60% der Fälle besteht bei diesen Kindern eine Hypertonie, die nach Entfernung der erkrankten Niere oftmals verschwindet. Der Gewichtsverlust ist ein hervorstechendes Merkmal im Spätstadium dieser Krankheit.

### *Laborbefunde*

Häufig sind diese Kinder anämisch. Die Urinuntersuchung ergibt im allgemeinen normale Befunde. Erythrocyten im Harn gehören nicht zum Bild eines Wilms-Tumors, jedoch sind die Leukocytenzahlen vielfach erhöht. Nierenfunktionsprüfungen haben meist normale Ergebnisse, denn selbst die Tumorniere behält gewöhnlich eine ausreichende Funktion. Die Lactat-Dehydrogenase im Urin kann — besonders bei Metastasen — erhöht sein.

### *Röntgenbefunde*

**a) Routinemethoden.** Auf der *Abdomenübersichtsaufnahme* läßt sich oft ein stark vergrößerter Nierenschatten erkennen, wobei an der Peripherie des Tumors eine dünne Verkalkungszone sichtbar sein kann. Verlagerte Darmschatten sind durch die Verdrängung des Darms bedingt. Außerdem kann der Leberschatten vergrößert sein. Das *Ausscheidungsurogramm* zeigt gewöhnlich auf der erkrankten Seite eine weitgehende Deformierung des Nierenbeckenkelchsystems. Nicht selten kommt es dort jedoch zu keiner Kontrastmittelausscheidung (Abb. 7). *Das retrograde Pyelogramm* verifiziert dann die durch den raumfordernden Prozeß verursachte renale Verdrängung. Schräge und seitliche Aufnahmen fügen dem eine zweckdienliche dritte Dimension hinzu. Zwecks Ausschluß von Lungenmetastasen soll eine *Thoraxaufnahme* angefertigt werden. In fortgeschrittenen Fällen kann eine Magen-Darm-Breipassage und ein Kontrasteinlauf vielfach eine weitgehende, tumorbedingte Verlagerung des Magens und Darms aufzeigen.

**b) Spezielle Röntgenuntersuchungen.** Die *Nierenangiographie* macht den Umfang des Tumors deutlich und läßt an Hand der typischen Ansammlungen von Kontrastmittelpfützen gewisse Rückschlüsse auf die Tumorart zu. Diese Untersuchungsmethode ist jedoch nur selten notwendig und bei Kindern nicht ganz ungefährlich. Ein präsakrales *retroperitoneales Pneumoradiogramm* zeigt ebenfalls exakt die Ausdehnung des Tumors, ohne daß hierdurch wesentlich neue diagnostische Erkenntnisse gewonnen werden.

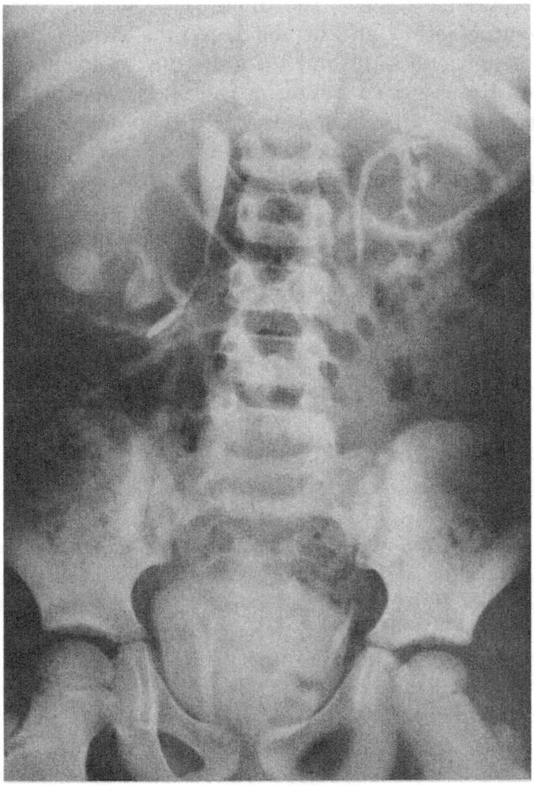

Abb. 7. Wilms-Tumor rechts. Urographie: Normales Nierenbeckenkelchsystem links, deformiertes NBKS rechts

### *Instrumentelle Untersuchung*

Die Cystoskopie mit Ureterkatheterung ist zur retrograden Pyelographie erforderlich, falls das Urogramm nicht sicher zu beurteilen ist.

### *Cytologie*

Sedimentausstriche nach PAPANICLAOU sind ohne großen Wert, da der Tumor nur selten in das Nierenbecken einbricht.

### *Differentialdiagnose*

*Neuroblastome* (8%) des Nebennierenmarkes sind ausgesprochen bösartig Tumoren, von denen meistens Kinder unter 3 Jahren betroffen sind. Gewöhnlich ist eine Geschwulst in der Lendengegend zu tasten. Da diese Tumoren jedoch frühzeitig auf dem Blut- und Lymphweg metastasieren, sind die ersten Symptome oftmals durch Metastasen verursacht. Häufig bricht ein Neuroblastom in die Rückenmuskulatur ein, wodurch eine deutlich erkennbare Vorwölbung in der Nierengegend entstehen kann. Mit Hilfe des Ausscheidungsurogramms oder der retrograden Pyelographie ist hier die Abgrenzung gegenüber einem Wilms-Tumor möglich. Neuroblastome verursachen eine Verdrängung der Niere, während Wilms-Tumoren intrarenale Läsionen und daher Veränderungen der Kelchkonfiguration hervorrufen. Die Übersichtsaufnahme zeigt bei Neuroblastomen häufig punktförmige Kalkschatten. Zudem sind die zahlreichen Knochenmetastasen oft beidseitig und beinahe symmetrisch angeordnet. Der Vanillin-Mandelsäurespiegel im Urin ist beim Neuroblastom erhöht, beim Wilms-Tumor dagegen normal. Ein Tumor in der Nierengegend kann auch durch eine Hydronephrose (40%) hervorgerufen sein. Diese Resistenz ist allerdings normalerweise weicher als ein Wilms-Tumor. Hier vermag die Diaphanoskopie des Abdomens zur Abklärung beizutragen. Hat sich die Hydronephrose sekundär infiziert, so besteht eine Pyurie. Die richtige Diagnose läßt sich mit Hilfe der Urographie stellen.

Ferner kann die *polycystische Nierendegeneration* (22%) die Ursache einer palpablen Geschwulst sein, wobei es sich allerdings meist um eine beiderseitige Vergrößerung handelt. Die Nierenfunktionstests ergeben in diesem Fall eine Funktionseinschränkung, und urographisch sind Ausziehungen beider Nierenbeckenkelchsysteme erkennbar. In etwa 10% der Fälle werden Wilms-Tumoren gleichzeitig in beiden Nieren gefunden.

### *Behandlung*

**Spezielle Maßnahmen.** Die Meinungen, wie Kinder ohne nachweisbare Metastasen behandelt werden sollen, sind geteilt. Gegenwärtig werden folgende Methoden empfohlen:

*1. Die präoperative Strahlentherapie mit anschließender Nephrektomie und postoperativer Nachbestrahlung.* Die präoperative Röntgentherapie (1000 r innerhalb einer Woche oder $1 \times 400$ r) vermindert gewöhnlich die Vascularisation, und bewirkt ein rasches Zusammenschrumpfen des Tumors innerhalb von 1—2 Wochen (falls dies nicht eintritt, muß die Diagnose Wilms-Tumor nochmals überprüft werden).Dies ist vor allem dann zweckmäßig, wenn eine große Geschwulst mittels Lumbalschnitt entfernt werden soll. Manche Autoren bevorzugen der frühzeitigen Ligatur des Nierengefäßstiels wegen den transabdominalen Zugang. Postoperativ werden auf das Tumorbett nochmals 2500 r appliziert. Hin und wieder werden hierdurch Knochenschädigungen und — wenn auch selten — eine Strahlenschädigung der Restniere gesetzt.

*2. Die Nephrektomie mit vorangehender oder anschließender Röntgenbestrahlung.* Die postoperative Bestrahlung scheint von geringem Wert zu sein, da Rezidive im Nierenlager selten sind. Dagegen soll die Vorbestrahlung die Überlebensrate verbessern.

*3. Die Verabreichung von Actinomycin-D vor und sofort nach der Nephrektomie* soll die Heilungsziffern signifikant erhöhen. Vielfach wird dem Actinomycin-D jedoch nur ein Palliativeffekt zuerkannt.[1]

**Palliativmaßnahmen.** Sind bereits Metastasen aufgetreten, so ist die Nephrektomie kaum noch angezeigt. Die Röntgenbestrahlung bewirkt im allgemeinen eine rasche Rückbildung des Primärtumors. Die Strahlentherapie soll auch auf Metastasen, soweit sie bekannt sind, ausgedehnt werden. Wilms-Tumoren

---

[1] Neuerdings versucht man bessere Ergebnisse durch die alternierende Anwendung von Cyclophosphamid (Endoxan®), Vincristin (Oncovin®) und Actinomycin-D zu erzielen (OEHME).

sind derart strahlenempfindlich, daß es falsch wäre, die Behandlung frühzeitig abzubrechen. Einige Kranke mit Solitärmetastasen der Lunge konnten durch eine Lobektomie geheilt werden. Ferner hat sich zur Behandlung von Rezidiven und Metastasen die Chemotherapie als nützlich erwiesen, wozu derzeit Actinomycin-D das Mittel der Wahl ist.

*Prognose*

Wenn keine Metastasen nachweisbar sind, werden etwa 21,5—57% dieser Kinder durch Strahlentherapie und Nephrektomie geheilt (Fünfjahresheilung). Je jünger das Kind ist, desto besser sind die Aussichten. Da es wahrscheinlich ist, daß der Tumor zum Zeitpunkt der Konzeption entsteht, kann eine Heilung angenommen werden, wenn das Kind eine Zeitspanne überlebt, die den 9 Schwangerschaftsmonaten und dem Alter des Kindes bei der Vornahme des chirurgischen Eingriffs entspricht (Collins'sche Regel). Nur 2,4% dieser Kinder sterben noch nach der ,,Risikoperiode", während 72,3% bereits innerhalb dieses Zeitraums ad exitum kommen. Die Prognose ist günstiger, solange die Nierenkapsel und die Nierenvenen noch nicht vom Tumor ergriffen sind. Auch die Tumorgröße und der Prozentsatz des Nierenparenchyms, der durch die Geschwulst ersetzt ist, scheint prognostisch von Bedeutung zu sein. Bemerkenswert ist schließlich, daß kein Kind mit einer hohen BSG überlebt. In feingeweblicher Hinsicht besteht keine Beziehung zwischen dem histologischen Bild und der Überlebenszeit.

## 4. Nierensarkome

Sarkome der Niere sind selten. Sie können aus glatten oder quergestreiften Muskelfasern, fibroplastischen Geweben oder Fett bestehen (Leiomyosarkome, Fibrosarkome, osteogene Sarkome, Lymphosarkome, Reticulosarkome, Carcinosarkome). Sie werden oft sehr umfangreich und füllen dann die gesamte Flanke aus. Die Metastasierung geschieht gewöhnlich auf dem Blutweg, wobei Lungen und Knochen bevorzugt befallen werden.

*Klinische Anzeichen* sind die Geschwulst und lokale Beschwerden. Eine Hämaturie ist selten. Spontane perirenale Blutungen können die ersten Symptome auslösen (Schmerzen, hämorrhagischer Schock).

Die *Diagnose* beruht auf dem urographischen Nachweis eines raumfordernden Prozesses. Präoperativ ist die Differenzierung von allen sonstigen Nierentumoren unmöglich.

Wenn keine Metastasen nachweisbar sind, ist die *Nephrektomie* angezeigt. Falls der Verdacht besteht, daß es sich um ein *Lymphoblastom* handelt, soll eine *Strahlenbehandlung* eingeleitet werden. Die *Prognose* dieser gesamten Geschwulstgruppe ist sehr schlecht. Nach der operativen Entfernung dieser Tumoren treten häufig Fernmetastasen und örtliche Rezidive auf. Liposarkome der Niere sind klinisch keine bösartigen Geschwülste, sondern gehören zur Gruppe der Angiomyolipome.

## 5. Tumoren des Nierenbeckens

Die epithelialen Tumoren des Nierenbeckens gleichen histologisch den Harnleiter- und Blasengeschwülsten. Sie können gut- oder bösartig sein. Mesenchymale Nierenbeckengeschwülste (Hämangiome, Lymphangiome, Fibrome, Lipome, Sarkome) kommen ausgesprochen selten vor.

Die meisten Tumoren, die von der Schleimhaut der Kelche oder des Nierenbeckens ausgehen, sind papilläre Neubildungen. Sie machen etwa 8,7—10% aller Nierentumoren aus. Die Hämaturie ist bei den epithelialen wie mesenchymalen

Nierenbeckentumoren, und zwar sowohl bei gut- wie auch bei bösartigen, gewöhnlich das erste Symptom (90%). Etwa 80% aller Nierenbeckengeschwülste sind maligne.

## Ätiologie

Die Ätiologie der papillären Gewächse ist unbekannt. Ihre Neigung, im gesamten Ureter und in der Blase zu „keimen", legt den Verdacht nahe, daß die Schleimhaut ganz allgemein für derartige Veränderungen empfänglich ist. Beide Seiten erkranken gleich häufig. Männer sind etwa viermal so häufig wie Frauen

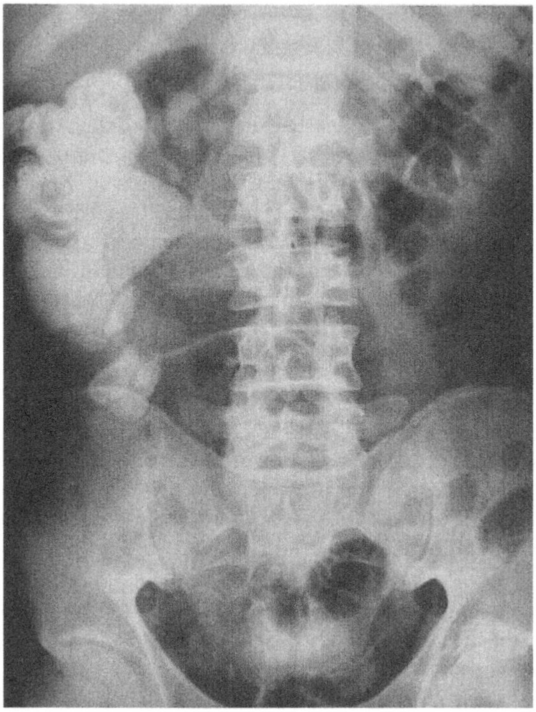

Abb. 8. Riesiger Ausgußstein rechts bei papillärem Nierenbeckencarcinom rechts. Urographie: normale Niere links, funktionslose Niere rechts

befallen, wobei der Häufigkeitsgipfel zwischen dem 40. und 80. Lebensjahr liegt. Das seltenere Plattenepithelcarcinom, das sich auf dem Boden einer Leukoplakie entwickeln soll, geht gewöhnlich mit einer chronischen Infektion oder mit Harnsteinen (48—57%) einher (Abb. 8). Die chronische Pyelonephritis und die Urolithiasis scheinen ätiologisch bei der Geschwulstentstehung eine wesentliche Rolle zu spielen. Zudem sind sicherlich hier auch Harnstauungen (13%) nicht ohne Bedeutung. Ferner werden die Abkömmlinge des Tryptophans (Alphaaminophenole) als carcinogene Noxen angesehen. Solide (anaplastische) Carcinome, (schleimbildende) Adenocarcinome und Carcinosarkome des Nierenbeckens sind recht selten. Übergangszell- und Plattenepithelcarcinome sowie papilläre und Übergangszellcarcinome können zusammen vorkommen.

Eine weitere, erst in letzter Zeit bekannt gewordene Entstehungsursache von Nierenbeckengeschwülsten sind ionisierende Strahlen. 19—32 Jahre nach der Instillation von radioaktivem Thorotrast (zur Pyelographie) kam es zur Entwicklung von Plattenepithelcarcinomen oder Spindelzellsarkomen im Bereich des Nierenbeckens bzw. der Niere.

## Pathogenese und Pathologie

Die Nierenbeckengeschwülste können zu einem Verschluß der Kelche und des Ureterabgangs führen, wodurch Nierenschmerzen entstehen. Die Hämaturie tritt hier eher als bei den Neoplasmen des Nierenparenchyms in Erscheinung. Ähnliche Tumoren finden sich im Harnleiter und in der Blase vor allem im Bereich der Ureterostien. Es müssen deshalb die Niere, der Harnleiter und der zugehörige Abschnitt der Blasenwand entfernt werden, falls sich diese Geschwülste entsprechend weit ausgebreitet haben. Papilläre Tumoren des Nierenbeckens können gut- oder bösartig sein. Die Metastasierung ist im allgemeinen begrenzt, jedoch werden vielfach die regionalen lumbalen Lymphknoten befallen. Histologisch besitzen diese Neubildungen einen Kern aus Bindegewebe, der von Übergangsepithel umgeben ist. Als Malignitätszeichen gelten die Tumorinvasion in das Stroma oder in die Mucosa bzw. häufige Mitosen. Manchmal ist es schwierig, eine Grenze zwischen bösartigen und gutartigen Geschwülsten zu ziehen. Plattenepithelcarcinome wachsen infiltrierend, sind äußerst bösartig und führen fast immer zum Tode. Meist treten sie zusammen mit einer schweren chronischen Infektion oder einer Urolithiasis auf. Sie metastasieren vor allem in die regionalen Lymphknoten. Histologisch findet sich das typische Plattenepithelcarcinom, wie es auch in anderen Körperregionen angetroffen wird.

## Klinische Befunde

### *Symptome*

Die schmerzlose Makrohämaturie, die sehr erheblich sein kann, ist das häufigste Initialzeichen bei Nierenbeckentumoren. Schmerzen in der Nierengegend können durch einen geschwulstbedingten Harnleiterverschluß verursacht sein oder aber durch den Eintritt von Blutcoagula in den Ureter ausgelöst werden.

### *Klinische Untersuchungen*

Gelegentlich ist das Nierenlager druckempfindlich, besonders wenn ein Harnleiterverschluß entstanden oder eine Infektion hinzugetreten ist. Tastbare Vergrößerungen der Nieren sind in derartigen Fällen ungewöhnlich.

### *Laborbefunde*

Bei starkem Harnbluten kann es zu einer Anämie kommen. Meistens ist eine Makro- oder Mikrohämaturie nachweisbar, jedoch kann der Urin zeitweilig auch frei von Erythrocyten sein. Im Urin sind Leukocyten und Bakterien zu finden, wenn es infolge einer Harnabflußstörung zu einer Infektion der Niere gekommen oder diese — besonders bei Plattenepithelcarcinomen — bereits primär vorhanden ist.

### *Röntgenbefunde*

Die *Abdomenübersichtsaufnahme* ist meistens unergiebig, da die Niere im allgemeinen nicht wesentlich vergrößert ist. Kommt beim *Ausscheidungsurogramm* eine gute Darstellung des Hohlsystems zustande, so zeichnet sich im Nierenbecken oder in einem Kelch ein raumfordernder Prozeß ab. Bei ungenügender Bildqualität werden in derartigen Fällen mit Hilfe der *retrograden Ureteropyelographie* Füllungsdefekte sichtbar. Gleichzeitig können hierbei sekundäre Tumoren im

Harnleiter nachgewiesen werden. Die *selektive Nierenangiographie* eignet sich auch zur Diagnostik von Nierenbeckentumoren, womit sich neben Gefäßveränderungen und den gering vascularisierten Tumoren gleichzeitig Harnabflußstörungen darstellen lassen.

### *Instrumentelle Untersuchungen*

Bei makroskopischer Harnblutung muß der Kranke sofort cystoskopiert werden, da man gegebenenfalls Blut aus einem der beiden Ostien austreten sehen und damit die sog. Seitendiagnose stellen kann. Zudem muß die gesamte Blasenschleimhaut nach weiteren Tumoren abgesucht werden.

### *Cytologie*

Die Papanicolaou-Technik oder der Methylenblauausstrich des Urinsediments kann zur Diagnostik dieser Geschwülste nützlich sein. Ein positiver Ausstrich bedarf der genauen weiteren Abklärung.

### *Differentialdiagnose*

*Adenocarcinome der Niere* können eine Hämaturie verursachen. Diese Tumoren sind häufig palpabel und auf einer Übersichtsaufnahme an der Vergrößerung des Nierenumrisses erkennbar. Das Urogramm zeigt hier, daß eine intrarenale Neubildung vorliegt. Blutcoagula im Nierenbecken können einen Nierenbeckentumor vortäuschen. Ein *nichtschattengebender Nierenstein* kann sowohl eine Hämaturie wie auch Nierenschmerzen verursachen. Ist eine Hydronephrose hinzugetreten, so kann man gelegentlich einen Tumor tasten. Urographisch zeigt sich hier ein raumfordernder Prozeß im Nierenbecken, wobei der Umriß dieses „negativen" Schattens im Falle eines Konkrementes meist gleichmäßig rund oder oval, im Falle eines Tumors dagegen unregelmäßig (papillär) sein wird. Zudem kann bei Vorliegen eines Tumors der cytologische Befund positiv sein. Handelt es sich um einen *schattengebenden Nierenbeckenstein*, so kann dieser mit einem Plattenepithelcarcinom des Nierenbeckens einhergehen. Unter diesen Umständen ist die richtige Diagnose sehr schwierig und wird oftmals erst bei der operativen Entfernung des Steines gestellt.

Die *Nierentuberkulose* täuscht öfters ebenfalls ein Neoplasma des Nierenbeckens vor, wobei das Urogramm durch Ulcerationen verursachte Unregelmäßigkeiten der Nierenbeckenkonturen zeigen kann, die für einen Tumor gehalten werden.

### *Komplikationen*

In seltenen Fällen tritt eine schwere Blutung auf, die die sofortige Nephrektomie erforderlich macht. Eine zunehmende Harnabflußstörung kann eine Hydronephrose oder einen Hydrocalix mit Sekundärinfektion hervorrufen.

### *Behandlung*

**Spezielle Maßnahmen.** Steht die Diagnose fest und sind keine Anzeichen für Metastasen vorhanden, so müssen die Niere, der Harnleiter und der periureterale Bereich der Blasenwand operativ entfernt werden. Dieser radikale Eingriff ist notwendig, da sekundäre Geschwülste im Harnleiter oder in der Blase vorhanden sein oder sich später im Harnleiterstumpf und in der Blase entwickeln können.

**Palliativmaßnahmen.** Bei bereits erfolgter Metastasierung wird die erkrankte Niere exstirpiert, sofern starke Schmerzen, eine Infektion infolge Harnabflußstörung oder eine erhebliche Blutung dies erforderlich machen.

Nierenbeckentumoren sind weitgehend strahlenunempfindlich, weshalb die Strahlenbehandlung praktisch nutzlos ist.

*Prognose*

Die Prognose bei Kranken mit gutartigen Geschwülsten ist ausgezeichnet. Bei nur geringer Bösartigkeit sind die Aussichten gut (50—75% Fünfjahresheilungen). Schlechter wird die Lebenserwartung, wenn der papilläre Tumor undifferenziert ist (nach 5 Jahren leben noch 20%). Plattenepithelcarcinome führen infolge der frühzeitigen Nah- und Fernmetastasierung fast stets innerhalb von 1—2 Jahren zum Tode.

## 6. Harnleitertumoren

Tumoren des Ureters, die vor allem im prävesicalen Ureterdrittel gefunden werden (63%), sind selten, wobei die Mehrzahl bösartig und vom papillären Typ (75%) ist. Meistens handelt es sich um epitheliale Neubildungen, mesenchymale (Fibrome, Sarkome etc.) sind sehr selten. Mehr als die Hälfte dieser Geschwülste kommt bei Männern vor.

### Ätiologie

Wenn auch die Ursache dieser Tumoren unbekannt ist, so spricht vieles dafür, daß bei der Geschwulstentstehung carcinogene Substanzen eine entscheidende Rolle spielen.

### Pathogenese und Pathologie

Harnleitertumoren können primär auftreten oder zusammen mit entsprechenden Tumoren des Nierenbeckens und der Blase vorkommen. Im allgemeinen bluten sie. Die sonstigen Symptome (Nieren- und Harnleiterkoliken) sind durch die Verlegung des Ureterlumens bedingt. Die Harnleitergeschwülste ähneln denen des Nierenbeckens und der Blase. Neben den papillären Neubildungen kommen auch breitbasige vor. Plattenepithelcarcinome sind selten. Gelegentlich findet man fibröse Polypen.

### Klinische Befunde

*Symptome*

Wie bereits erwähnt, ist das häufigste Symptom eines Harnleitertumors die Hämaturie, die gewöhnlich intermittierend, manchmal aber auch profus auftritt. Über dem Nierenlager wird gelegentlich ein dumpfer Schmerz angegeben, der durch eine Harnabflußstörung verursacht wird. Wenn Blutcoagula den Harnleiter passieren, kann es zu Nierenkoliken kommen. Daneben können die Symptome einer Harninfektion (als Folge der Ureterobstruktion), d.h. Fieber, Rückenschmerzen, Reizerscheinungen der Blase vorliegen.

*Klinische Untersuchung*

Die klinische Untersuchung hat gewöhnlich ein negatives Ergebnis. Wenn sich infolge einer Harnleiterstenose eine Hydronephrose entwickelt hat, kann die Niere zu tasten sein. Im Falle einer Pyelonephritis ist die Niere druckschmerzhaft.

*Laborbefunde*

Nach schwerer oder lang anhaltender Blutung kann der Kranke anämisch sein. Gewöhnlich finden sich eine Makro- oder Mikrohämaturie und gelegentlich eine Harninfektion.

*Röntgenbefunde*

Eine *Abdomenübersichtsaufnahme* kann einen vergrößerten Nierenschatten zeigen, wenn sich infolge der Ureterenge eine Hydronephrose gebildet hat. Zur richtigen Diagnose führt oftmals das *Ausscheidungsurogramm*. Dabei findet sich proximal vom obturierenden Tumor häufig eine Ureterdilatation sowie — als Ursache dieser Harnabflußstörung — ein intraureteraler raumbeengender Prozeß.

Ein zur *Ureterographie* in den Harnleiter eingeführter Katheter bildet an der Stelle des Tumors vielfach eine Schlinge. Mit Hilfe der Ureterographie läßt sich

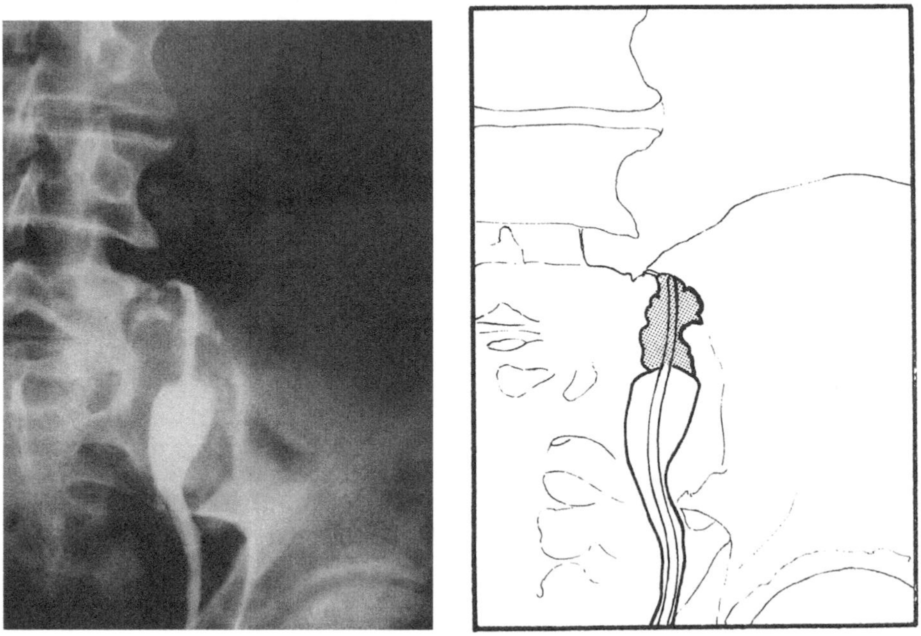

a b

Abb. 9a u. b. Proliferierendes, gestieltes Ureterpapillom. a Ureterographie: Kontrastmittelstop und -aussparungen im Tumorbereich. b Schematische Darstellung

die Geschwulst nachweisen, sofern die urographische Darstellung des Hohlsystems ungenügend ist (Abb. 9a und b).

*Instrumentelle Untersuchung*

Bei akuter Blutung soll der Kranke sofort cystoskopiert werden, um die Blutungsquelle zu verifizieren. Die Cystoskopie ist auch hier zum Ausschluß sekundärer Tumorbildungen im Bereich der Blasenschleimhaut erforderlich. Dabei ist gelegentlich zu beobachten, wie — von der Ureterperistaltik getrieben — der Tumor aus einem Harnleiterostium herausquillt. Die Ureterkatheterung kann durch Verletzung der Geschwulst eine beträchtliche Blutung auslösen. Diagnostisch ist dies von großer Bedeutung.

*Cytologie*

Kann die Diagnose urographisch nicht gesichert werden, so helfen manchmal die Untersuchungen des Harnsedimentes nach PAPANICOLAOU sowie Methylenblauausstriche weiter.

### *Differentialdiagnose*

Ein *nichtschattengebender Harnleiterstein* kann die gleichen Symptome wie ein Harnleitertumor verursachen. In beiden Fällen zeigt die Ureterographie einen „negativen" Schatten, d.h. eine Aufhellung im Ureter mit einer proximalen Harnleiterdilatation. Verspürt man beim Vorbeiführen des Katheters ein gewisses „reibendes" oder „knirschendes" Gefühl, so spricht dies für einen Stein. Manchmal ist die genaue Diagnose erst bei der operativen Freilegung möglich.

Ausgedehnte *Lymphknotenmetastasen* (z. B. von einem Collumcarcinom) können eine Kompression des Harnleiters verursachen und dadurch einen Harnleitertumor vortäuschen. Der Nachweis des Primärtumors führt zur richtigen Diagnose.

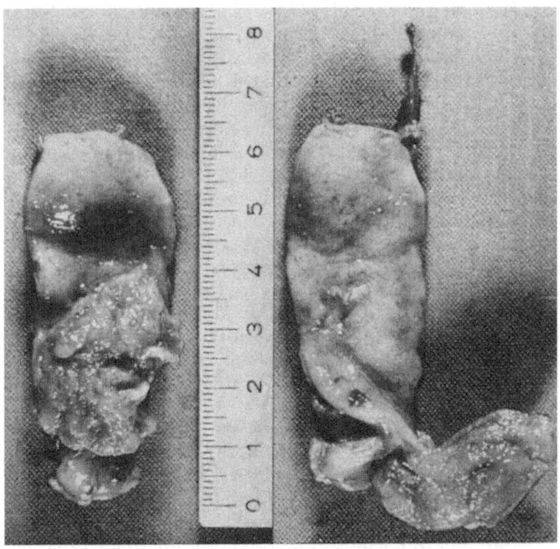

Abb. 10. Proliferierendes, gestieltes Ureterpapillom

### *Behandlung*

Sind keine Metastasen feststellbar, so ist die Nephroureterektomie mit Resektion des periureteralen Blasenabschnittes die Methode der Wahl (Abb. 10).

Bei bereits eingetretener Metastasierung ist jede weitere Therapie erfolglos, da diese Tumoren gewöhnlich strahlenresistent sind. Die Nephroureterektomie kann jedoch notwendig werden, um die durch eine Harnabflußstörung hervorgerufenen Schmerzen zu beheben oder um eine unaufhörliche Blutung zu beseitigen. Eine schwere sekundäre Pyelonephritis bzw. Pyonephrose macht ebenfalls die Nephrektomie erforderlich.

### *Prognose*

Bei gutartigen Papillomen ist die Prognose gut. Bedeutend schlechter sind die Aussichten bei bösartigen Tumoren (Dreijahresheilungen bei papillären Harnleitertumoren 82%, bei papillär-infiltrativ wachsenden Carcinomen 14%). Kranke mit Plattenepithelcarcinomen oder Neoplasmen, die bereits die Muskelschicht des Harnleiters ergriffen haben, haben praktisch keinerlei Heilungsaussichten.

## Literatur

*Monographien*

**Balogh, F.,** u. **Z. Szendröi:** Pathologie und Klinik der Nierengeschwülste. Budapest 1960.

**Riches, E.:** Tumours of the kidney and ureter. In: D. W. Smithers, Neoplastic diseases at various sites, vol. V. Edinburgh 1964.

**Smith, D. R.:** General urology. Los Altos, Calif. 1963.

**Zollinger, H. U.:** Niere und ableitende Harnwege. In: W. Doerr u. E. Uehlinger, Spezielle pathologische Anatomie. Berlin-Heidelberg-New York 1966.

*Nierencarcinom*

**Adams, A. W.:** Five-year results of operation for nephroma: use of diagnostic exploration in hematuria. Brit. J. Surg. **44**, 126 (1956). — **Amador, E., L. E. Dorfman,** and **W. E. C. Wacker:** Urinary alkaline phosphatase and LDH activities in the differential diagnosis of renal disease. Ann. intern. Med. **62**, 30 (1965). — **Amador, E., T. S. Zimmerman,** and **W. E. C. Wacker:** Urinary alkaline phosphatase activity: I. Elevated urinary LDH and alkaline phosphatase activities for diagnosis of renal adenocarcinoma. J. Amer. Med. Ass. **185**, 769 (1963). — **Arcomano, J. P., J. C. Barnett,** and **J. J. Bottone:** Spontaneous disappearance of pulmonary metastases following nephrectomy for hypernephroma. Amer. J. Surg. **96**, 703 (1958). — **Arkiless, R.:** Renal carcinoma: how it metastasizes. Radiology **84**, 496 (1965). — **Arner, O., C. Blank,** and **T. v. Schreeb:** Renal adenocarcinoma: morphology, grading of malignancy, prognosis. Acta chir. scand., Suppl. 346 (1965).

**Ballanger, M.:** Néphrectomie partielle pour cancer du rein. J. Urol. Néphrol. **68**, 785 (1962). — **Bastable, J. R. G.:** Bilateral carcinoma of the kidneys. Brit. J. Urol. **32**, 60 (1960). — **Bellin, L. M.:** Hypernephroma of horseshoe kidney. J. int. Coll. Surg. **32**, 32 (1959). — **Berdjis, C. C.:** Kidney tumors and irradiation, pathogenesis of kidney tumors in irradiated rats. Oncologia (Basel) **16**, 312 (1963). — **Berger, L.,** and **M. W. Sinkoff:** Systemic manifestation of hypernephroma: review of 273 cases. Amer. J. Med. **22**, 791 (1957). — **Berk, L. E., A. I. Ering,** and **R. G. McManus:** Hemangiopericytoma involving a kidney. New Engl. J. Med. **263**, 1185 (1960). — **Bibus, B.:** Vorschlag einer zytostatischen Schutztherapie bei Hypernephromoperationen. Z. Urol. **50**, 692 (1957). — **Bibus, B.,** u. **R. Hohenfellner:** Bemerkungen zu einer Hypernephromstatistik. Urol. int. (Basel) **4**, 183 (1957). — **Blanshard, G.,** and **H. Smith:** Polycythemia with metastases from carcinoma of the kidney. Brit. J. Urol. **36**, 66 (1964). — **Bloom, H. J. G.,** and **D. M. Wallace:** Hormones and the kidney: possibel therapeutic role of testosterone in patient with regression of metastases from renal adenocarcinoma. Brit. med. J. **1964 II**, 476. — **Boekelman, W. A.:** Selective uptake of cadmium by kidney and hypernephroma tissues. Ned. T. Geneesk. **108**, 1393 (1964). — **Böttiger, L. E.:** Fever of unknown origin: TV. Fever in carcinoma of kidney. Acta med. scand. **156**, 477 (1957). — **Böttiger, L. E., D. Hallberg,** and **T. v. Schreeb:** Renal carcinoma as an accidental finding. Acta chir. scand. **127**, 158 (1964). — **Böttiger, L. E.,** and **B. I. Ivemark:** Structure of renal carcinoma correlated with its clinical behavior. J. Urol. (Baltimore) **81**, 512 (1959). — **Boijsen, E.,** u. **J. Folin:** Die Angiographie in der Diagnostik des Nierencarcinoms. Radiologe **1**, 173 (1961). — **Borovoy, B.,** and **L. P. Rome:** Hypernephroma in a 10-year-old child. Amer. J. Dis. Child. **105**, 85 (1963). — **Bosniak, M. A.,** and **D. Faegenburg:** Thick-wall sign: Important finding in nephrotomography. Radiology 84, 692 (1965). — **Brannan, W., W. Miller,** and **M. Crisler:** Coexistence of renal neoplasmas and cysts. Sth. med. J. (Bgham, Ala.) **55**, 749 (1962). — **Brinton, L. F.:** Hypernephroma—familial occurrence in one family. J. Amer. med. Ass. **173**, 888 (1960). — **Brocks, H., L. Heerup,** and **O. Storm:** Bilateral primary renal carcinoma: report of a case treated surgically. Urol. int. (Basel) **18**, 43 (1964).

**Cannon, A. H., B. Zanon jr.,** and **B. G. Karras:** Cystic calcification in the kidney: its occurence in malignant renal tumors. Amer. J. Roentgenol. **84**, 837 (1960). — **Cayla, J., M. Arthaud,** and **F. Coste:** Osseous metastases of cancer of kidney in adults: 38 cases. Sem. Hôp. Paris **39**, 2081 (1963). — **Chidekel, N.,** and **O. Obrant:** Hypernephroma metastases demonstrated by pelvic angiography. Acta chir. scand. **114**, 44 (1957). — **Conley, C. L., J. Kowal,** and **J. d'Antonio:** Polycythemia associated with renal tumors. Bull. Johns Hopk. Hosp. **101**, 63 (1957).

**Damon, A., A. D. Holub, M. M. Melicow,** and **A. C. Uson:** Polycythemia and renal carcinoma: report of 10 new cases, two with long hematologic remission following nephrectomy. Amer. J. Med. **25**, 182 (1958). — **Deniz, E.,** and **C. G. Weller:** Solitary adenoma with hydronephrotic atrophy: xanthomatous papillary adenoma. J. Urol. (Baltimore) **92**, 263 (1964).

**Edsman, G.:** Angiography in malignant renal tumors. Urol. int. (Basel) **6**, 117 (1958). — **Edward, C., B. Abbott,** and **E. F. Poutasse:** Renal arteriovenous fistula: occurence in renal cell carcinoma; report of a case. Cleveland Clin. Quart. **28**, 283 (1961). — **Emmett, J. L., S. R. Levine,** and **L. B. Woolner:** Co-existence of renal cyst and tumor: incidence in 1.007

cases. Brit. J. Urol. **35**, 403 (1963). — **Evans, J. A.:** Nephrotomography in investigation of renal masses. Radiology **69**, 684 (1957). — **Evans, J. A., M. Halpern,** and **N. Finby:** Diagnosis in kidney cancer. J. Amer. med. Ass. **175**, 201 (1961). — **Evans, A. T.:** Renal cancer: Translumbar arteriography for its recognition. Radiology **69**, 657 (1957).

**Fetter, T. R.,** and **A. I. Snyder:** Survival study in renal cell carcinoma. Surg. Gynec. Obstet. **117**, 7 (1963). — **Fleming, J. P.,** and **N. Ward-McQuaid:** Partial nephrectomy for renal adenocarcinoma in a solitary kidney. Brit. J. Urol. **36**, 313 (1964). — **Flocks, R. H.,** and **M. C. Kadesky:** Malignant neoplasma of kidney: Analysis of 353 patients followed five years and more. J. Urol. (Baltimore) **79**, 196 (1958). — **Friedenberg, M. J.,** and **H. J. Spjut:** Xanthogranulomatous pyelonephritis. Amer. J. Roentgenol. **90**, 97 (1963).

**Gilbert, J. T.:** Spontaneous rupture of hypernephroma simulating acute surgical abdomen. Amer. Surg. **26**, 136 (1960). — **Götzen, F. J.:** Polycystische Nierendegeneration und Nierenkarzinom. Z. Urol. **55**, 27 (1962). — **Golji, H.:** Tuberous sclerosis and renal neoplasma. J. Urol. (Baltimore) **85**, 919 (1961). — **Gonick, P.,** and **N. M. Jackiw:** Regression of pulmonary metastases from renal adenocarcinoma. J. Urol. (Baltimore) **92**, 270 (1964). — **Gordon, D. A.:** Extrarenal manifestations of hypernephroma. Canad. med. Ass. J. **88**, 61 (1963). — **Grabstald, H.:** Renal cell cancer: I. Incidence, etiology, natural history and prognosis. N.Y. J. Med. **64**, 2539 (1964).

**Hansen, T. S.:** The prognosis of renal carcinoma. Urol. int. (Basel) **13**, 262 (1962). — **Hermanek, P.,** u. **A. Schimatzek:** Ein Sonderfall von Nierenblastemcysten (sog. Knollenniere). Z. Urol. **52**, 560 (1959). — **Hewlett, J. S., G. C. Hoffman, D. A. Senhauser,** and **J. D. Battle jr.:** Hypernephroma with erythrocythemia: report of case and assay of tumor for erythropoietic-stimulating substance. New Engl. J. Med. **262**, 1058 (1960). — **Hillenbrand, H. J.,** u. **R. Hösterbrock:** Doppelseitige Nierenkarzinome. Z. Urol. **50**, 396 (1957). — **Hof, J.:** Möglichkeiten in der Behandlung des Nierenkarzinoms unter Berücksichtigung der Strahlentherapie. Strahlentherapie **113**, 32 (1960). — **Holm, S. E.,** and **R. Pompeius:** C-reactive protein in carcinoma of the kidney and renal cyst. Acta chir. scand. **122**, 502 (1961).

**Ising, U.:** Effect of unilateral ureterectomy development of estrogen-induced renal tumors in male hamsters. Acta path. microbiol. scand. **39**, 168 (1956).

**Jenkins, G. D.:** Final report: Regression of pulmonary metastasis following nephrectomy for hypernephroma: Thirteen-year followup. J. Urol. (Baltimore) **94**, 99 (1965).

**Kaplan, C., G. P. Sayre,** and **L. F. Greene:** Bilateral nephrogenic carcinomas in Lindau-v. Hippel-disease. J. Urol. (Baltimore) **86**, 36 (1961). — **Kerr, W. K., M. Barkin, I. A. D. Todd,** and **Z. Menczyk:** Hypernephroma associated with elevates levels of bladder carcinogens in the urine. Brit. J. Urol. **35**, 263 (1963). — **Kessel, L.:** Spontaneous disappearance of bilateral pulmonary metastases: report of case of adenocarcinoma of kidney after nephrectomy. J. Amer. med. Ass. **169**, 1737 (1959). — **Khorsand, D.:** Carcinoma within solitary renal cysts. J. Urol. (Baltimore) **93**, 440 (1965). — **Klimpel, K.:** Spontanheilung eines Hypernephroms nach Nephrektomie durch mehrfache Ausscheidung von Geschwulstgewebe aus dem Darmkanal. Z. Urol. **50**, 201 (1957). — **Köhler, H.,** u. **W. Weiner:** Die Bedeutung des Tests auf C-reaktives Protein bei der Differentialdiagnose Cystenniere-Hypernephrom. Z. Urol. **53**, 711 (1960). — **Kradjian, R. M.,** and **J. L. Brennington:** Renal carcinoma recurrent 31 years after nephrectomy. Arch. Surg. **90**, 192 (1965).

**Lalli, A. F.:** Roentgen diagnosis of renal vein invasion by tumor. J. Urol. (Baltimore) **95**, 8 (1966). — **Lamberg, B. A., R. Pelkonen,** and **M. H. Frick:** Hypercalcaemia in renal carcinoma. Acta med. scand. **176**, 187 (1964). — **Lampe II, W. T.,** and **A. C. Crovatto:** Renal adenocarcinoma producing hypertension: Diagnosis by radioactive renogram and aortography. J. Urol. (Baltimore) **93**, 673 (1965). — **Lawson, L. J.:** Recurrent duodenal haemorrhage from renal carcinoma. Brit. J. Urol. **38**, 133 (1966). — **Leiter, E., S. Edelman,** and **H. Brendler:** Continuous preoperative intraarterial perfusion of renal tumors with chemotherapeutic agents. J. Urol. (Baltimore) **95**, 169 (1966). — **Lemmon jr., W. T., P. V. Holland,** and **J. M. Holland:** Hepatopathy of hypernephroma. Amer. J. Surg. **110**, 487 (1965). — **Levine, S. R., J. L. Emmett,** and **L. B. Woolner:** Cyst and tumor occuring in the same kidney. J. Urol. (Baltimore) **91**, 8 (1964). — **Lisnell, A.:** Das verschiedenartige Symptomenbild bei Hypernephrom in der chirurgischen und medizinischen Klinik. Z. Urol. **54**, 545 (1961). — **Ljunggren, E.:** Some aspects of renal tumors. Urol. int. (Basel) **11**, 349 (1961). — **Ljunggren, E., M. S. Holm, B. Karth,** and **R. Pompeius:** Some aspects of renal tumors with special reference to spontaneous regression. J. Urol. (Baltimore) **82**, 553 (1959). — **Löfgren, F. O.:** Renal tumour not demonstrable by urography but shown by renal angiography. Acta radiol. (Stockh.) **42**, 300 (1954). — **Lytton, B., B. Rosof,** and **J. S. Evans:** Parathyroid hormone-like activity in a renal carcinoma producing hypercalcaemia. J. Urol. (Baltimore) **93**, 127 (1965). — **Lutzeyer, W.:** Behandlungsergebnisse maligner Nierengeschwülste. Ärztl. Wschr. **14**, 221 (1959). — **Lutzeyer, W.,** u. **H. H. Teichmann:** Nierentumor und Polycythämie. Ärztl. Wschr. **15**, 253 (1960).

**Macalalag jr., E. V.,** and **G. R. Prout jr.:** Confirmation of the source of elevated urinary lactic dehydrogenase in patients with renal tumor. J. Urol. (Baltimore) **92,** 416 (1964). — **Malanent, M.:** Bilateral renal cell carcinoma: a 14-years survival. J. Urol. (Baltimore) **94,** 348 (1965). — **Mathisen, W., O. Muri jr.,** and **E. Myhre:** Pathology and prognosis in renal tumors. Acta chir. scand. **130,** 303 (1965). — **McKenzie, K. R.:** Xanthogranulomatous pyelonephritis: Confusion with renal carcinoma. J. Urol. (Baltimore) **92,** 261 (1964). — **Melmon, K. L.,** and **S. W. Rosen:** Lindau's disease. Amer. J. Med. **36,** 595 (1964). — **Miller, H. C., M. W. Woodruff,** and **J. P. Gambacorta:** Spontaneous regression of pulmonary metastases from hypernephroma. Ann. Surg. **156,** 852 (1962). — **Miller, J. B.,** and **J. J. Kaufman:** Spontaneous rupture of the kidney by tumor. Brit. J. Urol. **35,** 137 (1963). — **Mims, M. M., B. Christenson, F. C. Schlumberger,** and **W. E. Goodwin:** Ten year evaluation of nephrectomy for extensive renal-cell carcinoma. J. Urol. (Baltimore) **95,** 10 (1966). — **Murphy, G. P.,** and **R. H. Fishbein:** Clinical manifestations and cytology of hypernephromas. J. Urol. (Baltimore) **85,** 483 (1961). — **Murphy, G. P.,** and **F. K. Mostofi:** Significance of cytoplasmic granularity in prognosis of renal cell carcinoma. J. Urol. (Baltimore) **94,** 48 (1965). — **Murphy, J. F., W. Mau,** and **S. Zelman:** Nephrogenic polycythemia. J. Urol. (Baltimore) **91,** 474 (1964).

**Newsam, J. E.,** and **W. S. Tulloch:** Metastatic tumours in the kidney. Brit. J. Urol. **38,** 1 (1966). — **Nicholls, M. F.,** and **A. H. M. Siddons:** Spontaneous disappearance of lung metastases in case of kidney carcinoma (hypernephroma). Brit. J. Surg. **47,** 531 (1960).

**Ochsner, M. G.:** Renal cell carcinoma: five-year followup study of 70 cases. J. Urol. (Baltimore) **93,** 361 (1965).

**Payne, R. A.:** Metastatic renal tumors. Brit. J. Surg. **48,** 310 (1960). — **Penn, I.,** and **T. Edelstein:** Adenocarcinoma of kidney associated with pregnancy. J. Obstet. Gynaec. Brit. Cwlth **49,** 683 (1962). — **Perissinotto, B., C. A. Benassi,** and **G. Allegri:** Urinary excretion of tryptophan metabolites in patients with renal pelvis and parenchyma tumors. Urol. int. (Basel) **17,** 175 (1964). — **Pisano, D. J., R. H. Rosen, B. M. Rubinstein,** and **H. G. Jacobson:** Roentgen manifestations of carcinoma and cyst in same kidney: report of a case. Amer. J. Roentgenol. **80,** 603 (1958). — **Plaine, L. I.,** and **F. Hinman jr.:** Malignancy in asymptomatic renal masses. J. Urol. (Baltimore) **94,** 342 (1965). — **Prentiss, R. J., F. G. Hollander, R. B. Mullenix, M. J. Feeney,** and **G. E. Howe:** Hypernephroma: disappearance of metastasis after nephrectomy. Calif. Med. **97,** 235 (1962). — **Presman, D., D. Rolnick,** and **F. Portney:** Spontaneous perinephric hematoma secondary to renal tumor. Amer. J. Surg. **102,** 586 (1961).

**Ranninger, K.:** Selective renal arterigraphic appearance of necrotic hypernephroma. Radiology **83,** 414 (1964). — **Ravich, L., P. H. Lerman,** and **S. Bates:** Two primary clear cell carcinomas in the same kidney. J. Urol. (Baltimore) **92,** 267 (1964). — **Reynolds, L., H. Fulton,** and **J. J. Snider:** Roentgenographic analysis of renal mass lesions (cysts and tumors). Amer. J. Roentgenol. **82,** 840 (1959). — **Riches, E.:** Carcinoma of the kidney. Ann. roy. Coll. Surg. Engl. **32,** 201 (1963). ~ Place of radiotherapy in management of parenchymal carcinoma of kidney. J. Urol. (Baltimore) **95,** 313 (1966). — **Riches, E. W.:** Factors in prognosis of carcinoma of kidney. J. Urol. (Baltimore) **79,** 190 (1958). — **Richmond, J, R. S. Sherman, H. D. Diamond,** and **L. F. Crauer:** Renal lesions associated with malignant lymphomas. Amer. J. Med. **32,** 184 (1962). — **Riggins, R. S.,** and **P. T. Wertlake:** Metastatic chondrosarcoma to the kidney. Amer. J. Surg. **109,** 209 (1965). — **Ringleb, D.,** u. **K. Rommel:** Zur radiologischen Klinik der Nierengeschwülste Erwachsener. Strahlentherapie **121,** 323 (1963). — **Robson, C. J.:** Radical nephrectomy for renal cell carcinoma. J. Urol. (Baltimore) **89,** 37 (1963). — **Röhl, L.:** Renal parenchymal carcinomas studied in tissue culture. Urol. int. (Basel) **13,** 333 (1962). — **Roland, S. I.,** and **V. F. Marshal:** Reliability of Papanicolaou technique when cancer cells are found in urine. Surg. Gynec. Obstet. **104,** 41 (1957). — **Rosen, V. J., T. J. Castanera, D. J. Kimeldorf,** and **D. C. Jones:** Renal neoplasma in irridiated and nonirridiated Sprague-Dawley-rats. Amer. J. Path. **38,** 359 (1961). — **Rosen jr., V. J.,** and **L. J. Cole:** Accelerated induction of kidney neoplasma in mice after x-radiation (690 Rads) and unilateral nephrectomy. J. nat. Cancer Inst. **28,** 1031 (1962). — **Rosof, B. M.,** and **R. Rubin:** Metastasis from hypernephroma 20 years after nephrectomy: report of case. J. Amer. med. Ass. **173,** 896 (1960). — **Rosse, W. F., T. A. Waldmann,** and **P. Cohen:** Renal cyst, erythropoietin and polycythemia. Amer. J. Med. **34,** 76 (1963). — **Rumbach, R. W.,** and **J. S. Ansell:** Partial resection of right kidney and radical removal of left kidney in patient with bilateral hypernephroma. Surgery **45,** 858 (1959).

**Samellas, W.:** Adenocarcinoma of the kidney: a 10-year apparent cure following the resection of solitary pulmonary metastasis. J. Urol. (Baltimore) **90,** 250 (1963). — **Shapiro, J. H., C. G. Ramsay, H. G. Jacobson, C. C. Botstein,** and **L. B. Allen:** Renal involvement in lymphomas and leukemia in adults. Amer. J. Roentgenol. 88, 928 (1962). — **Simpson, W.:** Curvilinear calcification in renal carcinomata. Brit. J. Urol. **38,** 129 (1966). — **Stackpole, R. H.:** Treatment of carcinoma in a solitary kidney. J. Urol. (Baltimore) **93,** 353 (1965).

**Tandon, P. L, M. Kumar,** and **M. A. Hafeez:** Metastasis from renal-cell carcinoma twenty years after nephrectomy. Brit. J. Urol. **35**, 30 (1963). — **Tremblay, R. E.,** and **J. S. Ansell:** Carcinoma of kidney simulating hyperparathyreoidism. J. Urol. (Baltimore) **91**, 10 (1964).

**Uson, A. C., M. M. Melicow,** and **J. K. Lattimer:** Is arteriography (aortography) a reliable test in differential diagnosis between kidney cysts and neoplasma? J. Urol. (Baltimore) **89**, 554 (1963).

**Victor, I.,** and **C. T. Su:** Horseshoe kidney associated with tumor: review of literature and case report of resection of inferior vena cava. J. Urol. (Baltimore) **93**, 669 (1965).

**Walter, C. W.,** and **D. R. Gillespie:** Metastatic hypernephroma of 50 years duration. Minn. Med. **43**, 123 (1960). — **Weber, H. J. F.:** Das Hypernephrom. Z. Urol. **55**, 631 (1962). — **Witten, D. M, L. F. Greene,** and **J. L. Emmett:** Evaluation of nephrotomography in urologic diagnosis. Amer. J. Roentgenol. **90**, 115 (1963). — **Wright, F. W.:** Cavography in the assessment of renal tumors. Brit. J. Urol. **37**, 380 (1965).

**Zak, F. G.:** Self-healing hypernephromas. J. Mt Sinai Hosp. **24**, 1352 (1957). — **Zingg, E.,** u. **A. Schnauder:** Ergänzende röntgendiagnostische Untersuchungen zur Beurteilung von Operationsindikation und -technik beim hypernephroiden Nierencarcinom. Urol. int. (Basel) **18**, 232 (1964).

*Gutartige Nierentumoren*

**Adelman, B. P.:** Angiomyolipoma of the kidney. Amer. J. Roentgenol. **95**, 403 (1965). — **Allen, T. D.,** and **W. Risk:** Renal angiomyolipoma. J. Urol. (Baltimore) **94**, 203 (1965).

**Bandhauer, K.,** u. **H. Marberger:** Zur Prognose und Therapie von Nierenadenomen. Urol. int. (Basel) **16**, 77 (1963). — **Bochkor, B.:** Zur Frage der Nierenadenome. Z. Urol. **54**, 539 (1961).

**Meissner, H.:** Über adenomatöse Neubildungen der Niere. Urol. int. (Basel) **16**, 228 (1963). — **Murphy, G. P.,** and **H. K. A. Schirmer:** Surgical significance and management of mixed renal parenchymal tumors. J. Urol. (Baltimore) **89**, 560 (1963).

**Price jr., E. B.,** and **F. K. Mostofi:** Symptomatic angiomyolipoma of kidney. Cancer (Philad.) **18**, 761 (1965).

**Schnitzer, B.:** Tuberous sclerosis complex. Arch. Path. **76**, 626 (1963).

**Tobenkin, M. J.,** and **T. H. Frazier:** Giant renal papillary tubular adenoma. Case report in a 7-year-old boy. J. Urol. (Baltimore) **91**, 141 (1964).

**Vasko, J. S., S. K. Brockman,** and **R. L. Bomar:** Renal angiomyolipoma: rare cause of spontaneous massive retroperitoneal hemorrhage. Ann. Surg. **161**, 577 (1965).

**Wallach, J. B., A. P. Sutton,** and **M. Claman:** Hemangioma of the kidney. J. Urol. (Baltimore) **81**, 515 (1959).

*Wilms-Tumoren*

**Abeshouse, B. S.:** Management of Wilms-tumor as determinal by national survey and review of literature. J. Urol. (Baltimore) **77**, 792 (1957). — **Altman, D. H.:** Actinomycin D and roentgen-ray therapy in treatment of metastatic Wilms' tumor. Amer. J. Roentgenol. **86**, 673 (1961). — **Altug, M., F. A. Carmichael, C. L. Henry,** and **R. W. Stockton:** Wilms' tumor in a adult: long time survival with palliative resection of lung and brain metastases. J. Urol. (Baltimore) **91**, 212 (1964).

**Beck, W. C.,** and **A. E. Hlivko:** Wilms' tumor in isthmus of a horseshoe kidney. Arch. Surg. **81**, 803 (1960). — **Birch-Hirschfeld, F. V.:** Sarkomatöse Drüsengeschwulst der Niere im Kindesalter (Embryonales Adenosarkom). Beitr. path. Anat. **24**, 343 (1898). — **Butler, W. J.:** Treatment of Wilms' tumor: report of three consecutive ten year cures. Sth. med. J. (Bgham, Ala.) **50**, 1372 (1957).

**Collins, V. P.:** Treatment of Wilms' tumor. Cancer (Philad.) **11**, 89 (1958).

**Garcia, M., C. Douglass,** and **J. V. Schlosser:** Classification and prognosis in Wilms' tumour. Radiology **80**, 574 (1963). — **Garrett, R. A.,** and **H. Mertz:** Wilms' tumor in children. J. Urol. (Baltimore) **70**, 694 (1953). — **Gross, E. R.:** The surgery of infance and childhood, p. 588. Philadelphia and London 1953.

**Harper, J. M.,** and **E. E. Anderson:** Bilateral diffus Wilms' tumor. J. Urol. (Baltimore) **91**, 220 (1964). — **Howard, R.:** Nephroblastoma (Wilms' tumor) improved prognosis with actinomycin D. Med. J. Aust. **2**, 141 (1964). ~ Actinomycin D in Wilms' tumor: treatment of lung metastases. Arch. Dis. Childh. **40**, 200 (1965).

**Jagasia, K. H.,** and **W. G. Thurman:** Wilms' tumor in the adult. Arch. intern. Med. **115**, 322 (1965). ~ Congenital anomalies of the kidney in association with Wilms' tumor. Pediatrics **35**, 338 (1965).

**Kerr, D. H.,** and **R. E. Flynn:** The role of irradiation in the treatment of Wilms' tumor in children. Amer. J. Roentgenol. **75**, 971 (1956). — **Kinzel, R. C., S. D. Mills, D. S. Childs jr.,** and **J. H. Weerd:** Wilms' tumor: review of 47 cases; discussion of findings and results of treatment of histologically proved cases in 15-year-period. J. Amer. med. Ass. **174**, 1925 (1960). — **Klapproth, H. J.:** Wilms' tumor: a report of 45 cases and an analysis of 1351 cases reported in the world literature from 1940 to 1958. J. Urol. (Baltimore) **81**, 633 (1959). — **Knutrud, O.:** Nephroblastoma or Wilms' tumor: prognosis and treatment. Acta path. microbiol. scand., Suppl. **148**, 109 (1961). — **Kolle, P.:** Zur Behandlung und Prognose frühkindlicher Nierentumoren. Dtsch. med. Wschr. **84**, 1256 (1959).

**Lattimer, J. K., M. M. Melicow,** and **A. C. Uson:** Nephroblastoma (Wilms' tumor): Prognosis more favorable in infants under one year of age. J. Amer. med. Ass. **171**, 2163 (1959).

**McQuiggan, M. C.,** and **J. C. Cerny:** Wilms' tumor in a horseshoe kidney. J. Urol. (Baltimore) **93**, 445 (1965).

**Newman, D.,** and **F. Vellios:** Adult carcinosarcoma (adult Wilms' tumor) of kidney. Amer. J. clin. Path. **42**, 45 (1964).

**Oehme, J.:** Nachbehandlung und Überwachung maligner Abdominaltumoren im Kindesalter. Dtsch. med. Wschr. **91**, 1459 (1966). — **Owings, R. S.,** and **M. Radakovich:** Wilms' tumor: evaluation of prognosis and treatment. Surgery **46**, 864 (1959).

**Pickett, L. K.,** and **M. L. Voorhess:** Neuroblastoma in childhood. Surg. Clin. N. Amer. **44**, 1469 (1964). — **Platt, B.B.,** and **G. Linden:** Wilms' tumor: comparison of two criteria for survival. Cancer (Philad.) **17**, 1573 (1964).

**Schmiedt, E.,** u. **P. Kolle:** Nierentumoren (sog. Wilms-Tumoren). In: F. Linneweh, Die Prognose chronischer Erkrankungen, S. 129. Berlin-Göttingen-Heidelberg 1960. — **Schweisguth, O.:** Renal tumors in children. In: F. Linneweh, Die Prognose chronischer Erkrankungen, S. 124. Berlin-Göttingen-Heidelberg 1960. — **Scott, L. S.:** Wilms' tumor: its treatment and prognosis. Brit. med. J. **1956 I**, 200. — **Smith, K. H.:** Wilms' tumor in the adult. Brit. J. Surg. **47**, 397 (1960). — **Snyder, H. E., S. K. Brockman, B. P. Grant,** and **I. H. Foster:** Bilateral Wilms' tumor. Amer. J. Surg. **110**, 492 (1965). — **Sober, I.,** and **M. Hirsch:** Embryoma of kidney in newborn infant: case report. J. Urol. (Baltimore) **93**, 449 (1965).

**Thomasson, B.,** and **M. M. Ravitch:** Wilms' tumor. Urol. Surv. **11**, 83 (1961).

**Vaeth, J. M.:** Remaining kidney in irradiated survivors of Wilms' tumor. Amer. J. Roentgenol. **92**, 148 (1964). — **Vaeth, J. M., S. H. Levitt, M. D. Jones,** and **C. Holtfreter:** Effects of radiation therapy in survivors of Wilms' tumor. Radiology **79**, 560 (1962). ~ Five-year results in treatment of Wilms' tumor in children. J. Urol. (Baltimore) **90**, 247 (1963).

**Watkins, J. P.:** Wilms' tumor with ureteral metastases extending into bladder. J. Urol. (Baltimore) **77**, 593 (1957). — **Williams, C. M.,** and **M. Greer:** Homovanillic acid and vanilmandelic acid in diagnosis of neuroblastoma. J. Amer. med. Ass. **183**, 836 (1963).

*Nierenbeckentumoren*

**Ashley, D. J. B.,** and **B. B. Hickey:** Adenocarcinoma of the renal pelvis. Brit. J. Urol. **36**, 309 (1964).

**Boijsen, E.,** and **J. Folin:** Angiography in carcinoma of renal pelvis. Acta radiol. (Stockh). **56**, 81 (1961).

**Caroll, G.:** Bilateral transitional cell carcinoma. J. Urol. (Baltimore) **93**, 132 (1965). — **Colston, J. A. C.:** Operation for tumor in solitary kidney: review of literature and report of cases. West. J. Surg. **68**, 141 (1960).

**Emson, H. E.,** and **M. Darja:** Primary mucigenic adenocarcinoma of renal pelvis. J. Urol. (Baltimore) **91**, 649 (1964).

**Fein, R. L.,** and **F. C. Hamm:** Malignant Schwannoma of the renal pelvis: a review of the literature and a case report. J. Urol. (Baltimore) **94**, 356 (1965). — **Funk, K.:** Plattenepithelkarzinom des Nierenbeckens und Harnsteinbildung. Z. Urol. **58**, 713 (1965).

**Hartig, W.,** u. **J. Neideck:** Beitrag zur Frage der Thorotrastschädigung nach retrograder Pyelographie. Z. Urol. **56**, 249 (1963). — **Hultengren, N., C. Lagergren,** and **A. Ljungquist:** Carcinoma of the renal pelvis in renal papillary necrosis. Acta chir. scand. **130**, 314 (1965).

**Krückemeyer, K., H. D. Lessmann** u. **K. R. Pudwitz:** Nierenkarzinom als Thorotrastschaden. Fortschr. Röntgenstr. **93**, 313 (1960).

**Lagergren, C.,** and **A. Ljungquist:** The arterial vasculature of renal pelvis carcinomas. Acta chir. scand. **130**, 321 (1965).

**Milam, D. F.:** Leukoplakia of renal pelvis. W. Va med. J. **58**, 204 (1962). — **Müssiggang, H.:** Plattenepithel-Carcinom des Nierenbeckens. Z. Urol. **57**, 561 (1964).

**Naib, Z. M., J. R. Powder,** and **J. D. Young jr.:** Cytological diagnosis of an early, grossly "invisible" transitional cell carcinoma of the renal pelvis. J. Urol. (Baltimore) **89**, 566 (1963).

**Potamba, P. B.,** and **I. J. Schneider:** Bilateral true primary papillary carcinoma of kidneys. J. Urol. (Baltimore) **86**, 522 (1961).

**Seth-Smith, A. B.:** Tumours of the renal pelvis: review of sixty-four cases. Brit. J. Urol. **31**, 265 (1959). — **Shucksmith, H. S.:** Fibroma of the renal pelvis. Brit. J. Urol. **35**, 261 (1963). — **Soder, E.:** Über ein Karzinosarkom des Nierenbeckens. Z. Urol. **55**, 697 (1962). —

**Suzuki, H.,** and **M. Siminovitch:** Primary mucus-producing adenocarcinoma of renal pelvis. J. Urol. (Baltimore) **93,** 562 (1965).

**Utz, D. C.,** and **J. R. McDonald:** Squamous cell carcinoma of kidney. J. Urol. (Baltimore) **78,** 540 (1957).

*Nierensarkome*

**Naib, Z. M., J. D. Young jr.,** and **P. J. Philippidjis:** Exfoliative cytology of primary fibrosarcoma of kidney. J. Urol. (Baltimore) **90,** 386 (1963).

**Soto jr., P. J., E. S. Rader, J. M. Martin,** and **A. Gregowicz:** Osteogenic sarcoma of kidney: report of case. J. Urol. (Baltimore) **94,** 532 (1965).

*Ureter-Tumoren*

**Jönsson, G.:** Primary tumours of ureter: report of 17 cases. Acta chir. scand. **126,** 368 (1963).

**McIntyre, D., L. N. Pyrah,** and **F. P. Raper:** Primary ureteric neoplasma. Brit. J. Urol. **37,** 160 (1965).

**Staubitz, W. J., I. V. Magoss, O. J. Oberkircher, M. H. Lent,** and **M. Friedman:** Primary carcinoma of ureter. N.Y. J. Med. **56,** 3471 (1956).

**Twinem, F. P.:** Primary tumors of ureter. J. Amer. med. Ass. **163,** 808 (1957).

**Willmarth, C. L.:** Carcinom of ureter. Amer. Surg. **25,** 474 (1959).

# Peritonealspülung, künstliche Niere und andere therapeutische Methoden bei akuter und chronischer Niereninsuffizienz bzw. akuten schweren Vergiftungen etc.

Von

**Nils Alwall**

Mit 20 Abbildungen

Diffusible toxische Substanzen können z. B. durch Spülung des Peritoneums (intrakorporale Dialyse) oder durch eine künstliche Niere (extrakorporale Dialyse) eliminiert werden. Durch die erwähnten Methoden können auch Elektrolytverschiebungen normalisiert und eine Überwässerung beseitigt werden.

## 1. Übersicht der für die intrakorporale Dialyse und Dehydrierung klinisch angewandten Methoden

Für therapeutische Versuche mit der intrakorporalen Dialyse hat man die meisten natürlichen Membranen des Körpers benutzt, so die Peritonealhöhle, den ganzen Digestionskanal, die Harnblase, die Lungen und die Pleurahöhlen. Das Ergebnis ist naturgemäß von der Größe der Membran und ihrer Permeabilität abhängig.

### a) Die peritoneale Dialyse

Schon im Jahre 1877 untersuchte WEGNER den Diffusionsaustausch durch das Peritoneum mittels in die Peritonealhöhle eingeführter Lösungen. GANTER (1923) studierte „Die Beseitigung giftiger Stoffe aus dem Blute durch Dialyse" an Hand der Peritonealdialyse bei urämischen Tieren. Die Methode wurde von HEUSSER und WERDER (1927) sowie von v. HAAM und FINE (1932) bei Patienten angewandt. Bis 1940 kamen allerdings nur 14 mit der Peritonealdialyse behandelte Fälle zur Veröffentlichung. In den folgenden Jahrzehnten berichtete dagegen eine große Anzahl Verfasser über die klinischen Erfahrungen bei der Behandlung von Niereninsuffizienz und Vergiftungen. KOP publizierte 1948 eine Monographie über die Peritonealdialyse bei Urämie. Die Zahl der Veröffentlichungen scheint um das Jahr 1950 ihren Höhepunkt erreicht zu haben. In den 50er Jahren legte unter anderem noch die französische Schule (DÉROT u. Mitarb. sowie HAMBURGER u. Mitarb.) ein großes klinisches Material vor. Eine umfangreiche geschichtliche Darstellung erschien 1959 von BOEN sowie 1963 eine Bibliographie vom Verfasser.

Wahrscheinlich hat die Hämodialyse in den 50er Jahren das klinische Interesse für die Peritonealdialyse verringert. In jüngster Zeit ist es jedoch wieder gestiegen, was unter anderem auf die Vereinfachung der Behandlungstechnik zurückzuführen sein dürfte. Früher punktierte man die Bauchwand an zwei Stellen, und für den Zu- und Abfluß der Elektrolytlösung wurden zwei Katheter in die Peritonealhöhle eingeführt. Nunmehr genügt dafür ein einziger Katheter. Statt der früher üblichen kontinuierlichen und sich über mehrere Tage erstreckenden Peritonealspülung bedient man sich jetzt auch in großem Ausmaß einer intermittierenden Behandlung. LEGRAIN und MERRILL (1953) haben über ihre klinischen Erfahrungen mit einer kurzfristigen („short-term") kontinuierlichen Peritonealspülung berichtet. Von den weiteren Veröffentlichungen über die intermittierende Behandlung seien die von DOOLAN u. Mitarb. (1959), MAXWELL u. Mitarb. (1959) sowie BOEN u. Mitarb. (1962, 1964) genannt. Diese Arbeiten vermitteln ein detailliertes Bild von der Technik sowie den physiologischen und klinischen Aspekten der Peritonealdialyse. Neueste Übersichten findet man unter anderem bei BURNS u. Mitarb. (1962), DÉROT u. Mitarb. (1963), HAGER und MERRILL (1963), sowie bei McCURDY und BLUEMLE (1963), McGAUGON und McGOWN (1961), PALMER u. Mitarb. (1964), ROMEO (1963), RUSSU (1963), sowie THOMSON u. Mitarb. (1964).

Eine wesentliche Erleichterung für die Durchführung der Peritonealdialyse bedeutet es auch, daß jetzt fertige, sterile Elektrolytlösungen und steril verpackte Peritonealkatheter im Handel erhältlich sind.

Die Technik der Peritonealspülung, die im folgenden beschrieben wird, stimmt mit derjenigen überein, die z.B. MAXWELL u. Mitarb. (1959), BOEN u. Mitarb. (1962) sowie HAGER und MERRILL (1963) anwenden.

Unter Lokalbetäubung wird die Bauchwand mit einem Troikart punktiert. Die dafür geeignete Stelle ist in der Regel die Mittellinie 5—10 cm unterhalb des Nabels. Bei fettleibigen Patienten kann allerdings der linke, untere Quadrant geeigneter sein, weil die Bauchwand dort dünner ist. Werden die oberen Quadranten des Bauches gewählt, muß natürlich die Gefahr der Verletzung einer vergrößerten Leber oder Milz beachtet werden. Ein an den Seiten durchlöcherter Plastikkatheter wird durch den Troikart in das Becken eingeführt, und der Troikart danach entfernt. Der Katheter ist in seinem extraperitonealen Teil für die Verbindung mit der Flasche, welche die für die Infusion vorgesehene Elektrolytlösung enthält, bzw. für den Anschluß an den Schlauch, durch den die Lösung wieder aus der Peritonealhöhle abfließen soll, mit einem Y-Rohr versehen. Die Behandlung geht so vor sich, daß eine gewisse Menge der Elektrolytlösung in die Peritonealhöhle infundiert wird, die Flüssigkeit nach geraumer Zeit wieder abgezapft und dann die Prozedur wiederholt wird. Um die richtige Lage des Katheters zu kontrollieren, empfiehlt es sich in der Regel, zunächst nur eine kleinere Menge Flüssigkeit — 300—500 ml — einfließen zu lassen. Danach läßt man im Laufe von ungefähr 10 min 2 Liter Flüssigkeit in die Peritonealhöhle rinnen und nach 30—60 min wieder ablaufen. Die Zeitangaben schwanken bei den einzelnen Verfassern. Die Behandlungszeit, in der Regel 6—12 Std, und das Gesamtvolumen der benötigten Elektrolytlösung können variieren. Das Flüssigkeitsgleichgewicht des Patienten während der Behandlung läßt sich durch die Messung des Unterschieds zwischen ein- und ausgeflossener Menge oder noch sicherer durch kontinuierliches Wiegen des Patienten kontrollieren.

Für den Austausch der Flaschen mit der Elektrolytlösung, die gewöhnlich 1 Liter enthalten, und zum Abklemmen bzw. Öffnen der an das Y-Rohr des Peritonealkatheters für den Zu- bzw. Ablauf der Lösung angeschlossenen Schläuche ist die Mitwirkung von Krankenschwestern erforderlich.

Die handelsüblichen Spüllösungen enthalten in der Regel folgende Mengen Elektrolyte (in m/aequ/l): Natrium 130—140, Chloride 101-105, Calcium 2,0—3,5, Magnesium 1,5 sowie Bicarbonat, Lactat oder Acetat etwa 30—45. Im allgemeinen sind die Lösungen mit einem Glucosegehalt von 1,5% (ca. 370 Milliosmols/l) oder 7% (ca. 680 Milliosmols/l) erhältlich. Die erstere Lösung ist im Vergleich zum Plasma leicht hypertonisch, und eine geringe Menge Flüssigkeit (100—200 ml/h) wird dem Körper in der Regel zusammen mit der Spülflüssigkeit aus der Peritonealhöhle entzogen. Bei Gebrauch der 7%igen Glucoselösung kann der Verlust 500 ml/h überschreiten. Wird auf diese Weise allzuviel Flüssigkeit ausgeschieden, kann ein hypovolämischer Schock eintreten, wenn der Flüssigkeitsverlust aus dem Gefäßsystem nicht schnell genug durch Zuführung extracellulärer Flüssigkeit ausgeglichen wird. Die Dehydrierung durch Peritonealspülung ist bei Ödemen wertvoll, die als Folge einer akuten oder chronischen Niereninsuffizienz, einer Nephrose, Herzdekompensation etc. auftreten.

Ist das Serumkalium des Patienten normal, wird den Lösungen der obenbeschriebenen Zusammensetzung Kalium in einer Menge beigegeben, die 4 m.aequ./l entspricht. Leidet der Patient an einer Hyperkaliämie, verwendet man die Lösung ohne Zusatz von Kalium oder mischt ihr nur eine geringere Menge Kalium bei. Die Senkung eines zu hohen Serumkaliums muß bei digitalisierten Patienten mit Vorsicht erfolgen, weil sonst ein toxischer Effekt der im Körper vorhandenen Digitalisglykoside ausgelöst werden kann (s. z.B. KOHN und KILEY 1953, RUBIN u. Mitarb. 1958, LUBASCH u. Mitarb. 1959 sowie ROBB und HOLMES 1960). In derartigen Situationen werden häufige EKG-Aufnahmen empfohlen, damit toxische Symptome beizeiten entdeckt und durch Erhöhung der Kaliummenge in der Spülflüssigkeit eliminiert werden können.

Falls eine Hyperelektrolytämie anderer Art, z. B. eine Hypernatriämie vorliegt, kann man die Störung natürlich durch eine entsprechende Änderung in der Zusammensetzung der Spülflüssigkeit beseitigen.

Der Spülflüssigkeit werden in der Regel Antibiotica, beispielsweise Penicillin oder Tetracycline, sowie per Liter 500 Einheiten Heparin zugesetzt, um einer Infektion bzw. Fibrinausfällung vorzubeugen. Eine lokalisierte Peritonitis dürfte im Hinblick auf die Gefahr ihrer Ausbreitung die Peritonealspülung kontraindizieren. Dasselbe ist bei traumatischen Schäden im Bauch oder nach frischen Operationen anzunehmen. Dagegen wird in einer schon bestehenden diffusen Peritonitis kein Grund für eine Kontraindikation gesehen, sondern nach BURNS u. Mitarb. trifft in diesem Falle gerade das Gegenteil zu. Die Peritonealspülung ist auch schon als chirurgische Methode zur Behandlung einer diffusen Peritonitis angewandt worden.

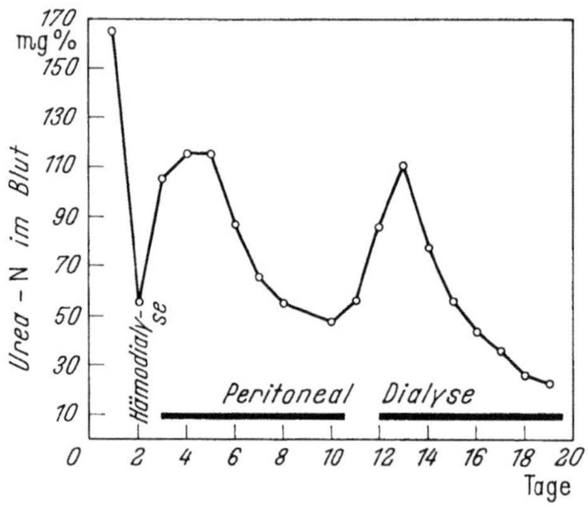


Abb. 1. Effekt von Hämodialyse bzw. Peritonealdialyse, nach BURNS u. Mitarb. (1962)

Der tägliche Eiweißverlust kann bei der Peritonealdialyse 10—207 g betragen und zu einer Hypoproteinämie führen, die eine Kompensation durch intravenöse Zufuhr von Serumalbumin erforderlich macht (s. z. B. BERLYNE u. Mitarb. 1964).

Abb. 1 zeigt die Effektivität der Peritonealdialyse, die ihre natürlichen Grenzen in der Größe der peritonealen Dialysefläche und in den Diffusionsmöglichkeiten hat. Bei einer langwierigen oder oft wiederholten Behandlung können Verwachsungen auftreten, welche die Fläche und damit den Austausch reduzieren und die schließlich die Behandlung erschweren oder gar unmöglich machen können. Die Angaben über den Umfang des Austauschs durch die Peritonealdialyse bei einer normal großen Peritonealhöhle im Vergleich mit dem Effekt der gebräuchlichen künstlichen Nieren schwanken zwischen 1:4 und 1:10, was offenbar auf der Kapazität des Typs der Künstlichen Niere beruht, der zum Vergleich herangezogen wurde.

Der technische Vorteil der Peritonealdialyse liegt in ihrer Einfachheit. Sie kann im großen und ganzen auch in kleineren Krankenhäusern vorgenommen werden. Dabei taucht allerdings die Frage auf, ob das tunlich ist, denn die allgemeine Pflege besonders in Fällen von schwerer akuter Niereninsuffizienz erfordert eine große klinische Erfahrung. Auf diese Frage wird im Zusammenhang mit den Therapieresultaten noch ausführlicher zurückzukommen sein. Für Läsionen der inneren Organe und Blutungen, Darmperforationen, Infektionen sowie Flüssigkeitsretentionen oder zu starke Dehydrierungen und Hypovolämien bestehen bei einer guten Technik jedoch nur geringe Gefahren.

Zwecks Einsparung von Arbeitskräften haben BOEN u. Mitarb. (1962) folgende automatisch arbeitende Vorrichtung konstruiert: Durch eine Uhr gesteuerte Ventile regeln den Zufluß der Lösung zum Patienten, die Zeit, während der sie in der Peritonealhöhle verbleiben soll und ihren Abfluß.

GUTCH u. Mitarb. (1964) haben zwar eine sich über 232 Tage erstreckende Peritonealkatheterisierung beschrieben, aber bei Patienten, die während einer längeren Zeit wiederholt mit der Peritonealdialyse behandelt werden müssen, können sich Infektionsprobleme ergeben, wenn der Peritonealkatheter lange liegenbleibt. Dieser Gefahr kann man, besonders wenn die Intervalle zwischen den Behandlungen relativ lang sind, durch Anlegung eines neuen Katheters für jeden Behandlungsfall aus dem Wege gehen.

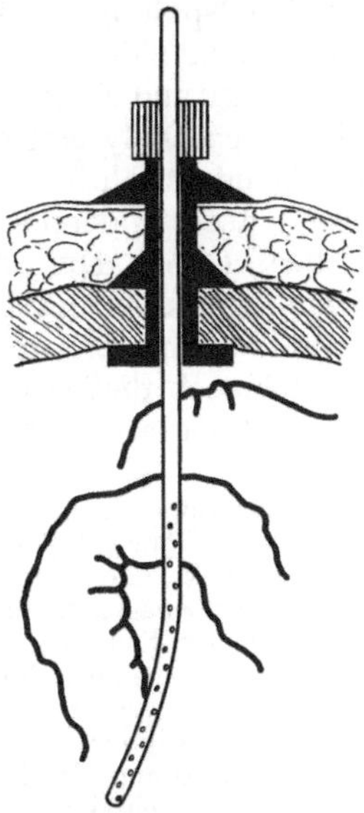

Abb. 2

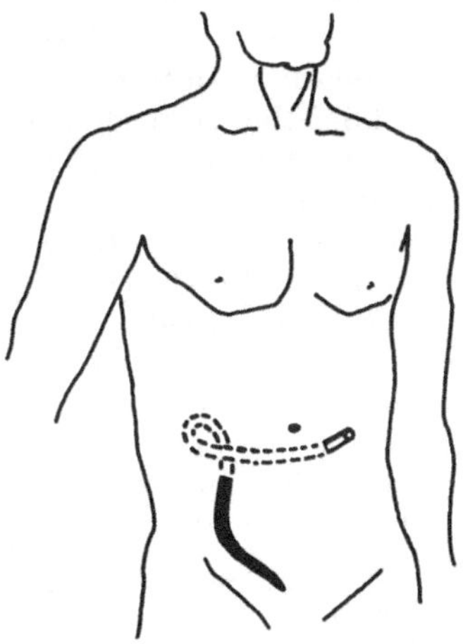


Abb. 3

Abb. 2. Vorrichtung für Peritonealdialyse („conduit"), schematisches Bild nach BOEN u. Mitarb. (1962) etc.
Abb. 3. Permanenter Peritonealkatheter, schematisches Bild nach PALMER u. Mitarb. (1964)

Abb. 2: BOEN u. Mitarb. (1962), MERRILL u. Mitarb. (1962), HENDERSON u. Mitarb. (1963), WELLER u. Mitarb. (1963) sowie WESTON u. Mitarb. (1963) haben die wiederholte Katheterisierung auf folgende Weise durchgeführt:

Ein verhältnismäßig dickes Teflonrohr, das an beiden Enden mit einer Scheibe versehen ist, also einer Zwirnrolle ähnelt, wird durch einen Schnitt so in die Bauchhöhle eingeführt, daß die innere Scheibe auf das Peritoneum und die äußere auf die Bauchhaut zu liegen kommt. Die richtige Lage wird dadurch erreicht, daß man den Abstand zwischen den Scheiben und damit die Länge des Rohres der der Dicke der Bauchwand anpaßt. Das äußere Loch des Rohres wird durch einen mit Gewinde versehenen Stöpsel verschlossen, den man vorübergehend entfernt, wenn der Peritonealkatheter zur Behandlung eingeführt werden soll. Diese Vorrichtung läßt sich also theoretisch für eine unbegrenzte Anzahl Peritonealdialysen verwenden. Der Tendenz zu einem fibrinösen Verschluß und dem Zuwachsen des Loches in der Peritonealhöhle hat man durch verschiedene technische Modifikationen der Konstruktion zu begegnen versucht; vgl. hierzu beispielsweise HENDERSON u. Mitarb. (1963). Eine lokale Infektion des Kanals in der Bauchwand oder eine Bauchfellentzündung können zu so ernsten Komplikationen führen, daß die Vorrichtung („the conduit") entfernt werden muß. Nach SCHUMACHER u. Mitarb. (1964) ist jedoch ein Patient 16 Monate lang mit Hilfe von BOENS „conduit" behandelt worden.

Abb. 3: Kürzlich haben PALMER u. Mitarb. (1964) folgende Technik beschrieben, um das Infektionsrisiko bei einem permanenten Peritonealkatheter zu verringern: Der Katheter besteht aus weichem Silicongummi, wodurch Spannungen und Traumatisierungen in Bauchwand und Peritonealhöhle durch Bewegungen vermieden werden. Sein peritonealer Teil ist spiralförmig. Der Katheter wird subcutan quer über den Bauch angelegt.

Besonders in den letzten Jahren hat die Dialysefrequenz bei der Nieren- und Leberinsuffizienz sowie bei Intoxikationen usw. in den meisten Ländern schnell zugenommen. Peritonealdialyse und Hämodialyse sind die Methoden, die in der Behandlung dominieren.

### b) Die intestinale Dialyse

Im Jahre 1929 bediente sich Auguste der Duodenalspülung bei der Urämie. Goudsmith (1941) studierte die Drainage des Intestinalkanals als Methode zur extrarenalen Elimination von Harnstoff bei Tieren. Kolff und Noordwijk (1947) veröffentlichten klinische Erfahrungen mit verschiedenen Dialysemethoden, darunter auch mit der intestinalen Dialyse. In den folgenden Jahren wurde hierzu eine große Anzahl von Arbeiten publiziert, und zwar unter anderem von Maluf u. Mitarb. (1948), Brun (1949), Bernstein u. Mitarb. (1950), Dérot u. Mitarb. (1950), Hamburger u. Mitarb. (1950), Twiss (1950), Kelley und Hill (1951) sowie Frey und Fischer (1956). Schloerb (1958) nahm eine Enterodialyse vor, indem er die Spülflüssigkeit durch einen Cellophanschlauch fließen ließ, der sich durch den ganzen Intestinalkanal vom Mund bis zum Mastdarm erstreckte.

Die französische Schule benutzte gewöhnlich eine durch die Nase eingeführte Miller-Abbot-Sonde, deren Spitze im Jejunum lag. Die Infusionslösung enthielt eine schwer resorbierbare Substanz, z. B. Saccharose oder Natriumsulfat. Während der Behandlung wurden an einem Tage 5—10 Liter Lösung durch die Sonde geschickt, und nach Ausscheidung der festen Fäkalmassen erfolgte die wäßrige Entleerung ohne Unbehagen für den Patienten durch einen im Mastdarm angelegten Pezzer-Katheter, an den ein Schlauch angeschlossen war, der durch ein Loch in der Matratze in einen unter dem Bett stehenden Eimer mit dicht schließendem Deckel führte. Es floß etwa soviel Flüssigkeit wieder ab, wie eingeführt worden war. Die Behandlung dauerte eine Woche oder noch länger. Täglich wurden 15—20 g Stickstoff ausgeschieden. Die Zusammensetzung der Perfusionslösung wurde den Ergebnissen der laufenden Analyse der Serumelektrolyte etc. und der Gewichtskontrolle angepaßt. Bei Anwendung einer hypertonischen Lösung wurde Flüssigkeit ausgeschieden und das Verfahren war bei der Behandlung von Flüssigkeitsretentionen effektiv.

Es war aber auch mit vielen technischen Schwierigkeiten verbunden. Unter anderem konnten von Übelkeit und Erbrechen befallene Patienten die Sonde nur schwer tolerieren. Spezifische Absorptions- und Resorptionsmechanismen im Darmkanal erschweren die Berechnung des Elektrolyt-Flüssigkeitsgleichgewichts während der Behandlung. Die Methode dürfte heute nur noch geringe klinische Bedeutung haben.

Kolff und Twiss (1951) sowie Twiss und Kolff (1951) erläuterten eine Technik, die großes Interesse erweckte. Ein Patient wurde nach Entfernung seiner einzigen funktionstauglichen Niere durch Perfusion einer isolierten Darmschlinge behandelt. Die Überlebenszeit betrug 46 Tage. Die Methode wurde von Tompson u. Mitarb. (1952), Schloerb (1958, 1959), Tu und Schloerb (1959) sowie Clark u. Mitarb. (1962) studiert.

Man isoliert eine reichlich 1,5 m (= 70") lange Schlinge des Jejunums, zieht ihre beiden offenen Enden bis zur Bauchhaut und näht sie dort fest. Das Mesenterium wird intakt gelassen. Die zwei Enden der in ihrer Lage verbliebenen Teile des Jejunums werden durch Nähte vereinigt, wodurch der natürliche Darmdurchgang wiederhergestellt ist. Perfundiert man die Schlinge, wird — je nach der Perfusionsgeschwindigkeit — eine „urea clearance" von 10—20 ml/min erzielt. Nach Hause entlassene Patienten wurden angelernt, die Perfusion selbst durchzuführen. Die Beobachtungszeit betrug bis zu $5^1/_2$ Monaten.

Es ist denkbar, daß die weitere Entwicklung diese Technik zu einer gebräuchlicheren Behandlungsmethode bei der chronischen Niereninsuffizienz werden läßt.

Die Magenspülung wurde unter anderem von CONNOLY und LEMPKE (1947), VERMOOTEN und HARE (1948), BERNSTEIN u. Mitarb. (1950) sowie von MARR u. Mitarb. (1960) angewandt. SCRIBNER u. Mitarb. (1958) konstruierten einen automatischen Apparat zur Spülung des Magensackes, der Vorbild für die oben beschriebene Apparatur von BOEN für die Peritonealspülung wurde. SCHLOERB (1958) führte eine Gastrodialyse mit Hilfe eines semipermeablen Sackes durch. Der Haupteffekt der Gastrodialyse dürfte in der Ausscheidung von Chloriden und Kalium bestehen. Dieser Effekt läßt sich aber auch durch Absaugen des Magensafts mittels einer Magensonde erzielen.

Die Spülung des Colons wurde von DAUGHERTY u. Mitarb. (1948) sowie von GORLITZER u. Mitarb. (1959) beschrieben.

### c) Die übrigen Methoden der intrakorporalen Dialyse

GANTER erwähnte 1923 die im Jahre 1918 durchgeführte Behandlung eines urämischen Patienten mittels pleuraler Dialyse. LINDHOLM (1959) berichtete ausführlich über die Behandlungsresultate mit dieser Methode bei einem Patienten, der wegen einer Sepsis und Blutungen sowie einer Peritonitis und eines paralytischen Ileus weder einer Hämo- noch einer Peritonealdialyse unterzogen werden konnte. Stündlich wurden 4—5 Liter Lösung in die Pleurahöhle infundiert und kontinuierlich wieder abgesaugt. Außerdem erhielt der Patient Respiratorbehandlung. In 3 Tagen wurden 140 Liter Flüssigkeit infundiert und 53 g Reststickstoff ausgeschieden. Die Hyperkaliämie ging zurück. SHUMWAY (1959) fand die Methode bei nephrektomierten Hunden effektiv und schlug ihre klinische Anwendung in der Weise vor, wie sie LINDHOLM schon vorher praktiziert hatte.

## 2. Die Austausch- und Kreuztransfusion

Die Behandlung urämischer Patienten mit großen Austauschtransfusionen wurde besonders in Paris um das Jahr 1950 von BESSIS und seinen Mitarbeitern in großem Maße betrieben. Die Blutbank konnte mit genügenden Mengen Blut aufwarten. Die Behandlung mit der Künstlichen Niere, die im Prinzip eine kontinuierliche Austauschtransfusion mit „gewaschenem" Blut darstellt, kam damals noch immer nur in begrenztem Umfang vor. TZANCK u. Mitarb. (1950) berichteten von 95 und DAUSSET (1950) von 44 Patienten mit Niereninsuffizienz, die mit der Austauschtransfusion behandelt worden waren. BESSIS (1950) publizierte einen kritischen Beitrag zu dieser Methode bei der Behandlung der Anurie. Auch aus anderen Ländern wurden bis zur Mitte der 50er Jahre Behandlungsresultate veröffentlicht. Bei Niereninsuffizienz dürfte die Austauschtransfusion heute kaum noch angewandt werden, aber sie hat noch ihren Platz in der Therapie, z. B. bei der Hämolyse, die oft durch eine renale Insuffizienz kompliziert wird.

Die Kreuztransfusion wurde von SALISBURY (1949), SALISBURY und MILLER (1950) sowie von SALISBURY u. Mitarb. (1952) als klinische Behandlungsmethode beschrieben. SALISBURY berichtete auch über sechs behandelte Patienten.

## 3. Die künstliche Niere — Hämodialyse und Ultrafiltration (extrakorporale Dialyse)

Der an Einzelheiten über die Künstliche Niere interessierte Leser wird auf zwei Bücher neueren Datums aufmerksam gemacht: DOYLE (1962) und der Verfasser (1963). Im folgenden wird nur eine kurze geschichtliche Darstellung als Grundlage für das jetzige Entwicklungsstadium der Technik der Hämodialyse und der Ultrafiltration des Blutes in vivo gegeben.

Die früheste Entwicklung der Künstlichen Niere ist oft beschrieben worden und wird als wohlbekannt vorausgesetzt. Zu Beginn der 40er Jahre waren schon zwei technische Faktoren gegeben, die eine gute, aber auch notwendige Voraussetzung für die Konstruktion wirklich brauchbarer künstlicher Nieren und für die klinische Hämodialyse bedeuteten: die im Handel in Schlauchform oder als Folie erhältliche billige Cellophanmembran und das Heparin als geeignetes Anticoagulans. Der dritte große Faktor war das Interesse für Nierenkomplikationen vom Typ „lower nephron nephrosis", tubulärer Nekrosen etc., die sich als traurige Nachlese auf den Schlachtfeldern des zweiten Weltkrieges ergaben. Tausende von jungen Menschen starben damals an einer akuten Niereninsuffizienz nach einem Schock usw., aber die Obduktion zeigte einen schon wieder in der Heilung begriffenen Nierenschaden. Die Patienten hatten nur nicht lange genug leben dürfen, um den Tag der völligen Heilung zu erleben. Damit war auch das therapeutische Prinzip gegeben: Es kam darauf an, mit Hilfe der Dialyse die unterbrochene Nierenfunktion zu ersetzen und so durch eine Verlängerung des Lebens im kritischen Stadium die bisher fehlende Voraussetzung für den Heilungsprozeß zuschaffen.

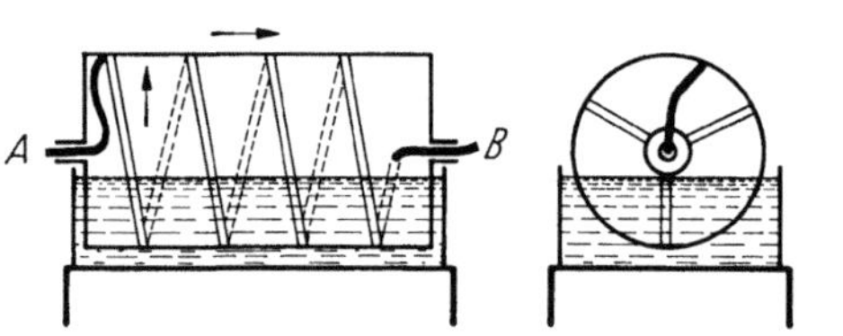

Abb. 4. Hämodialysator nach Kolff und Berk (1944)

Abb. 4: Kolff und Berk (1944) waren die ersten, die einen Dialyse-Apparat mit genügender Kapazität für den klinischen Gebrauch konstruierten.

Ausgangspunkt ihrer Konstruktion ist ein großer, um eine horizontale Achse rotierender Zylinder, auf den ein etwa 40 m langer Cellophanschlauch spiralförmig aufgewickelt ist. An den beiden Achsenenden befinden sich bewegliche Kupplungen, durch deren eine das Blut in den Cellophanschlauch einfließt und durch deren andere es ihn wieder verläßt. Das bei der Rotation jeweils untere Segment des Zylinders — und damit der Cellophanspirale — taucht in einen offenen Behälter mit ungefähr 100 Liter Elektrolytlösung ein. Das Blut befindet sich naturgemäß auch immer in diesem jeweils unteren Segment, kommt aber mit dem übrigen Teil der Spirale durch deren Rotation in Berührung. Der Diffusionsaustausch — also die Dialyse — erfolgt teils über die Kontaktfläche zwischen dem Cellophanschlauch und der Elektrolytlösung im Behälter, teils über den feinen Blut- und Lösungsfilm, der dem Schlauch innen bzw. außen an seinem jeweils nicht eingetauchten, oberen Teil anhaftet. Die totale Dialysefläche beträgt ungefähr 24000 cm². Bevor der Apparat an den Patienten angeschlossen wird, füllt man den Cellophanschlauch zu einem Teil mit Spenderblut.

Kolff berichtete 1946 von den ersten 15 mit dem Gerät dialysierten Patienten, was berechtigtes Aufsehen weckte, und in den folgenden Jahren wurden ganze Serien von Fällen veröffentlicht, die mit gutem Erfolg behandelt worden waren.

Abb. 5a: 1947 publizierte der Verfasser eine Konstruktion (Dialysator bzw. Dialysator-Ultrafiltrator), die unabhängig von der oben beschriebenen entstanden und nach Tierversuchen schon im Jahre 1946 bei drei Patienten zur klinischen Anwendung gekommen war. Die Konstruktionsmerkmale dürften damals in wesentlichen Punkten neu gewesen sein: Eine künstliche Niere, die nicht nur für die Dialyse, sondern auch dafür verwendbar war, um mit Hilfe von Überdruck und/oder Unterdruck überwässerte Patienten durch Ultrafiltration zu deydrieren. Bei der Dialyse wird der kolloidosmotische Druck des Blutes durchh einen angepaßten hydrostatischen Druck ausgeglichen. Die Blutmenge im Cellophanschlauch war unabhängig vom Druck praktisch immer konstant.

Ein vertikaler Zylinder steht fest in einem Behälter mit Elektrolytlösung. Der auf ihn spiralförmig aufgewickelte Schlauch wird durch einen Mantel so platt gehalten, daß ihn das durchströmende Blut nicht aufblähen, sondern nur in einer dünnen Schicht durchfließen kann. Auf seinem Wege durch den Apparat braucht das Blut keine beweglichen Teile zu passieren. Dadurch ist das Risiko einer Hämolyse eliminiert. Es spielt in diesem Zusammenhang keine Rolle, daß das erste handwerklich gefertigte Gerät (1947) aus Maschendraht bestand und kleiner als das 1951 fabrikmäßig hergestellte war, dessen Gestaltung die Abb. 5c schematisch zeigt. Der Zylinder ist auf seiner Außen-, der Mantel auf seiner Innenseite mit längslaufenden Rippen versehen. Der Schlauch (Dialysefläche 16000 cm²) ruht also auf den Rippen des Zylinders und wird von denen des Mantels komprimiert. Zwischen den Rippen ist das Metall durchbrochen, damit die Elektrolytlösung, die mittels eines durch einen Motor angetriebenen Propellers umgerührt und in Bewegung gehalten wird, um den Schlauch herumfließen kann. Der Behälter für die Salzlösung wird mit einem Deckel verschlossen, um die Verdunstung zu verhindern. Ganz gleich, ob das Blut durch den arteriellen Blutdruck oder eine Pumpe durch den Apparat getrieben wird, entsteht im Cellophanschlauch ein Überdruck, und eine

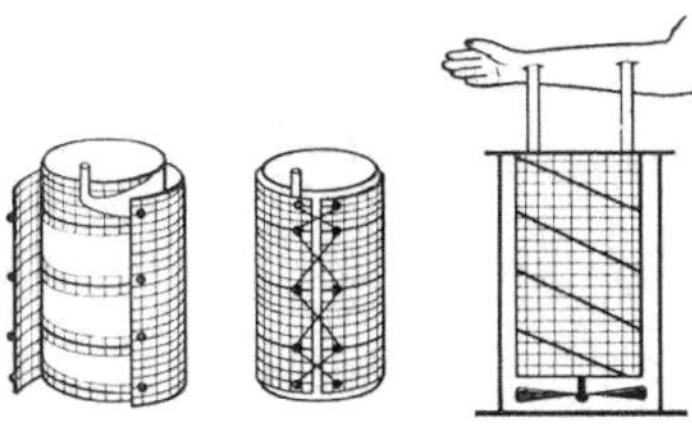

Abb. 5b. Hämodialysator-Ultrafiltrator nach dem Verfasser (1957)

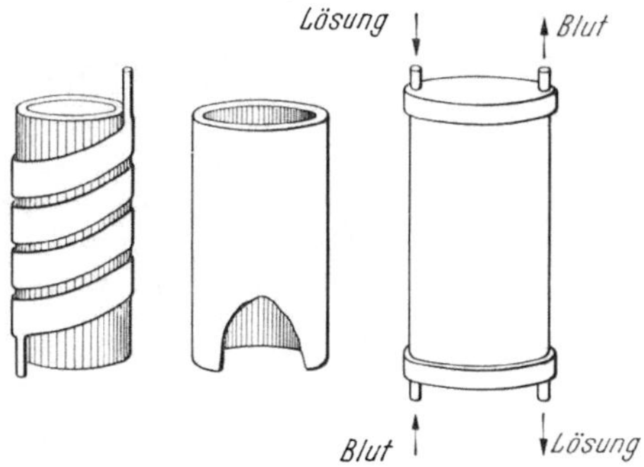


Abb. 5a. Hämodialysator nach dem Verfasser (1947)

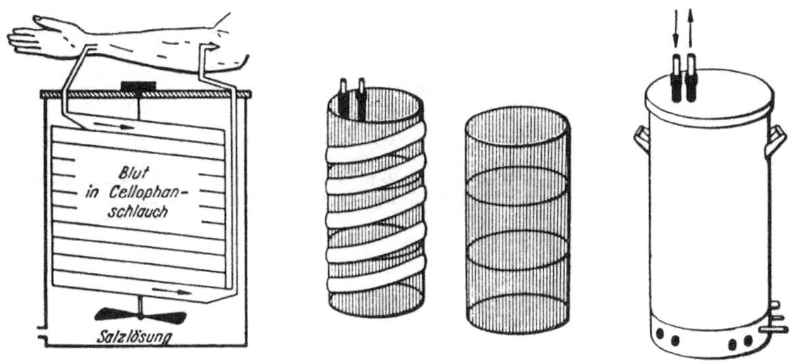


Abb. 5c. Modifizierter Dialysator-Ultrafiltrator nach dem Verfasser (1952)

gewisse Menge Flüssigkeit wird aus dem Blut herausgepreßt. Durch Anbringen einer Schraubklemme an dem Schlauch, durch den das Blut vom Apparat zum Patienten zurückgeleitet wird, läßt sich der positive Druck verstärken. Bei einem Druck von etwa 400 mm Hg können stündlich ungefähr 0,6 Liter Ultrafiltrat aus dem Blut herausgepreßt werden.

Bei einem Unterdruck von 300—400 mm Hg, der durch den Anschluß des mit einem dicht schließenden Deckel zu versehenden Apparates an einen Heber oder an eine Wasserstrahlpumpe oder Vakuumpumpe erzielbar ist, kann man in der Stunde ca. 1 Liter Ultrafiltrat aus dem Blut heraussaugen. Einen höheren Flüssigkeitsverlust verträgt der Patient in dieser Zeitspanne im allgemeinen nicht, ohne daß der Eintritt einer Hypovolämie zu befürchten ist.

Abb. 5b: Dem eben beschriebenen Dialysator-Ultrafiltrator, der im Jahre 1952 veröffentlicht wurde, ging folgende, schon 1947 publizierte Konstruktion voraus, die mit einer Cellophanfläche von nur 7000 cm² bei einem Unterdruck von 700 mm Hg stündlich 1 Liter Ultrafiltrat abziehen konnte.

Der Cellophanschlauch ist um einen Zylinder aus Hartgummi oder Metall gewickelt. Dieser montierte Zylinder wird in einen zweiten Zylinder gestellt, der an seiner Innenseite zwecks Komprimierung des Schlauchs gleichartige Rippen wie der erste an der Außenseite aufweist und durch eine Bodenplatte und einen Deckel luftdicht abgeschlossen ist. Die Elektrolytlösung strömt durch die zwischen den Rippen befindlichen Kanäle, und zwar in entgegengesetzter Richtung wie das Blut im Cellophanschlauch. Der Apparat ist sowohl für die Dialyse als auch — mit Hilfe Über- oder Unterdrucks — für die Ultrafiltration zu gebrauchen.

Der Verfasser konnte 1949 über gute Ultrafiltrationsresultate bei Tierversuchen berichten. Der Ultrafiltrator bereicherte aber auch die Therapie mit neuen Be-

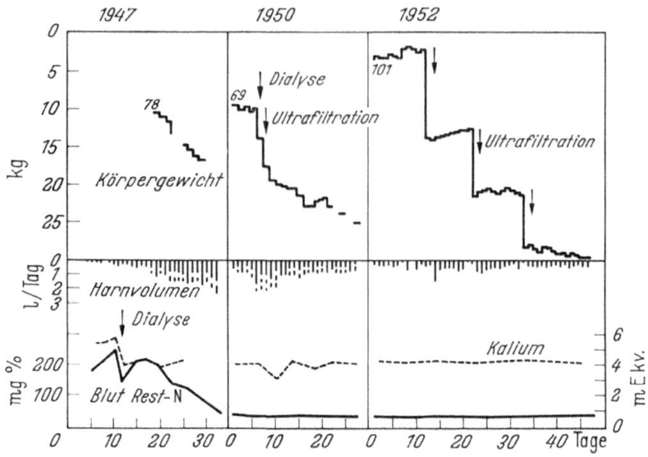


Abb. 6. Der erste anurische Patient — eine Frau — litt an akuter Glomerulonephritis. Durch die Hämodialyse wurde die urämische Intoxikation behoben, die Nierenfunktion besserte sich, und die Patientin lebte noch fast 10 Jahre. Im zweiten Fall lag ein therapieresistentes Ödem als Folge einer Herzinsuffizienz vor. Die elektrolytische Elektrolyt-Flüssigkeitsretention wurde durch Ultrafiltration unter positivem Druck sowie durch Dialyse mit verdünnter Elektrolytlösung beseitigt. Der Effekt spiegelte sich in der Gewichtsabnahme wider, die ihre teilweise Erklärung in einer erhöhten Diurese als Folge der Ausscheidung von Elektrolyten durch die Dialysebehandlung findet. Der dritte Fall ist eine gutes, lehrreiches Beispiel für die Wirkung der Ultrafiltration mit negativem Druck bei einem Patienten mit chronischer Glomerulonephritis, mit der zwar keine Urämie, aber ein schweres Nephroseödem verbunden war. Insgesamt 30 kg Flüssigkeit wurden durch drei Behandlungen mit dem Ultrafiltrator abgezogen. Weitere Therapieresultate mit der damals neuen Behandlungsmethode Ultrafiltration veröffentlichte der Verfasser 1952 und 1954 sowie zusammen mit Mitarbeitern 1953

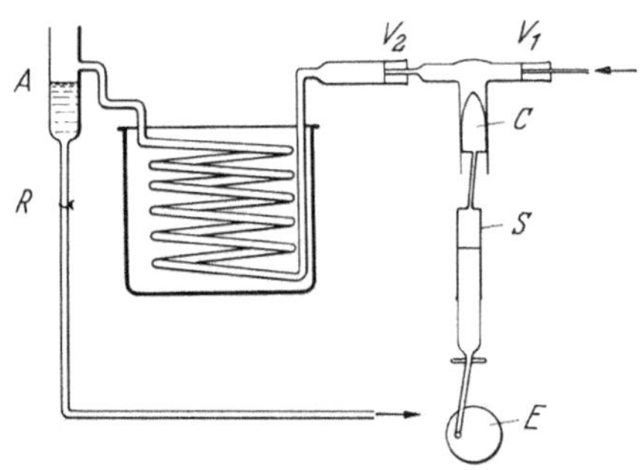


Abb. 7. Hämodialysator nach MURRAY u. Mitarb. (1947)

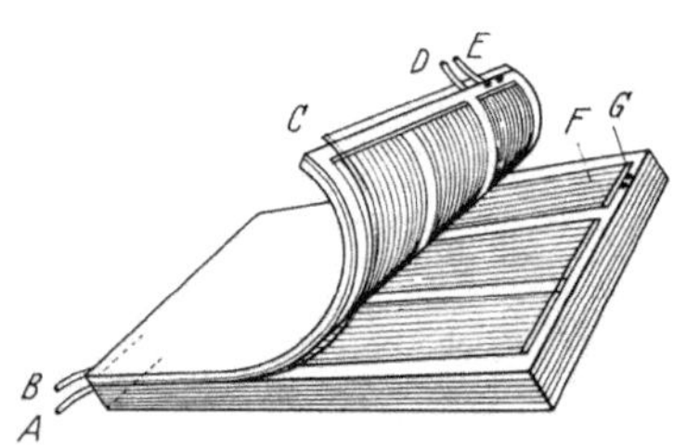


Abb. 8. Hämodialysator nach SKEGGS und LEONARDS (1948)

handlungsmöglichkeiten bei schweren Ödemen. Abb. 6 illustriert sie und zeigt außer zwei mit Ultrafiltration behandelten Fällen den Behandlungsverlauf bei unserem ersten überlebenden dialysierten Patienten. Alle drei Fälle dürften von einem gewissen historischen Interesse sein.

Abb. 7: Das Prinzip eines stehenden, unbeweglichen Zylinders kam auch in dem Dialysator zur Anwendung, den MURRAY u. Mitarb. (1947) beschrieben haben. Das Gerät hatte aber keinen Mantel. Wenn es mit Blut gefüllt wurde, blähte sich deshalb der Cellophanschlauch auf, das Verhältnis zwischen Blutvolumen und

Dialysefläche wurde unvorteilhaft und das Dialyseergebnis relativ gering. Einige behandelte Fälle wurden in den Jahren 1947—1950 veröffentlicht.

Abb. 8: SKEGGS und LEONARDS (1948) beschrieben einen Dialyseapparat vom Kammertyp. Cellophanscheiben werden zwischen zwei Hartgummiplatten geschichtet, deren Oberfläche fein gerillt ist. Die Rillen der einen Fläche dienen als kleine Gefäße, durch welche das Blut fließt. Die Rillen der andern Fläche führen die Lösung in der entgegengesetzten Richtung. Diese künstliche Niere ist aus mehreren Kammern zusammengesetzt. Die Dialysekapazität kann deshalb dem jeweiligen Bedarf angepaßt werden.

Das Gerät war ursprünglich nur für die Dialyse gedacht, aber 1952 gaben SKEGGS u. Mitarb. auch Resultate bekannt, die sie bei ödematösen Hunden durch negativen Druck außerhalb der Cellophankammer mittels Ultrafiltration erzielt hatten. Diese ausgezeichnete Konstruktion hat in großem Umfange bei Patienten Anwendung gefunden, und zwar sowohl zur Dialyse- als auch zur Ultrafiltrationsbehandlung mit Überdruck und/oder Unterdruck. KIIL veröffentlichte 1960 eine auf demselben Prinzip beruhende Konstruktion, doch ist seine künstliche Niere aus Kunststoff hergestellt und in mancher Hinsicht technisch modifiziert. Zwei Cellophanfolien bilden eine innere und zwei Plastikplatten mit gerillter Oberfläche eine äußere Kammer. Die eingepumpte Salzlösung dringt in die Rillen ein und umspült die beiden Wände der Cellophankammer, während das Blut in entgegengesetzter Richtung durch die Cellophankammer fließt.

Noch eine aus Platten bestehende Konstruktion sollte erwähnt werden, die MACNEILL u. Mitarb. (1959) konstruiert haben und die gute Behandlungsresultate erbracht hat. Seit kurzem ist eine russische, auf demselben Prinzip beruhende Konstruktion im Handel erhältlich.

MÖLLER (1955, 1956) baute eine Niere, deren Konstruktion im großen und ganzen der des Verfassers bei seinem Dialysator-Ultrafiltrator aus dem Jahre 1947 entspricht. Der äußere Zylinder besteht allerdings aus zwei Hälften, die an der einen Seite durch Scharniere und an der anderen durch eine Verschlußvorrichtung zusammengehalten werden. Dadurch läßt er sich öffnen, wenn der innere Zylinder zwecks Montage des Cellophanschlauchs zugänglich sein soll. Wenn beide Zylinder zusammengefügt sind, liegt der Cellophanschlauch in einem spiralförmigen Kanal, durch den die Elektrolytlösung in der dem Blutstrom entgegengesetzten Richtung fließt.

Abb. 9: INOYE und ENGELBERG (1953) konstruierten eine künstliche Niere nach demselben Prinzip wie vor ihnen v. GARRELTS (1947, 1956). Der Cellophanschlauch wird zusammen mit einem Maschendraht aufgewickelt und dadurch so platt gehalten, daß er nur einer dünnen Blutschicht Durchlaß gewährt. WATSCHINGER und KOLFF (1955, 1958) sowie WATSCHINGER (1957) u.a. entwickelten diese Konstruktion zu einer sterilen gebrauchsfertigen Niere für die einmalige Anwendung weiter. Dieses Gerät ist auch im Handel erhältlich. Abb. 9 zeigt die wohlbekannte „twin-coil kidney“ (Zwillings-Spulen-Niere), die auf der ganzen Welt große Verbreitung gefunden hat.

Das Blut wird durch zwei parallel laufende Cellophanschlauchspiralen und die Salzlösung von unten senkrecht zum Blutstrom in die Netzspule gepumpt. Die Dialysefläche beträgt bei diesem Gerät, das vor der Anwendung mit Transfusionsblut gefüllt werden muß, etwa 18000 $cm^2$. Der durch die Pumpen an der Dialysefläche erzeugte Widerstand führt zur Auspressung des Ultrafiltrats bei normaler Dialyse. Die Wirkung läßt sich noch verstärken, wenn der Druck durch partielle Abklemmung des Schlauches erhöht wird, durch den das Blut vom Apparat zum Patienten zurückfließt.

In einem Bericht über zwei Ödemfälle. die in KOLFFs Klinik mit der Spulenniere behandelt wurden, gab NAKAMOTO (1961) zugleich einen historischen, mit KOLFF und LEONARDS (1954) beginnenden Überblick über die in den USA zur

Ultrafiltration erfolgten Veröffentlichungen. BLANEY und EDWARDS (1963) bauten eine kleine Spulenniere („mini-coil“) mit reduzierter Dialysefläche, kleinem Widerstand und geringem Volumen.

Abb. 10 zeigt einen sterilen gebrauchsfertigen Dialysator-Ultrafiltrator für ein- oder zweimaligen Gebrauch. Der Verfasser hat 1963 diese Modifikation seiner künstlichen Nieren beschrieben, die jedoch keine Abweichung vom ursprünglichen Konstruktionsprinzip bedeutet.

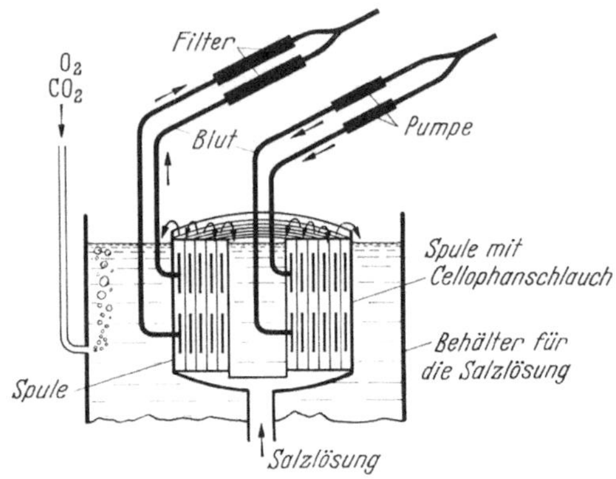


Abb. 9. Spulenniere nach WATSCHINGER und KOLFF (1955, 1958) etc.

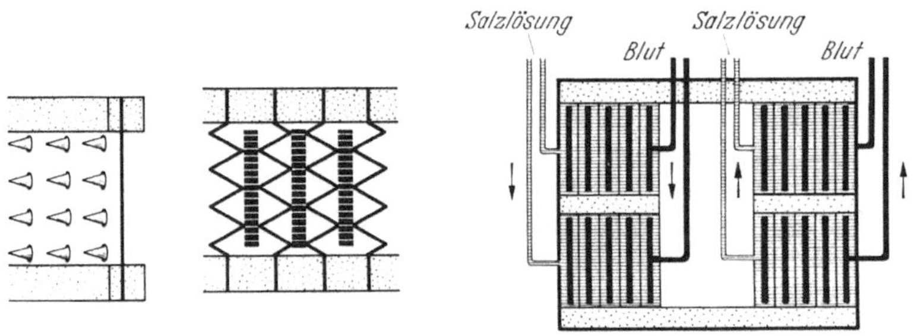


**Abb. 10. Modifizierter Dialysator-Ultrafiltrator nach dem Verfasser (1963); schematische Abbildung**

Der Cellophanschlauch ist von einem festen Plastikkanal umgeben und ruht auf kleinen Höckern. Sein Volumen ist so gering, daß die Niere im allgemeinen nicht mit Spenderblut gefüllt zu werden braucht. Der Widerstand ist gering, weshalb das Gerät auch ohne Pumpe brauchbar ist. Die Elektrolytlösung führt man dem Apparat zweckmäßigerweise über eine feste Leitung aus einem Reservoir zu und läßt sie dann in den Ausguß abfließen.

Das Gerät bietet also dieselben Vorteile wie die Modifikation der Kiil-Niere durch SCRIBNER und die neue russische Plattenniere: Spenderblut ist in der Regel nicht notwendig, was besonders bei einer hohen Dialysefrequenz sehr erwünscht ist, und weil dadurch zum anderen den Patienten — vor allem in chronischen Fällen — nicht mehr Transfusionsblut zugeführt werden muß, als zur Behandlung ihrer Anämie erforderlich ist. Diese Modifikation des Dialysator-Ultrafiltrators setzt also genau wie die früheren Konstruktionen des Verfassers und die „Seattle“-Niere, dem natürlichen Blutstrom nur einen geringen Widerstand entgegen, weshalb sie auch ohne Blutpumpe brauchbar ist. Die technischen Funktionen (Durchflußgeschwindigkeit, Temperatur, Druckverhältnisse usw.) unserer Künstlichen Niere werden automatisch kontrolliert und registriert.

Longmore (1960, 1964) berichtet über gute Dialyseresultate mit einer Plattenniere folgender Konstruktion:

Ähnlich wie bei einer Schallplatte sind in eine runde „Perspex"-Platte auf beiden Seiten flache, spiralförmige Spuren eingelassen. Zwei weitere Platten sind einseitig mit dem gleichen Spursystem versehen und liegen, durch Cellophanfolien als Membranen von der doppelseitig gespurten Platte getrennt und dieser mit ihrer Spurseite zugekehrt, auf bzw. unter derselben. Das Blut durchfließt zunächst die Spur auf der einen Seite der mittleren Platten von deren Mitte zum Rande hin, wird am Ende der Spur durch ein Loch in der Platte auf deren andere Seite geleitet und strömt dort von außen nach innen zurück. Die Elektrolytlösung wird durch die Spuren der oberen und unteren Platte gepumpt, und zwar jeweils in der dem Blutstrom entgegengesetzten Richtung. Der Apparat besteht aus zwei derartigen Einheiten von drei Platten.

In der von Guarino und Guarino (1952) sowie Guarino (1956) beschriebenen Konstruktion sind die Rollen vertauscht: die Elektrolytlösung fließt durch den Cellophanschlauch, das Blut umströmt ihn.

Muirhead und Allen (1948) bedienten sich eines anderen Prinzips für die künstliche Niere. Sie lassen das Blut ein Bett von Kation- und Anionenaustauschern passieren, wobei unter anderem Harnstoff entfernt wird. Dieselbe Methode ist später noch von anderen Konstrukteuren angewandt worden, und zwar z. B. von Demarchi und Brönnimann (1951), Brönnimann (1955), Sorrentisno (1958) sowie Ruszkowski (1963). Die verhältnismäßig komplizierte Technik und die Schwierigkeit, den erstrebten spezifischen Effekt durch die verfügbaren Ionenaustauscher zu erreichen, scheinen den klinischen Gebrauch dieser Apparate begrenzt zu haben.

Schließlich sei noch die japanische Jikei-Niere erwähnt — Miki (1959) —, die für die Elektrodialyse konstruiert ist und im Fernen Osten ein großes Anwendungsgebiet haben soll.

Es würde den Rahmen dieser Übersicht sprengen, wenn im einzelnen auch über die Zusammensetzung der Elektrolytlösungen berichtet werden sollte, die bei den verschiedenen Störungen für die Dialyse indiziert sind. Zur Behandlung von Barbituratvergiftungen verwendet man z. B. eine Lösung, die ungefähr der Ringerschen entspricht.

## 4. Einige technische Probleme bei der Behandlung mit der künstlichen Niere

Im folgenden sollen drei wesentliche technische Probleme kurz dargestellt werden, die mit der Behandlung mit der künstlichen Niere zusammenhängen: Die Maßnahmen bei Blutungsgefahr infolge der Heparinisierung, die permanente Kanülierung der Blutgefäße für wiederholte Hämodialysen und das „Dialyse-Disequilibrium-Syndrom".

### a) Maßnahmen bei Blutungsgefahr infolge der Heparinisierung

In den Jahren 1946—1961 wurden in unserer Klinik 708 Patienten mit Niereninsuffizienz dialysiert. Der Verfasser (1963) kam bei der nachträglichen Bearbeitung des Materials zu folgenden approximativen Zahlen: In ungefähr 1% der Fälle wurde eine Heparinisierung wegen intestinaler Blutungen als kontraindiziert angesehen und bei einigen Patienten dieser Gruppe erfolgte deshalb eine Peritonealspülung statt einer Hämodialyse. Bei 1,5% könnte die Heparinisierung zu fatalen Blutungskomplikationen beigetragen haben. Andererseits traten bei ungefähr 3% der Dialysepatienten fatale Blutungen unabhängig von einer Heparinisierung auf.

Die Technik von Gordon u. Mitarb. (1956) ist unter dem Namen „regionale Heparinisierung" bekannt geworden und hat große Verbreitung erlangt. Sie besteht darin, daß dem Blut, das vom Patienten zur künstlichen Niere strömt, Heparin zugesetzt wird, und daß der Heparineffekt, sobald das Blut den Apparat verlassen hat und wieder zum Patienten zurückfließt, durch einen Zusatz von Protaminsulfat wieder aufgehoben wird. TESCHAN u. Mitarb. (1960), KESSEL u. Mitarb. (1962), MAHER u. Mitarb. (1963) sowie LINDHOLM und MURRAY (1964) berichteten über Erfahrungen mit der erwähnten Methode.

Kürzlich haben LINDQVIST u. Mitarb. (1964) über gute Ergebnisse mit der kontinuierlichen, langsamen Infusion von Heparin ohne wesentliche Verlängerung der Koagulationszeit der Patienten berichtet.

### b) Die permanente Kanülierung von Blutgefäßen zwecks wiederholter Dialyse

Die meisten, die sich mit der Dialyse befaßt haben, dürften bei vorliegender Indikation für eine während verhältnismäßig kurzer Zeit zu wiederholende Behandlung versucht haben, die Kanülen zwischen den einzelnen Dialysephasen in den Blutgefäßen liegenzulassen, um eine jedesmalige neue Kanülierung zu vermeiden. Der Verfasser und seine Mitarbeiter berichteten 1948 über Versuche mit arteriovenösen Shunten bei der Dialysebehandlung von Tieren, die durch Ureterligatur oder Sublimatvergiftung urämisch gemacht worden waren.

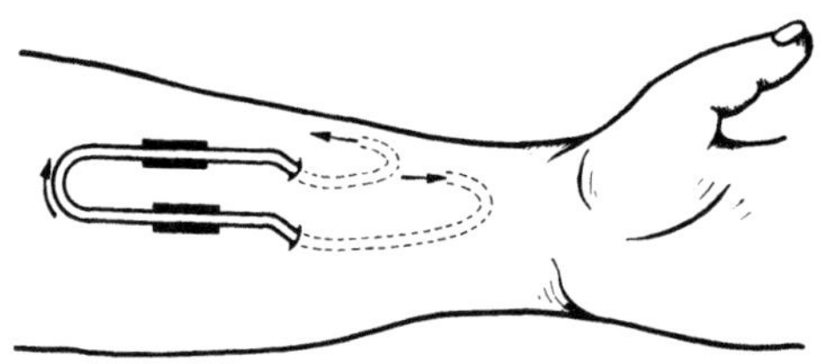

Abb. 11. Arteriovenöser Shunt, schematisches Bild nach SCRIBNER u. Mitarb. (1960 usw.)

Bei der Dialyse wurde das Blut aus der A. carotis durch den Dialyseapparat zur V. jugularis geleitet. Die Gefäßkanülen wurden subcutan angelegt, und zwar so, daß nur der periphere Teil der gebogenen silikonisierten Glaskanülen aus der Haut herausragte. Zwischen den einzelnen Dialysebehandlungen wurden die Kanülen durch einen dünnen silikonisierten Gummischlauch miteinander verbunden, und eine Glascapillare begrenzte den Blutstrom in dem arteriovenösen Shunt auf etwa 1 l/h. Sicherheitshalber wurden alle 4—6 Std geringe Mengen Heparin injiziert. Die arteriovenösen Shunte funktionierten eine Woche und teilweise noch länger.

Über entsprechende klinische Erfahrungen mit seinem arteriovenösen Shunt bzw. mit der Füllung der zugepfropften Schläuche mit Heparinlösung konnten der Verfasser und seine Mitarbeiter 1949 berichten. Später hat sich der Verfasser von dieser Methode abgewandt, weil es mit dem damaligen Material schwierig war, die Koagulation trotz Heparinisierung mit Sicherheit zu vermeiden. Die Technik hatte außerdem oft lokale Infektionen im Gefolge.

QUINTON, DILLARD und SCRIBNER, die das technische Problem des arteriovenösen Shunts im Jahre 1960 durch Zuhilfenahme des modernen und im Handel erhältlichen Materials Teflon lösten, weisen auf unsere früheren Versuche hin. Abb. 11 veranschaulicht die Scribnersche Methode. Während ursprünglich sämtliche Teile aus starren Teflonrohren hergestellt wurden, ging man später dazu über, Schläuche aus Silastic-Rubber zu verwenden, die für ihren Zweck, die subcutanen Gefäßkanülen mit den supracutanen Komponenten des Shunts zu verbinden, zu Schlingen geformt sind. Dadurch wird eine Traumatisierung des Operationsfeldes durch Bewegungen des Armes oder Erschütterungen der Vorrichtung vermieden. Die Art des für die Vorrichtung verwendeten Materials und die Strömungsgeschwindigkeit machen eine Heparinisierung überflüssig. Die Länge der subcutanen Teile des Shunts vermindert die Gefahr einer Infektion von den Stellen aus, an denen die Schläuche durch die Haut treten. Die durch den Shunt strömende Blutmenge beträgt 200—300 ml/min, was keine hämodynamischen Störungen verursacht. Bei der Behandlung mit der künstlichen Niere werden die Silastic-Rubber-Schläuche abgeklemmt, das U-Rohr entfernt, die Teflonrohre mittels zweier Schläuche an den Apparat angeschlossen und die soeben angebrachten Klemmen wieder abgenommen. Damit ist der Weg für das Blut aus der Arterie durch den Apparat und zurück zur Vene frei. Nach Beendigung der Behandlung wird das U-Rohr wieder eingesetzt und das Blut strömt erneut durch den arteriovenösen Shunt.

Zusammen mit der künstlichen Niere dürfte die Shunttechnik für die Therapie der Niereninsuffizienz den größten Fortschritt bedeuten, der im letzten Jahrzehnt erzielt werden konnte. Das Problem der Nierenverpflanzung liegt außerhalb des Rahmens dieses Kapitels.

Das im Handel erhältliche Silastic-Rubber-Material gestattet es, die Form der Shunte den gegebenen Gefäßanschlußmöglichkeiten und sonstigen Umständen individuell anzupassen. Es sind auch schon Modifikationen der Originaltechnik veröffentlicht worden. WEALE und CATELL haben z. B. 1963 über eine Verein-

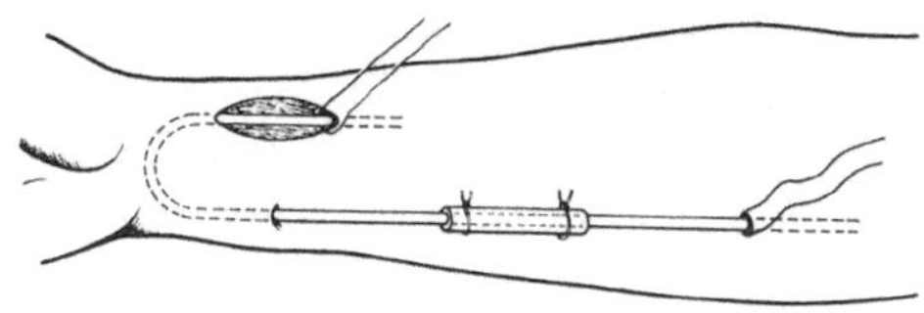

Abb. 12. Modifizierter arteriovenöser Shunt nach WEALE und CATELL (1963)

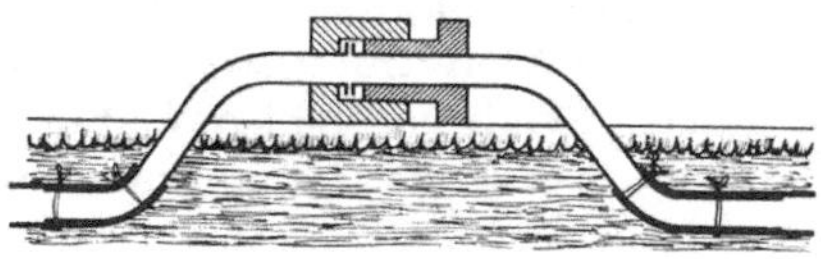

Abb. 13. Arterioarterieller Shunt nach NAYMAN (1964)

fachung berichtet, die, wie aus Abb. 12 ersichtlich ist, das U-Rohr überflüssig macht.

Abb. 13 zeigt einen von NAYMAN (1964) erdachten arterioarteriellen Shunt für die Dauerbehandlung der chronischen Niereninsuffizienz durch Hämodialyse.

Nachdem sie schon früher die Möglichkeit aufgezeigt hatten, eine große Anzahl Hämodialysen in Fällen von chronischer Niereninsuffizienz durch wiederholte Punktion der V. femoralis auszuführen, haben SHALDON u. Mitarb. (1963) berichtet, daß percutan eingeführte Femoralkatheter monatelang komplikationsfrei mit ihrer Spitze in der V. cava inferior liegenbleiben könnten. Einer Infektion wird durch tägliche sorgfältige Reinigung der Haut um die Punktionsstellen und ihre Bepuderung mit Antibiotica etc. vorgebeugt — vgl. auch ŠERF und TOMÁŠEK (1964). Man führt zwei Teflonkatheter percutan in die Vene ein und verbindet sie mit den Schenkeln eines Y-Rohres, dessen Basisteil über eine Capillare an einen kleinen mit konzentrierter Heparinlösung gefüllten Behälter (Perfusor) eines Typs angeschlossen wird, wie ihn GIOVANETTI u. Mitarb. (1963) konstruiert haben. Durch die Capillare dringt die Heparinlösung in langsamem, dünnem Strom in die Katheter ein.

Der Behälter wird einmal täglich gefüllt. Im Zusammenhang mit der Beschreibung ihrer Technik berichten SHALDON u. Mitarb. von einem Patienten, der nicht nur in der Lage war, täglich seine Katheter zu pflegen und den Perfusor zu füllen, sondern der sich auch selbst an das Dialysegerät anschließen und nach beendeter Behandlung den Perfusor wieder einsetzen konnte. Für die Dialyse, die bei niedriger Temperatur vor sich geht, wird eine kleinere Spulenniere („mini-coil") als die „twin-coil-kidney" von KOLFF benützt. Zwischen den Behandlungen werden die eigentlichen Dialyseteile des Apparats im Kühlschrank verwahrt. Das Gerät kann bis zu acht- oder gar zehnmal für denselben Patienten verwendet werden. Ein Arzt ist für die Behandlung nicht erforderlich; eine geübte Krankenschwester genügt dafür. In der Publikation von SHALDON u. Mitarb. wird auch betont, daß diese Technik verhältnismäßig geringe Kosten verursache.

FUNDER und WITH (1964) verstopfen die Gefäßkatheter mit einem Obturator zwischen den Dialysen.

### c) Das sog. Dialyse-Disequilibrium-Syndrom

Eine schnelle Dialyse kann — besonders bei hochgradiger Urämie — ein cerebrales Ödem durch folgende Wechselwirkung hervorrufen:

Die Harnstoffkonzentration wird in der Cerebrospinalflüssigkeit wegen der langsamen Diffusion durch die sog. Blutliquorschranke langsamer reduziert als im Plasma und der osmotische Gradient bewirkt die Einsaugung von Wasser in den Liquor cerebrospinalis im Anschluß an die Dialysebehandlung. Daraus erklären sich Komplikationen wie Kopfschmerzen, mentale Konfusion, Krämpfe, Schwankungen und Störungen im Elektroencephalogramm. Dieses bedeutsame klinische Problem konnte durch Untersuchungen von KENNEDY u. Mitarb. (1962, 1963), FUNDER und WIETH (1963) sowie SCHEITLIN u. Mitarb. (1963) geklärt werden. Die Erstgenannten haben dafür die Bezeichnung „dialysis disequilibrium syndrome" eingeführt. Die cerebralen Symptome verschwinden spontan, wenn das Diffusionsgleichgewicht wieder eintritt. Im allgemeinen geschieht das nach etwa 12 Std. Den Folgen des gestörten Gleichgewichts kann man durch Beimischung von hypertonischer Glucoselösung zur Dialyseflüssigkeit oder intravenöse Infusion z.B. von hypertonischer Fructoselösung entgegenwirken. Die Gefahr eines cerebralen Ödems dürfte auch dadurch gemindert werden, daß man die Ultrafiltration in Verbindung mit einer Dialyse durchführt — s. Verfasser (1963).

Erfolgt die Dialyse langsam, also z.B. durch Peritonealspülung oder mit einer künstlichen Niere mit geringem Effekt bzw. langsamem Blutstrom, tritt das geschilderte Syndrom nicht auf. Bei schneller Dialyse läßt sich die Syndromgefahr durch Vornahme der Behandlung bei relativ niedriger Harnstoffkonzentration im Blutplasma herabsetzen, denn je niedriger diese Konzentration ist, desto niedriger wird auch der osmotische Gradient. Ferner dürfte sich das Risiko eines cerebralen Ödems dadurch vermindern lassen, daß eine vorhandene Überwässerung durch Ultrafiltration eliminiert wird. Liegen Symptome für ein cerebrales Ödem vor, so erfolgt eine palliative Behandlung mit Sedativa, bis das Diffusionsgleichgewicht wieder hergestellt ist.

## 5. Behandlungsresultate mit der künstlichen Niere und der Peritonealspülung als Ergänzung der rationellen konservativen Therapie bei akuter und chronischer Niereninsuffizienz sowie bei Intoxikationen. Indikationen und Kontraindikationen für die Behandlung

Die klinische Anwendung der beiden gegenwärtig hauptsächlich in Betracht kommenden Methoden, nämlich der Behandlung mit der künstlichen Niere (Dialyse, Ultrafiltration) und der Peritonealspülung (Dialyse, Dehydrierung), ergibt sich zwangsläufig aus der vorangegangenen Darstellung, in der auch die aus technischen Gründen bedingten Kontraindikationen für die eine oder andere Methode berührt wurden, die sich im übrigen in der Therapie komplettieren. Für die folgenden Ausführungen werden deshalb beide Methoden als gleichwertig betrachtet und nur dann ausdrücklich unterschieden, wenn das irgendwie erforderlich erscheint.

Die Patienten, die der aktiven Therapie mit der künstlichen Niere oder der Peritonealspülung unterzogen werden, gehören hauptsächlich folgenden Gruppen an: akute tubuläre Nephritis (acute renal failure etc.), akute Glomerulonephritis, akute Exacerbation oder auf andere Gründe zurückzuführende Verschlimmerung der chronischen Glomerulonephritis und chronischen Pyelonephritis sowie Intoxikationen. Eine gegenwärtig besonders aktuelle Gruppe sind die Fälle von chronischer irreversibler Niereninsuffizienz.

### a) Tubuläre Nephritis (acute renal failure etc.)

Schon gegen Ende der 40er Jahre wurden einzelne Fälle oder kleine Serien von Patienten mit akuter tubulärer Nephritis veröffentlicht. Die Resultate spiegelten teils eine intensive Arbeit zur Verbesserung der konservativen Therapie und teils den Wert der Dialysebehandlung wider. Erst Anfang der 50er Jahre wurde das Material so umfassend, daß die Prozentzahlen für die Sterblichkeit eine sichere Basis erhielten. Ohne auf die einschlägigen Publikationen der letzten 10 Jahre näher einzugehen, seien hier die von den folgenden Verfassern ermittelten Mortalitätsziffern genannt: Swan und Merrill (1953) 49%, der Verfasser u. Mitarb. (1953) 24%, Smith u. Mitarb. (1955) 58%, der Verfasser u.

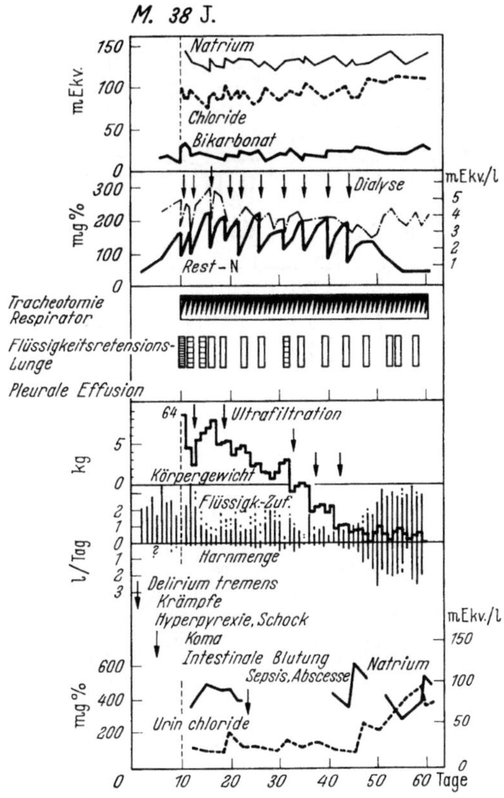


Abb. 14. Akute tubuläre Nephritis (acute renal failure) — Verfasser (1963)

Mitarb. (1955) 35%, Anthonisen u. Mitarb. (1956) 69%, Hamburger und Richet (1956) 7%, Ansell u. Mitarb. (1957) 25—100%, Kelemen und Kolff (1958) 48%, Parsons und McCracken (1958) 42%, Bluemle u. Mitarb. (1959) 50%, Doyle u. Mitarb. (1959) 53%, Kelemen und Kolff (1959) 56%, Maher u. Mitarb. (1960) 66,4%, Teschan u. Mitarb. (1960) 60%, Parsons u. Mitarb. (1961) 40%, sowie Balslöv und Jörgensen (1962) 52%.

Abb. 14 und 15 zeigen drei Fälle aus unserem Material — Verfasser (1963). Die Diagramme dürften keinen Kommentar erfordern.

Bei der Kontrolle der Flüssigkeitsbilanz bedienen wir uns täglicher Gewichtskontrolle sowie Röntgenuntersuchungen des Thorax bei der Aufnahme des Patienten und danach ein oder mehrere Male wöchentlich (Pleuraeffusion, Lungenveränderungen). Abb. 16a und b zeigen Lungenveränderungen vom Typ des urämischen Lungenödems („Flüssigkeitsretentionslunge"), die nach Entwässerung verschwanden — trotz steigender Urämie.

Abb. 16a und b veranschaulichen die dabei getroffenen Feststellungen und Maßnahmen zur Gewichtsreduktion (Dehydrierung), die in einer Ultrafiltrationsbehandlung für den Fall bestehen können, daß die klinische Diagnose für die Wahrscheinlichkeit einer Flüssigkeitsretention spricht. Das Gewicht wird bis zum Verschwinden der Veränderungen und noch um ein paar Kilogramm mehr verringert. Die Voraussetzung für das Auftreten der genannten Symptome ist, daß die Überwässerung schon eine gewisse Zeit, im allgemeinen wenigstens ein paar Tage besteht.

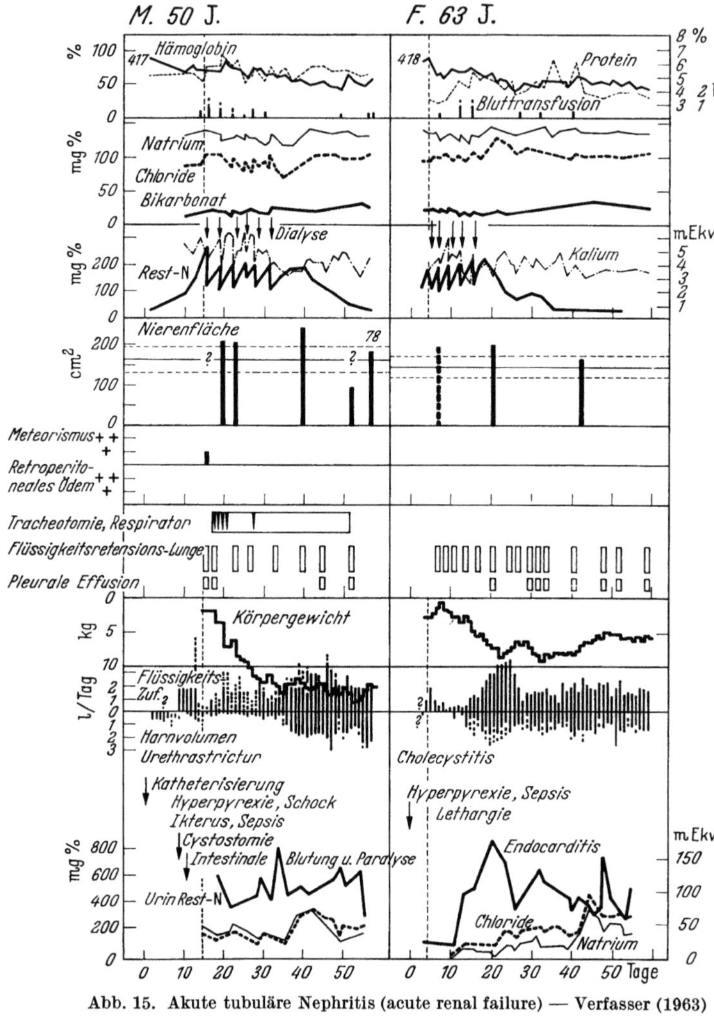


Abb. 15. Akute tubuläre Nephritis (acute renal failure) — Verfasser (1963)

Derartige Lungenveränderungen waren bei unseren sämtlichen überlebenden nichtdialysierten (26%) bzw. dialysierten Fällen (41%) von akuter tubulärer Nephritis reversibel. Von den Veränderungen, die röntgenologisch in 50 bzw. 70% der nicht überlebenden Fälle von akuter tubulärer Nephritis festgestellt wurden, wären — auf die Gesamtzahl der fraglichen toten Patienten bezogen — nur 6 bzw. 13% reversibel gewesen, d.h., daß 44 bzw. 57% der Toten irreversible Lungenveränderungen hatten. Zur Erklärung der für die Reversibilität zuletzt genannten niedrigen Zahlen sind sicher viele Faktoren heranzuziehen. Die Observationszeit war oft kurz, weil die Patienten bald starben, und die Grundkrankheit und ihre Komplikationen ließen keine Möglichkeit für eine adäquate Therapie. Eine an sich indizierte Dehydrierung konnte z.B. durch einen Schock oder eine Schocktendenz vereitelt werden. In einigen Fällen verschwanden die Lungenveränderungen zunächst, traten aber im Endstadium wieder auf, als mehr Flüssigkeit gegeben werden mußte, um einen Schock zu be-

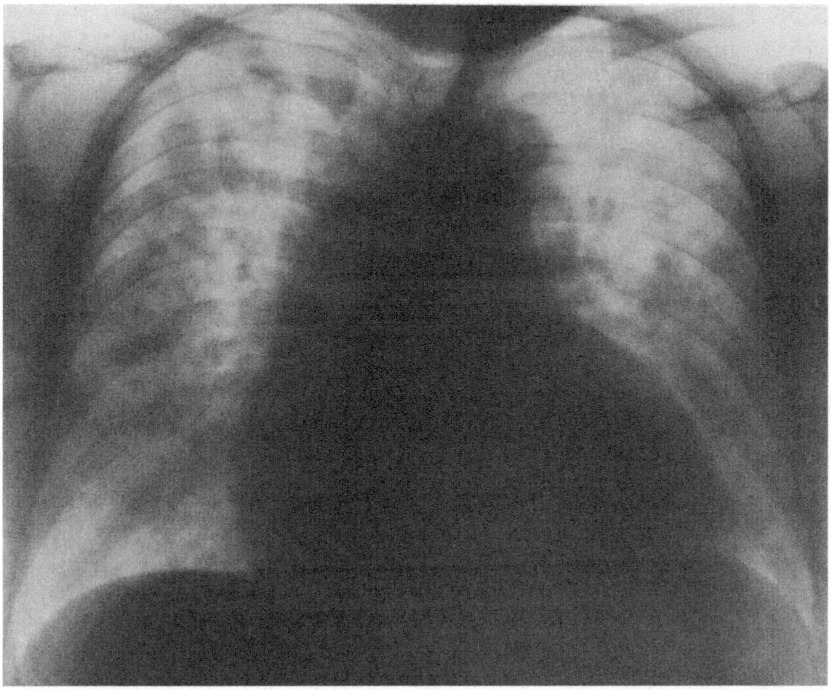

Abb. 16a. Lungenveränderungen vom Typ des urämischen Lungenödems („Flüssigkeitsretentionslunge") unmittelbar vor der Behandlung mit der künstlichen Niere; Rest-N 220 mg-%, Körpergewicht 71,2 kg — Verfasser (1960, 1963) (Röntgendiagnostische Abteilung, Direktor: Professor Dr. OLLE OLSSON.)

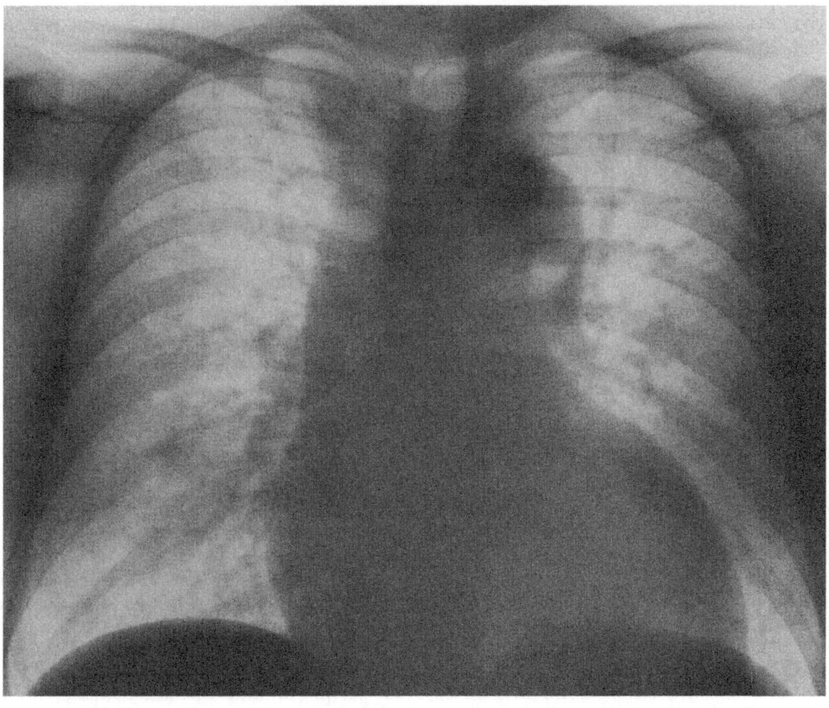

Abb. 16b. Lungenbild nach Dialyse-Ultrafiltration; Rest-N 123 mg-%, Körpergewicht 64,3 kg — Verfasser (1960, 1963). (Röntgendiagnostische Abteilung, Direktor: Professor Dr. OLLE OLSSON)

kämpfen. Naturgemäß ist sowohl die röntgenologische als auch die klinische Diagnostik bei schwerkranken Urämikern technisch erschwert.

Die urämische Flüssigkeitsretentionslunge tritt nicht nur bei der akuten tubulären Nephritis, sondern bei allen Formen der akuten und chronischen Niereninsuffizienz und auch bei der Obstruktion der Harnwege durch Steine u. ä. auf. 42,7% unserer Patienten wiesen Lungenveränderungen des genannten Typs auf. Auch in diesen Fällen ist eine Dehydrierung indiziert, und die Lungenveränderungen sind mit der oben diskutierten Einschränkung ohne Behandlung mit Herzglykosiden reversibel. Die angloamerikanischen Bezeichnungen für derartige Lungenveränderungen „cardiac failure" oder „congestive heart failure" mögen zwar insofern nicht ganz unzutreffend sein, als die Herzinsuffizienz für die Entstehung eines Lungenödems bei überwässerten Urämikern mitbestimmend sein kann, doch führen sie logischerweise zu einer Herztherapie, die bei einer weiterbestehenden Überwässerung ineffektiv ist, und nicht zu der adäquaten, lebensrettenden Dehydrierung. Die therapeutische Konsequenz der Benennung „Urämielunge" ist auch nicht die Dehydrierung, sondern die Dialyse. Deshalb verdient der Ausdruck „Flüssigkeitsretentionslunge" den Vorzug.

Trotz der aufgezeigten Unsicherheit, die mit der röntgenologischen Diagnostik von Lungenveränderungen des beschriebenen Typs verbunden ist, stellt die Röntgenuntersuchung ein äußerst wertvolles Hilfsmittel bei der routinemäßigen Kontrolle des Flüssigkeitsgleichgewichts dar. Sie kann unter Umständen entscheidend für den Entschluß sein, eine aktive Dehydrierung durch Ultrafiltration vorzunehmen, und sie ist um so wertvoller, als die physikalischen und klinischen Anzeichen für eine Flüssigkeitsretentionslunge unbedeutend sein oder trotz ausgebreiteter röntgenologischer Veränderungen auch ganz fehlen können. Hier soll nur betont werden, daß die röntgenologischen Befunde mit den klinischen verglichen werden müssen. Aus der röntgenologischen Fachliteratur kann man oft den Eindruck gewinnen, als handele es sich bei der Feststellung der Flüssigkeitsretentionslunge ausschließlich um eine röntgenologische Diagnose. Das ist irreführend, denn in Wirklichkeit liegt eine röntgenologisch-klinische Beurteilung zugrunde. Nicht selten ist sogar die klinische Diagnose entscheidend. Das röntgenologische Bild kann schwanken und entspricht nicht immer dem Schmetterlingstyp, der in allzu dogmatischer Weise als typisches Erkennungszeichen hingestellt wird. Einerseits können bei der Schmetterlingslunge Pneumonien, Blutungen usw. oder auch Ödeme vorliegen, und andererseits kann sich eine Flüssigkeitsretentionslunge auch nur in einseitigen Veränderungen des Lungenbildes widerspiegeln.

Ein zuverlässiges röntgenologisches Merkmal für die Überwässerung haben wir in dem sog. retroperitonealen Ödem gefunden, das wie ein inflammatorisches Ödem oder ein Ascites die bei der Niereninsuffizienz so wichtige Beurteilung der Nierengröße durch Leeraufnahme des Abdomens erschweren kann. Wegen der Gefahr von Strahlungsschäden kann die Bestimmung eines retroperitonealen Ödems jedoch nicht als Routinemethode zur Kontrolle des Flüssigkeitsgleichgewichts herangezogen werden.

Eine wichtige Indikation für die Dehydrierung bei Niereninsuffizienz ist ein Gesichtsödem, das bei einem neu eingelieferten Patienten, dessen Aussehen nicht von früher bekannt ist, unter Umständen jedoch schwer festzustellen sein kann. Die Bedeutung dieses einfachen klinischen Symptoms, das in Vergessenheit geraten zu sein scheint, ist, daß es in der Regel viel empfindlicher ist als die Laboratoriumsuntersuchungen über das Flüssigkeitsgleichgewicht oder als die oben erwähnte röntgenologische Technik. Der Verfasser hat 1963 die früher publizierten und später in unserer Klinik hinzugewonnenen Erfahrungen über das „cerebrale Ödem" zusammengefaßt.

Dieser mental-cerebrale Symptomenkomplex ist demjenigen sehr ähnlich, den Geburtshelfer von der Präeklampsie und Eklampsie kennen. Wir sollten unsere Patienten mit Niereninsuffizienz täglich hinsichtlich der initialen Symptome beobachten, als welche Unruhe, Agitation, Rastlosigkeit, zeitweilige Kopfschmerzen, gespannter Gesichtsausdruck sowie intermittierende, leichte mentale Konfusion, z. B. während eines Gesprächs, zu nennen sind. Meistens haben diese Patienten auch ein leichtes Gesichtsödem. Im weiteren Verlauf der Krankheit kann es zu einer totalen mentalen Konfusion und zu Zuckungen kommen und endlich können generelle, cerebrale, eklampsieartige Krämpfe sowie tiefe Bewußtlosigkeit eintreten. Die Ödemgenese wird durch das Vorhandensein anderer Anzeichen einer Flüssigkeitsretention unterstrichen. Solche Merkmale sind periphere und retinale Ödeme, steigender Blutdruck, Tachykardie, pleurale Effusion, Flüssigkeitsretentionslunge und klinisch manifeste Lungenödeme, retroperitoneale Ödeme und Ascites. Der Zustand läßt sich temporär durch

Sedativa bessern, doch müssen schon die leichten Initialsymptome beachtet werden, die auf das Erfordernis einer Dehydrierung hinweisen.

In der Zeit von 1946—1961 waren an unserer Klinik insgesamt 639 Fälle mit der klinischen Diagnose „akute tubuläre Nephritis" („acute renal failure") zu verzeichnen. Davon wurden uns 79 so spät oder in einem solchen Zustand überwiesen, daß die Durchführung einer adäquaten Therapie nicht möglich war.

Alle diese 79 Patienten, von denen drei Viertel auf chirurgische Fälle entfielen, starben. Von den restlichen 560 Fällen wurden 163 bei einer Sterblichkeit von 17% konservativ und 397 bei einer Sterblichkeit von 55% durch Dialyse — hauptsächlich mit der künstlichen Niere — behandelt.

Die Gesamtmortalität betrug also bei den 560 adäquat behandelten Fällen 43,9%. Bezieht man auch die 79 Patienten, die starben, ohne adäquat behandelt

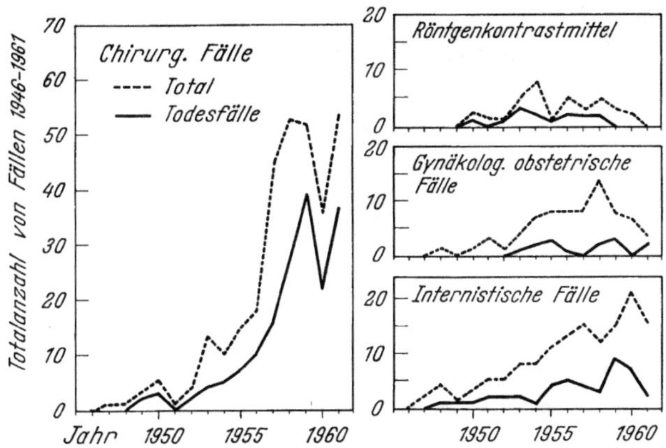


Abb. 17. 560 Fälle von akuter tubulärer Nephritis (acute renal failure): Verteilung auf verschiedene Gruppen. ALWALL und KJELLSTRAND 1963 (s. die Monographie des Verfassers 1963)

werden zu können, in das Material ein, dann ergibt sich eine Gesamtzahl von 639 Fällen mit akuter tubulärer Nephritis und eine durchschnittliche Sterblichkeit von 51%. Bei den von uns in den Jahren 1946—1963 insgesamt behandelten 779 oligurisch-anurischen Fällen von akuter tubulärer Nephritis machte damit die durchschnittliche Sterblichkeit 53% aus.

Im großen und ganzen ist also die durchschnittliche Mortalität bei den in der Literatur niedergelegten Zahlen dieselbe. Eine detaillierte Analyse und Komparation würde über den Rahmen dieser Darstellung hinausgehen.

9% unserer Patienten starben, obwohl die Nierenfunktion zurückgekehrt war, was natürlich nicht ausschließt, sondern sogar die Regel sein dürfte, daß die Niereninsuffizienz die Aussichten für die Überwindung des Grundleidens reduziert hat.

Abb. 17 zeigt die Verteilung der obengenannten 560 Fälle von akuter tubulärer Nephritis auf vier ätiologische Gruppen, nämlich: 1. chirurgische Fälle; 2. Fälle, in denen die Nierenkomplikation im Anschluß an eine mit Konstrastmitteln vorgenommene intravenöse Urographie, retrograde Pyelographie, Urethro-Cystographie oder Angiographie eingetreten ist; 3. geburtshilflich-gynäkologische Fälle. Die 4. Gruppe ist die sog. internistische, zu der alle Fälle rechnen, die nicht zu einer der drei erstgenannten Gruppen gehören. 1061 Behandlungen mit der künstlichen Niere verteilen sich im Gesamtergebnis etwa gleichmäßig auf die Patienten der vier verschiedenen Gruppen. Sehr interessant ist insbesondere die sukzessive, starke Zunahme der chirurgischen Fälle in den letzten 10 Jahren, so daß diese Gruppe nun dominiert. Auch die Fälle der „internistischen" Gruppe haben allmählich zugenommen, doch nicht in demselben Maße wie die chirurgischen. Die beiden anderen, mittleren Gruppen sind verhältnismäßig konstant geblieben oder zurückgegangen.

Abb. 18 läßt die prozentuale Sterblichkeit innerhalb der einzelnen Altersgruppen von unter 11 bis über 80 Jahre erkennen. Unser bisher ältester Patient war 93 Jahre alt. Die totale Mortalität steigt in einer fast geraden Linie von etwa 15%

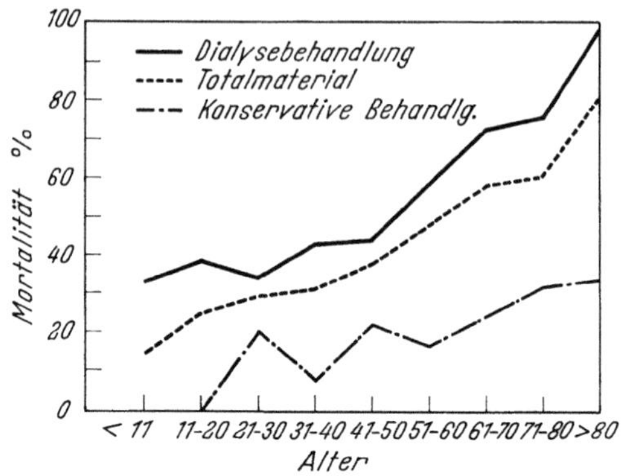


Abb. 18. Prozentuale Sterblichkeit innerhalb der einzelnen Altersgruppen von 560 Fällen von akuter tubulärer Nephritis (acute renal failure) — Alwall und Kjellstrand 1963 (s. die Monographie des Verfassers 1963)

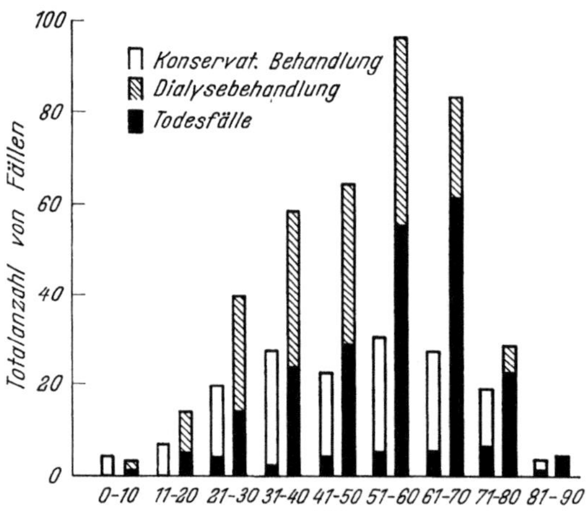


Abb. 19. 560 Fälle von akuter tubulärer Nephritis (acute renal failure); Absolute Zahl der Überlebenden und Toten in den einzelnen nach konservativ behandelten und dialysierten Patienten aufgeteilten Altersgruppen — Alwall und Kjellstrand 1963 (s. die Monographie des Verfassers 1963)

in der niedrigsten Altersgruppe bis zu 80% in der höchsten an. Bei den dialysierten Patienten wächst die Sterblichkeit von 35% in der jüngsten Gruppe bis zu 100% in der ältesten. Bluemle u. Mitarb. haben 1959 ein Material von 100 Fällen vorgelegt, ohne dabei jedoch Mortalität und Alter miteinander in Beziehung zu bringen. Die Indikationen zur Dialyse sind bei alten Patienten weiter als bei jungen.

Abb. 19 zeigt die absolute Zahl der Überlebenden und Toten in den einzelnen nach konservativ behandelten und dialysierten Patienten aufgeteilten Altersgruppen. Die jüngeren Gruppen umfassen z. B. die geburtshilflichen Fälle, die mittleren unter anderem Gallenerkrankungen und die ältesten beispielsweise Krebsfälle. Die mit dem Alter zunehmende Sterblichkeit braucht natürlich nicht nur durch das Alter bedingt zu sein, sondern kann auch auf die innerhalb der einzelnen Altersgruppen am häufigsten vorkommenden und durch Niereninsuffizienz komplizierten Krankheiten beruhen.

Im folgenden wird das Material in acht, nach der Mortalität geordnete Gruppen aufgeteilt, wobei die ersten Zahlen die Gesamtzahl der Patienten der betreffenden Gruppe oder Untergruppe, die Zahlen in Klammern die Todesfälle angeben.

1. Geburtshilflich-gynäkologische Fälle: Von 74 oligurisch-anurischen Patienten starben 14 oder 18,9%. Die Gruppe umfaßt 14 (2 starben) Fälle mit Abortus; 3 (0) Fälle von extrauteriner Gravidität; 20 (7) Patienten mit Blutungen bei der Entbindung ohne manifeste Präeklampsie oder Eklampsie; 13 (0) Fälle von Präeklampsie und 10 (1) Patientinnen mit Eklampsie. Von den gynäkologischen Fällen entfielen 7 (1) auf Hysterektomie und 7 (3) auf andere Operationen. Die geringe Sterblichkeit bei den Fällen mit Abortus, Präeklampsie und Eklampsie verdient hervorgehoben zu werden.

2. Die Restgruppe der internistischen Fälle: Von 139 Patienten starben 44 oder 31,7%. Zu dieser Gruppe gehören unter anderem: 39 (6) Fälle von Gastroenteritis infolge von Paratyphus, Typhus, Staphylokokken etc.; 32 (10) anurisch-oligurische Patienten mit schweren, unter anderem durch Sublimat, Quecksilberdiuretica, Barbiturate, Tetrachlorkohlenstoff und Äthylenglykol verursachten Intoxikationen; 27 (15) Fälle mit Infektionen wie Pneumonie, Sepsis und Meningitis; 3 (0) Fälle von Delirium tremens; je 2 (0) Patienten mi cerebraler vasculärer Läsion und Schock sowie Hypoxie; 5 (0) Fälle mit endokrinen Störungen vom Typ Diabeteskoma und Schock, Basedow- und Addison-Krise mit Schock; 12 (2) mit Niereninsuffizienz infolge falscher Bluttransfusion, Hämolyse usw. Die restlichen Fälle betreffen Hepatitis, Myokardinfarkt, Lungenembolie, Elektroschocktherapie, akute Hyperparathyreose sowie unbekannte Ätiologien.

3. Nierenkomplikationen im Zusammenhang mit Röntgenuntersuchungen unter Verwendung von Kontrastmitteln: Von 36 Patienten starben 14 oder 39,9%.

4. Nicht operierte Fälle von Cholecystitis oder anderen Erkrankungen der Gallenwege usw.: Auf 50 Patienten entfielen 20 Todesfälle = 40%. Die hohe Mortalität in dieser Gruppe dürfte unter anderem auf schwere gangränöse Cholecystitis und Peritonitis sowie auf akute Pankreatitis zurückzuführen sein, die eine Cholecystektomie kontraindizierten. Nicht weniger als die Hälfte aller Patienten dieser Gruppe litt an einer schweren akuten Pankreatitis.

5. Urologische Fälle: Gesamtzahl 31, Todesfälle 15 oder 48,4%. Die Gruppe umfaßt unter anderem Prostatektomie, Prostataresektion, Nephrolithotomie, Nephrektomie und andere Maßnahmen auf Grund von Nephromen, Urethrakatheterisierung und Cystoskopie.

6. Fälle nach abdominalen chirurgischen Eingriffen mit Ausnahme von Gallenoperationen: Von 87 Patienten starben 49 oder 56,3%. Zu dieser Gruppe gehören unter anderem intestinale Blutungen ohne Operation, perforierende Ulcera, Ulcusoperationen, Ventrikelresektionen (Billroth II etc.), Gastrektomien, Colon- und Rectalkrebsoperationen, Laparotomien wegen schwerer Enteritis und Peritonitis sowie Appendektomien.

7. Fälle nach Cholecystektomien sowie anderen Operationen wegen Erkrankungen der Gallenwege: Auf 75 Patienten entfielen 45 = 60% Todesfälle. In diese Gruppe fallen unter anderem Cholecystektomie, Choledochotomie bei vorher cholecystektomierten Patienten, sowie Choledochogastrostomie und Duodenostomie wegen Krebs.

8. Übrige chirurgische Krankheiten und Verletzungen durch Unfälle: 45 = 62,2% Tote bei 68 Fällen, die sich auf schwere traumatische Schäden, Unfälle — insbesondere Verkehrsunfälle —, kardiovasculäre Chirurgie sowie Thorax- und Neurochirurgie verteilen.

Abb. 20 zeigt den jährlichen prozentualen Anteil der aufgeführten acht Gruppen an unserem Patientenmaterial aus den Jahren 1946—1961. Im letzten Jahrzehnt hat sich die Anzahl der Fälle, die zu den mit der höchsten Sterblichkeit belasteten Gruppe 5—8 gehören, von wenig mehr als 0 bis auf 70% der jährlichen Belegung unserer Klinik erhöht, was umgekehrt den Rückgang des Anteils der vier ersten, die niedrigste Mortalität aufweisenden Gruppen von beinahe 100 auf 30% bedeutet.

Da die Kinik in den ersten fünf Jahren ihres Bestehens, also von 1946 bis 1951, nur relativ wenige Patienten hatte, können die Zahlen aus dieser Zeit für die folgende Betrachtung unberücksichtigt bleiben.

Die sich aus unserem Material ergebende sukzessive Steigerung der Gesamtmortalität erklärt sich zum Teil aus der genannten Zunahme der Patienten in den vier Gruppen mit der höchsten Sterblichkeit, die ihrerseits auf eine Veränderung in der Auswahl der uns überwiesenen Fälle zurückzuführen ist. Bei unseren ersten 100 Patienten mit akuter tubulärer Nephritis machte die Mortalität 26%

aus. Als wir 1957 243 Fälle behandelt hatten, war sie auf 35% angestiegen, um sich schließlich bei insgesamt 560 Fällen, also für den gesamten Zeitraum von 1946—1961, auf 44% zu belaufen. Ein weiterer Grund für das Anwachsen der Sterblichkeit ist in der Erhöhung des Durchschnittsalters unserer Patienten zu erblicken. Es betrug 1952 38, 1955 50 und 1960 52 Jahre. Das Durchschnittsalter aller Patienten war 49,7 Jahre; für die überlebenden ergaben sich 45,9 und für die verstorbenen 54,4 Jahre. Innerhalb der obigen acht Gruppen betrug das Durchschnittsalter der Reihe nach 33,7, 49,9, 49,0, 60,3, 57,7, 56,3, 56,8 und 44,4 Jahre.

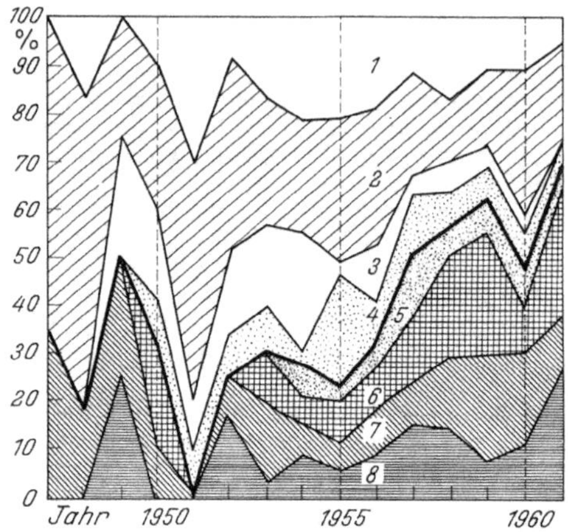


Abb. 20. Erklärung im Text — Verfasser (1963)

Ein weiterer Faktor, der — allerdings nur scheinbar — zur Zunahme der Mortalität in den letzten Jahren beigetragen hat, liegt in unserer verbesserten Organisation, die es jetzt erlaubt, die Patienten sofort nach ihrer Einlieferung in die Klinik zu behandeln.

Früher konnte die Behandlung mit der künstlichen Niere oft erst nach 1—2 Tagen einsetzen und die Patienten, die starben, ohne adäquat behandelt worden zu sein, sind deshalb in dem untersuchten Material von 560 Fällen nicht enthalten. Heutzutage wird eine große Anzahl Patienten der Behandlung zugeführt, von denen viele in den ersten 2 Tagen ad exitum kommen, die aber nunmehr, nachdem mit der Therapie einmal begonnen war, auch in unser Material einbezogen werden müssen.

Schließlich sei erwähnt, daß unsere Kollegen dazu übergegangen sind, die leichten Fälle von akuter Niereninsuffizienz in ihren Krankenhäusern zu behalten, aber immer ältere und schwerere Fälle zur Dialyse in unsere Klinik zu überweisen. Dieser Umstand und unsere erweiterten Indikationen für die Dialyse erklären, daß der Anteil der nur konservativ behandelten Patienten von 70% im Jahre 1952 auf etwa 10% im Jahre 1961 zurückgegangen ist.

In 23% der Fälle lagen bereits vor der Aufnahme in unsere Klinik schwere Blutungen vor, die bei 13,2% zu einem Schock führten. Eine Hyperpyrexie, d.h. Temperaturen um 40° C mit Schüttelfrost, trat bei 31% auf. Im Zusammenhang mit hyperpyretischen Attacken usw. erlitten 18% einen Schock, und bei vielen dieser Patienten wurde später eine Sepsis verzeichnet. In mehreren Fällen war ein Trauma die Erklärung für einen Schock. Es ist denkbar, daß die Schockfrequenz im Initialstadium vor der Aufnahme in unsere Klinik infolge unzureichender Beobachtung mit 53,7% aller Fälle zu niedrig festgestellt wurde. Eine intestinale Paralyse, im Zusammenhang mit einer Hyperpyrexie und einem Schock oder unabhängig davon, lag bei 26,8% vor.

Während des Aufenthalts der Patienten in unserer Klinik oder bei ihrer Obduktion wurden folgende ernste Komplikationen konstatiert: Peritonitis mit oder ohne Absceß bzw. abdominalen Absceß in 14,8 bzw. 7,2% sämtlicher Fälle. Die erstere Komplikation — also mit Absceß — betraf die Hälfte der nichtcholecystektomierten Gallenfälle. Eine Bakteriämie stellte sich im Blutserum bei 19,1% heraus, und eine Sepsis wurde klinisch oder bei der Obduktion in 11,3% diagnostiziert. In den drei erstgenannten Gruppen (1—3) machten die klinisch vermuteten oder nachgewiesenen Sepsisfälle 39% aus; 53% waren bei den Toten zu verzeichnen. Eine purulente Bronchitis wurde in 56,3% festgestellt, eine Tracheotomie erfolgte in 35,6% aller Fälle.

Eine Verringerung der hohen Sterblichkeit setzt sicher eine weiter verbesserte chirurgische und internistische Therapie voraus. Um dieses Ziel zu erreichen, muß noch viel klinische Forschung auf diesem Spezialgebiet geleistet werden. Zur internistischen Behandlung gehören nicht nur die Dialyse und die übliche konservative Therapie. Mehr und anders wie bisher muß auf eine ausreichende und zweckmäßige Ernährung der Patienten Wert gelegt werden, damit ihr Allgemeinzustand so gut wie möglich bleibt und ihre Widerstandskraft gegen die häufigste Todesursache, nämlich die Infektionen, erhöht wird, d.h. ausreichende intravenöse Zufuhr von Calorien (Fettemulsionen, Glucoselösungen u.ä.) und Eiweiß (Aminosäuren etc.), wenn orale Ernährung nicht möglich ist! Eine intensive Antibioticatherapie bei einem unterernährten und in schlechtem Allgemeinzustand befindlichen Patienten führt gewöhnlich zu einem Circulus vitiosus mit neuen, antibioticaresistenten Infektionen. Über die Behandlungsprinzipen scheint bei den meisten größeren Nierenzentren inzwischen Einigkeit zu herrschen. Dafür spricht unter anderem das Ergebnis der Umfrage, die kürzlich von Doolan (1964) veranstaltet wurde. Es ist in der Regel unmöglich, die Dialyseindikation nur von absoluten Laboratoriumswerten abhängig zu machen. Im Vordergrund muß in erster Linie der Allgemeinzustand des Patienten stehen. Als absolute Indikation für die Dialyse betrachten wir jedoch eine schwere Hyperkaliämie mit elektrokardiographischen Veränderungen und Blutserumkonzentration von etwa 7 mEkv/Liter, sowie auch eine schwere Hypernatriämie, eine schwere Acidose usw., wenn die Störungen nicht durch konservative Therapie beseitigt werden können. Im Hinblick auf den Reststickstoffgehalt (oder Urea-Gehalt) im Blute ist der Standpunkt der modernen Therapie folgender: Zur Vermeidung der urämischen Störungen sollte man danach streben, den Rest-N unter 100 mg-% oder sogar fast beim Normalwert durch frühzeitige („prophylaktische") und frequente Dialysen zu halten — s. z.B. Teschan u. Mitarb. (1960).

Viele Arbeiten berichten über Dialyse bei akuter Niereninsuffizienz infolge chirurgischer Krankheiten, unter anderem Derby (1954), Morales u. Mitarb. (1954), Verfasser (1954), Smith u. Mitarb. (1955), Teschan u. Mitarb. (1955), Hillenbrand (1957), Burns u. Mitarb. (1958), Eckmann (1958), Thölen (1959), Anthone und Anthone (1960), Ewing (1960), Hamburger (1960) sowie Moeller (1960).

### b) Die übrigen Arten der akuten Niereninsuffizienz

Es ist schon gesagt worden, daß eine akute Glomerulonephritis mit lang anhaltender, lebensbedrohender Niereninsuffizienz früher wegen der absolut hoffnungslosen Prognose von der Dialysetherapie ausgeschlossen wurde. In den letzten Jahren ist jedoch auch in solchen Fällen bei Patienten der verschiedensten Altersstufen über gute Resultate mit der Dialysebehandlung berichtet worden, z.B. vom Verfasser u. Mitarb. (1948, 1949, 1953, 1955 usw.), Anderson und Kolff (1959), Doyle u. Mitarb. (1959), Maher u. Mitarb. (1960), Bienengräber u. Mitarb. (1961), Samiy u. Mitarb. (1961), Walker u. Mitarb. (1962), Balslöv und Jörgensen (1963) sowie Klinkmann u. Mitarb. (1963).

Resultate über dialysebehandelte Kinder finden sich in vielen Veröffentlichungen. Folgende Verfasser haben pädiatrisches Material besonders zusammengestellt: Swan und Gordon (1949), Mateer u. Mitarb. (1955, 1957), Carter und Mitarb. (1957), Holiday (1958), Kelemen und Kolff (1959), Albrecht-Bellingrath (1960), Kessel (1960), Wetzels u. Mitarb. (1960), Goldhahn (1961) sowie Walker u, Mitarb. (1962). Kelemen und Kolff (1959) und Franklin (1961) berichten über Behandlung von alten Patienten. Die Ergebnisse zeigen, daß viele Patienten mit durch Glomerulonephritis bedingter Anurie-Oligurie gerettet werden konnten, wenn es gelang, sie durch Dialysebehandlung bis zur Rückkehr der Nierenfunktion am Leben zu erhalten — s. z. B. Verfasser u. Mitarb. (1953, 1955), Anderson und Kolff (1959) sowie Samiy u. Mitarb. (1961). Bienengräber u. Mitarb. (1961) weisen auf die Unterschiede in den Behandlungsresultaten hin, die bei akuter und subakuter Glomerulonephritis erwartet werden konnten. Für den ersteren Krankheitszustand ist die Prognose besser als für den letzteren. Klinkmann u. Mitarb. (1963) führen acht dialysierte Fälle von akuter Glomerulonephritis an, von denen sechs überlebten, während acht andere, ebenfalls dialysierte Patienten mit subakuter Glomerulonephritis sämtlich starben. Bei Beachtung der modernen Richtlinien für die chronische Dialysebehandlung sind aber auch in subakuten Fällen bessere Therapieresultate zu erhoffen und die Überlebenszeit der Patienten beider Gruppen sollte recht lang werden können. Die heutigen Untersuchungsbefunde post mortem bei dialysierten Patienten mit langer Überlebenszeit zeigen zum Teil weit mehr fortgeschrittene Organveränderungen, als sie bei akuter oder subakuter Glomerulonephritis vor Einbeziehung der Dialysebehandlung in die Therapie jemals festgestellt werden konnten. Siehe hierzu wieder Bienengräber u. Mitarb. 1961) sowie den Verfasser (1949, 1963).

Unser Material aus den Jahren 1946—1961 umfaßt 77 dialysierte Fälle von akuter oder subakuter Glomerulonephritis mit einer Sterblichkeit von 58,4%. Höchstalter war 80 Jahre. Die meisten Patienten entfallen auf die Gruppen von 51—60 Jahre mit 21, 31—40 Jahre mit 16 und 41—50 Jahre mit gleichfalls 16 Fällen. Im Gegensatz zur akuten tubulären Nephritis war bei der Glomerulonephritis die Sterblichkeit im niedrigsten Alter am höchsten. Sie machte 70% — von zehn Fällen — in der ersten Altersstufe bis zu 10 Jahren und 54,5, 56,3, 62,5, 57,1, 50,0 und nochmals 50,0% in den weiteren Gruppen aus. Die durchschnittliche Mortalität aller Altersgruppen betrug somit 58,4%. 58% der überlebenden Fälle waren mehr als 10 Tage anurisch-oligurisch. Bei zwei Patienten erstreckte sich dieser Zustand auf etwa 30, bei drei auf 40 und bei einem sogar auf 86 Tage. Bei den nicht mehr zu rettenden Fällen schwankte die letzte Lebensdauer. Sie betrug schon 1955 maximal ungefähr 6 Monate, und später konnten wir einige Fälle mit siebenmonatiger Überlebenszeit verzeichnen. Bei sämtlichen Patienten war die Behandlung mit wiederholter Gefäßkanülierung verbunden. Die Anwendung modernster Therapiemethoden, unter anderem auch eines neuzeitlichen permanenten Katheters, kann den Tod sowohl bei irreversiblen akuten als auch in chronischen Fällen sicher noch länger hinauszögern. Was für die akute tubuläre Nephritis über die Möglichkeiten zur Erzielung besserer Resultate gesagt wurde, hat auch für die Glomerulonephritis Gültigkeit.

Der erste überlebende Patient — eine Frau —, der in unserer Klinik im Jahre 1949 mit der Diagnose akute Glomerulonephritis dialysiert wurde, starb erst 8 Jahre später an einer Amyloidose zufolge offener Ulcera varicosa in Verbindung mit einer Herzdekompensation (vgl. hierzu Abb. 6). Bis jetzt sind zwei unserer wegen akuter Glomerulonephritis mit Dialyse behandelten Patienten 14 bzw. 12 Jahre lang arbeitsfähig geblieben. In dem einen der beiden Fälle verschwanden die Krankheitssymptome ganz und die Nierenfunktion wurde wieder völlig normal.

Ein anderer Patient lebt noch heute nach 11 Jahren und drei weitere nach 8 Jahren. Der Verfasser hat 1963 berichtet, daß drei Viertel unserer 35 überlebenden dialysierten Fälle von akuter Glomerulonephritis mindestens 1 Jahr lang beobachtet worden sind. Im übrigen starben 12% innerhalb eines halben Jahres nach der Entlassung aus unserer Klinik. Meistens waren sie in ein anderes Krankenhaus überwiesen worden.

Die Dialyse- und — wenn nötig — auch die Ultrafiltrationsbehandlung sind bei jeder Form akuter Nierenerkrankungen indiziert, die mit einer Insuffizienz einhergehen, also z.B. auch bei akuter und subakuter Glomerulonephritis, Kollagenose, akuter Pyelonephritis mit oder ohne Papillennekrose, Niereninfarkt, bilateraler corticaler Nekrose, Amyloidose sowie Leukämie und Lymphomen (s. hierzu FIRMAT u. Mitarb. 1960). Wiederholte Kanülierung der Blutgefäße oder mehrfache peritoneale Katheterisierung dürfte in vielen Fällen genügen für die Dialysebehandlung des akuten Nierenversagens. Bei gesteigertem Proteinkatabolismus, schlechtem Allgemeinzustand oder vorgesehener frequenter Dialysen kann eine permanente Kanülierung erforderlich sein. Eine sich als irreversibel herausstellende akute Niereninsuffizienz oder akute Exacerbation einer chronischen Nierenkrankheit verlangt eine permanente Kanülierung. In unserem Material ist der Fall eines Mannes enthalten, der seit 25 Jahren an einer chronischen Glomerulonephritis litt und plötzlich von einer akuten Exacerbation betroffen wurde. Nach wiederholter Dialysebehandlung besserte sich sein Zustand so weit, daß er trotz bleibender Urämie und Schrumpfnieren während seiner restlichen 4 Lebensjahre arbeitsfähig war. Er starb an einer erneuten akuten Exacerbation.

Bei der Kollagenose liegt eine besondere Indikation für die Dialysetherapie vor, da diese eine intensive und langwierige Corticosteroidtherapie auch bei schwerer renaler Insuffizienz gestattet. Größere Erfahrungen scheinen hierzu jedoch noch nicht vorzuliegen. Von unseren acht dialysierten Patienten mit Kollagenose starben sechs.

### c) Die chronische Niereninsuffizienz

Fälle von chronischer Niereninsuffizienz werden in vielen Kliniken — unter anderem auch in unserer — schon lange behandelt. Bei einer nur vorübergehenden Verschlimmerung eines chronischen Krankheitszustands hat die Behandlung den Patienten oft das Leben gerettet oder wenigstens verlängert.

Bei sechs von 69 wegen chronischer Glomerulonephritis 1946—1961 dialysierten Patienten verbesserte sich der Zustand soweit, daß sie aus der Klinik entlassen werden konnten. Ein Patient lebte noch 4 und ein anderer $1^1/_2$ Jahre. Die meisten hatten kleine Nieren. Von 46 dialysierten Fällen von chronischer Pyelonephritis mit Nephrocirrhose überlebten 21,7% zwischen $^1/_2$ und 5 Jahren. Drei Patienten leben noch heute nach drei- bis fünfjähriger Observationszeit. Der lebensbedrohende Zustand einer Urämie mit Elektrolytverlust und einer Eintrocknung mit Oligurie oder einer Elektrolytretention und Überwässerung mit Oligurie beruhte möglicherweise in einigen Fällen auf äußere Faktoren, und durch Dialyse oder Ultrafiltration mag ein Circulus vitiosus durchbrochen worden sein, wonach die den Patienten noch verbliebene Nierenfunktion wieder rationell ausgenützt wurde. Naturgemäß kann auch eine akute Exacerbation des renalen Prozesses vorgelegen haben. Bei den Verstorbenen wurde in den meisten Fällen eine akute Exacerbation der chronischen Pyelonephritis mit offensichtlich fast vollständigem Untergang des Parenchyms in den cirrhotischen Nieren oder auch mit einer Papillarnekrose festgestellt.

Die maligne Nephrosklerose wurde in den Jahren 1946—1961 in unserer Klinik in 22 Fällen mit der künstlichen Niere und in einem Fall mit intestinaler Dialyse behandelt. Kein Patient überlebte. Außerdem umfaßt unser Material aus der genannten Zeit 27 Fälle mit Cystennieren, Amyloidose, Myelomatosis, Tumoren, Infarkten usw.

Für eine ausführliche Literaturübersicht veröffentlichter Fälle von chronischer Niereninsuffizienz, die unter wiederholter Kanülierung der Gefäße mit der Hämodialyse behandelt worden sind, ist in dieser Abhandlung leider kein Raum. In den meisten Fällen war die Indikation für die Dialyse vital, und das wird sicher auch in Zukunft der Fall sein. In den letzten Jahren ist allerdings ein neuer Indikationstyp hinzugekommen. Er ist auf frühzeitige und unter Umständen jahrelang frequent durchzuführende Dialysebehandlung gerichtet, um Störungen durch Niereninsuffizienz vorzubeugen und schon bestehende Schäden urämischer oder anderer Art nach Möglichkeit zu heilen. Das große Ziel läßt sich folgendermaßen umreißen: Rehabilitierung der Patienten mit chronischer Niereninsuffizienz durch rechtzeitig begonnene rationelle konservative Therapie, die durch genügend häufige Dialysebehandlung und notfalls auch durch Dehydrierung zu ergänzen ist.

In einer Reihe von Veröffentlichungen haben SCRIBNER und seine Gruppe in Seattle deutlich die therapeutischen Möglichkeiten aufgezeigt, welche die Hämodialyse in Verbindung mit der arteriovenösen Shunt für Patienten mit irreversibler chronischer Niereninsuffizienz eröffnet hat. Bei einem persönlichen Besuch in Dr. SCRIBNERs Klinik im Jahre 1964 hatte der Verfasser Gelegenheit, sieben Patienten zu sehen, von denen sich sechs nach bis zu vier- oder gar fünfjähriger chronischer Hämodialyse in einem guten Allgemeinzustand befanden und arbeitsfähig waren. Der siebente Patient litt als einer der frühesten Fälle an peripherer Neuropathie und Muskelatrophie. Der persönliche Eindruck war noch imponierender als der Film, den SCRIBNER auf dem internationalen Nephrologenkongreß in Prag im Jahre 1963 gezeigt hat. In diesem Zusammenhang wird unter anderem auf folgende Veröffentlichungen hingewiesen: SCRIBNER (1960, 1963), HEGSTROM u. Mitarb. (1961, 1962), LINDHOLM u. Mitarb. (1963) sowie MURRAY u. Mitarb. (1963, 1964). In MURRAYs künstliche-Nieren-Zentrum werden elf Patienten — die ersten schon seit 25 Monaten — mit bisher 15,33 „Patienten-Jahren" zweimal wöchentlich hämodialysiert. Neun Patienten werden schon jetzt als rehabilitiert bezeichnet, während zwei infolge peripherer Neuropathie doch erheblich invalidisiert sind. Vor Beginn der Dialysebehandlung betrug die Kreatininclearance 3—5 ml/min. Gleich danach sank sie in vielen Fällen unter regelmäßiger Abnahme des Harnvolumens auf 0,2—2,7 ml/min. Ein gewisses Harnvolumen erleichtert eine gute Ernährung, weil es den Patienten in die Lage versetzt, die überschüssige Flüssigkeit auszuscheiden, die ihm mit der erforderlichen Calorienmenge beinahe unvermeidlich zugeführt wird. Falls die Ausscheidung durch eine Anurie-Oligurie ungenügend wird, kann durch eine Kombination der Hämodialyse mit der Ultrafiltration nachgeholfen werden. Der Allgemeinzustand des Patienten wird nicht beeinflußt, wenn die Harnbildung während der im Gang befindlichen Hämodialysebehandlung aufhört.

Die Scribnersche Shunt-Technik hat in vielen Kliniken der verschiedensten Länder Eingang gefunden. Darauf beruhendes Material ist unter anderem von folgenden Verfassern publiziert worden: HEGSTROM u. Mitarb. (1961, 1962), MURRAY u. Mitarb. (1962, 1964), KOLFF u. Mitarb. (1962), GONZALES u. Mitarb. (1963), WALDEN, RETAN und LEWIS (1963), TRAEGER u. Mitarb. (1963), WEALE und CATTELL (1963), WELZANT u. Mitarb. (1963) sowie vom Verfasser (1963). Die Resultate entsprechen im großen und ganzen denen der Scribnerschen Gruppe, wenn auch unverkennbar ist, daß die Shunts in Seattle länger brauchbar sind als in anderen Kliniken. Dieser Vorsprung beruht offenbar auf der viel größeren Erfahrung mit der selbst erarbeiteten Technik. Er dürfte sich mit der Zeit mehr und mehr ausgleichen.

Die Einführung der Shunt-Technik hat, wie schon erwähnt, zu zahlreichen Versuchen mit verschiedenen Methoden angeregt, das Leben bei chronischer Niereninsuffizienz zu verlängern. So haben z.B. SCHUPAC u. Mitarb. (1965) von einem bilateral nephrektomierten Mann berichtet, der mittels wiederholter Hämodialysen 14 Monate lang am Leben erhalten werden konnte. SHALDON u. Mitarb. berichten — ebenfalls 1963 — über drei Patienten, die 4—13 Monate mit der Hämodialyse unter wiederholter venöser Punktion behandelt wurden. Ein Fall war in knapp einem Jahr 50mal punktiert worden. Ein anderer Patient war 10 Monate lang anurisch, fühlte sich dabei dank wiederholter Hämodialysen aber trotzdem wohl und arbeitsfähig. Für die venovenöse und einige andere Formen der Shunt-Technik scheinen noch keine langen Beobachtungszeiten vorzuliegen. Mit Hilfe der peritonealen Katheterisierung haben BOEN u. Mitarb. (1964) einen Patienten mit chronischer Pyelonephritis bisher 11 Monate lang bei gutem Allgemeinzustand am Leben halten können. Während jedoch die oben beschriebene „conduit"-Technik bei der chronischen Behandlung durch Peritonealdialyse von BOEN wegen infektiöser Komplikationen aufgegeben worden ist, wird sie z.B. von WESTON u. Mitarb. (1963) sowie SCHUMACHER u. Mitarb. (1964) weiterhin angewandt. Die letzteren haben einen Fall von chronischer Glomerulonephritis 16 Monate lang mit intermittierender Peritonealdialyse behandelt.

An unserer Klinik wurde der erste permanente arteriovenöse Shunt nach SCRIBNER im Jahre 1960 eingelegt. Bisher wurden 24 Patienten mit dieser Methode behandelt. Die meisten waren chronische Fälle im Finalstadium. Deswegen war die Überlebenszeit anfänglich — s. Verfasser (1963) — relativ kurz und nicht länger als früher bei wiederholten Kanülierungen. Im Augenblick leben fünf Patienten: einer mit Anurie seit $1^1/_2$ Jahren und vier mit Oligurie seit 14, 10, 6 bzw. 2 Monaten. Unsere Behandlungsmöglichkeiten sind zur Zeit noch durch die Kapazität unserer Dialyseabteilung (550 Behandlungen im Jahre 1964) begrenzt. Wir werden jedoch 1966 in der Lage sein, 2000 Dialysen pro Jahr durchzuführen.

Bisher ist es also möglich gewesen, Patienten mit chronisch-irreversibler Niereninsuffizienz 4—5 Jahre durch Hämodialyse in Verbindung mit einem arteriovenösen Shunt und etwa 1 Jahr durch Hämodialyse mit wiederholter venöser Katheterisierung oder venovenösem Shunt oder durch Peritonealdialyse bei wiederholter Punktion der Bauchhöhle am Leben zu erhalten. Wenn alle diese modernen Methoden bei ein und demselben Patienten summarisch, d.h. nacheinander ausgenützt werden, sollte es durchaus möglich sein, das Leben in günstigen Fällen um wenigstens 7 Jahre, wahrscheinlich aber noch bedeutend mehr zu verlängern, da die angegebenen Zeiten empirisch festgestellte Minima für den Einzelfall darstellen. Es ist wohl das erste Mal in der Geschichte der Medizin, daß es die Möglichkeit gibt, ohne ein lebenswichtiges, funktionierendes Organ zu leben. Die verschiedensten Therapien sind bereits über das Versuchsstadium hinaus gediehen, und sie dürften sich auf der ganzen Welt bald zu Routinemethoden mit immer besseren Resultaten bezüglich der Lebensdauer entwickeln.

Natürlich bedeutet die Abhängigkeit von der chronischen Dialysetherapie auch eine psychische Belastung für den Patienten. Er wird trotz frequenter Behandlung an einer leichten Urämie leiden, die unter anderem eine Anämie, Jucken und Pigmentierung verursacht. Die in solchen Fällen außerdem auftretende Hypertension läßt sich wie bei der akuten Niereninsuffizienz durch Restriktion der Salzzufuhr und — bei vorliegender Elektrolyt-Flüssigkeitsretention — durch provozierte Diarrhoe oder Ultrafiltrationsbehandlung unter Kontrolle bringen (vgl. hierzu den Verfasser 1948, 1952, 1954, 1958, 1960, 1963 sowie MERRILL u. Mitarb. 1964). Falls dabei neue Komplikationen auftreten — z.B. neuromuskuläre Störungen mit Muskelatrophie, Motilitätsstörungen, Paraesthesien und Schmerzen, Arthritis vom Gichttyp sowie metastatische Verkalkungen —, womit gerechnet werden muß, wenn Patienten mit chronischer renaler Insuffizienz lange Zeit am Leben erhalten werden, dürfen sie keinesfalls abschreckend wirken, sondern müssen zu weiterer Forschung und verbesserten Therapiemethoden anspornen.

*Addendum.* Neuerdings haben Giovanetti und Maggiore (1964) eine stickstoffarme Diät mit biologisch hochwertigen Proteinen bei schwerer chronischer Urämie empfohlen.

Acht Kranke mit schwerer chronischer Urämie im Gefolge einer chronischen Pyelonephritis bzw. Glomerulonephritis erhielten eine stickstoffarme Diät, die mit biologisch hochwertigen Proteinen (essentiellen Aminosäuren oder Hühnereiweiß) angereichert war. Die aus Fett, Brot, Spaghetti, Zucker, Honig, Marmelade, Früchten und Gemüse bestehende Grunddiät umfaßte pro Tag 2000—3000 Calorien bei nur 1,0—1,5 g Stickstoff. Bei allen Kranken waren unter diesem Kostregime eine Besserung der urämischen Symptome und eine weitgehende Ausschwemmung der harnpflichtigen Substanzen zu beobachten, eine völlige Normalisierung wurde bei sechs Kranken erzielt. Eiweißmangelschäden als Folge der stickstoffarmen Diät traten nicht in Erscheinung. Offenbar genügten die Zulagen an hochwertigen Proteinen zur Aufrechterhaltung eines Gleichgewichtes im Stickstoff-Stoffwechsel.

### d) Die Obstruktion der ableitenden Harnwege

Es ist natürlich, daß sich Dialyse und Ultrafiltration auch einen Platz in der Therapie urologischer Leiden mit Behinderung des Harnabflusses erworben haben. Zur Erläuterung mögen unsere eigenen Erfahrungen auf diesem Gebiet kurz zusammengefaßt werden.

Etwa 10% der Patienten, die zur eventuellen Dialysebehandlung in unsere Klinik überwiesen werden, leiden an einer Anurie-Oligurie infolge von Steinen, Tumormetastasen usw. In der Zeit von 1946—1961 hatten wir 89 derartige Fälle zu verzeichnen. Gruppen von besonderem Interesse sind einmal neun Frauen mit symptomlosem Unterleibskrebs, die im Anschluß an eine Erkältung oder auch scheinbar unmotiviert an einer Anurie erkrankten. Zwei derartige Fälle wurden auf Grund von Ödemen zunächst für eine Herzdekompensation gehalten, bevor Anurie und Urämie entdeckt wurden. Die andere Gruppe umfaßte ebenfalls neun Fälle von Prostatakrebs mit Metastasen. Besondere diagnostische Schwierigkeiten ergaben sich bei Patienten mit Ureterobstruktion bei nur einer funktionierenden Niere.

Fälle dieser Art erfordern eine enge Zusammenarbeit mit urologischen und röntgenologischen Experten. Es sei betont, daß Pyelostomien mit weiter Indikation zur Beseitigung von Abflußbehinderungen auch bei schwerer Urämie ausgeführt wurden und daß erforderlichenfalls zunächst eine Dialysebehandlung erfolgte. Urologische Fälle sind in vielem Dialysematerial enthalten, und folgende Literatur wird in diesem Zusammenhang genannt: Farman u. Mitarb. (1951), Miller (1952), Chiaudrano (1957) und Csata u. Mitarb. (1964).

### e) Schwere Vergiftungen

In den meisten Kliniken bedient man sich der Dialysebehandlung auch bei schweren Vergiftungen durch Substanzen, die durch Hämodialyse oder Peritonealspülung entfernbar sind. Als besondere Indikation kommt bisweilen eine im Zusammenhang mit der Vergiftung aufgetretene akute Niereninsuffizienz vom Typ tubulärer Nephritis usw. hinzu, die nach Behebung der Intoxikation das therapeutische Hauptproblem bilden kann. In deutscher Sprache sind im Laufe der Jahre mehrere Abhandlungen über die Dialysetherapie bei Vergiftungen erschienen, auf die der an Einzelheiten interessierte Leser verwiesen wird. Kürzlich haben Klinkmann u. Mitarb. (1964) in Verbindung mit einem Bericht über 28 von ihnen dialysierte Vergiftungsfälle, die etwa 20% ihrer sämtlichen mit der Hämodialyse behandelten Patienten ausmachen, eine umfassende Übersicht veröffentlicht und darin unter anderem Arbeiten von KESSEL, SARRE und SARTORIUS genannt.

Im folgenden wird ohne Anspruch auf Vollständigkeit ein summarisches Verzeichnis über die mit der Dialyse behandelten Vergiftungen gegeben: Salicylat, Barbiturat, Bromid, Borsäure, Tetrachlorkohlensäure, Äthylenglykol, Äthyl- und Methylalkohol, Quecksilber (Sublimat und Diuretica), Gluthetimid (Doriden), Valmid, Thiocyanat, Arsine, Kochsalz sowie Streptomycin (bei Niereninsuffizienz). Die folgenden Autoren haben Arbeiten mit Literaturübersichten publiziert: unter anderen NEUHAUS (1961), JÖRGENSEN und WIETH (1963), der Verfasser (1963), HAGSTAM und LINDHOLM (1964) sowie KLINKMANN u. Mitarb. (1964). Die letzterwähnten Autoren publizierten ein eigenes Material mit nicht weniger als zwölf dialysierten Fällen von schwerer Essigsäurevergiftung.

Die Dialysetherapie kann bei Vergiftungen mit dialysablen Substanzen vor allem dann lebensrettend sein, wenn die Eliminierung durch die Nieren langsam geht oder ganz aufgehoben ist, und sie sollte mit weiter Indikation angewandt werden, um die Dauer von derartigen Vergiftungen abzukürzen und ihre Intensität zu mildern.

### f) Andere Indikationen

Verschiedene Indikationen für Dialyse-Ultrafiltration wurden schon erwähnt, z.B. Leberkoma, Diabeteskoma und Herzinsuffizienz. ADLERCREUTZ (1958) behandelte Fälle von dekompensierter Lebercirrhose durch Ultrafiltration von Ascites in vivo. JUTZLER u. Mitarb. (1964) hämodialysierten einen Fall von intermittierender Porphyrie. NIELSEN verwandte die Hämodialyse, um die Hypokaliämie bei Hypothermie zu beseitigen. Es würde über den Rahmen dieser Darstellung hinausgehen, auf alle Indikationsgebiete der Dialyse-Ultrafiltration für die Therapie oder auf die Möglichkeit, die diese Technik für pathophysiologische Studien in sich birgt, einzugehen.

## Schlußwort

Bei den gegenwärtigen technischen Möglichkeiten ist die Indikation für eine fortgesetzte Dialysetherapie absolut, d.h., die Behandlung ist ohne Rücksicht darauf, ob ein Fall von irreversibler akuter oder schon von Anfang an als chronisch erkannter Niereninsuffizienz vorliegt, konsequent durchzuführen. Der ethisch widerstrebenden aktuellen Forderung, aus einer großen Reihe von Patienten, die an sich sämtlich der Dialyse bedürfen, eine kleine Anzahl — auf Grund mehr oder weniger subjektiver Beurteilung! — geeigneter Fälle auszusuchen, für deren Behandlung die jetzige Therapiekapazität genügt, darf nur für eine Übergangszeit nachgegeben werden. Es muß das Ziel sein, so schnell wie möglich so viele Nierenkliniken mit so großer Kapazität zu errichten, daß dem Pflegebedarf überall und jederzeit in vollem Umfange entsprochen werden kann. Wenn wir soweit sind, müssen auch solche Patienten, die vielleicht aus psychisch-psychiatrischen Gründen z.B. für die Anlage eines arteriovenösen Shunts weniger geeignet sein mögen, ihre Behandlungschance erhalten. Sollte sich dann zeigen, daß ein Patient nicht bereit ist, an seiner Heilung mitzuwirken, weil er beispielsweise nicht die ihm auferlegte und notwendige Zurückhaltung im Essen und Trinken übt, liegt die Verantwortung für sein Schicksal bei der richtigen Stelle, nämlich bei ihm selbst. Unsere Aufgabe als Ärzte ist es auch, für die Schaffung der erforderlichen Voraussetzungen einzutreten, damit sich das genannte „ethische" Problem, das in Wirklichkeit ein organisatorischer Mangelzustand ist, von selbst erledigt.

Das Problem der Nierenverpflanzung liegt außerhalb des Rahmens dieses Kapitels.

## Literatur

**Adlercreutz, E.:** Intraperitoneal infusion of ultrafiltered ascites in decompensated cirrhosis of the liver. Acta med. scand. **161**, 1, 9 (1958). — **Adlercreutz, E.,** and **B. Kuhlbäck:** Haemodialysis in uraemia following biliary tract surgery. Acta med. scand., Suppl. **412**, 97 (1964). — **Alwall, N.:** On the artificial kidney. I. Apparatus for dialysis of the blood in vivo. Acta med. scand. **128**, 317 (1947). ~ On the artificial kidney. XIII. Constructional details of the dialyser-ultrafiltrator intended for homo. Acta med. scand., Suppl. **229**, 30 (1949). ~ Die künstliche Niere und konservative Behandlungsmethoden bei Urämie. Z. Urol., Sonderheft, 7 (1950). ~ Treatment of uremia, soporific poisoning and life-menacing electrolyte-fluid retention, especially by means of artificial kidney (Dialyser-ultrafilter). Urologia (Milano) **19**, 483 (1952). ~ A weighing machine for bed patients. An indispensable item of equipment for every hospital. Acta med. scand. **143**, 158 (1952). ~ Aspirations biopsy of the kidney. Including i.a. a report of a case of amyloidosis diagnosed through aspiration biopsy of the kidney in 1944 and investigated at an autopsy in 1950. Acta med. scand. **143**, 430 (1952). ~ Künstliche Nieren. Triangle (Basel) **1**, 194 (1954). ~ On renal failure complicating surgical diseases (laparotomy, etc.) with special regard to conservative treatment, and the need for the artificial kidney (dialyser-ultrafilter) in rational renal therapy. (Acute tubular nephritis, chronic pyelonephritis and prostatic hypertrophy with urinary retention). Acta chir. scand. **108**, 95 (1954). ~ Treatment of electrolyte-fluid retention by ultrafiltration of the blood in vivo. The Kidney, p. 224. London: Ciba Foundation 1954. ~ Erfahrungen mit der künstlichen Niere. Langenbecks Arch. klin. Chir. **287**, 579 (1957). ~ Behandlungsresultate bei akuter und chronischer Niereninsuffizienz (konservative Therapie, bei Vitalindikationen komplettiert durch Dialyse- und/oder Ultrafiltrationsbehandlung mittels der künstlichen Niere). Z. Urol., Sonderband, 235 (1957). ~ Die aktive Therapie der Niereninsuffizienz. I. und II. Dtsch. med. Wschr. **83**, 950, 1008 (1958). ~ 1000 Behandlungen mit der künstlichen Niere. (Dialyse und Ultrafiltration) 1946—1958. Med. Klin. **54**, 917 (1959). ~ Anuria-oliguria in obstetrics and gynecology. In: Gynecological Urology, p. 795. Springfield (Ill.): Ch.C. Thomas 1960. ~ On the roentgenographic area (size) of the kidneys and its correlation with renal function in course of acute renal failure. A study of 400 cases. First internat. congr. of nephrology. Excerpta Medica, Internat. Congr. Ser. No 29 (1960). ~ Fifteen hundred treatments with the artificial kidney (dialysis, ultrafiltration) 1946—1960. Proc. 1st Congr. Nephrol. Genève/Evian 1960, p. 352. ~ "Fluid lung" in anuria-oliguria. A study of 607 cases. Proc. 6th internat. Congr. Int. Med. 1960, 107. ~ Treatment with the artificial kidney in chronic renal insufficiency, 1946—1961. Excerpta Medica, Internat. Congr. Ser. No 67 (Sec. Internat. Congr. Nephrol.), 3 (1963). ~ Therapeutic and diagnostic problems in severe renal failure. Stockholm: Scand. University Books 1963. — **Alwall, N., B. Bergsten, P. Gedda, L. Norviit,** and **A.M. Steins:** On the artificial kidney. IV. The technique in animal experiments. Acta med. scand. **132**, 392 (1949). — **Alwall, N., P. Eglitis, L. Norviit,** and **A. Tornberg:** On the artificial kidney. XIV. The influence of saline with high glucose content on the fluid balance of rabbits treated by dialysis. Acta med. scand. **137**, 233 (1950). — **Alwall, N., P. Erlanson, M. Nyman,** and **A. Tornberg:** On the artificial kidney. XXIX. Casuistics of a further twenty-six cases of acute renal failure with anuria or severe oliguria (urine output less than 300 ml daily) for 4—40 days treated conservatively and, on vital indication, with dialysis (26 cases) and ultrafiltration (1 case) of the blood in vivo, and peritoneal irrigation (1 case). Acta med. scand. **152**, 353 (1955). ~ On the artificial .idney. XXX. Casuistics of a further twenty-six severe cases of glomerular nephritis treated conservatively and on vital indication by dialysis (26 cases) and ultrafiltration (2 cases). Acta med. scand. **152**, 417 (1955). — **Alwall, N., P. Erlanson, A. Tornberg, H. Moëll,** and **C.M. Fajers:** Two cases of gross renal cortical necrosis in pregnancy with severe oliguria and anuria for 116 and 79 days respectively. Acta med. scand. **161**, 99 (1958). — **Alwall, N.,** and **A. Lunderquist:** On the artificial kidney. XVII. A modified dialyser. Acta med. scand. **143**, 150 (1952). — **Alwall, N., A. Lunderquist,** and **O. Olsson:** Studies on electrolyte-fluid retention. I. Uremic lung-fluid-lung? On pathogenesis and therapy. 1. Clinical material (N. Alwall and O. Olsson). 2. Animal experiments (N. Alwall and A. Lunderquist). A preliminary report. Acta med. scand. **146**, 157 (1953). — **Alwall, N., A. Lunderquist,** and **A. Tornberg:** On the artificial kidney. XXII. Dialytic treatment in four selected cases of acute glomerulonephritis. A contribution to the question of the need for dialysis in rational renal therapy. Acta med. scand. **145**, 175 (1953). — **Alwall, N., L. Norviit,** and **A.M. Steins:** On the artificial kidney. III. Technical and methodological problems. Acta med. scand. **131**, 237 (1948). ~ Clinical extracorporeal dialysis of the blood with artificial kidney. Lancet **1948 I**, 60. — **Alwall, N.,** and **A. Tornberg:** On the artificial kidney. XXIV. On the indications for dialytic treatment in acute renal failure (lower nephron nephrosis etc.) and the need for dialysis in rational renal therapy. Acta med. scand. **147**, 31 (1953). — **Anderson, A.,** and **W.J. Kolff:** Artificial kidney in the treatment of uremia associated with acute glomerulonephritis (with a note on regional heparinization). Ann. intern. Med. 51, 476 (1959). — **Andreas, B.F., J.P. Murphy,** and **R.E. Zipf:** Changes in blood volume during use of artificial kidney. J. Amer. med. Ass. 170, 2167 (1959). — **Anthone, R.,** and **S. Anthone:** Experiences with hemodialysis in surgical patients. Arch. Surg. 81, 205 (1960). — **Anthone, S., R. Anthone,** and **J.E. Doyle:** The problem of acute renal failure in obstetrical patients and its treatment by hemodialysis. Obstet. and Gynec. 15, 146 (1960). — **Anthonisen, P., C. Brun, C. Crone, N. Lassen, O. Munck,** and **A. Thomsen:** Clinical experience with the Skeggs-Leonards type of artificial kidney. Lancet 1956 II, 1277. — **Anthonisen, P., S. Jarnum, C. Brun,** and **A. Thomsen:** Clinical experience with the Skeggs-Leonards type of artificial kidney. Minerva chir. 13, 1503 (1958). — **Aoyama, S.,** and **W.J. Kolff:** Treatment of renal failure with the disposable artificial kidney: Results in 52 patients. Amer. J. Med. 23, 565 (1957). ~ Severe diabetic acidosis treated with the artificial kidney. Amer. J. Med. 166, 9 (1958).

**Balslöv, J.T.,** and **H.E. Jörgensen:** A survey of 499 patients with acute anuric renal insufficiency. Causes, treatment, complications and mortality. Amer. J. Med. 34, 753 (1963). — **Barbour, B.H.:** Peritoneal dialysis in management of dialysable poisonings. Clin. Res. 8, 114 (1960). — **Bartels, E.D., G.C. Brun, A. Gammeltoft,** and **S.A. Gjørup:** Acute anuria following intravenous pyelography in patient with myelomatosis. Acta med. scand. 150, 297 (1954). — **Barry, K.G., R.I. Mazze,** and **F.D. Schwartz:** Prevention of surgical oliguria and renal-hemodynamic suppression by sustained hydration. New Engl. J. Med. 270, 1371 (1964). — **Baur, H.:** Niereninsuffizienz. Wien. klin. Wschr. 1959, 148. — **Becker, D.,** u. **L.E. Danzig:** Untersuchungen über Radiojodverteilung bei chronischen Nierenerkrankungen unter Anwendung der künstlichen Niere. Kongr.-Zbl. ges. inn. Med. 166, 251 (1956). — **Beisel, W.R., E.G. Herndon jr., J.E. Myers,** and **L. Stones:** Acute renal failure as a complication of acute pancreatitis. Arch. intern. Med. 104, 539 (1959). — **Benhamou, E., A. Albou** et **P. Griguer:** Successful treatment of persistent oedema occurring during lipoid nephrosis by peritoneal dialysis. Bull. Soc. Med. Hôp. Paris 66, 1293 (1950). — **Berman, L.B.,** and **P. Vogelsang:** Removal rates for barbiturates using two types of peritoneal dialysis. New Engl. J. Med. 270, 77 (1964). — **Bienengräber, A., H. Dutz, K. Precht** u. **J. Schoeneman:** Probleme der extrakorporalen Dialysebehandlung bei Nierenkranken unter besonderer Brücksichtigung pathomorphologischer Nierenveränderungen. Z. ges. inn. Med. 14, 577 (1961). — **Blainey, J.D.,** and **P. Dawson Edwards:** The "Minicoil" artificial kidney in treatment of acute and chronic renal failure. Excerpta Medica, Internat. Congr. Ser. No 67 (Sec. Internat. Congr. Nephrol.), 14 (1963). — **Bluemle, L., G. Webster,** and **J. Elkinton:** Acute tubular necrosis. Arch. intern. Med. 104, 180 (1959). — **Boen, S.T.:** Peritoneal dialysis. A clinical study of factors govering its effectiveness. Amsterdam: Van Gorcum & Co. 1959. — **Boen, S.T., C.M. Mion, F.K. Curtis,** and **G. Shilipetar:** Periodic peritoneal dialysis using repeated puncture technique and an automatic cycling machine. Trans. Amer. Soc. Artificial Int. Organs 10, 409 (1964). — **Boen, S.T., A.S. Mulinari, D.H. Dillard,** and **B.H. Scribner:** Periodic peritoneal dialysis in the management of chronic uremia. Trans. Amer. Soc. Artificial Int. Organs 8, 256 (1962). — **Brandon, J.M., S. Nakamoto, J. Rosenbaum, M. Franklin,** and **W.J. Kolff:** Experience with periodic, long dialyses. Dep. Artificial Organs Clev. Ohio 7, 130 (1961). ~ Experience with periodic long (20 hours) dialyses. Trans. Amer. Soc. Artificial Int. Organs 7, 130 (1961). — **Brun, C.:** On treatment of uremia with intestinal dialysis. Scand. J. clin. Invest. 1, 328 (1949). — **Burhard, G.:** Die extrakorporale Dialyse. Med. Wschr. 14, 230 (1961). — **Burns, R.O., L.W. Henderson, E.B. Hager,** and **J.P. Merrill:** Peritoneal dialysis. Clinical experience. New Engl. J. Med. 267, 1060 (1962).

**Chisholm, G.D.:** The Scribner arteriovenous fistula for haemodialysis. Brit. med. J. 1961 I, 30. — **Clark, J.E., J.Y. Templeton III,** and **D.K. McCurdy:** Perfusion of isolated intestinal loops in management of chronic renal failure. Trans. Amer. Soc. Artificial Int. Organs 8, 246 (1962). — **Cole, J.J., W.E. Quinton, C. Williams, J.S. Murray,** and **J.C. Sherris:** The pumpless low temperature hemodialysis system. Trans. Amer. Soc. Artificial Int. Organs 8, 209 (1962). — **Confortini, P.:** Konservative Therapie und extrarenale Dialyse bei der Behandlung der Niereninsuffizienz. Zbl. Chir. 25, 1497 (1961). — **Cottier, P., P. Hiltbold, F. Reubi, A. Zimmerli** u. **H.M. Keller:** Untersuchungen über die Leistungsfähigkeit der Hämodialysemethode von Alwall. Minerva chir. 13, 1520 (1958). — **Csata, S., D. Frang** u. **J. Printér:** Über die Bedeutung der urologischen Untersuchung in der Diagnostik akuter Niereninsuffizienzen. Z. Urol. 57, 339 (1964). — **Csata, S., J. Printér, M. Tóth** u. **D. Frang:** Über die durch Transfusionszwischenfall bedingte akute Niereninsuffizienz. Acta chir. Acad. Sci. hung. 5, 71 (1964).

**Daugherty, G.W., H.M. Odel,** and **D.O. Ferris:** Continuous lavage of the colon as a means of treating renal insufficiency. Proc. Mayo Clin. 23, 209 (1948). — **Dausset, J.:** Lower nephron nephrosis: report of treatment of 44 patients by repeated replacement transfusions. Arch. Intern. Med. 85, 416 (1950). — **Del Greco, F., R.D. Smith,** and **N.M. Simon:** Intermittent dialysis in chronic renal failure. Excerpta Medica, Internat. Congr. Ser. No 67 (Sec. Internat. Congr. Nephrol.), 68 (1963). — **Demarchi, A.,** et **R. Brönnimann:** Construction d'un rein artificiel basé sur les propriétés physico-chimiques des reins synthétiques. Résultats préliminaires. Helv. chir. Acta 18, 133 (1951). — **Dérot, M.:** La dialyse péritonéale. Encyclopédie méd.-chir. **25**, 975 (1950). — **Dérot, M.,** et **J. J. Bernier:** L'épuration extra-rénale: La dialyse péritonéale. Revue méd. Liège **13**, 61 (1958). — **Dérot, M., J. J. Bernier, M. Legrain** et **P. Pignard:** L'hémodialyse fractionnée. Paris méd. **10**, 145 (1950). — **Dérot, M., J. J. Bernier, M. Legrain, P. Pignard** et **J. Guedon:** La dialyse péritonéale. Expérience clinique depuis 1946. ExcerptaMedica, Internat. Congr. Ser. No 67 (Sec. Internat. Congr. Nephrol.), 37 (1963). — **Detrie, P.:** 916 applications du rein artificiel. J. Chir. (Paris) **80**, 535 (1960). — **Dittrich, P.:** Die peritoneale Dialyse als klinische Behandlungsmethode. Med. Klin. **1957**, 59. — **Dittrich, P.,** u. **H. Sartorius:** Erfahrungen mit der extracorporalen Hämodialyse. Klin. Wschr. **38**, 543 (1960). — **Doolan, P.D.:** Hemodialysis in the management of acute renal failure. (Manuskript im Druck,) (1964). — **Doyle, J.E., R. Anthone, S. Anthone,** and **L.E. Magneil:** Treatment of renal failure with a parallel flow, straight tube blood dialyzer. N.Y. med. J. **59**, 4149 (1959). — **Dutz, H.:** Indikationen zur Anwendung der künstlichen Niere. Ärztekal. 1962—1963—1964, S. 238. Berlin: Verlag Volk und Gesundheit. — **Dutz, H., K. Precht** u. **H. Klinkmann:** Über das hepato-renale Syndrom. Z. ärztl. Fortbild. **15**, 409 (1963).

**Eckmann, L.:** Indikation für Anwendung der künstlichen Niere im pro- und im postoperativen Stadium. Helv. chir. Acta **25**, 331 (1958). — **Edwards, D.K.,** and **H.M. Whyte:** Streptomycin poisoning in renal failure: an indication for treatment with artificial kidney. Brit. med. J. **1959 I**, 752. — **Erlanson, P., T. Lindholm, B. Lindqvist,** and **B. Löw:** Polyagglutinability of red bloods cells complicating treatment with artificial kidney. Acta med. scand. **167**, 149 (1960).

**Falda, Z.:** A new type of arteriovenous shunt for repeated haemodialysis. Excerpta Medica, Internat. Congr. Ser. No 67 (Sec. Internat. Congr. Nephrol.), 49 (1963). — **Fine, J., H.A. Frank,** and **A.M. Seligman:** The treatment of acute renal failure by peritoneal irrigation. Amer. J. Surg. **124**, 857 (1946). — **Firmat, J., P. Vanamee,** and **P. Plauber:** The artificial kidney in the treatment of renal failure and hyperurimia in patients with lymphoma and leukemia. Cancer (Philad.) **13**, 276 (1960). — **Frank, H.A., A.M. Seligman,** and **J. Fine:** Further experiences with peritoneal irrigation for acute renal failure. Ann. Surg. **128**, 561 (1948). — **Franklin, M.:** Dialysis in the aged. Cleveland Clin. Quart. **28** (1961). — **Franklin, S.S.,** and **J.P. Merrill:** Acute renal failure. New Engl. J. Med. **262**, 711 (1960). — **Frey, J.,** u. **R. Fischer:** Die Behandlung der akuten Urämie mit der intestinalen Perfusion. Dtsch. med. Wschr. **1956**, 1671. — **Frey, J.,** u. **H. Kiefer:** Extrarenale Reinigung von retinierten Harnfixa bei Niereninsuffizienz. Ergebn. inn. Med. Kinderheilk., N.F. **9**, 331 (1960). — **Fritz, K.W., H. Nüssgens, F. Bange** u. **G. Iseken:** Die Indikation zur Behandlung mit künstlicher Niere. Münch. med. Wschr. **102**, 2347 (1960). — **Funck-Brentano, J.L., J. Crosnier** et **J. Vantelon:** L'hémodialyse répétée: méthode de préparation des malades en vue d'une transplantation rénale. Excerpta Medica, Internat. Congr. Ser. No 67 (Sec. Internat. Congr. Nephrol.), 54 (1963). — **Funck-Brentano, J.L.,** et **C. Sachs:** Un nouveau rein artificiel de faible capacité et de petit volume (étude préliminaire). Excerpta Medica, Internat. Congr. Ser. No 67 (Sec. Internat. Congr. Nephrol.), 54 (1963). — **Funck-Brentano, J.L.,** et **J. Vantelon:** Les polynévrites des urémies chroniques terminales traitées par des hémodialyses répétées (6 observations personnelles). Excerpta Medica, Internat. Congr. Ser. No 67 (Sec. Internat. Congr. Nephrol.), 54 (1963). — **Funder, J.,** and **J. O. Wieth:** Biochemical changes in the cerebrospinal fluid during acute and chronic renal failure. Excerpta Medica, Internat. Congr. Ser. No 67 (Sec. Internat. Congr. Nephrol.), 55 (1963).

**Gál, G., B. Tanos,** and **A. Fazakas:** The examination of the fluid spaces by radioactive isotope technique in the course of haemodialysis. Excerpta Medica, Internat. Congr. Ser. No 67 (Sec. Internat. Congr. Nephrol.), 55 (1963). — **Garrelts, B. v.:** A blood dialyser for use in vivo. Acta med. scand. **155**, 87 (1956). — **Goldberg, M., L. Castleman, I.S. Friedman,** and **S.L. Wallace:** Artificial hemodialysis in the management of refractory gout. Excerpta Medica, Internat. Congr. Ser. No 67 (Sec. Internat. Congr. Nephrol.), 61 (1963). — **Goldberg, M., L. Castleman,** and **S. Wallace:** Removal of the uric acid by the artificial kidney in patients with acute renal failure. J. Lab. clin. Med. **55**, 268 (1960). — **Goldhahn, W.E.:** Das Nierenversagen nach Verbrennungen und seine Behandlung mit der extrakorporalen Dialyse. Zbl. Chir. **40**, 1983 (1960) ~ Die Indikation zur Anwendung der Künstlichen Niere. Dtsch. Gesundh.-Wes. **1960**, 248. ~ Zur Organisation eines Nierenzentrums. Zbl. Chir. **86**, 404 (1961). — **Goldsmith, H., S. Nakamoto,** and **W. Kolff:** Expanding the indications for treatment with artificial kidney. Lancet **1960 II**, 111. — **Gonzales, F.M., R.C. Pabico, H.W. Brown, J.F. Maher,** and **G.E. Schreiner:** Further experience with the use of routine intermittent haemodialysis in chronic renal failure. Excerpta Medica, Internat. Congr. Ser. No 67 (Sec. Internat. Congr. Nephrol.), 65 (1963). — **Gordon, L.A., V. Richards,** and **H.A. Perkins:** Studies in regional heparinization. I. The use of simultaneous neutralization with protamine; preliminary studies. New Engl. J. Med. **255**, 1025 (1956). — **Gordon, L.A., E.R. Simon, J.M. Rukes, V. Richards,** and **H.A. Perkins:** Studies in regional heparinization. II. Artificial kidney hemodialysis without systemic heparinization; preliminary report of a method using simultaneous infusion of heparin and protamin. New Engl. J. Med. **255**, 1063 (1956). — **Gorlitzer, V., V. Mundyu. G. Friehs:** Zur Frage der Nierenentlastung durch den Dickdarm. Med. Klin. **54**, 1016 (1959). — **Guarino, J.R.:** The simplified artificial kidney. Trans. Amer. Soc. Artificial Int. Organs **1**, 25 (1956). — **Guarino, J.R.,** and **J.L. Guarino:** An artificial kidney. A simplified apparatus. Science **115**, 285 (1952). — **Günthert, E.A.,** u. **L.W. Bluemle jr.:** Die künstliche Niere. Indikation und praktische Anwendung. Klin. Wschr. **1956**, 1217. — **Gutch, C.F., S.C. Stevens,** and **F.L. Watkins:** Periodic peritoneal dialysis in chronic renal insufficiency. Ann. intern. Med. **60**, 289 (1964).

**Hagstam, K.-E.,** and **T. Lindholm:** Treatment of exogenous poisoning with special regard to the need for artificial kidney in severe complicated cases. Acta med. scand. **175**, 507 (1964). — **Hall, M., D. Kerr, G. Smart, R. Aschcroft, W. Elliott,** and **J. Swinney:** The Allwall artificial kidney: an assessment after one year. Brit. J. Urol. **33**, 41 (1961). — **Hamburger, J.:** Le rein artificiel. Strasbourg méd. 8, 269 (1957). ~ Les accidents rénaux postopératoires (analyse de 200 observations). Presse méd. **68**, 279 (1960). — **Hamburger, J., G. Mathé** et **J. Crosnier:** La perfusion intestinale dans le traitement de l'insuffisance rénale aigue. Bull. Soc. Méd. Hôp. Paris **66**, 1716 (1950). — **Hamburger, J., G. Richet** et **P. Crosnier:** Techniques de réanimation médicale. Paris: Flammarion 1960. — **Hamburger, J., G. Richet, J. Crosnier** et **J.-L. Funck-Brentano:** L'insuffisance rénale. In: Handbuch der Urologie, Bd. IV. Berlin: Springer 1962. — **Hansson, R.,** and **T. Lindholm:** Elimination of Hypaque (Sodium-3,5-diacetamido-2,4,6-triiodobenzoate) and the effect of haemodialysis in anuria. A clinical study and an experimental investigation on rabbits. Acta med. scand. **174**, 612 (1963). — **Hegström, R.M., J.S. Murray, J.P. Pendras, J.M. Burnell,** and **B.H. Scribner:** Hemodialysis in the treatment of chronic uremia. Trans. Amer. Soc. Artificial Int. Organs **7**, 136 (1961). ~ Two years' experience with periodic hemodialysis in the treatment of chronic uremia. Trans. Amer. Soc. Artificial Int. Organs 8, 266 (1962). — **Hegstrom, R.M., W.E. Quinton, D.H. Dillard, J.J. Cole,** and **B.H. Scribner:** One years' experience with silastic-teflon bypass cannulas. Trans. Amer. Soc. Artificial Int. Organs **7**, 236 (1962). — **Heinz, R.,** u. **D. Renner:** Über seltene kreislaufbedingte akute Niereninsuffizienz. Med. Welt (Berl.) **1961**, 850. — **Henderson, L.W., J.P. Merrill,** and **C. Crane:** Further experience with the inlying plastic conduit for chronic peritoneal dialysis. Trans. Amer. Soc. Artificial Int. Organs **9**, 108 (1963). — **Henkin, R.I.:** A substance toxic for HeLa cells in sera and in dialysis fluid of patients with glomerulonephritis. Excerpta Medica, Internat. Congr. Ser. No 67 (Sec. Internat. Congr. Nephrol.), 76 (1963). — **Herbst, R.:** Zur Peritonealdialyse bei Urämie. Wien. klin. Wschr. **71**, 210 (1959). — **Hillenbrand, H.J.:** Das akute Nierenversagen: Chirurgie unter besonderer Berücksichtigung der extrakorporalen Haemodialyse. Dtsch. med. Wschr. **11**, 266 (1960). — **Hillenbrand, H.J.,** u. **J. Hoeltzenbein:** Neues Modell einer „künstlichen Niere". Z. Urol. **50**, 252 (1957). — **Hillenbrand, H., J. Hoeltzenbein** u. **W. Schmandt:** Neuer Hämodialysator (sog. künstliche Niere). Urol. int. (Basel) **5**, 60 (1957). — **Hoeltzenbein, J.,** u. **H. Hillenbrand:** Klinische Erfahrungen mit einem Querstrom-Hämodialysator. Verh. dtsch. ges. inn. Med. **65**, 668 (1959). — **Hoigné, R.:** Die künstliche Niere. Umschau 58, 105 (1958). — **Holiday, M.A.:** Dialysis in pediatrics, including use of the artificial kidney. Pediatrics **22**, 418 (1958). — **Hollander, G., J. Sterling,** and **J.C. Doane:** A new type of artificial kidney. I. Technique. J. Urol. **69**, 605 (1953). — **Holmes, J.H.,** and **S. Nakamoto:** Removal of fluid from the patient during hemodialysis. Trans. Amer. Soc. Artificial Int. Organs **5**. 58 (1959). — **Hradec, E.,** u. **M. Chytil:** Diagnostik und Therapie der akuten Anurie unter besonderer Berücksichtigung der mit Hämodialyse erreichten Ergebnisse. Urol. intern. (Basel) **6**, 135 (1958).

**Inouye, W.Y.,** and **J. Engelberg:** A simplified artificial dialyzer and ultrafilter. Surg. Forum **4**, 438 (1953).

**Jörgensen, H.E.,** and **J.O. Wieth:** Dialysable poisons. Haemodialysis in the treatment of acute poisoning. Lancet **1963 I**, 81. — **Jutzler, G.A., S. Neuheisel, P. Schid** u. **F. Funkt:** Extrakorporale Hämodialyse bei akuter intermittierender Porphyrie. Dtsch. med. Wschr. **89**, 840 (1964).

**Kaeding, A., H. Klinkmann** u. **H. Mochmann:** Hämodialyse bei akutem Nierenversagen infolge Leptospirosis grippothyphosa. Münch. med. Wschr. **105**, 360 (1963). — **Kaye, M., J.E. Prichard, G.W. Halpenny,** and **W. Light:** Bone diseases in chronic renal failure with particular reference to osteosclerosis. Medicine (Baltimore) **39**, 157 (1960). — **Kelemen, W.A.,** and **W. Kolff:** Survey of dialysis for renal failure. Cleveland Clin. Quart. **26**, 227 (1959). ~ Evaluation of dialysis in treatment of chronic renal failure. Arch. intern. Med. **106**, 608 (1960). — **Kelemen, W.A.,** and **W.J. Kolff:** An evaluation of the management of acute renal failure with dialysis. Arch. intern. Med. **102**, 871 (1958). ~ Use of an artificial kidney in the very young, the very old and the very sick. J. Amer. Med. Ass. **171**, 530 (1959). — **Kennedy, A.C., A.L. Linton,** and **J.C. Eaton:** Urea levels in cerebrospinal after haemodialysis. Lancet **1962 I**, 410. — **Kennedy, A.C., A.L. Linton, R.G. Luke,** and **S. Renfrew:** Electroencephalographic changes during haemodialysis. Lancet **1963 I**, 408. — **Kessel, M.:** Extrakorporale

Dialyse bei Kindern. Zbl. Chir. **86**, 400 (1960). — **Kessel, M., E. Hiepler** u. **J. Jaenecke:** Untersuchungen zur isolierten Heparinisierung bei der extracorporalen Dialyse. Klin. Wschr. **40**, 467 (1962). — **Kiil, F.:** Development of a parallel-flow artificial kidney in plastics. Acta chir. scand., Suppl. 253, 142 (1960). — **Klinkmann, H., A. Hübel, A. Röhring, F. Schwartz, H. J. Tredt** u. **K. Precht:** Hämodialyse bei schweren Intoxikationen. I. und II. Dtsch. Gesundh.-Wes. **19**, 60, 101 (1964). — **Klinkmann, H., A. Röhring, F. Schwartz** u. **H.-J. Tredt:** Kurzer Tätigkeitsbericht des Nierenzentrums an der Medizinischen Universitäts-Poliklinik. Rostock. Wiss. Z. Univ. Rostock **12**, 460 (1963). — **Kohn, R. M.,** and **J. E. Kiley:** Electrocardiographic changes during hemodialysis with observations on contribution of electrolyte disturbances to digitalis toxicity. Ann. intern. Med. **39**, 38 (1953). — **Kolff, K. J., H. T. J. Berk, M. Ter Welle, J. W. van der Leg, E. C. van Dijk,** and **J. van Noordwijk:** The artificial kidney: a dialyzer with a great area. Acta med. scand. **117**, 121 (1944). — **Kolff, W. J.:** Dialysis in the treatment of uremia. Arch. int. Med. **94**, 142 (1956). ~ The artificial kidney—past, present, and future. Circulation **15**, 285 (1957). — **Kolff, W. J.,** and **J. R. Leonards:** Reduction of otherwise intractable edema by dialysis or ultrafiltration. Cleveland Clin. Quart. **21**, 61 (1954). — **Kolff, W. J.,** and **J. Noordwijk:** New ways of treating uraemia: artificial kidney, peritoneal lavage, intestinal lavage. London 1947. — **Kolff, W. J.,** and **E. E. Twiss:** Treatment of uremia by perfusion of an isolated intestinal loop. Survival for forty-six days after removal of the only functioning kidney. J. Amer. med. Ass. **146**, 1019 (1951). — **Kolff, W. J.,** and **B. Watschinger:** Further development of a coil kidney. J. Lab. clin. Med. **47**, 696 (1956). — **Kop, P. S. M.:** Peritoneal dialyse (J.H. Kok. Kampen). 1948. — **Krainin, M. J.:** Cross dialysis: description of a possible method of temporary kidney substitution. Proc. Soc. exp. Biol. (N.Y.) **82**, 515 (1953). — **Krumhaar, I.:** Nierenversagen und Nebenniereninsuffizienz. Dtsch. Gesundh.-Wes. **19**, 12 (1964). — **Kuhn, W.:** Regulierung des Wasserhaushaltes bei der Hämodialyse. Kompensation und Überkompensation des kolloidosmotischen Druckes des Blutes durch Verwendung des Polyelektrolygethalts etc. Minerva chir. **13**, 1529 (1958). — **Kuhn, W., H. Mayer, H. Heusser** u. **B. Ruffinen:** Regulierung des Wasserhaushaltes bei der Hämodialyse. Experientia (Basel) **13**, 471 (1957). ~ Künstliche Niere mit Kapillarsystem für den Stoffaustausch. Experientia (Basel) **13**, 469 (1957). — **Kupfer, S.,** and **S. Rosenak:** A new parallel tube continuous hemodialyser. Trans. Amer. Soc. Artificial Int. Organs **5**, 2 (1959). — **Kushimoto, T.:** Studies on a newly deviced artificial kidney. I. Conception and notes on the blood cleaner. Acta urol. (Kyoto) **4**, 509 (1958). — **Kylstra, J. A.:** Lavage of the lung. Trans. Amer. Soc. Artificial Int. Organs **5**, 23 (1959). ~ Lavage of one lobe of one lung of untrained, unanaesthetized anuric dogs. Trans. Amer. Soc. Artificial Int. Organs **6**, 22 (1960).

**Lasch, F.:** Erfolgreiche Hämodialyse beim akuten Nierenversagen durch Coma diabeticum. Wien. klin. Wschr. **72**, 509 (1960). — **Legrain, M.:** Le rein artificiel. Sem. Hôp. Paris **29**, 353 (1953). — **Legrain, M., J. L. Funck-Brentano, B. Antoine, C. Ypersele de Strihon** et **P. Prunier:** 916 applications du rein artificiel; résultats acquis et perspective d'avenér. Bull. Soc. Méd. Hôp. Paris **76**, 609 (1960). — **Legrain, M.,** and **J. P. Merrill:** Short term continous transperitoneal dialysis. A simplified technic. New Engl. J. Med. **248**, 125 (1953). — **Lemon, W. M., T. Hirose, R. A. O'Connor,** and **Ch. P. Bailey:** Congestive heart failure—relief by renal dialysis. J. Amer. med. Ass. **174**, 2124 (1960). — **Leonards, J. R., L. T. Skeggs,** and **J. R. Kahn:** Removal of fluid from normal and edematous dogs by means of ultrafiltration. Fed. Proc. **10**, 214 (1951). — **Lindholm, D. D.,** and **J. S. Murray:** A simplified method of regional heparinization during hemodialysis according to a predeterminated dosage formula. Trans. Amer. Soc. Artificial Int. Organs **10**, 92 (1964). — **Lindholm, T.:** Pleural dialysis in a case of acute renal failure. Acta med. scand. **165**, 239 (1959). ~ Oral aluminium hydroxide in the treatment of hyperphosphatemia and acidosis in acute and chronic renal insufficiency. Acta med. scand. **172**, 75 (1962). — **Lindqvist, B., H. Fritz, K.-E. Hagstam, H. Lecerof,** and **B. Liljenberg:** Short clotting-time during haemodialysis by heparinization with an infusion apparatus. Acta med. scand. **176**, 249 (1964). — **Longmore, D. B.:** A portable artificial kidney. Lancet **1960 II**, 509. ~ The improved artificial kidney. Lancet **1963 I**, 16. — **Lowsley, O. S.,** and **T. J. Kirwin:** Artificial kidney: Preliminary report. J. Urol. **65**, 163 (1951). — **Lubash, G. D., D. Burton, B. D. Cohen, S. Warren, W. S. Braveman, L. Albert, A. L. Rubin,** and **E. H. Luckey:** Electrocardiographic changes during hemodialysis with the artificial kidney. II. The treatment of digitalis intoxication. Circulation **19**, 552 (1959). — **Lunderquist, A., N. Alwall,** and **A. Tornberg:** On the artificial kidney. XXI. The efficacy of the dialyser—ultrafilter intended for human use. Including a preliminary report on treatment of oedemic patients by means of ultrafiltration. Acta med. scand. **143**, 308 (1952).

**MacNeill, A. E., J. E. Doyle,** and **S. Anthone:** Technique with parallel flow, straight tube blood dialyzer. N. Y. St. J. Med. **59**, 4137 (1959). — **Maher, J. F., L. Lapierre, G. E. Schreiner, M. Geiger,** and **F. B. Westervilt jr.:** Regional heparinization for hemodialysis: Technic and clinical experiences. New Engl. J. Med. **268**, 451 (1963). — **Malinow, M. R.,** and **W. Korzon:** An experimental method for obtaining an ultrafiltrate of the blood. J. Lab. clin. Med. **32**, 461 (1947). — **Marco, F. de:** The artificial kidney and parabiosis. An. paul. Med. Cirurg. **55**,

35 (1948). — **Marr, T. A., J. M. Burnell, B. H. Scribner,** and **W. R. Koreski:** Gastrodialysis in the treatment of acute renal failure. J. clin. Invest. **39**, 653 (1960). — **Massini, M. A.,** u. **H. Thölen:** Akute Niereninsuffizienz bei Infektion und Behandlung mit der künstlichen Niere. Schweiz. med. Wschr. **90**, 785 (1960). — **Mateer, F. M., L. Greenman,** and **T. S. Danowski:** Hemodialysis of the uremic child. Amer. J. Dis. Child. **89**, 647 (1957). — **McCurdy, D. K.,** and **L. W. Bluemle jr.:** The current status of hemodialysis. Med. Clin. N. Amer. **47**, 1043 (1963). — **McGaughan jr., J. J.,** and **C. McGown:** Intermittent peritoneal lavage. Amer. J. Surg. **102**, 519 (1961). — **McLaughlin, E. D., T. Wealon,** and **J. H. Gibbon:** A cation-exchange artificial kidney. Trans. Amer. Soc. Artificial Int. Organs **5**, 8 (1959). — **Merrill, J. P.:** The treatment of renal failure: Therapeutic principles of the management of acute and chronic uremia. New York: Grune & Stratton 1955. ~ The artificial kidney. Arch. intern. Med. **106**, 195 (1960). ~ Kidney diseases: acute renal fallure. Ann. Rev. Med. **71**, 127 (1960). ~ Management of chronic renal failure. Amer. J. Med. **36**, 763 (1964). — **Metcoff, J., F. Tannman,** and **F. Coe:** Acute renal insufficiency in children. Excerpta Medica, Internat. Congr. Ser. No 67 (Sec. Internat. Congr. Nephrol.), 113 (1963). — **Miki, N.:** Studies on the newly devised Jikeikai artificial kidney. Acta urol. (Kyoto) **5**, 153 (1959). — **Miller, A.:** Anuria due to obstruction. Proc. roy. Soc. Med. **5**, 850 (1952). — **Miller, N. I.,** and **L. Finberg:** Peritoneal dialysis for salt poisoning: report of a case. New Engl. J. Med. **263**, 1347 (1960). — **Moëll, H.:** Size of normal kidney. Acta radiol. (Stockh.) **46**, 649 (1956). ~ Kidney size and its deviation from normal in acute renal failure. A roentgenologic study. Acta radiol. (Stockh.), Suppl. 206 (1961). — **Moeller, C.:** Neue Wege in der Behandlung des akuten temporären Nierenversagens. Med. Klin. **44**, 397 (1949). ~ Akute Therapie mit der Blutdialyse. Fortschr. Med. **78**, 157 (1960). — **Moeller, C.,** u. **H. Koehling:** Die apparative Blutdialyse. (Künstliche Niere.) Überblick und eigene Erfahrungen. Klin. Wschr. **1956**, 569. — **Moll, H.,** u. **H. Jung:** Zur Therapie des akuten Nierenversagens. Münch. med. Wschr. **102**, 835 (1960). — **Morales, G. A., S. G. Gordon, B. D. Pinck,** and **R. S. Hotchkiss:** The role of the artificial kidney in the treatment of uremia. Surg. Clin. N. Amer. **34**, 423 (1954). — **Morse, W. L.,** and **R. L. Coupe:** Acute renal tubular necrosis: report of case with hyperpyrexia, treated by body temperature reduction. Canad. med. Ass. J. **82**, 830 (1960). — **Muirhead, E. E.,** and **A. F. Reid:** A resin artificial kidney. J. Lab clin. Med. **33**, 841 (1948). — **Murdock, C.:** Auriculovenous hemodialysis. Arch. Surg. 81, 53 (1960). — **Murray, G., E. Delorme,** and **N. Thomas:** Development of an artificial kidney. Experimental and clinical experiences. Arch. Surg. **55**, 505 (1947). — **Murray, J. S., R. N. Hegstrom, J. P. Pendras, J. M. Burnell,** and **B. H. Scribner:** Continuous flow hemodialysis and bypass cannulas in the management of acute renal failure. Trans. Amer. Soc. Artificial Int. Organs **7**, 94 (1961). — **Murray, J. S., J. P. Pendras, D. D. Lindholm,** and **R. V. Erickson:** Twenty-five months' experience in the treatment of chronic uremia at an outpatient community hemodialysis center. Trans. Amer. Soc. Artificial Organs **10**, 191 (1964).

**Nakamoto, S.:** Removal of edema fluid by ultrafiltration with the disposable twin-coil artificial kidney. Cleveland Clin. Quart. 28 (1961). — **Nakamoto, S.,** and **W. J. Kolff:** Newer advances using ultrafiltration and regional heparinization and ultrafiltration of ascites. Acad Med. Bull. **11**, 6 (1960). — **Németh, A., J. Pintér** u. **G. Gál:** Eine einfache Kunstniere. Z. Urol **49**, 535 (1956). — **Neuhaus, G., I. Bennhold, K. Ibe, M. Kessel, H. Remmer** u. **H. Weller:** Die moderne Behandlung der akuten Schlafmittelvergiftung. Coll. Narkose und Anaesthesie, Hamburg 1961. — **Nielsen, K. C.:** On the artificial kidney. XXVI: Hypotassemia in general hypothermia in rabbits and its control by dialysis. Acta med. scand. **148**, 409 (1954). — **Nieth, H., L. Mammen** u. **R. Gross:** Zur Heparinisierung des Blutes bei der extracorporalen Hämodialyse. Klin. Wschr. **36**, 372 (1958). — **Nieth, H.,** u. **A. Muller:** Das Verhalten der zirkulierenden Blutmenge bei der extrakorporalen Dialyse. Klin. Wschr. **36**, 60 (1958).

**O'Brien, T. F., C. R. Baxter,** and **P. E. Teschan:** Prophylactic daily hemodialysis. Trans. Amer. Soc. Artificial Int. Organs **5**, 77 (1959). — **Orlowski, T., M. Lao,** and **L. Gradowska:** Haemodialysis in the treatment of chronic renal failure. Excerpta Medica, Internat. Congr. Ser. No 67 (Sec. Internat. Congr. Nephrol.), 131 (1963).

**Palmer, R. A., W. E. Quinton,** and **J. E. Gray:** Prolonged peritoneal dialysis for chronic renal failure. Lancet **1964 I**, 700. — **Parsen, F. M., S. M. Hobson, C. R. Blagg,** and **B. H. McCracken:** Optimum time for dialysis in acute reversible renal failure: description and value of an improved dialyser with large surface area. Lancet **1961 I**, 129. — **Parsons, F. M.:** Haemodialysis: indications and results. Postgrad. med. J. **35**, 625 (1959). — **Parsons, F. M.,** and **B. H. MacCracken:** The use and function of the artificial kidney. Brit. J. Urol. **30**, 463 (1958). ~ The artificial kidney and the treatment of acute renal failure. J. Obstet. Gynaec. Brit. Emp. **65**, 631 (1958). — **Pasternack, A., B. Kuhlbäck,** and **L. G. Tallgren:** Serum indican in haemodialysis. Acta med. scand., Suppl. 412, 93 (1964). — **Pavone-Macaluso, M.,** and **A. Anello:** A new method of treating renal failure by the extrarenal route, using a mammalian donor. Lancet **1959 II**, 704. — **Pendras, J. P., J. J. Cole, W. H. Tu,** and **B. H. Scribner:** Improved technique of continuous flow hemodialysis. Trans. Amer. Soc. Artificial Int. Organs **7**, 27 (1961). — **Perillie, P. E.,** and **H. O. Conn:** Acute renal failure after intravenous pyelography in plasma cell myeloma. J. Amer. med. Ass. **167**, 2186 (1958). — **Pezold, F. A.**, and **M. Kessel:** Das akute Nierenversagen. Internist (Berl.) **1**, 85 (1960). — **Pierce, J. M.:** On the removal of body water by artificial kidney. J. Urol. (Baltimore) **80**. 170 (1958). — **Pisani, E.**, and **M. Della Grazia:** Presentation of a new apparatus for extracorporal dialysis. Arch. ital. Urol. **33**, 20 (1960). — **Precht, K., H. Dutz, I. Hagemann, R. Natusch** u. **D. Strangfeld:** Die Behandlung der akuten und chronischen Niereninsuffizienz unter besonderer Berücksichtigung der extracorporalen Haemodialyse. Z. ärztl. Fortbild. **56**, 298 (1962). — **Precht, K., H. Schell** u. **J. Knaak:** Die totale Nierenrindennekrose mit Kalzifikation als Spätstadium nach mehrfacher extracorporaler Haemodialyse. Dtsch. Gesundh.-Wes. **22**, 920 (1963). — **Printér, J., S. Csata, D. Frang, F. Rényi-Vámos, J. Tóth** u. **M. Tóth:** Akute Anurien verschiedenen Ursprungs. Acta chir. Acad. Sci. hung. **4**, 343 (1963). — **Printér, J., F. Rényi-Vámos, J. Tóth,** and **M. Tóth:** Data concerning haemodialysis. Excerpta Medica, Internat. Congr. Ser. No 67 (Sec. Internat. Congr. Nephrol.), 137 (1963).

**Quinton, W., D. Dillard,** and **B. H. Scribner:** Cannulation of blood vessels for prolonged hemodialysis. Trans. Amer. Soc. Artificial Int. Organs **6**, 104 (1960). — **Quinton, W. E., D. N. Dillard, J. J. Cole,** and **B. H. Scribner:** Eight months' experience with silastic-teflon bypass cannulas. Trans. Amer. Soc. Artificial Int. Organs 8, 236 (1962).

**Richet, G.:** L'épuration extra-rénale dans le traitement de l'insuffisance rénale. Indications et résultats du rein artificiel. Rev. méd. franç. **32**, 247 (1956). — **Ritchie, H., G. Loyd-Thomas,** and **R. Balme:** Haemodialysis combined with ultrafiltration. Lancet **1960 II**, 7163. — **Robb, E.,** and **J. Holmes:** Association of EKG changes during hemodialysis with electrolyte abnormalities in patients with renal failure. Trans. Amer. Soc. Artificial Int. Organs **6**, 143 (1960). — **Romeo, F.:** La dialyse du périnoine selon un méthode moderne dans les néphropathies chroniques hyperazotémiques. Excerpta Medica, Internat. Congr. Ser. No 67 (Sec. Internat. Congr. Nephrol.), 152 (1963). — **Rosenak, S.,** and **A. Saltzman:** A new dialyzer for use as an artificial kidney. Proc. Soc. exp. Biol. (N.Y.) **76**, 471 (1951). — **Rosenbaum, J. L.,** and **L. J. McCormack:** Use of renal biopsy to predict the clinical result of hemodialysis in chronic renal disease. Cleveland Clin. Quart. **28** (1961). — **Rubin, A. L., L. Albert, M. D. Rubin, G. D. Lubash, P. Burton, B. D. Cohen, D. Brailovsky, S. Warren, W. S. Braveman,** and **H. F. Luckoy:** Electrocardiographic changes during hemodialysis with the artificial kidney. Circulation **18**, 227 (1958). — **Ruffinen, B. Z.:** Artificial kidney with capillary system for filtration of substance. Minerva chir. **13**, 1560 (1958). — **Rush, B. F.,** and **G. F. Daviglus:** Subcutaneous dialysis in uremia. (Laboratory confirmation.) Surg. Forum **10**, 374 (1959). — **Russu, G.:** The treatment of chronic renal failure by repeated intestinal dialyses. Excerpta Medica, Internat. Congr. Ser. No 67 (Sec. Internat. Congr. Nephrol.), 154 (1963). — **Ruszkowski, M.:** Effect of ion exchange resins on the composition of the blood passing through resin-filled columns. Excerpta Medica, Internat. Congr. Ser. No 67 (Sec. Internat. Congr. Nephrol.), 155 (1963).

**Salisbury, P. F.:** Apparatus for cross transfusion. Proc. Soc. exp. Biol. (N.Y.) **71**, 604 (1949). — **Salisbury, P. F., A. A. Bolomey,** and **J. H. Miller:** Cross transfusion III. Clinical experience with 6 cases. Amer. J. med. Sci. **223**, 151 (1952). — **Salisbury, P. F., J. N. Briggs, N. C. Hamel, C. E. Cross,** and **P. A. Rieben:** Pulmonary lavage: the use of lung, in situ, as an artificial kidney. Trans. Amer. Soc. Artificial Int. Organs **5**, 32 (1959). — **Samiy, A. H., R. A. Field,** and **J. P. Merrill:** Acute glomerulonephritis in elderly patients: Report of seven cases over sixty years of age. Ann. intern. Med. **54**, 603 (1961). — **Sarre, H.:** Die künstliche Niere und andere extrarenale Entschlackungsverfahren bei der Behandlung der Anurie und Urämie. Münch. med. Wschr. **96**, 129 (1954). ~ Die Behandlung der akuten toxischen Niereninsuffizienzen (mit Anurie und Urämie). Med. Klin. **1954**, 682. ~ Die sogenannte „Künstliche Niere" und andere extrarenale Entschlackungsverfahren. Wien. Z. inn. Med. **35**, 481 (1954). ~ Nierenkrankheiten. Physiologie, Pathophysiologie, Klinik und Therapie. Stuttgart: Georg Thieme 1958. — **Sarre, H., H. Sartorius** u. **H. Keine:** Die extrakorporale Hämodialyse und ihre heutigen Möglichkeiten. Dtsch. med. Wschr. **86**, 588 (1961). — **Sartorius, H.:** Über ein einfaches und leistungsfähiges Gerät zur extrakorporalen Dialyse. Dtsch. med. Wschr. **1957**, 959. ~ Zur künstlichen Niere. Dtsch. med. Wschr. **1958**, 2178. ~ Behandlungsergebnisse und Indikation der Hämodialyse. Münch. med. Wschr. **102**, 839 (1960). ~ Indikation und Behandlungserfolg bei der künstlichen Niere. Zbl. Chir. **86**, 393 (1961). — **Sartorius, H., H. Sarre, B. Ueding, R. Castringius** u. **A Diehr:** Erfahrungen mit der extrakorporalen Hämodialyse. Klin. Wschr. **36**, 898 (1958); **37**, 13 (1959). — **Savino, F. M.:** Dialyzer chamber with capillary system for artificial kidney. J. Urol. (Baltimore) **83**, 867 (1960). — **Scheitlin, N., G. Martz** u. **U. Brunner:** Akutes Nierenversagen nach intravenöser Pyelographie bei multiplem Myelom. Schweiz. med. Wschr. **90**, 84 (1960). — **Scheitlin, W. A., A. Hunziker, A. Bühlmann,** and **P. H. Rossier:** Chemical changes in cerebrospinal fluid during extracorporal haemodialysis. Excerpta Medica, Internat. Congr. Ser. No 67 (Sec. Internat. Congr. Nephrol.), 158 (1963). — **Schloerb, P. R.:** Gastrodialysis with a semipermeable membrane bag. Clin. Res. Proc. **5**, 196 (1957). ~ The management of uremia by perfusion of an isolated jejunal segment with observation on the dynamics of water and electrolyte exchange in the human jejunum. J. clin. Invest. **37**,

1818 (1958). ~ Peritoneal dialysis and newer methods of intestinal perfusion in renal failure. Arch. intern. Med. **102**, 914 (1958). ~ Gastrodialysis with a semi-permeable membrane balloon: application to renal failure and other metabolic derangements. Surg. Forum **9**, 114 (1958). ~ The management of uremia by perfusion of the isolated proximal half of the small intestine in the human, a preliminary report. J. Urol. (Baltimore) **81**, 49 (1959). — **Schneierson, S. J.:** Continous peritoneal irrigation in treatment of intractable edema of cardiac origin. Amer. J. med. Sci. **218**, 76 (1949). — **Scholmerich, P., H. Nieth, E. Stein** u. **J. G. Schlitter:** Elektrokardiographische Befunde bei Urämie und Hämodialyse. Verh. dtsch. Ges. inn. Med. **65**, 618 (1959). — **Schumacher, R. R., A. S. Ridolpho,** and **B. L. Martz:** Periodic peritoneal dialysis for chronic renal failure. A case study of sixteen months' experience. Ann. intern. Med. **60**, 296 (1964). — **Scribner, B. H., R. Buri, J. E. Z. Caner, R. Hegstrom,** and **J. M. Burnell:** The treatment of chronic uremia by means of intermittent hemodialysis. A preliminary report. Trans. Amer. Soc. Artificial Int. Organs **6**, 114 (1960). — **Scribner, B. H., J. E. Caner, R. Buri,** and **W. Quinton:** The technique of continuous hemodialysis. Trans. Amer. Soc. Artificial Int. Organs **6**, 88 (1960). — **Scribner, B. H., W. R. Korenski, T. A. Marr,** and **J. M. Burnell:** Gastrodialysis in the treatment of acute renal failure. Trans. Amer. Soc. Artificial Int. Organs **4**, 32 (1958). — **Segar, W. E.:** Peritoneal dialysis in treatment of boric acid poisoning. New Engl. J. Med. **262**, 798 (1960). — **Seidl, St.,** u. **H. Klinkmann:** Hämodialyse bei hämoglobinurischer Nephroblastose eines histochemisch bestätigten Seifenabortes. Med. Bild **6**, 142 (1963). — **Serf, B.,** and **R. Tomášek:** Haemodialysis by two percutaneous catheters in femoral vein. Lancet **1964 I**, 476. — **Setter, J. G., J. F. Maher,** and **G. E. Schreiner:** Acute renal failure following cholecystography. J. Amer. med. Ass. **184**, 102 (1963). — **Shaldon, S., J. Pomeroy, A. I. Rae, S. M. Rosen,** and **H. Silva:** Periodic percutaneous femoral vessel haemodialysis for the treatment of terminal uraemia. Excerpta Medica, Internat. Congr. Ser. No 67 (Sec. Internat. Congr. Nephrol.), 161 (1963). — **Shaldon, S., A. I. Rae, S. M. Rosen, H. Silva,** and **J. Oakley:** Refrigerated femoral venous-venous haemodialysis with coil preservation for rehabilitation of terminal uraemic patients. Brit. med. J. **1963 I**, 1716 .— **Shibusawa, K.:** Experiences with the artificial kidney. I. The first report with Shibusawa-Tango type. Gunma J. med. Sci. **8**, 73 (1959). — **Shumway, N. E.:** Pleural dialysis in the uremic dog. J. Urol. (Baltimore) **81**, 567 (1959). — **Skeggs jr., L. T.,** and **J. R. Leonards:** Studies on an artificial kidney. Preliminary results with a new type of continuous dialyzer. Science **108**, 212 (1948). — **Skeggs jr., L. T., J. R. Leonards,** and **C. R. Heisler:** Artificial kidney. II. Construction and operation of an improved continuous dialyzer. Proc. Soc. exp. Biol. (N.Y.) **72**, 539 (1949). — **Skeggs jr., L. T., J. R. Leonards,** and **J. R. Kahn:** Removal of fluid from normal and edematous dogs by continuous ultrafiltration of blood. Lab. Invest. **1**, 488 (1952). — **Skouby, A. P.:** On the diagnosis and treatment of acute renal failure. (Experience from a series of 56 consecutive cases of acute anuria.) Acta med. scand. **163**, 277 (1959). — **Slowinski, E. J.:** Acute renal insufficiency in obstetrics. J. Obstet. Gynaec. (N.Delhi) **7**, 2 (1956). — **Smith, L. H., R. S. Post, P. E. Teschan, R. S. Abernathy, J. H. Davis, D. M. Gray, J. M. Howard, K. E. Johnson, E. Klapp, R. L. Mundy, M. P. O'Meara,** and **B. F. Rush:** Post traumatic renal insufficiency in military casualties. II. Management, use of an artificial kidney, prognosis. Amer. J. Med. 18, 187 (1955). — **Sorrentino, F.:** L'emploi des résines à échange ionique comme rein artificial. J. Urol. Néphrol. **62**, 125 (1965). — **Sorrentino, M.:** Die künstliche elektrodialytische Niere mit geschlossenem Kreislauf. Z. Urol. **51**, 505 (1958). — **Sterling, J. A.,** and **J. C. Doane:** New type of artificial kidney. Urot cutan. Rev. **53**, 385 (1949). — **Swan, H.,** and **H. H. Gordon:** Peritoneal lavage in treatment of anuria in children. Pediatrics **4**, 586 (1949). — **Swan, R. C.,** and **J. P. Merrill:** The clinical course of acute renal failure. Medicine (Baltimore) **32**, 215 (1953).

**Taylor, W. H.:** Management of acute renal failure following surgical operation and head injury. Lancet **1957 II**, 703. — **Teschan, P. E.:** Management of patients with posttraumatic renal insufficiency. J. Trauma **3**, 181 (1963). — **Teschan, P. E., C. R. Baxter, T. F. O'Brien, J. N. Freyhof,** and **W. H. Hall:** Comperative evaluation of MacNeill-Collins, twin-coil and rotating drum dialyzers, ultrafiltration, chronic vessels cannulation and regional heparinization, with special reference to prophylactic daily dialysis. Trans. Amer. Soc. Artificial Int. Organs **6**, 76 (1960). ~ Prophylactic hemodialysis in the treatment of acute renal failure. Amer. J. intern. Med. **53**, 992 (1960). — **Teschan, P. E., T. O'Brien,** and **C. R. Baxter:** Prophylactic daily hemodialysis in acute renal failure. U. S. armed Forces med. J. **11**, 991 (1960). — **Teschan, P. E., R. Post, L. H. Smith jr., R. S. Abernathy, J. H. Dell, M. Gray, J. M. Howard, K. E. Johnson,** and **E. Klopp:** Post traumatic renal insufficiency in military casualties. I. Clinical characteristics. Amer. J. Med. 18, 172 (1955); II. Management, use of an artificial kidney,prognosis. Amer. J. Med. **18**, 187 (1955). — **Thölen, H.:** Akute Niereninsuffizienz bei Pneumokokknemeningitis und Behandlung mit künstlicher Niere. Schweiz. med. Wschr. **87**, 1026 (1957). ~ Prinzip der künstlichen Niere und Wirksamkeit der Hämodialyse bei chirurgischen Patienten. Schweiz. med. Wschr. **89**, 306 (1959). — **Thölen, H,. M. Mall** u. **J. Holländer:** Akute Niereninsuffizienz nach hämolytischer Transfusionsreaktion durch Anti-Lea und Behandlung mit der künstlichen Niere. Schweiz. med. Wschr. **87**, 1248 (1957). — **Tompson jr., W. S., M. D. Lewis,**

**J. Jack,** and **A. S. Alving:** Physiological changes during perfusion of the isolates intestinal loop in chronic uraemia. J. Lab. clin. Med. **39**, 69 (1952). — **Thomson, W. B., A. A. Buchanan, P. B. Doak,** and **W. S. Peart:** Peritoneal dialysis. Brit. med. J. **1964 I**, 932. — **Traeger, J., N. Pozet, P. Bancillon, N. Sitte, M. Blitz** et **R. Collard:** Le traitement des urémies chroniques par hémodialyses. Excerpta Medica, Internat. Congr. Ser. No 67 (Sec. Internat. Congr. Nephrol.), 176 (1963). — **Tu, W H.:** A study of hemodynamics of the twin coil artificial kidney. Trans. Amer. Soc. Artificial Int. Organs **6**, 2 (1960). — **Tu, W. H.,** and **J. E. Crocket:** Treatment of cardiac arrest due to acute potassium intoxication: restoration of normal sinus rhythm after treatment with artificial kidney. J. Amer. med. Ass. **165**, 1953 (1957). — **Tu, W. H.,** and **P. R. Schloerb:** Artificial kidney. Its use in management of renal failure and poisoning with consideration of isolated jejunal segment perfusion for treatment of chronic uremia. J. Kans. med. Soc. **60**, 137 (1959). — **Twiss, E. E.:** Jejunal tube for intestinal lavage in uraemia. Lancet **1950 I**, 261. — **Twiss, E. E.,** and **W. Kolff:** Treatment of uremia by perfusion of isolated intestinal loop: survival for 46 days after removal of only functioning kidney. J. Amer. med. Ass. **146**, 1019 (1951).

**Uebelhör, R.:** Die Bedeutung der Hämodialyse mit der künstlichen Niere. Wien. klin. Wschr. **71**, 209 (1959).

**Válek, A., R. Neivirtova,** and **M. Chytil:** Acute renal insufficiency in Weil's disease treated with the assistance of the artificial kidney. Chech. med. ob. **5**, 69 (1960). — **Vaynrib, E. A., G. G. Kozlov, E. B. Ananyev,** and **A. Gorbovitsky:** The artificial kidney "Niiexan". Thesis from 2 sci. Meet. Inst. eksp. chir. App. Instr. [Russisch] 1958, p. 20. — **Vecchietti, G.:** Therapeutic possibilities of cross transfusion. Obstet. and Gynec. **1**, 402 (1953). — **Verbanck, M., C. Toussaint, C. Lieber** et **A. Lefevre:** Hémorragies gastroduodénales compliquant les anuries au cours du traitement par le rein artificiel. Acta gastro-ent. belg. **20**, 798 (1957). — **Vértes, V.:** The use of the artificial kidney in acute and chronic renal failure. Ohio St. med. J. **55**, 1228 (1959).

**Walden Retan, J.,** and **H.Y. Lewis:** Chronic dialysis with the Kolff twin-coil artificial kidney. Excerpta Medica, Internat. Congr. Ser. No 67 (Sec. Internat. Congr. Nephrol.), 186 (1963). — **Walker, J. G., M. Garsenstein, B. Higgs, T. R. Lawson,** and **S. Shaldon:** The use of haemodialysis in acute renal failure and overhydration in children. Arch. Dis. Childh. **37**, 578 (1962). — **Watschinger, B.:** Postoperative Anurie: Anwendung der künstlichen Niere. Anaesthesist **6**, 260 (1957). ~ Über eine gebrauchsfertige „Künstliche Niere". Wien. klin. Wschr. **69**, 174 (1957). ~ Eigenschaften und Wirkungsweise des Spulendialysators. Wien. klin. Wschr. **71**, 265 (1959). — **Watschinger, B.,** u. **W. J. Kolff:** Eigenschaften und Leistungen eines gebrauchsfertigen Dialysators (Spulenniere). Minerva chir. **13**, 1558 (1958). — **Watschinger, B.,** u. **J. Wutte:** Weitere Vereinfachungen unserer Dialyseeinrichtung. Wien. klin. Wschr. **70**, 481 (1958). — **Weale, F. E.:** Experimental studies with a new artificial kidney. Brit. J. Urol. **31**, 317 (1959). — **Weller, J. M., R. C. Swan,** and **J. P. Merrill:** Changes in acid-base balance of uremic patients during hemodialysis. J. clin. Invest. **32**, 729 (1953). — **Weller, M., H. P. McDonald,** and **R. E. Stevens:** Periodic peritoneal dialysis using an implanted plastic conduit. Excerpta Medica, Internat. Congr. Ser. No 67 (Sec. Internat. Congr. Nephrol.), 189 (1963). — **Welzant, W. R., J. P. Merrill, C. Crane,** and **A. Rabelo:** Use of the teflon arteriovenous bypass. Trans. Amer. Soc. Artificial Int. Organs **7**, 125 (1961). — **Weston, R. E., M. Roberts,** and **G. Coanda:** Plastic abdominal conduit implanted through paracentesis trocar, permitting repeated peritoneal dialyses in patients with acute renal failure or chronic uraemia. Excerpta Medica, Internat. Congr. Ser. No 67 (Sec. Internat. Congr. Nephrol.), 190 (1963). — **Wetzels, E., W. Herms** u. **J. Gleiss:** Extrakorporale Hämodialyse (mittels der sog. künstlichen Niere) beim akuten Nierenversagen im Kindesalter. Zschr. Kinderheilk. **108**, 464 (1960)

*Nachtrag*

**Albrecht-Bellingrath, W.:** Extracorporeal dialysis in childhood in subacute glomerulonephritis. Kinderärztl. Prax. **28**, 58 (1960). — **Ansell, J., M. Reiser, R. Abernathy, D. Kane,** and **A. Kolodny:** An evaluation of the role of the artificial kidney in the treatment of acute renal failure. Surg. Forum. Phil. 8, 627 (1957). — **Auguste, M. C.:** Duodenal drainage in the treatment of uremia. Bull. Soc. Méd. Paris **45**, 1313 (1929).

**Berlyne, G. M., J. H. Jones, V. Hewitt,** and **S. Nilwarangkur:** Protein loss in peritoneal dialysis. Lancet **1964 I**, 738. — **Bernstein, L., Ph. O'Neill, A. Bernstein,** and **W. S. Hoffman:** Pergastric intestinal perfusion for uremia. J. Lab. clin. Med. **36**, 849 (1950). — **Bessis, M.:** Etude critique du traitement de l'anurie par les exsanguino-transfusions. J. Urol. Néphrol. **56**, 786 (1950). — **Brönnimann, R.:** Zit. nach **M. Sorrentino**, Konstruktion einer künstlichen Niere basierend auf der physiko-chemischen Eigenschaft eines Ionenaustauschers. Trans. Amer. Soc. artif. int. Org. **1**, 16 (1955).

**Carter, F. H., S. Aoyama, R. D. Mercer,** and **W. J. Kolff:** Hemodialsis in children: report of 5 cases. J. Pediat. **51**, 125 (1957). — **Chiaudano, R.:** Extra-renal depuration in urological practice. Urol. int. (Basel) **4**, 126 (1957). — **Connolly, E. A.**, and **A. W. Lempke:** Peritoneal irrigation of uremia. Neb. St. med. J. **32**, 387 (1947).

**Derby, A. C.:** The place of the renal centre in war surgery. Canad. med. Ass. J. **70**, 57 (1954). — **Doolan, P. D., W. P. Murphy jr., R. A. Wiggins, N. W. Carter, W. C. Cooper, H. H. Watten,** and **E. L. Alpern:** An evaluation of intermittent peritoneal lavage. Amer. J. Med. **26**, 831 (1959). — **Doyle, J. E.:** Extracorporeal hemodialysis therapy in blood chemistry disorders. Springfield (Ill.): Ch. C. Thomas 1962. — **Doyle, J. E.**, and **A. E. MacNeill:** Clinical use of a new blood dialyser. Clin. Res. Proc. Abstract 4 (1956).

**Ewing, M. R.:** The place of dialysis in renal failure in surgical practice. Med. J. Aust. **47**, 327 (1960).

**Farman, F., K. L. Lemon,** and **H. L. Briskin:** Urological survey of anuria and oliguria with a guide to treatment. J. Urol. (Baltimore) **65**, 177 (1951). — **Funder, J.**, and **J. O. Wieth:** Obturated venous catheter for repeated hemodyalisis in acute renal failure. Lancet **1964 I**, 148.

**Ganter, G.:** Über die Beseitigung giftiger Stoffe aus dem Blute durch Dialyse. Münch. med. Wschr. **70**, 1478 (1923). — **Giovanetti, S., A. Bigalli, L. Cioni, M. Della Santa,** and **P. L. Balestri:** Permanent vein cannulation for repeated hemodialysis. Acta med. scand. **173**, 1 (1963). — **Giovanetti, S.**, and **Q. Maggiore:** A low-nitrogen diet with protein of high biological value for severe chronic uraemia. Lancet **1964 I**, 1000. — **Goudsmith, A.:** Forced intestinal drainage as a method of external elimination of urea. Amer. J. Physiol. **133**, 297 (1941).

**Haam, E. v.**, and **A. Fine:** III. Effect of peritoneal lavage in acute uremia. Proc. Soc. exp. Biol. (N.Y.) **30**, 396 (1932). — **Hager, G. B.**, and **J. P. Merrill:** Peritoneal dialysis and acute renal failure. Surg. clin. N. Amer. 883 (1963). — **Heusser, H.**, u. **H. Werder:** Untersuchungen über Peritonealdialyse. Brun's Beitr. klin. Chir. **41**, 38 (1927).

**Kelley, R. A.**, and **L. D. Hill:** III. Acute renal insufficiency and the role of potassium with treatment by intestinal lavage. J. Urol. (Baltimore) **66**, 645 (1951).

**Lindholm, D. D., J. M. Burnell,** and **J. S. Murray:** Experience in the treatment of chronic uraemia in an output community hemodialysis center. Trans. Amer. Soc. artif. int. Org. **9**, 3 (1963).

**Maher, J. F., G. E. Schreiner,** and **T. J. Waters:** Successful intermittent hemodialysis: longest reported maintenance of life in true oliguria (181 days). Trans. Amer. Soc. artif. int. Org. **6**, 123 (1960). — **Maluf, N. S. R.:** Urea clearance by perfusion of the intact small intestine in man. J. Urol. (Baltimore) **60**, 307 (1948). — **Maxwell, M. H., R. E. Rockney, C. R. Kleeman,** and **M. R. Twiss:** Peritoneal dialysis. I. Technique and applications. J. Amer. med. Ass. **170**, 917 (1959). — **Merrill, J. P., E. Schupak, E. Cameron,** and **C. L. Hampers:** Hemodialysis in the home. J. Amer. med. Ass. **190**, 468 (1964). — **Moeller, C.:** Zur Frage der Nierenschädigung bei Hämodialysen. Dtsch. med. Wschr. **79**, 889 (1954). ~ Organisation und Einrichtung eines „Nieren-Zentrums“. Med. Markt **6**, 114 (1958).

**Nayman, J.:** An arterioarterial shunt for use in hemodialysis. Lancet **1964 I**, 365.

**Rosoff, L.**, and **C. J. Berne:** Oliguria in surgical patients. Calif. Med. **95**, 1 (1961).

**Tzanck, A., M. Bessis** et **J. Dausset:** Résultats du traitment des néphrites par les exsanguini-transfusions. Statistique de 95 cas. Bull. Soc. Méd. Paris **66**, 1225 (1950).

**Vermooten, V.**, and **D. M. Hare:** The use of continuous gastric lavage in the treatment of uremia associated with prostatism. J. Urol. (Baltimore) **59**, 907 (1948).

**Weale, F. E.**, and **W. R. Catell:** An arteriovenous shunt for repeated haemodialysis. Lancet **1963 I**, 474. — **Wu-Hao-Tu,** and **P. R. Schloerb:** Artificial kidney. Its use in mangement of renal failure and poisoning with consideration of isolated jeunal segment perfusion for treatment of chronic uremia. J. Kans. med. Soc. **60**, 137 (1959).

# Begutachtung der Nierenerkrankungen

Von

**H. Losse**

## Allgemeiner Teil

### I. Einleitung

Angesichts der durch unsere gesellschaftliche Struktur bedingten starken Zunahme der ärztlichen Gutachtertätigkeit und ihrer großen sozialen sowie volkswirtschaftlichen Bedeutung werden an den Arzt, der allein berechtigt ist, ein medizinisches Gutachten, d.h. „ein Werturteil über den Gesundheitszustand eines Menschen (DE BARY)" abzugeben, heute ganz besondere Anforderungen gestellt. Er soll ohne Rücksicht auf die Wünsche der einen oder anderen Seite eine objektive Entscheidung fällen, die auf einer sachkundigen Prüfung des Tatbestandes beruht und die jeweilige Fragestellung so erschöpfend wie möglich behandelt. Hierfür sind neben der Kenntnis der einschlägigen Bestimmungen und Beherrschung der Gutachtentechnik (s. hierzu GRUHLE) ein fundiertes Fachwissen und große persönliche Erfahrungen erforderlich.

Die Begutachtung der Nierenerkrankungen gehört aus verschiedenen Gründen zu den schwierigeren Aufgaben der inneren Medizin. Abgesehen davon, daß eine exakte Diagnose selbst bei Anwendung der modernen Untersuchungsmethoden häufig erst nach einer längeren Beobachtungszeit möglich ist, bleibt auch die Prognose bei dem äußerst wechselvollen und individuell sehr unterschiedlichen Ablauf ein und derselben Nierenerkrankung im Einzelfall oft jahrelang ungewiß. Schließlich erschwert die Tatsache, daß unsere Kenntnisse hinsichtlich Ätiologie und Pathogenese gerade der internen Nierenkrankheiten noch unvollständig sind, eine objektive Beurteilung von Zusammenhangsfragen.

In dem vorliegenden Beitrag wurde der Versuch unternommen, die in der Literatur niedergelegten Erfahrungen zusammenfassend darzustellen, um dem Gutachter die Möglichkeit zu geben, sich über grundsätzliche Fragen dieses Problems zu orientieren. Allgemeingültige Richtlinien für die Begutachtung der Nierenkrankheiten lassen sich nicht aufstellen. Vielmehr wird im Einzelfall immer die objektive Auswertung der individuellen Gegebenheiten zusammen mit der persönlichen Erfahrung des Arztes den Ausschlag geben. Da Pathophysiologie und Klinik der Nierenerkrankungen in den vorangehenden Abschnitten dieses Handbuches ausführlich besprochen wurden, kann auf deren Darstellung verzichtet werden. Das gleiche gilt für Einzelheiten hinsichtlich Durchführung und Auswertung der Untersuchungsmethoden.

## Spezieller Teil

### I. Die postinfektiöse, diffuse Glomerulonephritis

#### 1. Die akute Glomerulonephritis

Die akute, diffuse Glomerulonephritis erfordert, darüber herrscht Übereinstimmung, zunächst strenge Bettruhe (BROD, 1962; KOCH, 1931, 1939; LÜRMANN,

1947; Reubi, 1960; Sarre, 1959; Schwartz u. Kassirer). Der Patient ist daher während dieser Zeit arbeitsunfähig. Bei einem komplikationslosen Verlauf gehen die krankhaften Befunde im allgemeinen innerhalb von 4—6 Wochen zurück. Eine Heilung kann angenommen werden, wenn sich die Nierenfunktion und der Blutdruck normalisiert haben, die Proteinurie nicht mehr oder nur noch in Spuren (weniger als 75 mg in 24 Std) vorhanden ist (Schwartz u. Kassirer) und die Hämaturie sowie die Cylindrurie verschwunden sind. Sind die genannten Voraussetzungen erfüllt, so kann man dem Patienten nach 4—6 Wochen das Aufstehen erlauben. Tritt bei sorgfältiger Kontrolle keine Änderung des Befundes auf, so darf der Patient zunehmend belastet werden, bis er im Verlaufe von weiteren 4—6 Wochen seine normale körperliche Aktivität erreicht hat. 4—6 Monate nach Beginn der Erkrankung ist, eine völlige Normalisierung der Befunde vorausgesetzt, im allgemeinen eine Wiederaufnahme der Arbeit möglich (Sarre, 1962b). Einige Einschränkungen sind hier jedoch zu beachten. Da wir wissen, daß stärkere körperliche Belastungen, z. B. Leistungssport (s. S. 641) schon beim Gesunden zu vorübergehender Proteinurie und Hämaturie führen können, sollten Überanstrengungen jeder Art innerhalb des ersten Jahres nach Überstehen der akuten Glomerulonephritis vermieden werden. Darüber hinaus dürfen die Kranken bei ihrer Berufsausübung nicht übermäßig der Gefahr von Erkältungen und Infektionen ausgesetzt sein (Koch, 1939). Dies ist z. B. bei jeder Tätigkeit im Freien (Bauarbeiter) sowie bei erheblichen Temperaturschwankungen innerhalb einer Arbeitsschicht der Fall. Eine erhöhte Infektionsgefahr besteht z. B. bei Schaffnern der öffentlichen Verkehrsmittel und bei Beamten mit Publikumsverkehr. Unter den genannten Umständen ist für einen vorübergehenden Wechsel des Arbeitsplatzes Sorge zu tragen.

Im ersten Jahr nach Abklingen des akuten Stadiums der Glomerulonephritis sind häufige Kontrolluntersuchungen erforderlich, um einen Übergang in das chronische Stadium auszuschließen (Lürmann, 1947).

Die völlig ausgeheilte akute Nephritis bewirkt weder eine Erwerbsminderung noch gibt sie, außer in besonders gelagerten Fällen (s. oben), Veranlassung zu einem Berufswechsel (Koch, 1939).

Wenn sich die Symptome der akuten Glomerulonephritis nach einem Zeitraum von 4—6 Wochen nicht völlig zurückbilden, so sollte der Patient so lange Bettruhe einhalten, bis sich der Krankheitsprozeß stabilisiert hat, d. h. weder ein Rückgang noch ein Fortschreiten der Veränderungen erkennbar ist. Sofern nach vorsichtiger körperlicher Belastung eine Verstärkung der krankhaften Befunde auftritt, ist erneute Bettruhe für mehrere Wochen erforderlich (Schwartz u. Kassirer).

Die Beurteilung der nicht völlig ausgeheilten Nephritis ist äußerst schwierig. Häufig bleibt die Prognose jahrelang ungewiß. Unter Berücksichtigung der verschiedenen Verlaufsmöglichkeiten kann es sich entweder um den Übergang in die subakute bzw. chronische Verlaufsform oder um eine in Heilung begriffene Glomerulonephritis handeln. Wir wissen heute, daß Nephritiden noch nach Jahren ausheilen können (Addis, Reubi, Sarre, 1962a; 1963). Dabei kann es entweder zu einer völligen Wiederherstellung der Nierenfunktion kommen, oder es bleiben mehr oder weniger ausgeprägte Funktionsausfälle bestehen (Defektheilung).

Die Ansichten über die relative Häufigkeit der verschiedenen Verlaufsmöglichkeiten sind noch immer geteilt. Im allgemeinen verläuft die akute Nephritis des Erwachsenen ungünstiger als die des Kindes. Bei Erwachsenen gehen nur etwa 50—70% der Fälle in Heilung über (Ramberg, Richter, Rudebeck, Schwartz u. Kassirer), bei Kindern etwa 80—95% (Schwartz u. Kassirer).

Die Feldnephritis scheint eine bessere Prognose als die anderen Formen der Glomerulonephritis zu haben (PILGERSTORFER).

Die Letalität der akuten Glomerulonephritis liegt nach JENNINGS und EARLE zwischen 2 und 12%. 1—2% der Patienten sterben innerhalb eines Jahres nach Beginn an subakuter Glomerulonephritis. Bei 12 von 36 Patienten entwickelte sich eine chronische Glomerulonephritis. Nach KASSIRER und SCHWARTZ sowie SCHWARTZ und KASSIRER beträgt die Letalität der stationär behandelten Patienten mit akuter Nephritis 1—2%, ein bei den heutigen therapeutischen Möglichkeiten schwerlich zu verringerndes Minimum. Die akute Glomerulonephritis geht bei etwa 16% der Patienten (Kinder und Erwachsene) in die chronische Glomerulonephritis über (CHASIS).

MURPHY und PETERS berichten über Untersuchungen an 205 Patienten mit akuter Glomerulonephritis (Kinder und Erwachsene), die 2—10 Jahre nachbeobachtet wurden. Eine völlige Heilung erfolgte bei 70 Patienten (= 34,4%), 26 Patienten (= 12,6%) starben im akuten Stadium. Bei 19 Patienten (= 9,15%) kam es zum Übergang in das latente, bei 55 Patienten (= 26,8%) zum Übergang in das chronische Stadium. 35 Patienten (= 17%) wurden nicht nachuntersucht.

Große Zurückhaltung in der frühzeitigen Beurteilung der Patienten ist geboten, da die Formen der chronisch verlaufenden Nephritis oft von jenen in Heilung begriffenen Fällen, die eine nur langsame Besserung zeigen, kaum abzugrenzen sind (REUBI, 1960).

Die nach Überwinden der akuten Phase zurückbleibenden Symptome lassen sich auf Grund der vorliegenden Erfahrungen wie folgt werten:

**a) Die Proteinurie.** Nach SCHWARTZ und KASSIRER ist die verläßlichste Methode der Verlaufsbeurteilung die Messung der in 24 Std ausgeschiedenen Eiweißmenge. Die Autoren warnen davor, die Eiweißbestimmung ausschließlich in einer Teilportion des 24 Std-Urins durchzuführen, da bei stark verdünntem Urin die Eiweißprobe negativ sein kann, auch wenn im Verlauf von 24 Std vermehrt Eiweiß ausgeschieden wird. Andererseits kann bei Vorliegen einer orthostatischen Proteinurie, die sich gelegentlich nach Überstehen einer akuten Nephritis findet, eine solche zufällige Urinprobe positiv sein. Diese orthostatische Proteinurie ist im allgemeinen gutartig und verschwindet im Laufe von Monaten oder Jahren (DEROW, SCHWARTZ u. KASSIRER).

Bei günstigem Verlauf der Erkrankung pflegt eine Restproteinurie nach SCHWARTZ und KASSIRER meistens innerhalb eines Jahres zu verschwinden. Bei länger dauernder stärkerer Proteinurie sind Zweifel an der völligen Ausheilung berechtigt, obwohl auch hier Ausnahmen beobachtet wurden (JENNINGS u. EARLE, RICHTER, SCHWARTZ u. KASSIRER).

Nach Untersuchungen von SARRE (1955; 1962a) erwiesen sich Fälle mit einer Restproteinurie unter 0,5‰ als einzigem krankhaftem Entlassungsbefund bei Nachuntersuchungen als geheilt. Bei dauerndem Bestehenbleiben einer derartigen Restproteinurie und Fehlen sonstiger Veränderungen kann man daher von einer Defektheilung sprechen. Bei einer Proteinurie über 0,5‰ mit oder ohne Sedimentbefund ist nach SARRE mit dem Vorliegen einer chronischen Glomerulonephritis zu rechnen.

**b) Der Sedimentbefund.** Nach SCHWARTZ und KASSIRER können bei günstigem Verlauf der Erkrankung noch monatelang hyaline, granulierte und Erythrocytencylinder im Harnsediment beobachtet werden. Bei Fehlen einer stärkeren Proteinurie werten daher diese Autoren Sedimentveränderungen nicht als Hinweis darauf, daß die Erkrankung chronisch wird.

REUBI (1960) ist der Ansicht, daß eine länger bestehende geringe Proteinurie und Mikrohämaturie die Möglichkeit einer in Heilung begriffenen oder mit Restdefekt geheilten Nephritis nicht ausschließen. Sofern dagegen eine starke Proteinurie und ein erheblicher Sedimentbefund vorliegen, ist mit Übergang in die subakute oder die chronische Glomerulonephritis zu rechnen.

Nach SARRE (1959) ist eine Hämaturie nach Abklingen der akuten Phase der Erkrankung mit einer günstigen Prognose vereinbar. Das gleichzeitige Bestehen einer Proteinurie müsse jedoch den dringenden Verdacht auf eine chronische Glomerulonephritis erwecken.

Von großer Bedeutung ist die Untersuchung des Sedimentbefundes nach körperlicher Belastung (SARRE, 1962a).

**c) Die Hypertonie.** Ein längeres Bestehenbleiben der Hypertonie ist zwar ein Zeichen dafür, daß die Erkrankung noch nicht ausgeheilt ist, schließt jedoch eine spätere Heilung nicht aus (REUBI, 1960; SARRE, 1962a; SCHWARTZ u. KASSIRER). Andererseits ist eine Normalisierung des vorher erhöhten Blutdrucks, insbesondere bei Bestehenbleiben einer Proteinurie und Hämaturie, nicht mit einer Heilung gleichzusetzen (REUBI).

Sehr schwierig ist die Begutachtung von Patienten, bei denen eine Hypertonie jahrelang nach Überstehen der akuten Nephritis bestehenbleibt, obwohl die Nierenfunktion und der Harnbefund völlig normal sind. Derartige Fälle sind von ARNOLD u. BOCK, REUBI (1960) sowie SARRE (1962a) beschrieben und eingehend diskutiert worden. Es geht dabei um die Entscheidung der Frage, ob sich die Hypertonie unabhängig von der Nierenerkrankung im Sinne einer essentiellen Hypertonie entwickelt hat, oder ob ihr eine renale Durchblutungsstörung als Folge narbiger Veränderungen des Nierenparenchyms zugrunde liegt. REUBI ist in diesem Zusammenhang geneigt, eine essentielle Hypertonie anzunehmen, die rein zufällig anläßlich einer Nephritis diagnostiziert oder durch die festgestellte Nephropathie ausgelöst worden ist. SARRE (1962a), der über einen einschlägigen Fall berichtet, hält es für „gezwungen, hier die bestehengebliebene Hypertonie nach einer abgeklungenen Nephritis als vollständig unabhängig davon entstandene zweite Krankheit zu bezeichnen".

ARNOLD und BOCK, die einige Fälle beobachteten, bei denen ein erhöhter Blutdruck mehrere Jahre nach Ausheilung der akuten Glomerulonephritis bestehen blieb, halten es für unwahrscheinlich, daß „sich eine essentielle Hypertonie mit der Vorgeschichte einer ausgeheilten Nephritis kombiniert". Sie schlagen den Ausdruck „postnephritische Hypertonie" vor.

SCHWARTZ und KASSIRER lehnen einen Zusammenhang zwischen abgeheilter Glomerulonephritis und arterieller Hypertonie ab unter Hinweis darauf, daß die Hypertoniehäufigkeit bei Patienten mit ausgeheilter Glomerulonephritis sehr gering ist (HEBERT, RAMBERG) und etwa derjenigen bei Personen ohne Glomerulonephritis in der Vorgeschichte entspricht (RUDEBECK).

Um im Einzelfall eine Entscheidung treffen zu können, wird man zunächst unter Einsatz des gesamten diagnostischen Rüstzeugs eine chronische Nierenerkrankung ausschließen müssen. Selbst wenn auf Grund der vorliegenden Befunde die Nierenerkrankung als ausgeheilt zu betrachten ist, wird man dann, wenn die Hypertonie sich in engem zeitlichem Zusammenhang mit der Nierenerkrankung bei einem jüngeren Menschen ohne familiäre Belastung entwickelt, eher dazu neigen, den Hochdruck als renal bedingt aufzufassen. Dagegen hat die Annahme einer essentiellen Hypertonie eine gewisse Berechtigung, wenn sich der Hochdruck jenseits des 40. Lebensjahres bei einem Patienten mit entsprechender familiärer und individueller Disposition entwickelt.

**d) Nierenfunktionsprüfungen.** Normale Nierenfunktionsproben sind kein Beweis dafür, daß die Nephritis ausgeheilt ist. Der Harnbefund und das Verhalten des Blutdrucks sind in dieser Hinsicht verläßlichere Kriterien (SARRE, 1959).

Andererseits schließen mehr oder weniger ausgeprägte Störungen der Nierenfunktion nach Überstehen der akuten Phase der Erkrankung eine späte Heilung nicht unbedingt aus (Schwartz u. Kassirer). So wissen wir, daß auch bei günstig verlaufenden Fällen oft monatelang eine sog. Rekonvaleszenten-Hyposthenurie (Volhard; Sarre, 1959) bestehenbleibt. Selbstverständlich kann eine Heilung so lange nicht angenommen werden, wie Störungen der Nierenfunktion vorhanden sind. Von größter Bedeutung sind daher regelmäßige Kontrolluntersuchungen mit Hilfe der einfachen Funktionsprüfungen (Konzentrations- und Wasserversuch, Kreatininclearance, Phenolrotprobe).

Zusammenfassend kann gesagt werden, daß von einer Defektheilung nur gesprochen werden sollte, wenn die verbliebene Proteinurie unter 0,5‰ liegt und alle anderen Befunde sich normalisiert haben. Bei den übrigen Fällen muß die endgültige Beurteilung offen bleiben. Die Begutachtung der Arbeitsfähigkeit entspricht derjenigen bei chronischer Glomerulonephritis (s. dort). Eine Defektheilung ohne wesentliche Einbuße der Nierenfunktion bedingt keine Erwerbsminderung (Koch, 1931; Lürmann, 1941, 1947).

## Zusammenhangsfragen

### *Nephritis und Infektion*

Die Glomerulonephritis tritt häufig sporadisch, manchmal jedoch auch epidemisch auf (Fleming; George u. Mitarb.; Kempe u. Mitarb.; Kleinman; Manser u. Wilson; Rammelkamp u. Mitarb., 1954; Reed; Siegel u. Mitarb.) und befällt oft mehrere Mitglieder einer Familie (Ellenberg u. Martin; Goldsmith u. Mitarb.; Kilpatrick; Tudor; Rammelkamp jr. u. Weaver). Etwa 80% der Fälle von akuter Nephritis treten im Gefolge einer Infektion der oberen Luftwege auf (Pharyngitis, Tonsillitis, Sinusitis, Otitis media), in 5—10% der Fälle geht eine Hautinfektion voraus, bei den übrigen Patienten ist eine Vorkrankheit nicht zu eruieren (Schwartz u. Kassirer). Unter den Erregern der Vorkrankheit spielen bestimmte Streptokokkentypen (insbesondere Typ 12 der Gruppe A) eine Rolle (Bernstein u. Stillerman; Rammelkamp u. Weaver; Reubi, 1960; Siegel u. Mitarb.; Wertheim u. Mitarb.). Die Häufigkeit des Auftretens einer Nephritis nach Streptokokkeninfekt zeigt erhebliche Schwankungen. Dies steht im Gegensatz zum akuten rheumatischen Fieber, das in etwa 3% der Fälle regelmäßig auftritt (Rammelkamp u. Mitarb., 1952). Offenbar sind nur bestimmte Typen von Streptokokken der Gruppe A „nephritogen“, was zur Folge hat, daß die Nephritis in manchen Jahren sehr selten, in anderen dagegen häufiger als das akute rheumatische Fieber ist (Rammelkamp u. Weaver).

Christ konnte bei 84% der untersuchten akuten Nephritiden den Nachweis einer vorausgegangenen Streptokokkeninfektion erbringen. Eine Nierenbeteiligung beim akuten rheumatischen Fieber findet sich in etwa 10% der Fälle (Vorlaender u. Mitarb.).

Auch nach Pneumokokken- und Virusinfektionen, Typhus und Diphtherie kann es zu einer akuten Glomerulonephritis kommen (Bates u. Mitarb.; Sarre, 1958 u. 1959; Sarre u. Rother). In diesen Fällen ist jedoch mit der Möglichkeit einer zusätzlichen Streptokokkeninfektion zu rechnen (Reubi, 1960; Schwartz u. Kassirer). Vereinzelt wurde auch über Glomerulonephritiden nach Tuberkulose, Malaria und Lues berichtet (Becher; Sarre, 1959; Volhard).

Vom Standpunkt der Begutachtung aus sind die Nephritisepidemien von besonderer Bedeutung. So beobachteten Stetson u. Mitarb. bei 12% von 184 an einer Streptokokkenpharyngitis erkrankten Soldaten einer Truppeneinheit eine akute Glomerulonephritis. Die Autoren weisen auf die Bedeutung frühzeitiger und regelmäßiger Urinuntersuchungen bei derartigen Masseninfektionen hin, um den Beginn einer eventuellen Nierenerkrankung rechtzeitig erfassen und vorbestehende Nierenerkrankungen erkennen zu können. Rachenabstriche und serologische Untersuchungen bei gesunden Kontaktpersonen sind ebenfalls erforderlich.

Zwischen Beginn der Streptokokkeninfektion und Auftreten der akuten Glomerulonephritis liegt im allgemeinen ein Intervall von 1—2 Wochen oder durchschnittlich 10 Tagen (OSMAN u. Mitarb.; RAMMELKAMP, REUBI, 1960; SARRE, 1959; WINKENWERDER u. Mitarb.). Diese Latenzperiode ist in etwa 20% der Fälle kürzer als eine Woche (OSMAN u. Mitarb., RAMMELKAMP, 1953; WINKENWERDER u. Mitarb.) und kann gelegentlich auch 3—4 Wochen andauern (SCHWARTZ u. KASSIRER). Noch längere Zeitintervalle sind bisher nur vereinzelt beobachtet worden (56 Tage — KUSHNER u. Mitarb.).

### *Nephritis und Kälteeinwirkung*

Die Frage, ob es durch Kälteeinwirkung allein zu einer akuten Glomerulonephritis kommen kann, ist insbesondere in der älteren Literatur heftig diskutiert worden (KOCH, 1931; LÜRMANN, 1941; VOLHARD). Nach KOCH läßt sich zwar durch Kälteeinwirkung eine Nierenschädigung herbeiführen (reflektorische Durchblutungsstörungen?), es gelingt aber nicht, das histologische Bild einer diffusen Glomerulonephritis hervorzurufen. Ohne große Schwierigkeiten lassen sich diejenigen Fälle von „Erkältungsnephritis" deuten, die, ebenso wie die postinfektiöse Glomerulonephritis, 1—2 Wochen nach dem Kältetrauma auftreten. Hier wird nicht die Erkältung an sich, sondern eine dazwischen geschaltete Infektion die Ursache der Erkrankung sein. Der Infekt braucht dabei klinisch nicht immer in Erscheinung zu treten. Nach KOCH findet sich bei der Mehrzahl der Patienten mit Erkältungsnephritiden unmittelbar nach und infolge der Kälteeinwirkung eine Infektion, der nach Ablauf des charakteristischen zeitlichen Intervalls die klinischen Symptome der Nephritis folgten. KOCH hält es auch für möglich, daß eine starke und nachhaltige Kälteeinwirkung das übliche Intervall von 8—14 Tagen verkürzen kann.

Der disponierende Faktor der Kälte zeigt sich in der großen Zahl chronischer Nephritiden in Gegenden mit feuchtkalter Witterung (VOLHARD). Hier muß auch auf die Häufigkeit der Feldnephritis nach Kälteschäden, insbesondere nach nasser Kälte, hingewiesen werden (PILGERSTORFER).

Ungeklärt sind bisher einige wenige, jedoch wohl dokumentierte Fälle der älteren Literatur (zwei Fälle VOLHARDs), bei denen eine akute Glomerulonephritis wenige Stunden nach einem schweren Kältetrauma aufgetreten war. KOCH erwägt hier die Möglichkeit, daß der Kälteschaden eine im Entstehen begriffene akute diffuse Glomerulonephritis hat in Erscheinung treten lassen. VOLHARD selbst neigt zu der Ansicht, daß auch diese Erkältungsnephritis im engeren Sinne durch Aktivierung eines latenten Streptokokkeninfektes im Zusammenwirken mit einer durch Nässe und Kälte bedingten Abwehrschwäche des Organismus hervorgerufen wird.

Grundsätzlich wird somit eine Glomerulonephritis nach Kältetrauma dann als mittelbare Unfallfolge anzuerkennen sein, wenn als Brückensymptom eine schädigungsbedingte Infektion nachweisbar ist, oder die Nierenerkrankung erst nach einem mehrtägigen Intervall auftritt, so daß eine klinisch unerkannt verlaufene Infektion unterstellt werden kann. Daß sich eine Glomerulonephritis unmittelbar an ein Kältetrauma anschließt, wurde zwar ganz vereinzelt beobachtet, läßt sich jedoch pathogenetisch nicht erklären.

An den Nachweis einer Erkältung als Unfall bzw. als Arbeitsunfall ist ein besonders strenger Maßstab zu legen. Eine Abkühlung, der ein Arbeiter in heißen Betrieben normalerweise beim Verlassen der Arbeitsstätte auf dem Heimwege im Winter ausgesetzt ist, genügt nicht zur Anerkennung. Dagegen wird eine durch notwendige einmalige Arbeit in kaltem Wasser oder Sturz ins Wasser entstandene Nierenentzündung als Unfallfolge anerkannt werden müssen, falls die Erkrankung nach einem angemessenen Zeitintervall auftritt.

Interessant ist in diesem Zusammenhang das Urteil des Landessozialgerichtes Baden-Württemberg vom 27. 1. 1960 (L II U a 1412/58) in einer Unfallstreitsache: „Eine während einer Arbeitsschicht bei schwerer körperlicher Arbeit im Wechsel von Weinkeller- und Sonnentemperaturen entstandene Erkältung (Kältetrauma) ist als Ursache einer Nierenerkrankung, die zum Tode führte, anzusehen.“ Es sei Erfahrungstatsache, daß Kälteeeinwirkungen zur akuten Nierenentzündung führen können (Gercke u. Düllo).

### *Trauma und Glomerulonephritis*

Eine akute, diffuse Glomerulonephritis als unmittelbare Folge einer Nierenverletzung oder eines allgemeinen Körpertraumas ist bisher noch nicht zweifelsfrei nachgewiesen worden (Koch, 1931; Reubi, 1958) Bei der Mehrzahl posttraumatischer Nierenfunktionsstörungen handelt es sich entweder um direkte Verletzungsfolgen oder um ein akutes Nierenversagen (s. dort). Dies trifft wahrscheinlich auch für die beiden von Kirch beobachteten und die übrigen von ihm zitierten Fälle sog. posttraumatischer Glomerulonephritis zu.

Anders liegen die Verhältnisse dann, wenn durch das Trauma eine Infektion gesetzt oder ein ruhender Infekt mobilisiert wird. Unter diesen Umständen ist die Entstehung einer Glomerulonephritis als mittelbare Unfallfolge ernsthaft zu diskutieren. Dabei ist allerdings der Nachweis der Infektion als Brückensymptom für die Anerkennung des Zusammenhanges unerläßlich (Koch, 1931, 1939; Lürmann, Volhard). Die Infektion kann gelegentlich symptomarm verlaufen und sich der klinischen Diagnostik entziehen. So beschreibt Lürmann (1941) einen sehr interessanten Fall, bei dem eine axilläre Drüsenschwellung nach stumpfer Fingerverletzung den Nachweis eines — bereits abgelaufenen — infektiösen Krankheitsprozesses gestattete, der eine akute Glomerulonephritis zur Folge hatte.

Stets ist auch die Frage zu klären, ob der Patient vor dem Unfall nierengesund war. Neben anamnestischen Erhebungen muß, sobald es der Zustand des Patienten gestattet, eine eingehende Nierenuntersuchung vorgenommen und das Vorliegen unfallunabhängiger Nierenveränderungen (chronische Glomerulonephritis, Mißbildungen) ausgeschlossen werden.

Die chronische Glomerulonephritis kann durch ein Trauma vorübergehend oder richtunggebend verschlimmert werden. Ursächlich kommen hier in erster Linie indirekte Nierenschädigungen (Schock, Mobilisierung eines Infektes) in Frage, gelegentlich jedoch auch direkte Nierenverletzungen. Koch (1931) weist in diesem Zusammenhang besonders darauf hin, daß die Beurteilung traumatisch bedingter Verschlimmerungen einer chronischen Glomerulonephritis größte Sorgfalt verlangt. Selbst geringste Einbußen der Nierenfunktion, die klinisch oft unerkannt bleiben, können den weiteren Verlauf maßgeblich beeinflussen.

Sofern eine traumatische Nierenschädigung bei einem vor dem Unfall nierengesunden Patienten in ein chronisches Nierenleiden übergeht, handelt es sich dabei zumeist um eine sekundäre Pyelonephritis Diese stellt eine nicht seltene Komplikation des akuten Nierenversagens und direkter Nierenverletzungen dar (Koch, Reubi).

Nach tödlichen elektrischen Unfällen findet man pathologisch-anatomisch häufig eine Blutüberfüllung der Glomeruli, so daß gelegentlich die Frage eines Zusammenhanges zwischen elektrischem Trauma und Glomerulonephritis diskutiert wird. Es handelt sich jedoch hierbei, worauf KOEPPEN hinweist, nicht um eine entzündliche Hyperämie, sondern lediglich um eine Blutüberfüllung, die auch in allen anderen Capillaren des Organismus nachweisbar ist. Da das elektrische Trauma oft von einem Sturz begleitet ist, finden sich auch direkte Nierenverletzungen.

### *Glomerulonephritis auf allergischer Grundlage*

Zahlreiche belebte (Bakterien und Parasiten) und unbelebte (Nahrungs- und Genußmittel, Federn, Staub, Tierhaare, Pollen, Medikamente) Noxen können zu einer akuten diffusen Glomerulonephritis führen (SARRE, 1959). Es handelt sich hierbei um akute anaphylaktische Reaktionen an den Glomeruluscapillaren im Rahmen einer erworbenen Allergie. Bei erneuter Antigenzufuhr kommt es zu einer sofortigen stürmischen Antigen-Antikörperreaktion ohne nennenswertes zeitliches Intervall. Häufig finden sich auch andere allergische Manifestationen (Urticaria, Gelenkschwellungen). Vom gutachtlichen Standpunkt sind die nach Medikamenten bzw. Seruminjektionen auftretenden allergischen Glomerulonephritiden bedeutsam. So berichten HERRMANN u. Mitarb. über zwei Fälle von subakuter Glomerulonephritis mit tödlichem Ausgang nach Irgapyrinbehandlung, KLEIBEL über zwei Fälle von Glomerulonephritis nach Behandlung mit peroralen Antidiabetica. Wir selbst beobachteten zwei Fälle von akuter Glomerulonephritis nach (erstmaliger) Diphtherieschutzimpfung bei Erwachsenen. Serum- oder Impfschäden sind unter Umständen entschädigungspflichtig (DENNIG).

### *Akute Exacerbation einer chronischen Glomerulonephritis*

Stets muß bei Auftreten von Symptomen einer akuten Glomerulonephritis auch die Möglichkeit in Erwägung gezogen werden, daß es sich um die akute Exacerbation einer chronischen Glomerulonephritis handelt. Nach Untersuchungen von SEEGAL u. Mitarb. tritt ein derartiges Ereignis bei ungefähr 20% der Patienten mit chronischer Glomerulonephritis früher oder später auf. Gewöhnlich geht der akuten Exacerbation ein Streptokokkeninfekt voraus. Wenn der frühere Gesundheitszustand des Patienten nicht bekannt ist, ist die Entscheidung, ob es sich tatsächlich um eine akute Exacerbation oder um eine Ersterkrankung handelt, schwierig oder sogar unmöglich. Es muß daher versucht werden, alle erreichbaren früheren Untersuchungsbefunde (Einstellungs- oder Musterungsuntersuchungen) heranzuziehen. Wenn sich hierdurch keine Klarheit schaffen läßt, können einige klinische Befunde differentialdiagnostisch nützlich sein:

Für das Vorliegen einer akuten Exacerbation spricht ein verkürztes Intervall zwischen auslösendem Infekt und Auftreten der renalen Symptome. Bei den von SEEGAL u. Mitarb. untersuchten Patienten betrug dieses Intervall in der Mehrzahl der Fälle nur 1—4 Tage. Nur einmal war es länger als 7 Tage. Auch andere Autoren halten die Verkürzung des Intervalls für ein Charakteristikum der akuten Exacerbation (HEINTZ, 1964; JENNINGS u. EARLE; KUSHNER u. Mitarb. RAMMELKAMP, 1955); WINKENWERDER u. Mitarb.).

Zeichen einer länger bestehenden Hypertonie (Augenhintergrundveränderungen, Linkshypertrophie des Herzens), eine ausgeprägte Anämie sowie die röntgenologisch nachweisbare Verkleinerung der Nierenschatten sprechen für das Vorliegen einer chronischen Glomerulonephritis.

Ausführliche Untersuchungen über das klinische Bild der akuten Exacerbation verdanken wir SEEGAL u. Mitarb., die eine solche bei 13 von 68 Patienten 28mal beobachteten. Bei allen Patienten ging der akuten Exacerbation eine Infektion mit Streptokokken der Gruppe A voraus. Zehn der 13 Patienten zeigten eine bis vier derartige Exacerbationen. Das wichtigste klinische Symptom ist im allgemeinen eine plötzliche Verstärkung der Hämaturie. Gleichzeitig kommt es meistens zu einer mehr oder weniger ausgeprägten Einschränkung der Nierenfunktion. Bei sechs Patienten der genannten Autoren fand sich dagegen während der akuten Exacerbation keine Änderung der Nierenfunktion. Lediglich bei einem Patienten, der sich bereits im Endstadium der chronischen Glomerulonephritis befand, führte die akute Exacerbation zu einer dauernden Verschlechterung der Nierenfunktion. Bei allen übrigen Patienten fand sich nach Rückgang der akuten Erscheinungen der gleiche Funktionszustand wie zuvor. Relman und Schwartz sind der Ansicht, daß akute Exacerbationen nur bei einem kleinen Prozentsatz von Patienten mit chronischer Glomerulonephritis auftreten und dann im allgemeinen Folge einer Streptokokkeninfektion sind. Von Ausnahmefällen abgesehen halten sie es für unwahrscheinlich, daß ein derartiges akutes Ereignis zu einer dauernden Verschlechterung der Nierenfunktion führt, die den weiteren Verlauf entscheidend beeinflußt. Demgegenüber ist Koch (1931) der Ansicht, daß man sich nur nach sorgfältiger Prüfung aller Umstände dazu entschließen sollte, den weiteren Ablauf der Erkrankung nach Überstehen einer akuten Exacerbation als schicksalsmäßig anzusehen, auch wenn sich alle Symptome zurückbilden.

Mit Hilfe von Clearanceuntersuchungen dürfte es heute möglich sein, eine entscheidende Änderung im Ablauf des Krankheitsbildes zu erfassen.

Gelegentlich wird es erforderlich sein, gutachtlich zu der Frage Stellung zu nehmen, ob Patienten, die eine akute Glomerulonephritis überstanden haben, eine erhöhte Anfälligkeit für Rezidive zeigen. Zweiterkrankungen wurden zwar verschiedentlich beobachtet (Bernstein u. Stillerman; Boyle u. Mitarb.; Ramberg), jedoch dürfte eine gegenüber der Durchschnittsbevölkerung erhöhte Gefährdung nicht vorliegen (Koch, 1939; Loeb u. Mitarb.; Rammelkamp, 1955). Rammelkamp ist sogar der Ansicht, daß diese Gefährdung geringer ist als bei der Durchschnittsbevölkerung, da Patienten, die eine akute Nephritis überstanden haben, gewöhnlich über mehrere Jahre typenspezifische Antikörper aufweisen, und damit gegenüber einer Infektion mit homologen Streptokokkentypen resistent sind. Gegen Infektionen mit anderen serologischen Typen sind sie selbstverständlich nicht geschützt.

Rammelkamp weist einschränkend darauf hin, daß durch die heute allgemein geübte Penicillinbehandlung der Glomerulonephritis die Bildung typenspezifischer Antikörper verhindert werden kann, auch wenn die Behandlung erst, wie das allgemein der Fall ist, 10 Tage nach Beginn der Streptokokkeninfektion eingeleitet wird. Unter diesen Umständen ist es durchaus möglich, daß manche Menschen eine zweite Infektion mit dem gleichen nephritogenen Streptokokkentyp durchmachen und erneut an einer akuten Glomerulonephritis erkranken.

*Lebensversicherungsmedizin.* Nach Koch (1939) rechtfertigt eine völlig ausgeheilte Glomerulonephritis nicht die Ablehnung der Aufnahme in die Lebensversicherung. Lürmann (1947) ist der Ansicht, daß auch die Defektheilung eine Erhöhung des Risikos bei Abschluß der Lebensversicherung nicht begründet. Doll sowie Quade fordern ein symptomfreies Intervall von etwa 2 Jahren, bevor der Patient ohne Erhöhung der Prämie in die Lebensversicherung aufgenommen werden kann.

## 2. Die subakute Glomerulonephritis

Bei diesem Krankheitsbild handelt es sich um die ungünstigste Verlaufsform der diffusen Glomerulonephritis. Das Leiden führt längstens 2 Jahre nach Auftreten der ersten Symptome zum Tode. Im allgemeinen ist der Patient dauernd stationär behandlungsbedürftig und daher erwerbsunfähig. Bezüglich der Zusammenhangsfragen gelten die gleichen Gesichtspunkte wie bei der akuten Glomerulonephritis.

## 3. Die chronische Glomerulonephritis

Vom Standpunkt der Begutachtung aus erscheint es nützlich, die chronischen Glomerulonephritiden in zwei Gruppen zu unterteilen, je nachdem ob sie sich auf eine akute Glomerulonephritis zurückführen lassen oder nicht.

In der ersten Gruppe werden alle diejenigen Verlaufsformen zusammengefaßt, bei denen zwar die klinischen Symptome des akuten Stadiums weitgehend abklingen, der krankhafte Prozeß an den Nieren jedoch noch nicht ausgeheilt ist. Diese Tatsache bedeutet keineswegs, wie bereits betont, daß eine Heilung nicht mehr möglich ist. Bei einem Teil der Patienten schreitet die Erkrankung fort und führt schließlich, je nach Schnelligkeit des Verlaufs nach Jahren oder Jahrzehnten, zur Schrumpfniere und zum Tod an Urämie bzw. Kreislaufkomplikationen. Nach Untersuchungen SARRES (1963) an 164 Fällen von chronischer Glomerulonephritis waren nach Ablauf von 10 Jahren 50% der Patienten verstorben, nach 25 Jahren lebten noch 12%.

Häufig schließt sich an die akute Phase der Erkrankung ein klinisch weitgehend stummes Latenzstadium an, in welchem außer gelegentlichen diskreten Harnbefunden (Proteinurie, Hämaturie) oder leichten Blutdruckerhöhungen keine subjektiven oder objektiven Symptome nachweisbar sind. Diese Latenz- oder Übergangsphase kann 10—30 Jahre andauern (BELL, ELLIS, MURPHY u. SCHULZ). Nach Untersuchungen von MURPHY u. SCHULZ an einem größeren Krankengut betrug sie durchschnittlich 15,7 Jahre. Während dieser Zeit bot die Mehrzahl der Patienten außer einer Proteinurie, die allerdings in jedem Fall vorhanden war, keinen wesentlichen krankhaften Befund.

Die Erkenntnis, daß eine chronische Glomerulonephritis jahre- oder jahrzehntelang klinisch stumm verlaufen kann, ist für die Begutachtung von größter Bedeutung. Sie mahnt zu äußerster Vorsicht bei der Beurteilung des Krankheitsverlaufs und zeigt, daß bei der Erörterung von Zusammenhangsfragen keine engen zeitlichen Grenzen gezogen werden dürfen.

Bei der progredienten chronischen Glomerulonephritis unterscheidet man nach VOLHARD zweckmäßigerweise die vasculäre (hypertonische) Verlaufsform und die Nephritis mit nephrotischem Einschlag. Die vasculäre Verlaufsform ist durch flüchtige oder dauernde Blutdrucksteigerungen, morgendliche Gesichtsödeme und eine Verschlechterung des Allgemeinbefindens charakterisiert. In späteren Stadien klagt der Patient über Müdigkeit, Kopfschmerzen, Nykturie, der Blutdruck ist insbesondere diastolisch stark erhöht, es finden sich eine Herzhypertrophie und Veränderungen des Augenhintergrundes, der Rest-N steigt kontinuierlich an. Bei der Nephritis mit nephrotischem Einschlag stehen die Zeichen des nephrotischen Syndroms im Vordergrund. Eine Blutdrucksteigerung fehlt häufig. Im Stadium der Niereninsuffizienz treten die Zeichen des nephrotischen Syndroms oft zurück, und es bilden sich die charakteristischen Symptome der vasculär-hypertonischen Verlaufsform aus.

Die sog. *primär-chronische Glomerulonephritis* ist durch das Fehlen einer akuten Glomerulonephritis in der Vorgeschichte charakterisiert. Dabei muß die Frage offen bleiben, ob das akute Stadium klinisch unterschwellig verlaufen ist und sich dadurch der Diagnose entzogen hat (FERGUS), ob der Beginn der Erkrankung so weit zurückliegt, daß er dem Patienten nicht mehr erinnerlich ist, oder ob tatsächlich eine schleichend verlaufende, echte primär-chronische Glomerulonephritis vorliegt (BECHER; REUBI, 1960). Nach KOCH (1939) ist es am wahrscheinlichsten, daß der Beginn unbemerkt verlaufen ist. SARRE (1959) nimmt an, daß häufige herdförmige Glomerulonephritiden schließlich zu einer chronischen diffusen Glomerulonephritis führen können.

Aus größeren Untersuchungsserien geht hervor, daß eine primär-chronische Glomerulonephritis überraschend häufig ist. BELL fand unter 267 autoptisch gesicherten chronischen Glomerulonephritiden nur bei 53 Patienten eine akute Nephritis in der Vorgeschichte. Auch ELLIS sowie LONGCOPE (1938) kamen zu ähnlichen Ergebnissen. Von 108 Patienten RELMANs mit einer chronischen Glomerulonephritis gaben nur 16 eine akute Nephritis in der Vorgeschichte an. RELMAN ist daher der Ansicht, daß eine subakute oder chronische Glomerulonephritis nur ausnahmsweise aus einer akuten Glomerulonephritis hervorgeht. Interessant ist, daß keiner seiner 16 Patienten mit einer akuten Glomerulonephritis in der Vorgeschichte ein nephrotisches Syndrom entwickelte, während 47 der restlichen 92 Patienten zumindest zeitweise ein nephrotisches Syndrom aufwiesen.

Die Begutachtung einer chronischen Glomerulonephritis erfordert zunächst eine möglichst umfassende Prüfung der Leistungsfähigkeit der Nieren und eine Beurteilung des voraussichtlichen Verlaufes der Erkrankung. Eine solche Verlaufsbeurteilung ist häufig erst nach längerer Beobachtungszeit möglich. Darüber hinaus müssen andere chronische Nierenerkrankungen differentialdiagnostisch ausgeschlossen werden. Hier ist in erster Linie an eine chronische Pyelonephritis sowie eine benigne oder maligne Nephrosklerose zu denken. Für die Pyelonephritis sprechen voraufgegangene Harnwegsinfekte sowie eine Pyurie, Bakteriurie, Temperatursteigerungen, Beschleunigung der Blutsenkungsgeschwindigkeit und Veränderungen im Pyelogramm. Eine Nephrosklerose ist häufig Folge einer essentiellen Hypertonie. Hier ist die Anamnese von großer Bedeutung. Die nachstehend aufgeführten Fälle zeigen die Bedeutung einer exakten differentialdiagnostischen Abklärung sog. „chronischer Nephritiden".

*Fall 1.* Frl. K. M., 24 Jahre. Mit 22 Jahren wurden zufällig eine Proteinurie und ein erhöhter Blutdruck festgestellt. Man nahm eine chronische Glomerulonephritis an. Eine akute Nephritis konnte anamnestisch nicht eruiert werden. Bei der Untersuchung fand sich ein Blutdruck von 220/140 mm Hg, es bestand eine geringe Proteinurie, im Sediment fanden sich Leukocyten, Erythrocyten, keine Cylinder. Im Konzentrationsversuch maximales spezifisches Gewicht 1027. Reststickstoff normal. Bei Fehlen einer akuten Nephritis in der Anamnese, dem uncharakteristischen Harnbefund (keine Cylinder) und der guten Nierenfunktion erschien das Vorliegen einer chronischen Nephritis zumindest fraglich. Um eine andere Ursache für die offensichtlich maligne Hypertonie auszuschließen, wurde ein intravenöses Pyelogramm angefertigt. Hierbei zeigte sich eine deutliche Verkleinerung der rechten bei Hypertrophie der linken Niere. Die Freilegung der Niere zeigte ein hypoplastisches Organ mit pyelonephritischen Veränderungen. Daraufhin wurde eine Nephrektomie vorgenommen. Postoperativ kam es im Verlaufe von 6 Monaten zu einem Abfall des Blutdrucks auf normale Werte, die Augenhintergrundveränderungen sowie die Herzhypertrophie bildeten sich zurück, 3 Jahre nach der Operation war der Blutdruck noch normal und die Patientin beschwerdefrei.

*Fall 2.* Kind G. W., 12 Jahre. 6 Monate vor der stationären Aufnahme wurde wegen einer zufällig festgestellten Blutdrucksteigerung, Proteinurie und Konzentrationseinschränkung der Nieren eine chronische Glomerulonephritis angenommen. Ein akutes Vorstadium konnte nicht eruiert werden. Befunde: Blutdruck 140/100 mm Hg, Proteinurie um 0,5‰, im Sediment vereinzelt Erythrocyten und Leukocyten. Im Konzentrationsversuch maximale Werte bis 1022. Am Augenhintergrund geringe Unschärfe der Papillengrenzen, Arterien allgemein etwas enggestellt. Ein intravenöses Pyelogramm zeigte eine mäßige Erweiterung des rechten Nierenbeckenkelchsystems im Sinne einer Hydronephrose. Daraufhin wurde versucht, ein retrogrades Pyelogramm durchzuführen. Die Einführung des Cystoskopes scheiterte jedoch an einer hochgradigen Stenose des Orificium urethrae externum bei Hypospadia glandis. Auf Befragen gab der Junge nun an, daß er immer nur in äußerst dünnem Strahl (stecknadeldünn) habe Urin lassen können, worauf bisher nicht geachtet worden war. Nach Aufbougierung der

Harnröhre, die zunächst nur für feine Drahtsonden durchgängig war, konnte der Junge wieder normal Urin lassen. Der Blutdruck sank zum ersten Mal auf normale Werte um 115/80 mm Hg ab und hielt sich während der weiteren klinischen Beobachtung auf dieser Höhe. 3 Jahre nach der Entlassung war der Junge beschwerde- und symptomfrei, der Harn wies keinerlei krankhafte Bestandteile mehr auf, der Blutdruck war normal (nach HEINTZ, LOSSE u. GÖRLITZ).

*Fall 3.* Herr B. F., 36 Jahre. Bei der Entlassung aus der Wehrmacht wurden eine geringe Proteinurie und eine Hypertonie mit Werten um 200/100 mm Hg festgestellt. Daraufhin wurde eine chronische Glomerulonephritis als Wehrdienstbeschädigung angenommen und dem Patienten eine Rente entsprechend einer Erwerbsminderung von 60% zuerkannt. Im Jahre 1963 kam der Patient mit einer Subarachnoidalblutung in unsere stationäre Behandlung. Wir stellten eine Aortenisthmusstenose fest, die erfolgreich operiert werden konnte (Prof. Dr. SUNDER-PLASSMANN, Direktor der Chirurgischen Universitäts-Klinik, Münster/Westf.). Nach der Operation sank der Blutdruck auf Werte um 120/70 mm Hg ab.

## Die Beurteilung der Arbeits- und Erwerbsfähigkeit

Bei akuter Exacerbation einer chronischen Glomerulonephritis muß der Patient Bettruhe einhalten, es besteht daher Arbeitsunfähigkeit. Wenn die akuten Erscheinungen völlig zurückgehen und eine Stabilisierung des Prozesses eintritt, die auch den Belastungen des täglichen Lebens standhält, gelten für die Eingliederung in den Arbeitsprozeß die gleichen Gesichtspunkte wie bei der chronischen Glomerulonephritis.

Die Begutachtung der Arbeits- und Erwerbsfähigkeit in den verschiedenen Stadien der chronischen Glomerulonephritis muß sich nach der Nierenfunktion und den im Einzelfall vorliegenden Komplikationen (Hypertonie mit Rückwirkungen auf Herz und Kreislauf, Dysproteinämie, Anämie) richten. Auf keinen Fall berechtigt die Diagnose „chronische Glomerulonephritis" a priori zu der Annahme einer wesentlichen Einbuße der Erwerbsfähigkeit oder gar der Erwerbsunfähigkeit (BROD, 1962; HEINTZ, 1964; RELMAN; SARRE, 1962b; ÜBELHÖR; VOLHARD). Der Ansicht WINKELMANNs, daß dauernde Invalidität und Berufsunfähigkeit bei chronischer Nephritis gegeben ist, besonders wenn der Zustand der Niereninsuffizienz bestehenbleibt, muß widersprochen werden. Wissen wir doch heute, daß Patienten mit einer unerkannten chronischen Glomerulonephritis jahre- und jahrzehntelang selbst schwere körperliche Tätigkeit verrichten (SARRE, 1962a). Darüber hinaus mehren sich die Berichte in der Literatur (BOEN, KOLFF, MERRILL u. Mitarb.), daß selbst Patienten, die nur durch extrarenale Entschlackungsmethoden (Peritoneal-, Hämodialyse) am Leben erhalten werden, zum Teil noch ihrem Beruf nachgehen. Selbstverständlich muß darauf geachtet werden, daß der Patient nicht auf Kosten seiner Gesundheit erwerbstätig ist.

Im Hinblick auf das Verhalten der Nierenfunktion läßt sich die chronische Glomerulonephritis in zwei Stadien einteilen:

### *1. Das Latenz- oder Übergangsstadium bzw. das Stadium der vollen Kompensation* (SARRE, 1959; VOLHARD)

In diesem Stadium ist die Nierenfunktion in Ruhe und auch unter den Belastungen des täglichen Lebens meistens noch normal oder nur gering eingeschränkt. Lediglich die Funktionsbreite der Nieren ist, wie differenzierte Funktionsprüfungen erkennen lassen, vermindert. Dementsprechend findet sich auch noch keine Retention harnpflichtiger Substanzen, der Konzentrationsversuch ergibt entweder normale oder doch über 1022 liegende Werte (SARRE, 1959). Auch subjektive Beschwerden pflegen im allgemeinen zu fehlen. Sofern der Blutdruck nicht wesentlich erhöht ist und keine Anzeichen eines nephrotischen Syndroms vorliegen, kann man diesen Patienten eine normale körperliche Aktivität gestatten

(RELMAN; SARRE, 1962b). BROD (1962) ist der Ansicht, daß eine normale achtstündige Arbeitszeit vertretbar ist, solange die Funktion der Nieren „fast normal oder leicht eingeschränkt ist". Allerdings sollte darauf geachtet werden, daß der Kranke Witterungseinflüssen und einem übermäßigen Infektionsrisiko entzogen wird. Eine Beschäftigung im Sitzen in geschlossenen Räumen, eventuell mit der Möglichkeit zu Diätverpflegung, belastet den Patienten, worauf BROD hinweist, nicht mehr, als wenn er untätig zu Hause bleibt. Selbstverständlich wird es auch von dem Willen und der Energie des Patienten abhängen, ob seine Einordnung in den Arbeitsprozeß unter den gegebenen Voraussetzungen möglich ist (SARRE, 1962b).

Die Kranken sollten jedoch stärkere körperliche Anstrengungen (Sport, schwere körperliche Arbeit) vermeiden.

Wenn auf Grund der vorliegenden Untersuchungsergebnisse noch eine deutliche Besserung der Nierenerkrankung erwartet werden kann, ist Arbeitsunfähigkeit anzunehmen. Unter diesen Umständen muß der Kranke stationär oder ambulant so lange behandelt werden, bis sich der Prozeß stabilisiert hat. Hier ist eventuell auch die Gewährung einer Rente auf Zeit in Erwägung zu ziehen.

### 2. *Das Stadium der Niereninsuffizienz*

Auch eine Niereninsuffizienz leichten Grades bedeutet nicht unbedingt völlige Erwerbsunfähigkeit. Es gibt Patienten, bei denen die Erkrankung so langsam fortschreitet, daß ein leicht erhöhter Rest-N-Wert im Serum (um 60 mg-%) bei entsprechender körperlicher Schonung und erforderlichenfalls geringer Einschränkung der Eiweißzufuhr über Monate oder Jahre konstant bleibt (kompensierte Retention nach SARRE). Es stellt sich offenbar ein neues Gleichgewicht zwischen Stickstoffanfall und Stickstoffausscheidung auf einem erhöhten Niveau ein, wobei die Azotämie vielleicht als Diuresereiz wirkt. Nach SARRE ist die Prognose relativ günstig, solange der Rest-N einen Wert von 60 mg-% nicht wesentlich übersteigt. Bei höheren Werten läßt sich ein sprunghafter Abfall der Überlebenszeit beobachten.

Im Stadium der kompensierten Retention sind die Patienten häufig noch erstaunlich leistungsfähig und weitgehend beschwerdefrei (RELMAN; SARRE, 1962b). Sofern keine sekundären Komplikationen auftreten (Hypertonie mit Rückwirkungen auf Herz und Kreislauf, Anämie, Elektrolytstörungen, nephrotisches Syndrom) wird man diesen Kranken ebenfalls eine gewisse Erwerbsfähigkeit zubilligen können, und zwar am besten in Form einer Halbtagsbeschäftigung in geschlossenen Räumen mit Möglichkeiten zur Diätverpflegung und zum Ausruhen. Regelmäßige Kontrolluntersuchungen sind erforderlich.

Abgesehen von den weiter unten besprochenen Komplikationen treten im Stadium der kompensierten Retention gelegentlich Störungen im Mineral- und Wasserhaushalt auf (Natrium-, Kaliumverlust), die einer Korrektur bedürfen.

Stets ist darauf zu achten, daß der Kranke vor körperlichen Belastungen, ungünstigen Witterungseinflüssen und einem erhöhten Infektionsrisiko bewahrt wird. Sofern man dem Patienten eine gewisse Arbeitsfähigkeit zubilligt, sollte man sich durch Rückfragen im Betrieb oder noch besser durch Betriebsbesichtigung über die Arbeitsbedingungen, den Arbeitsplatz sowie die Entfernung bis zur Arbeitsstätte und das Beförderungsmittel (Fahrrad, Motorrad, Auto) eingehend orientieren. Auf keinen Fall, das sei hier noch einmal besonders betont, darf der Patient auf Kosten seiner Gesundheit erwerbstätig sein.

Wenn die Nierenfunktion auch einer minimalen Belastung nicht mehr gewachsen ist, kommt es zu einem raschen Fortschreiten der Niereninsuffizienz (*dekompensierte Retention* nach SARRE) mit Übergang in das urämische Endstadium. Der Patient ist dann dauernd stationär behandlungsbedürftig und damit arbeitsunfähig. Jedoch gibt es auch hier Ausnahmen. VOLHARD betont, daß dieses Endstadium gelegentlich mit guter körperlicher und geistiger Leistungsfähigkeit vereinbar ist und fast ohne subjektive Beschwerden bis wenige Wochen vor der tödlichen Urämie durchlaufen werden kann.

Unter den Komplikationen, die bei der Beurteilung der Erwerbsfähigkeit berücksichtigt werden müssen, sind insbesondere die Hypertonie mit ihren Rückwirkungen auf Herz und Kreislauf, die Störungen im Eiweißhaushalt und die Anämie zu nennen.

Das Auftreten einer erheblichen diastolischen *Hypertonie* (über 120 mm Hg) ist immer als ernstes Zeichen zu werten. Der Hochdruck beschleunigt im allgemeinen den Ablauf der Erkrankung. Das gleichzeitige Vorliegen einer Rest-N-Erhöhung deutet auf eine besonders ungünstige Prognose hin.

Nach SARRE (1962b) hängt die Leistungsfähigkeit des Patienten bei Vorliegen einer Hypertonie, eine ausreichende Nierenfunktion vorausgesetzt, von der Leistungsfähigkeit des Herzens ab. Bei guter kardialer Kompensation werden systolische Blutdrucksteigerungen bis zu 180 mm Hg und mehr relativ gut vertragen, wenn nicht Kopfschmerzen, Schwindel und Sehstörungen die Arbeitsfähigkeit einschränken.

Nach BROD (1962) beeinflußt eine leichte bis mittelschwere Hypertonie die Erwerbsfähigkeit nicht wesentlich, solange sie mit blutdrucksenkenden Medikamenten beherrscht werden kann. Bei Vorliegen einer schweren Hypertonie ist jedoch in der Regel eine intensive Krankenhausbehandlung erforderlich, so daß die Patienten arbeitsunfähig sind. Erst wenn es gelingt den Hochdruck zu senken, kann ein gewisser Grad von Arbeitsfähigkeit wiedererlangt werden.

Hier ist zu berücksichtigen, daß manche blutdrucksenkenden Medikamente zu einer orthostatischen Hypotonie führen können. Es dürfen daher nur solche Tätigkeiten ausgeübt werden, die eine Gefährdung des Patienten (Arbeit auf Gerüsten, an Maschinen, an offenem Feuer) oder der Umwelt (Fahrer von Verkehrsmitteln) ausschließen.

Die durchschnittliche Überlebenszeit von Patienten mit einer erheblichen diastolischen Hypertonie betrug nach Untersuchungen von MURPHY und SCHULZ 4,3 Jahre. Dabei war die Prognose um so ungünstiger, je weiter die Niereninsuffizienz fortgeschritten war. SARRE u. LINDNER untersuchten die Lebenserwartung bei chronischer Nephritis unter dem Gesichtspunkt des jeweiligen diastolischen Blutdrucks. Es zeigte sich, daß 5 Jahre nach der ersten Untersuchung von den Patienten mit einem diastolischen Druck unter 90 mm Hg noch 95% lebten, von denen mit einem diastolischen Druck zwischen 90—110 mm Hg nur noch 32%, von denen mit einem diastolischen Druck über 110 mm Hg noch 12%.

Eine *Anämie* tritt bei chronischen Nierenerkrankungen im allgemeinen erst im Stadium der kompensierten Retention und fast regelmäßig im Stadium der dekompensierten Retention auf. Nach SARRE (1962b) ist bis zu einem Hämoglobinwert von 11,2 g-% häufig noch eine gute Leistungsfähigkeit zu beobachten. Sofern die Anämie stärker ausgeprägt ist, bedingt sie oft eine erhebliche Einschränkung der Arbeitsfähigkeit, da eine therapeutische Beeinflussung nicht möglich ist. Nur durch wiederholte Bluttransfusionen läßt sich eine vorübergehende Besserung erzielen. In der Mehrzahl der Fälle wird daher Erwerbsunfähigkeit anzunehmen sein.

Bezüglich der Störungen im Eiweißhaushalt wird auf das Kapitel „Nephrotisches Syndrom" verwiesen.

Zusammenfassend kann über die Begutachtung der Arbeits- und Erwerbsfähigkeit bei der chronischen Glomerulonephritis folgendes gesagt werden:

Im Latenz- oder Übergangsstadium fühlen sich die Patienten erfahrungsgemäß häufig leistungsfähig und auch objektiv besteht, von einigen Ausnahmen abgesehen, kein Grund für die Annahme einer wesentlichen Einbuße der Erwerbsfähigkeit. Erst in der terminalen Phase der Erkrankung, wenn erhebliche subjektive Beschwerden sowie Störungen im Ionenhaushalt und seitens des Kreislaufes auftreten, ist der Patient erwerbsunfähig (BROD, 1962). Bis es zu diesem Endstadium kommt, sollte man dem Patienten durch entsprechende ärztliche Führung die Ausübung einer befriedigenden und den individuellen Gegebenheiten angepaßten Tätigkeit ermöglichen. Stets ist zu bedenken, daß eine frühzeitige Invalidisierung den Kranken zu einem unzufriedenen Rentner macht, ganz abgesehen davon, daß er in seinem Lebensstandard absinkt (SARRE, 1962b). Die Erwerbsfähigkeit wird selbstverständlich auch ganz wesentlich von dem Arbeitswillen des Patienten abhängen.

ÜBELHÖR hat darauf hingewiesen, daß es auch vom psychologischen Standpunkt aus besser ist, dem Kranken eine gewisse Erwerbstätigkeit zuzumuten. Mit der Feststellung von Erwerbsunfähigkeit verbindet der Kranke verständlicherweise die Vorstellung einer unheilbaren Krankheit. Da die Prognose der chronischen Glomerulonephritis, wie bereits betont, häufig jahre-, nicht selten jahrzehntelang ungewiß bleibt und eine späte Heilung immer noch möglich ist, erscheint eine pessimistische, den Patienten psychisch belastende Einstellung ungerechtfertigt. Das Gefühl, nützliche Arbeit zu leisten, gibt dem Patienten dagegen bei seiner schweren und vielleicht lebensverkürzenden Erkrankung Optimismus und Lebensfreude (ÜBELHÖR).

Da bei Vorliegen einer chronischen Glomerulonephritis stärkere körperliche Belastungen vermieden werden müssen, wird sich ein Berufswechsel häufig nicht vermeiden lassen. Dabei sollte eine Umschulung in Berufe erfolgen, die nur mit geringer körperlicher Anstrengung verbunden sind und die den Kranken nicht der Gefahr vermehrter Infektionen aussetzen, wie das z.B. bei Schaffnern in öffentlichen Verkehrsmitteln, bei Platzanweisern im Theater und Kino oder bei Beamten mit Publikumsverkehr der Fall ist (BROD, 1962). Auch bei einer Tätigkeit im Freien mit der Gefahr häufiger Durchnässungen (Telegraphenarbeiter), bei zu krassem Temperaturwechsel (Bäcker, Eisengießer) ist ein Berufswechsel zu empfehlen (ÜBELHÖR). Darüber hinaus muß, insbesondere bei eingeschränkter Nierenfunktion, dafür Sorge getragen werden, daß der Kranke sich auch tagsüber ausruhen kann (eventuell geteilte Arbeitszeit) und ausreichende Nachtruhe hat (keine Nachtschicht). Sportliche Betätigung ist zu verbieten. Interkurrente Erkrankungen erfordern eine sorgfältige, möglichst klinische Behandlung. Darüber hinaus sind regelmäßige Kontrolluntersuchungen in zwei- bis dreimonatigen Abständen durchzuführen, damit Änderungen in der Nierenfunktion rechtzeitig erfaßt und die Einstufung der Erwerbstätigkeit überprüft werden können.

In der Unfallversicherung sowie bei Begutachtungen nach dem Bundesversorgungsgesetz wird die Höhe der Erwerbsminderung in Prozent je nach dem Ausmaß der Nierenfunktionsstörungen angegeben. Die üblichen Rentensätze können den entsprechenden Tabellen entnommen werden („Anhaltspunkte für die ärztliche Gutachtertätigkeit im Versorgungswesen", BOSHAMER, BÜRKLE DE LA CAMP u. ROSTOCK, FISCHER-HERGET-MOLINEUS, LINIGER u. MOLINEUS, MEYERINGH, ROSTOCK, SCHLOMKA u. Mitarb., SCHÖNEBERG, STAEHLER).

## Begutachtung von Zusammenhangsfragen

Ein Zusammenhang zwischen chronischer Glomerulonephritis und angeschuldigtem Ereignis ist gegeben, wenn die vorausgegangene akute Glomerulonephritis als Schädigungsfolge anerkannt wurde. Auf die Möglichkeit eines jahre- oder sogar jahrzehntelangen Übergangs- bzw. Latenzstadiums sei hier noch einmal besonders hingewiesen (s. hierzu MARX).

Bei Fehlen einer akuten Glomerulonephritis in der Vorgeschichte oder bei primär-chronischer Verlaufsform kann die Klärung von Zusammenhangsfragen schwierig oder unmöglich sein. Gelegentlich läßt sich der Nachweis eines schädigungsbedingten chronischen Infektes führen. BÜNGELER u. DONTENWILL teilen die Krankengeschichte eines Patienten mit, bei dem sich im Anschluß an eine Schußverletzung im ersten Weltkrieg eine Osteomyelitis entwickelt hatte. 44 Jahre später starb der Patient an Urämie, histologisch fand man eine subchronische Glomerulonephritis. Ein Zusammenhang zwischen der noch floriden Osteomyelitis und der Nierenerkrankung wurde anerkannt.

Gutachtlich ist zu berücksichtigen, daß chronische Nierenerkrankungen durch die verschiedensten exogenen Noxen in ihrem Ablauf ungünstig beeinflußt werden können.

Eine Verschlimmerung des bestehenden Nierenleidens nach Unfällen und sonstigen Schädigungen kann durch Schockzustände, Flüssigkeits- bzw. Elektrolytverluste (Nierenischämie) sowie durch sekundäre Infektionen bedingt sein. Auch direkte Nierenverletzungen sind hier zu nennen. Unter diesen Umständen muß die Frage sehr sorgfältig geprüft werden, ob die Schädigung von einer normalen Niere bei der großen Reservekraft dieses Organs ohne Komplikationen überwunden worden wäre und wieweit der Verlauf des vorliegenden Nierenleidens richtunggebend beeinflußt wurde (KOCH, 1931).

Insbesondere sind etwaige unfallbedingte Rückwirkungen auf das vorgeschädigte Kreislaufsystem zu berücksichtigen.

Auch die chronische Glomerulonephritis selbst kann sich auf den Ablauf unabhängiger Erkrankungen nachteilig auswirken. Diese Tatsache ist, sofern das Nierenleiden als Schädigungsfolge anerkannt wurde, gutachtlich zu berücksichtigen. So ist z. B. das Risiko eventuell erforderlich werdender Operationen bei eingeschränkter Nierenfunktion größer als unter normalen Bedingungen. Auch die Wundheilung kann stark beeinträchtigt sein. Nach Untersuchungen von STEIN u. WIERSUM ist bei chronischer Niereninsuffizienz die Gefahr der Wunddehiszenz besonders groß. NAKAMOTO u. KOLFF weisen auf die erhebliche Operationsgefährdung des urämischen Patienten infolge der Blutungsneigung hin.

Es sind daher bei der Erörterung von Zusammenhangsfragen sowohl die Rückwirkungen des schädigenden Ereignisses auf die vorbestehende Nierenerkrankung als auch der Einfluß der Nierenfunktionsstörung auf den Ablauf unabhängiger Gesundheitsstörungen sorgfältig zu prüfen.

*Berufswahl.* Sofern bei Einstellungsuntersuchungen von Jugendlichen eine chronische Nierenerkrankung festgestellt wird, sollte eine Einschulung in Berufe erfolgen, die den Bedingungen entsprechen, wie sie oben erörtert wurden.

*Lebensversicherungsmedizin.* Bei einer fortschreitenden chronischen Glomerulonephritis kann in der Regel keine Aufnahme in die Lebensversicherung erfolgen (DOLL, QUADE).

## II. Die intrainfektiösen Glomerulonephritiden

### 1. Die intrainfektiöse Herdnephritis

Diese Erkrankung tritt im Gegensatz zur postinfektiösen diffusen Glomerulonephritis nicht *nach* sondern *während* einer akuten Infektion auf. Sie wird bei Tonsillitis, Sinusitis, Pneumonie, Sepsis, Viruserkrankungen, Ruhr, Morbus Bang und anderen Infektionskrankheiten beobachtet.

Klinisch besteht meistens keine wesentliche Störung der Nierenfunktion, es findet sich lediglich eine geringe Proteinurie und Mikrohämaturie. Die Prognose der Erkrankung ist gut, der Verlauf wird im allgemeinen durch die Grundkrankheit bestimmt. Ganz selten kann es zum Übergang in eine diffuse Glomerulonephritis kommen (SARRE, 1959).

Während der akuten Erkrankung besteht Arbeitsunfähigkeit, eine dauernde Erwerbsminderung liegt, sofern sich nicht eine diffuse Glomerulonephritis entwickelt, nicht vor. Ein Zusammenhang mit dem schädigenden Ereignis ist gegeben, wenn das Grundleiden Schädigungsfolge ist.

Eine Aufnahme in die Lebensversicherung ist ohne erschwerende Bedingungen möglich (DOLL).

### 2. Die intrainfektiöse, diffuse Glomerulonephritis

Im Verlaufe einiger Infektionskrankheiten (z.B. Fleckfieber, infektiöse Mononucleose, Morbus Bang, Ruhr, Typhus, Diphtherie, Erysipel) kann es zum Auftreten einer diffusen Glomerulonephritis kommen, wobei im Gegensatz zur intrainfektiösen Herdnephritis sämtliche Glomeruli befallen sind. Auch bei Tuberkulose, Lues, Malaria, Dysenterie und Masern sind diffuse glomeruläre Erkrankungen beschrieben worden (REUBI, 1960). Hier ist jedoch immer die Möglichkeit einer sekundären Infektion durch Streptokokken in Erwägung zu ziehen (REUBI, 1960).

Die Prognose der Nierenveränderungen ist gut, der Verlauf wird von dem Grundleiden bestimmt. Eine Beurteilung der Erwerbsfähigkeit seitens der Nieren wird erforderlich, wenn sich eine chronische Nierenerkrankung entwickelt oder eine Heilung unter Restdefekt erfolgt. Für die Anerkennung eines Zusammenhanges ist das Grundleiden ausschlaggebend.

### 3. Nierenveränderungen bei Endocarditis lenta

Nierenveränderungen stellen relativ häufige Begleiterscheinungen der Endocarditis lenta dar. Hierbei kann es sich entweder um die charakteristischen herdförmigen Läsionen (Löhleinsche Herdnephritis), um typische Glomerulonephritiden oder um interstitielle Nephritiden handeln. In einem größeren Sektionsgut von 306 Fällen fanden MERZWEILER u. Mitarb. 11% diffuse Glomerulonephritiden, 97,2% Löhleinsche Herdnephritiden und 6,15% interstitielle Nephritiden. Auch Niereninfarkte kommen vor (HÜBER u. Mitarb.; MERZWEILER u. Mitarb.).

Bei der Löhleinschen Herdnephritis besteht im allgemeinen keine wesentliche Funktionseinbuße der Nieren. Die diffuse Glomerulonephritis kann mit Hypertonie, Ödemen und Niereninsuffizienz einhergehen. Hinsichtlich der Begutachtung gilt das im vorigen Abschnitt Gesagte.

## III. Das nephrotische Syndrom

Das typische nephrotische Syndrom ist durch eine große Proteinurie, ausgeprägte Ödeme, eine Hypo- und Dysproteinämie sowie eine Hyperlipämie und Hypercholesterinämie gekennzeichnet. Es kann außer bei den verschiedenen Verlaufsformen der diffusen, postinfektiösen Glomerulonephritis (Nephritis mit nephrotischem Einschlag) und der sog. reinen Lipoidnephrose oder membranösen Glomerulonephritis bei zahlreichen anderen Erkrankungen auftreten (s. weiter unten).

Die Prognose der Nephritis mit nephrotischem Einschlag und der reinen Lipoidnephrose hat sich seit Einführung der Antibiotica, Nebennierenrindensteroide und modernen Diuretica wesentlich gebessert. Dies trifft in besonderem Maße für die Lipoidnephrose zu, gilt jedoch auch für die chronische Glomerulonephritis (ADAMS u. Mitarb.; LANGE u. Mitarb.; SARRE, 1959). Wenn es nicht gelingt, das nephrotische Syndrom durch die genannte Therapie zu beeinflussen, ist die Prognose quoad vitam ungünstig.

## Beurteilung der Arbeits- und Erwerbsfähigkeit

Die Arbeits- und Erwerbsfähigkeit eines Patienten mit nephrotischem Syndrom hängt von dem Grad der Dysproteinämie und Ödemneigung sowie dem Ausmaß der Nierenfunktionsstörungen ab. Es gibt Kranke, bei denen trotz ausgeprägtem nephrotischem Syndrom die Leistungsfähigkeit der Nieren weitgehend erhalten ist. Im Endstadium der Erkrankung liegt zumeist eine erhebliche Einschränkung der Nierenfunktion vor.

Bei voll ausgeprägtem nephrotischem Syndrom ist der Kranke stationär behandlungsbedürftig und arbeitsunfähig. Sofern es bei erhaltener Nierenfunktion gelingt, die Ödeme zur Ausschwemmung zu bringen und die Hypo- bzw. Dysproteinämie zu beseitigen, sind die Patienten häufig körperlich und geistig voll leistungsfähig (SARRE, 1962b). Man wird daher nach Rückgang der Erscheinungen des nephrotischen Syndroms den Patienten vorsichtig mobilisieren und, sofern sich keine Verschlechterung des Befundes einstellt, nach Ablauf von etwa 4—6 Monaten wieder in den Arbeitsprozeß eingliedern können. Hierbei ist jedoch, ebenso wie bei der chronischen Glomerulonephritis, darauf zu achten, daß der Patient vor körperlichen Belastungen und einem erhöhten Infektionsrisiko bewahrt wird. Es gelten damit für die Arbeitseingliederung die gleichen Gesichtspunkte wie für die chronische Glomerulonephritis im Stadium der vollen Kompensation.

Wenn eine Niereninsuffizienz oder eine deutliche Hypoproteinämie (4,5—5 g-% nach SARRE, 1962b) bestehen, ist eine erheblich verminderte Leistungsfähigkeit anzunehmen. Sofern es sich um einen stationären Zustand handelt, kann unter Umständen, ebenso wie bei der oben besprochenen kompensierten Retention ohne nephrotisches Syndrom, noch leichte Arbeit verrichtet werden. Eine fortschreitende Niereninsuffizienz bzw. Unbeeinflußbarkeit des nephrotischen Syndroms erfordern dauernde stationäre Behandlung, so daß der Kranke erwerbsunfähig ist.

## Zusammenhangsfragen

Hinsichtlich des nephrotischen Syndroms bei chronischer Glomerulonephritis gelten die gleichen Gesichtspunkte wie auf S. 620 besprochen. Darüber hinaus sind bei der Erörterung von Zusammenhangsfragen die übrigen Schädigungen, die zu einem nephrotischen Syndrom führen können, zu berücksichtigen. Hierher gehören:

Die diabetische Glomerulosklerose (KIMMELSTIEL-WILSON), die Amyloidose (s. unten), das multiple Myelom, die Kollagenkrankheiten [Lupus erythematodes, Periarteriitis nodosa, Dermatomyositis (SCHREINER)], Kreislauferkrankungen (Thrombose der Nierenvenen, Pericarditis constrictiva, Herzinsuffizienz), Infektionskrankheiten [Lues, Malaria, Typhus, Tuberkulose, Endocarditis lenta, Herpes zoster, Diphtherie (SARRE, 1959; SCHREINER, VOLHARD)].

Auch zahlreiche Allergene (Pollen, Bienenstiche, Giftpflanzen, Schlangengifte, Insecticide) sowie die Verabreichung von Serum, Poliovaccine und $\gamma$-Globulin können zu einem nephrotischen Syndrom führen (SCHREINER). Vom gutachtlichen Standpunkt sind die nach Verabreichung von Medikamenten auftretenden Nephrosen von Bedeutung: Sie wurden nach Gabe von Arsen und Wismut (SARRE), Gold (SCHREINER) und Quecksilberverbindungen beobachtet. Über Nephrosen nach Quecksilberdiuretica berichten BECKER u. Mitarb., COTTIER u. Mitarb., REINWEIN u. ANSCHÜTZ, ZOLLINGER, nach Verabreichung quecksilberhaltiger Salben BECKER u. Mitarb. sowie ZOLLINGER, nach mehrmonatiger Einnahme von quecksilberhaltigen Choleretica TASCHEN u. STILLER. HOEFLE u. SCHOOP sahen ein akutes nephrotisches Syndrom nach Mesantoinbehandlung wegen Epilepsie, das sich wenige Tage nach Absetzen des Medikamentes völlig zurückbildete. Auch ausgedehnte Verbrennungen können zu einem nephrotischen Syndrom führen (KOEPPEN).

*Lebensversicherungsmedizin.* Eine Aufnahme in die Lebensversicherung ist, sofern sich das nephrotische Syndrom therapeutisch beeinflussen läßt, unter erschwerten Bedingungen möglich. Sofern die Erkrankung fortschreitet, kann eine Aufnahme nicht erfolgen (DOLL, QUADE).

### *Die Amyloidose der Nieren*

Vom gutachtlichen Standpunkt beansprucht die Amyloidose der Nieren besonderes Interesse. Sie kann im Verlaufe chronischer Infektionen (Tuberkulose, Osteomyelitis, Bronchiektasen) auftreten. Auch bei der primär-chronischen Polyarthritis, die unter Umständen klinisch nicht besonders ausgeprägt zu sein braucht, wird sie beobachtet (GAMP; KOCH, 1939; REECE u. REYNOLDS; VORLAENDER), ebenso bei bösartigen Erkrankungen und nach Verbrennungen (HOFFMAN u. Mitarb.) sowie nach KEEFER bei 5—10% der Patienten mit chronischer Pyelonephritis. Gelegentlich werden auch Veränderungen im Sinne einer chronischen Glomerulonephritis und einer Amyloidose gleichzeitig gefunden (WILLER, 1942b).

Eine Amyloidose als unmittelbare Folge von Verletzungen oder Traumen ist ebensowenig bekannt wie als Folge einer Gewalteinwirkung auf die Nieren (H. E. BOCK; KOCH, 1939).

Die *Erwerbsfähigkeit* kann bei dem äußerst chronischen Verlauf der Erkrankung und unter Berücksichtigung der Tatsache, daß zunächst eine Einschränkung der Nierenfunktion nicht vorhanden zu sein braucht, oft lange Zeit unbeeinflußt bleiben (KOCH, 1939). Sofern es gelingt, das Grundleiden durch konservative oder operative Maßnahmen zu beseitigen, kann auch die Amyloidose ausheilen, eventuell unter Bestehenbleiben mehr oder weniger ausgeprägter Nierenfunktionsstörungen (Defektheilung). Der Grad der Erwerbsminderung wird somit individuell sehr verschieden sein. Wenn sich das nephrotische Syndrom mit Beseitigung der Grundkrankheit zurückbildet, kann der Patient unter Umständen wieder einer normalen Tätigkeit nachgehen. Wenn die Erkrankung dagegen fortschreitet, sind für die Beurteilung das Ausmaß der Nierenfunktionsstörungen sowie der sekundären Komplikationen (Hypertonie, nephrotisches Syndrom, Anämie, Elektrolytstörungen) maßgebend. Es gelten die gleichen Gesichtspunkte wie für die chronische Glomerulonephritis.

*Zusammenhangsfragen.* Wenn die Amyloidnephrose sich im Verlaufe einer entschädigungspflichtigen Erkrankung entwickelt, muß sie als indirekte Schädigungsfolge anerkannt werden. Es ist dabei zu berücksichtigen, daß das Amyloid zwar im allgemeinen erst nach jahrelangem Bestehen einer Infektion auftritt, daß der angeschuldigte Herd jedoch zum Zeitpunkt des Auftretens der Amyloidose noch nachweisbar sein und klinische Erscheinungen machen muß (KOCH, 1939). Eine Amyloidnephrose als Folge von klinisch latenten Infektionen oder sog. ‚Herdinfekten" ist nicht bekannt (KOCH, 1939). Darüber hinaus ist es nach unseren heutigen Kenntnissen unwahrscheinlich, daß bei Vorliegen einer chronischen Infektion die Amyloidnephrose durch ein Trauma ausgelöst oder verschlimmert werden kann. Dagegen ist es denkbar, daß ein Trauma die Grundkrankheit verschlimmert (Osteomyelitis, Tuberkulose) oder zur Manifestation bringt (z. B. einen latenten osteomyelitischen Herd) und daß dieses Geschehen dann eine Amyloidnephrose im Gefolge hat (KOCH, 1939).

Während somit ein direkter Einfluß des Traumas auf die Entwicklung der Amyloidose abzulehnen sein wird, muß, wie bei allen chronischen Nierenerkrankungen, die Möglichkeit einer — amyloidunabhängigen — zusätzlichen Beeinträchtigung der Nierenfunktion durch Schock, Blutverlust oder Eiweißzerfall nach Unfällen oder sonstigen Gewalteinwirkungen in Erwägung gezogen werden.

## IV. Die Pyelonephritis und die interstitielle Nephritis

### 1. Die Pyelonephritis

Die Pyelonephritis ist eine fast immer bakteriell verursachte Nierenentzündung, bei der vorwiegend das Hohlraumsystem sowie das Interstitium der Nieren befallen sind. Sie ist mit ihren verschiedenen Verlaufsformen zweifellos die häufigste Nierenerkrankung. Bei etwa 15—20% aller Autopsien finden sich an den Nieren Veränderungen im Sinne einer chronischen Pyelonephritis, die klinische Diagnose wird allerdings nur in etwa 20% der autoptisch nachgewiesenen Fälle gestellt (KASS).

*Ätiologie und Pathogenese.* Unter den Erregern der Harnwegsinfektionen stehen die Colibakterien an erster Stelle. Es folgen dann die Enterokokken, Staphylococcus aureus, Proteus vulgaris, Pseudomonas aeruginosa (Bact. pyocyaneum) und Aerobacter aerogenes (BERNING u. PRÉVÔT; BERNING, 1961; COTTIER u. Mitarb.; KASS). Die Infektion des Nierenparenchyms kann sowohl auf hämatogenem Wege als auch ascendierend erfolgen (BERNING u. PRÉVÔT). Bisher herrscht noch keine endgültige Klarheit darüber, welcher Infektionsmodus die größte Rolle spielt. Jedoch scheint eine ascendierende Infektion bei intakten Harnwegen selten zu sein (HUBMANN). Die Möglichkeit einer lymphogenen Infektion des Nierenparenchyms ist noch umstritten (HUBMANN).

Vom gutachtlichen Standpunkt ist die Unterscheidung einer primären, nicht obstruktiven, und einer sekundären, obstruktiven Pyelonephritis nützlich. Die primäre Pyelonephritis findet sich vorwiegend bei jungen Frauen [Verhältnis von Männern zu Frauen wie 1:10 (FREEDMAN)]. Eine bei Männern unterhalb des 40. Lebensjahres auftretende Pyelonephritis muß daher immer den Verdacht auf das Vorliegen obstruktiver Veränderungen im Bereich der Harnwege erregen.

Nach WILDBOLZ ist bei etwa 75% der Patienten mit Pyelonephritis ein prädisponierender Faktor für die Infektion (meistens eine Harnwegsobstruktion) vorhanden. Bei den restlichen 25%, meist Frauen unterhalb des 40. Lebensjahres, läßt sich zwar ein derartiger Faktor nicht eruieren, es muß jedoch angenommen werden, daß zumindest vorübergehend (z. B. während der Schwangerschaft) die Bedingungen für eine Harnabflußbehinderung gegeben sind. Zu ähnlichen Ergebnissen kommt BROD (1957).

Für die Beurteilung von Zusammenhangsfragen ist die Kenntnis der zu einer sekundären Pyelonephritis *prädisponierenden Faktoren* wichtig.

Hierzu gehören in erster Linie *Harnwegsobstruktionen.* Diese können Folge von Mißbildungen und erworbenen Stenosen (nach urologischen oder gynäkologischen Operationen, Bestrahlungen oder infolge Kompression von außen) im Bereich der abführenden Harnwege oder von Erkrankungen der Prostata und des weiblichen Genitale sein (BROD, 1957; BÜSCHER; FREEDMAN; KEEFER; SMITH u. ORKIN; SUTER).

Besonders enge Wechselbeziehungen bestehen zwischen der *Urolithiasis* und der Pyelonephritis. Letztere kann sowohl Ursache als auch Folge einer Harnsteinbildung sein. Bei etwa 5—6% der Patienten mit Pyelonephritis findet sich eine sekundäre Nephrolithiasis (BRAASCH, 1938), wobei in einem Drittel der Fälle die Steine doppelseitig auftreten (KEEFER). Andererseits ist bei etwa 50% der Patienten mit Urolithiasis eine Harnwegsinfektion zu beobachten (FREEDMAN).

Auch bei länger dauernder Rückenlage (z. B. nach Unfällen) kann es zu einer mechanischen Behinderung des Harnabflusses kommen (ARNHOLDT, 1957; HEUSCH; KLOSTERHALFEN u. FARTHMANN), da alle Voraussetzungen, die in aufrechter Körperhaltung die Harnentleerung fördern (Schwerkraft, Erschütterung, Gefälle) fehlen. Nach Untersuchungen von HEUSCH muß ein flach im Bett liegender Mensch zur Austreibung des Urins eine Hubhöhe von 7—9 cm überwinden.

Einen wichtigen ätiologischen Faktor stellen *neurologische Störungen* der Blasenfunktion dar. Nach PAESLACK findet sich bei der Mehrzahl der Patienten mit Paraplegie (z. B. nach Rückenmarksverletzung) eine ascendierende, chronische Pyelonephritis. Von diesen Kranken sterben 20—25% innerhalb von 3—4 Jahren an dem Nierenleiden. Auch bei der Poliomyelitis und im Verlaufe einer Spinalanaesthesie kann es zur Harnverhaltung mit nachfolgender ascendierender Harnwegsinfektion kommen, insbesondere wenn die Katheterisierung der Blase erforderlich wird (KEEFER).

Als *weitere Ursachen* einer Pyelonephritis sind instrumentelle Untersuchungen der Harnwege (KARCHER), Dauerkatheter, Nierenverletzungen mit sekundärer Infektion (REUBI), Elektrolytstörungen (Hypokaliämie), Erkältungsschäden, Medikamente (Sulfonamide, Phenacetin), Infektionskrankheiten (z. B. Typhus und Morbus Bang) und schließlich die Gravidität sowie der Diabetes mellitus zu nennen. In seltenen Fällen, insbesondere bei Rußlandheimkehrern, ist die Frage eines ursächlichen Zusammenhanges zwischen Pyelonephritis und A-Avitaminose zu erörtern. Ein länger dauernder Vitamin A-Mangel führt zu charakteristischen Epithelmetaplasien der Haut und Schleimhäute und damit zu einer Resistenzminderung gegenüber Infektionen (KÜHNAU u. HOLT, ZELLWEGER u. ADOLPH). Insofern muß dem Vitamin A-Mangel die Rolle eines Wegbereiters für entzündliche Veränderungen im Bereich der ableitenden Harnwege zuerkannt werden. Als Folge der Pyelonephritis kann unter Umständen auch eine Nephrolithiasis auftreten. Dagegen muß eine primäre steinfördernde Wirkung des Vitamin A-Mangels, die auf Grund tierexperimenteller Beobachtungen früher diskutiert wurde, heute abgelehnt werden (ARNHOLDT, 1957; BIBUS; KLOSTERHALFEN u. FARTHMANN; SUTER; ZELLWEGER u. ADOLPH).

Eine Pyelonephritis, die sich im Anschluß an eine schwere Dystrophie mit nachgewiesener A-Avitaminose bei Rußlandheimkehrern entwickelt, ist bei Fehlen sonstiger prädisponierender Faktoren, der Seltenheit des Krankheitsbildes bei jüngeren Männern und der bekannten Resistenzschwäche des Dystrophikers gegenüber Infektionen (DIETZE) unserer Ansicht nach als Schädigungsfolge anzuerkennen. Hierzu ein von uns beobachteter Fall:

Herr H. E., geb. 1911. 1947—1953 in russischer Kriegsgefangenschaft, schwere Dystrophie, 3 Monate anhaltende Nachtblindheit und Entzündung der Bindehäute, Besserung nach Behandlung mit Karotten. 1950 Nierenschmerzen links, 1954 Nephrektomie links wegen pyelonephritischer Schrumpfniere und Nephrolithiasis. Auch nach der Nephrektomie dauernde Pyurie und Bakteriurie. Anläßlich der von uns durchgeführten gutachtlichen Untersuchung im Jahre 1958 fanden sich eine geringe Einschränkung der Nierenfunktion (maximale Konzentration bis 1024), ein entzündlicher Sedimentbefund im Harn sowie eine Prostatitis. Die ophthalmologische Untersuchung (Univ.-Augenklinik Münster, Direktor Prof. Dr. W. RIEHM) ergab eine Flügelfellbildung der Hornhaut sowie eine Conjunctivitis beiderseits. Es handelte sich nicht um echte Flügelfelle, sondern um sog. Narbenflügelfelle, die bei Vitamin A-Mangelschaden der Hornhaut beobachtet werden. Somit konnte der Nachweis einer A-Avitaminose mit großer Wahrscheinlichkeit erbracht werden. Die entzündlichen

Veränderungen im Bereich des Urogenitaltraktes wurden daher als Schädigungsfolge anerkannt.

Klinisch unterscheidet man zweckmäßigerweise die akute und die chronische Pyelonephritis, obwohl diese beiden Verlaufsformen häufig nicht streng voneinander zu trennen sind.

### a) Die akute Pyelonephritis

Bei jeder Harnwegsinfektion sollte eine Beteiligung des Nierenparenchyms angenommen werden. Die klinischen Symptome der akuten Pyelonephritis können auch ohne spezifische Maßnahmen spontan zurückgehen. Eine Ausheilung erfolgt dabei jedoch zweifellos, wenn überhaupt, nur ausnahmsweise. Bei der Mehrzahl der nicht oder ungenügend behandelten Patienten bleibt der Entzündungsprozeß in den Nieren bestehen und führt im weiteren Verlauf, häufig unter wiederholten akuten Exacerbationen, zur chronischen Pyelonephritis mit ihren Folgeerscheinungen. Nach WILDBOLZ geht die Pyelonephritis in einem Drittel der Fälle in das chronische Stadium über. Die akute Pyelonephritis tritt in etwa 40% der Fälle einseitig auf (BERNING u. PRÉVÔT).

#### Beurteilung der Arbeitsfähigkeit

Bei der akuten Pyelonephritis besteht Arbeitsunfähigkeit. Wenn die entzündlichen Erscheinungen abgeklungen sind, sollte zunächst das Vorliegen obstruktiver Veränderungen im Bereich des Harntraktes oder sonstiger prädisponierender Faktoren durch eine urologische Untersuchung ausgeschlossen werden. Bevor der Patient seine Arbeit wieder aufnimmt, muß durch bakteriologische Untersuchungen sichergestellt werden, daß der Harn steril ist. Mehrere Urinkontrollen in Abständen von 2—3 Monaten sind erforderlich.

*Zusammenhangsfragen.* Bei Vorliegen angeborener Anomalien im Bereich des Harntraktes kann dem angeschuldigten Ereignis lediglich die Bedeutung eines auslösenden oder verschlimmernden Faktors zukommen. In allen übrigen Fällen ist unter Berücksichtigung der obengenannten prädisponierenden Faktoren die Frage zu prüfen, ob die Schädigung geeignet war, der Entwicklung einer Pyelonephritis Vorschub zu leisten. Letztere wäre dann als mittelbare Schädigungsfolge anzuerkennen.

### b) Die chronische Pyelonephritis

Die chronische Pyelonephritis steht an erster Stelle der chronischen Nierenerkrankungen. Sie kann Folge einer einmaligen oder einer rezidivierenden akuten Pyelonephritis sein oder ohne bekannte Vorkrankheit schleichend entstehen. Ob es sich hierbei um eine primär-chronische Pyelonephritis handelt oder um die Folge einer vielleicht im Säuglings- oder Kleinkindesalter durchgemachten sog. akuten Pyelitis, ist später häufig nicht mehr zu entscheiden (SCHOEN; ZOLLINGER, 1959). Wenn eine akute Pyelonephritis in 3 Monaten nicht ausheilt oder mehr als einmal rezidiviert, sollte man von einer chronischen Pyelonephritis sprechen (BERNING, 1960). Die klinischen Symptome sind äußerst variabel. Daher wird die Diagnose nur in 20% der autoptisch gesicherten Fälle gestellt (JACKSON u. Mitarb.). Bei den latent verlaufenden Formen sind unklare Fieberschübe, Kopfschmerzen, allgemeines Krankheitsgefühl, Gewichtsabnahme oft die einzigen Erscheinungen. In manchen Fällen ist ein erhöhter Blutdruck oder eine schwere, therapieresistente Anämie das vorherrschende Symptom. Etwa 50—60% der Fälle gehen mit einem erhöhten Blutdruck einher (BERNING u. PRÉVÔT; BERNING, 1960; BROD, 1957; LONGCOPE, 1937; WEISS u. PARKER), wobei 20% dieser Hypertonien einen malignen Verlauf zeigen (Brod, 1962). Wir selbst fanden unter 298 chronischen renalen Hypertonien in 37% der Fälle eine Pyelonephritis und nur in 25% eine chronische Glomerulonephritis als Grundkrankheit.

In typischen Fällen deuten die Zeichen der Harnwegsinfektion (Miktionsbeschwerden, Pyurie, Rückenschmerzen) auf die Natur des Leidens hin. Wenn es nach länger dauernder Erkrankung zur Ausbildung pyelonephritischer Schrumpfnieren gekommen ist, finden wir alle Symptome einer chronischen Nephropathie mit fortschreitendem Parenchymuntergang. Die differentialdiagnostische Abgrenzung gegenüber der chronischen Glomerulonephritis kann dann sehr schwierig sein, da das Krankheitsbild von den Erscheinungen der Niereninsuffizienz mit

Tabelle 1. *Klinische Daten eines Patienten (D. K.) mit chronischer Pyelonephritis vor und nach Therapie*

| | August 1958 vor | November 1958 nach | Januar 1960 |
|---|---|---|---|
| | Therapie | | |
| Blutdruck (mm Hg) | 170/110 | 130/80 | 135/90 |
| Rest-N (mg-%) | 60 | 29 | 25 |
| BSG (mm) | 45/76 | 6/13 | 2/3 |
| Hämoglobin (%) | 68 | 75 | 92 |
| Urinbefunde | | | |
| maximales spezifisches Gewicht | 1006 | 1018 | 1031 |
| Albumen | 0 | 0 | 0 |
| Sediment | Leuko ++<br>Ery +<br>Epith. ++ | Leuko + | 0 |
| Kultur | E. coli | E. coli | 0 |
| Phenolrotausscheidung (% in 15 min) | 12 | 20 | 35 |
| Körpergewicht (kg) | 55 | 60 | 70 |

Therapie: 3 Wochen 3 × 200 mg Terramycin täglich
3 Wochen 1,5 g Chloramphenicol täglich

terminaler Urämie beherrscht wird. Nach Berning u. Prévôt zeigt die chronische Pyelonephritis häufig eine ungewöhnlich langsame Progredienz, die gesamte Verlaufsdauer kann bis zu 20 Jahren (Keefer) betragen.

## Beurteilung der Arbeits- und Erwerbsfähigkeit

Da es bei der chronischen Pyelonephritis im Gegensatz zur chronischen Glomerulonephritis nicht selten gelingt, durch eine antibiotische Behandlung einen Stillstand des Krankheitsprozesses oder sogar eine wesentliche Besserung der Nierenfunktion zu erzielen, sollte in jedem Fall eine längere stationäre Behandlung erfolgen. Unter Umständen wird eine vorübergehende Invalidisierung des Patienten erforderlich sein, um die Therapie ohne Schwierigkeiten durchführen zu können. Der Erfolg einer konsequenten Therapie ist in Tabelle 1 dargestellt. Nach Wildbolz sind die Ergebnisse der antibiotischen Behandlung bei chronischer Pyelonephritis oft enttäuschend, da sich infolge der häufigen Anwendung der Antibiotica eine weitgehende Resistenz der Keime herausgebildet hat.

Die endgültige Beurteilung der Erwerbsfähigkeit eines Patienten mit chronischer Pyelonephritis hängt davon ab, ob es gelingt, die Infektion zu beherrschen und damit ein Fortschreiten der Erkrankung zu verhindern. Darüber hinaus sind die sekundären Komplikationen (Hypertonie, Anämie, Niereninsuffizienz, Störungen des Elektrolythaushaltes) zu berücksichtigen. Für die Einreihung in den Arbeitsprozeß gilt das gleiche wie für die chronische Glomerulonephritis.

Bei Vorliegen einer Nephrolithiasis muß darauf geachtet werden, daß der Patient nicht in heißer Umgebung arbeitet, da hierdurch erfahrungsgemäß die Steinbildung gefördert wird (Brod, 1962).

Hinsichtlich der Beurteilung von Zusammenhangsfragen wird auf den Abschnitt akute Pyelonephritis verwiesen. Traumen, Operationen und interkurrente Infekte wirken sich häufig besonders ungünstig auf die chronische Pyelonephritis aus. Diese Tatsache ist bei Begutachtungen zu berücksichtigen.

## 2. Die akute interstitielle Nephritis

Die akute interstitielle Nephritis, auch als Scharlachfrühnephritis bezeichnet, spielte früher eine große Rolle, wird jedoch seit Einführung der Antibiotica nur noch selten beobachtet. Im Gegensatz zur akuten, diffusen postinfektiösen Glomerulonephritis tritt sie im Initialstadium verschiedener Infektionskrankheiten, vorwiegend bei Scharlach, weiterhin bei Angina, Erysipel, Lues, Pneumonie, Diphtherie, Typhus und Endocarditis lenta (Zollinger, 1945) auf. Vom gutachtlichen Standpunkt aus hat die renale Beteiligung beim Morbus Weil besondere Bedeutung. Bei dieser durch die Leptospira icterohaemorrhagica bedingten schweren Allgemeininfektion, die in erster Linie mit hepatischen Symptomen sowie mit Fieber, Wadenschmerzen, Kopfschmerzen und hämorrhagischer Diathese einhergeht, kommt es fast regelmäßig zu einer mehr oder weniger ausgeprägten Niereninsuffizienz. Histologisch finden sich dabei in erster Linie interstitielle Veränderungen, jedoch werden auch schwere tubuläre Schädigungen sowie eine glomeruläre Beteiligung beobachtet (Reubi, 1960).

Die Nierensymptome bestehen in Proteinurie, Hämaturie, Oligurie bzw. Anurie und Urämie. Ödeme und Blutdrucksteigerung fehlen im allgemeinen. Die Prognose ist in der Mehrzahl der Fälle von dem Verlauf des Grundleidens abhängig. Gelegentlich kann jedoch eine akute Niereninsuffizienz zum Tode führen. Sofern das Grundleiden ausheilt, normalisiert sich auch die Nierenfunktion. Eine spätere Begutachtung ist daher nicht erforderlich. Während der akuten Phase der Erkrankung besteht Arbeitsunfähigkeit. Bei Angehörigen gefährdeter Berufsgruppen (Laboratoriumspersonal, Kanal- und Lagerarbeiter) ist die Frage einer Berufskrankheit zu erörtern.

## 3. Die chronische interstitielle Nephritis

Spühler und Zollinger haben im Jahre 1953 auf das Krankheitsbild der primär-chronischen, interstitiellen, abakteriellen Nephritis aufmerksam gemacht und die Vermutung geäußert, daß es sich hierbei um die Folge eines Arzneimittelschadens, insbesondere eines Phenacetinabusus, handeln könne. Obwohl diesem Krankheitsbild in der Folgezeit zunehmend Beachtung geschenkt wurde, scheint es in Deutschland (Sarre, 1959; 1964) und Nordamerika (Gilman, Zeman) seltener vorzukommen als in der Schweiz. Die Erkrankung verläuft schleichend und ähnelt einer chronischen Pyelonephritis. Der Patient kommt meistens erst in ärztliche Behandlung, wenn das Stadium der Niereninsuffizienz erreicht ist. Die Diagnose ist zu vermuten, wenn bei entsprechender Vorgeschichte (jahrelanger Phenacetinabusus) neben einer ausgeprägten Anämie eine leichte Rest-N-Steigerung, ausgeprägte Acidose sowie geringe Proteinurie und Hämaturie vorliegen.

Obwohl der schlüssige Beweis eines kausalen Zusammenhanges zwischen Arzneimittelmißbrauch und interstitieller Nephritis noch nicht erbracht ist (Heintz, 1964; Reubi, 1960), muß ein solcher auf Grund der bisher vorliegenden klinischen Ergebnisse ernsthaft diskutiert werden (Gloor, Thoelen, Spühler,

SPÜHLER u. ZOLLINGER). Unter Voraussetzungen, wie sie bei dem nachfolgend geschilderten, von OBERWITTLER u. HARTUNG an unserer Klinik beobachteten Fall vorlagen, wird man nicht umhin können, die Wahrscheinlichkeit eines Zusammenhanges anzuerkennen.

Herr I. L., 49 Jahre. Der Patient hatte im Jahre 1942 als Soldat eine Encephalitis durchgemacht, die als Wehrdienstbeschädigung anerkannt und wegen organneurologischer Störungen entsprechend einer Erwerbsminderung von 50% entschädigt wurde. Wegen starker postencephalitischer Beschwerden (Kopfschmerzen, Ermüdbarkeit, Leistungsschwäche) nahm der Patient von 1948 bis zu seinem Tode im Jahre 1964 große Mengen phenacetinhaltiger Medikamente in einer Gesamtdosis von etwa *14 kg Phenacetin* ein. Im August 1964 kam er im Terminalstadium einer Niereninsuffizienz zur Aufnahme und starb wenige Tage später im Coma uraemicum. Über eine Nierenerkrankung war weder dem Patienten noch seinen Angehörigen vorher etwas bekannt gewesen. Histologisch fand sich eine typische interstitielle Nephritis. Der Tod wurde als indirekte Folge des Wehrdienstes angesehen.

Es sei hier abschließend darauf hingewiesen, daß ein Schmerzmittelmißbrauch auch *Folge* eines bereits bestehenden Nierenleidens sein kann. Diese Frage ist gerade bei Begutachtungen besonders sorgfältig zu prüfen.

## V. Das akute Nierenversagen

Unter akutem Nierenversagen verstehen wir eine im Gefolge verschiedenartiger exogener und endogener Schädigungen auftretende akute Ausscheidungsinsuffizienz der Nieren mit den sich daraus ergebenden Rückwirkungen auf den Organismus. Dieses Krankheitsbild, das in der Morbidität der akuten Nierenerkrankungen an erster Stelle steht, zeigt zudem auch eine ständige Häufigkeitszunahme. Hierfür sind in erster Linie die zahlreichen schädlichen Einflüsse physikalischer und chemischer Art, denen der moderne Mensch in immer größerem Maße ausgesetzt ist, verantwortlich zu machen. Auch die breite Anwendung therapeutisch zwar sehr wirksamer, in ihren Nebenwirkungen jedoch nicht immer überschaubarer Medikamente, die steigende Verwendung von Bluttransfusionen und die Erweiterung der Operations- und Narkosetechnik mit ihren Möglichkeiten zu radikalen Eingriffen haben als ursächliche Faktoren eine nicht zu unterschätzende Bedeutung erlangt.

Der folgende Abschnitt bringt eine Übersicht der häufigsten Ursachen des akuten Nierenversagens. Ihre Kenntnis ist für die gutachtliche Beurteilung von Zusammenhangsfragen wichtig.

**1. Schockzustände verschiedener Genese.** Hier sind in erster Linie schwere Blut- und Flüssigkeitsverluste, Verletzungen, Verbrennungen, akute abdominelle Erkrankungen (Peritonitis, Pankreatitis, Cholecystitis, Ulcusperforation), große chirurgische Eingriffe, komplizierte Entbindungen, septische Allgemeininfektionen und Überempfindlichkeitsreaktionen zu nennen (LOSSE, 1963; MERRILL; REUBI, 1960; SARRE, 1959).

**2. Akute intravasale Hämolysen,** insbesondere nach fehlerhaften Bluttransfusionen und Einwirkung von Hämolysegiften (OLIVER u. Mitarb.; ZOLLINGER, 1952). Einzelheiten s. unter Nephrotoxinen.

**3. Akute Myolyse.** Das aus zerstörten Muskelzellen austretende Myoglobin kann unter bestimmten Umständen zu einem akuten Nierenversagen führen. Der Prototyp dieses sog. myorenalen Syndroms (BINGOLD u. STICH, 1950) ist das im Gefolge schwerer Muskelzertrümmerungen auftretende Crush-Syndrom (BINGOLD, 1934; BYWATERS u. BEALL; MINAMI). Traumatische Muskelschädigungen mit Myoglobinämie finden sich auch bei Erschütterungen, z.B. infolge Sturz von Gerüsten, und stumpfen Gewalteinwirkungen [Verprügelung (BINGOLD, 1934)], in neuerer Zeit insbesondere infolge von Verkehrsunfällen. Bei letzteren kommt die Muskelschädigung im allgemeinen durch Einklemmungen, Quetschungen und

Prellungen der Autoinsassen, Motorradfahrer und beteiligten Fußgänger zustande (STICH, 1957). Weiterhin sind Starkstromunfälle (HUBER u. FISCHER; JASINSKI u. BRÜTSCH; JENNY; KOEPPEN; STICH, 1957), Verbrennungen (KOCH, 1939; BINGOLD, 1944; SARRE, 1955; STICH, 1957), CO-Vergiftungen (GÜNTHER), die Haff-Krankheit (ZUJEDDELOH) zu nennen. Auch bei akuten arteriellen Durchblutungsstörungen kann ein myorenales Syndrom auftreten. So wird über einen Patienten berichtet („Forgotten Tourniquet" ohne Autor), bei dem anläßlich einer Knieoperation die Entfernung der Esmarch-Binde versehentlich über 6 Std unterblieb. Wenige Tage später kam es zum Exitus infolge akuten Nierenversagens. Histologisch fanden sich charakteristische Tubulusnekrosen.

Gutachtlich ist von Interesse, daß auch scheinbar unwesentliche Muskeltraumen, z. B. beim Sport, beim Reiten (MEYER ZU SCHWABEDISSEN), zu einem myorenalen Syndrom führen können. JASINSKI u. BRÜTSCH beobachteten das Krankheitsbild nach starker Abkühlung bei Übernachtung im Freien.

**4. Nephrotoxine.** Akute Nierenschädigungen können durch zahlreiche Gifte hervorgerufen werden (MOESCHLIN, OLIVER u. Mitarb.). Der Wirkungsmechanismus ist je nach Art des Giftes verschieden. So kann es zur Hämolyse, zu Kristallbildungen in den Harnkanälchen, zu direkten Schädigungen der Tubulusepithelien mit nachfolgender Nekrose und schließlich zu allergischen Reaktionen sowie schweren Mineralhaushaltstörungen kommen. Im allgemeinen handelt es sich bei den toxischen Substanzen um Zellgifte, die den gesamten Organismus schädigen, sich jedoch durch eine ausgeprägte Prädilektion für die Tubulusepithelien auszeichnen (REUBI, 1960).

Im nachfolgenden Abschnitt werden die wichtigsten nephrotoxisch wirksamen Substanzen besprochen. Gutachtlich spielen naturgemäß in erster Linie die gewerblich bedingten akuten Vergiftungen eine Rolle. Soweit diese hier nicht erwähnt sind, finden sie bei den Berufskrankheiten Berücksichtigung.

*Schwermetallvergiftungen.* Am bekanntesten ist die akute Quecksilbervergiftung mit Sublimat (OLIVER u. Mitarb.; SARRE, 1959; VOLHARD). Auch die akute Wismutvergiftung kann, ähnlich wie die Quecksilbervergiftung, zu einem akuten Nierenversagen führen (SARRE, 1959). Bei der chronischen Wismutvergiftung läßt sich gelegentlich ein typisches nephrotisches Syndrom beobachten (SARRE, 1959).

*Glykolvergiftung.* Die Glykole und ihre Derivate spielen als Lösungsmittel, Schmiermittel, Frostschutzmittel (Äthylenglykol = Glysantin) und Kühlschrankflüssigkeiten eine bedeutsame Rolle. Ihre beabsichtigte (Suicidversuch) oder unbeabsichtigte (Flaschenverwechslung) Aufnahme kann zu einem akuten Nierenversagen führen. Über den Wirkungsmechanismus der Substanz herrscht noch keine Klarheit. Die Glykole werden zum Teil in Oxalsäure verwandelt, die als Calciumoxalat in verschiedenen Organen, unter anderem auch in den Harnkanälchen, abgelagert wird (BERMAN u. Mitarb., FRIEDMAN u. Mitarb.). Darüber hinaus scheint auch eine direkte toxische Wirkung von Abbau- oder Endprodukten der Glykole auf die Tubulusepithelien vorhanden zu sein (SARRE, 1959; SCHOLZ).

*Kaliumoxalat* (als Kleesalz zum Rostentfernen verwendet) hat eine ähnliche Wirkung auf das Nierenparenchym (SARRE, 1959).

*Tetrachlorkohlenstoff* ($CCl_4$), der als Fleckenwasser im Haushalt und als Lösungsmittel von Fett, Farben und Lacken in der Industrie vielfache Verwendung findet, gehört zu den häufigsten Vergiftungsquellen (GUILD u. Mitarb.; LOSSE, 1950; OLIVER u. Mitarb.). Die Giftwirkung erstreckt sich vorwiegend auf das Leber- und Nierenparenchym.

*Hämolysegifte* sind der Arsenwasserstoff, das Naphthalin und das Nitrobenzol (s. unter Berufskrankheiten). Auch Kaliumchlorat, das in der Zündholz- und Sprengstoffindustrie Verwendung findet (SARRE, 1959) und Natriumchlorat, welches zur Unkrautvertilgung benutzt wird (LASCH) führen zur Hämolyse und Methämoglobinbildung.

Gewisse *Pilzarten*, z.B. der Knollenblätterschwamm (MERRILL; OLIVER u. Mitarb.; REUBI, 1960) sowie die orale Aufnahme von *Chloroform* (KEUP u. LOSSE) können ebenfalls zu einer toxischen Schädigung der Tubulusepithelien mit nachfolgendem akutem Nierenversagen führen.

Bezüglich einiger akuter gewerblicher Vergiftungen siehe den Abschnitt über Berufskrankheiten.

**5. Flüssigkeits- und Elektrolytverluste.** Hier sind in erster Linie akute Magen-Darmerkrankungen (langdauerndes Erbrechen, Durchfälle, Absaugen von Magen-Darminhalt nach Operationen, Typhus, Cholera), Verbrennungen, intensive Sonnenbestrahlung (MERRILL) sowie längere Verabreichung von Diuretica zu nennen. Auch die Nierenveränderungen bei schweren Lebererkrankungen, das sog. hepatorenale Syndrom, sind häufig Folge von allgemeinen Störungen im Elektrolyt- und Wasserhaushalt (LOSSE, 1963; MARTINI).

6. Auch im Verlaufe schwerer **Allgemeininfektionen** sowie bei akuter Pyelonephritis, Hepatitis, Cholecystitis sowie lobärer Pneumonie kann es zu einer akuten Ausscheidungsinsuffizienz der Nieren kommen (MERRILL).

**7. Verlegung der abführenden Harnwege.** Neben Ureterobstruktionen durch Tumoren, Steine, Hämatome (nach Unfällen) ist hier insbesondere die Obstruktion der Harnkanälchen durch Ausfällung von Harnsäure- (bei der Gicht, sowie im Verlaufe der Behandlung einer Leukämie mit Cytostatica und Röntgenstrahlen) und Sulfonamidkristallen zu erwähnen (BROMIG u. ANDREADIS; MERRILL; SARRE, 1959; STROBEL u. Mitarb.).

**8. Verschiedene Ursachen.** Ein akutes Nierenversagen kann im Verlaufe von Überempfindlichkeitsreaktionen gegenüber den verschiedensten belebten und unbelebten Noxen (z.B. auch Sulfonamide und Antibiotica) auftreten (ASKARI u. Mitarb.; MERRILL; SARRE, 1959; THIESSEN u. AUGUSTIN).

Bei der Behandlung von Schwermetallvergiftungen mit Calciumversenat wurden ebenfalls ausgedehnte Tubulusnekrosen beobachtet (MOESCHLIN; REUBER u. BRADLEY, VOGT u. COTTIER).

Die Verabreichung von Kontrastmedien, insbesondere zur Darstellung der Gallenblase (MALT u. Mitarb., RENE u. MELLINKOFF; SETTER u. Mitarb.; WENNBERG u. Mitarb.), der Nieren (ARNHOLDT, 1959; FIGDOR; PENDERGRASS u. Mitarb.; SCHNEIDER u. HELBIG) sowie der Gefäße (ALWALL u. Mitarb.) kann zu mehr oder weniger ausgeprägten Nierenschädigungen bis zur akuten Anurie führen. Auch nach retrograder Pyelographie kommt es gelegentlich zur akuten Anurie (KARCHER, eigene unveröffentlichte Beobachtungen). Zwischenfälle dieser Art können gutachtliche Bedeutung im Zusammenhang mit Haftpflichtansprüchen oder als mittelbare Schädigungsfolge (Diagnostik unfallbedingter Nierenschäden) erlangen. Es sei jedoch betont, daß ernsthafte Komplikationen nach Pyelographie im Verhältnis zur Häufigkeit ihrer Durchführung ausgesprochen selten sind (EBBINGHAUS; PENDERGRASS u. Mitarb.).

Pathogenetisch noch ungeklärt sind die im Verlaufe schwerer *traumatischer Hirnläsionen* auftretenden akuten Nierenfunktionsstörungen (SCHEIBERT; STUCKE und CARSTENSEN). SCHEIBERT beobachtete unter 108 Hirnverletzungen in 21 Fällen schwere Nierenschädigungen, die bei 15 Patienten zum Tod in Urämie führten. Autoptisch fanden sich typische Tubulusnekrosen.

*Medikamentöse Nierenschädigungen* im Sinne eines akuten Nierenversagens treten außer bei den bereits genannten Sulfonamiden auch nach Verabreichung von AT 10 und Vitamin D (LOSSE, 1963), Paraminosalicylsäure (OWEN), Wismut (MERRILL; SARRE, 1959) und verschiedenen Antibiotica (MOESCHLIN) auf.

Die außerordentliche Vielzahl der Schädigungen, die zu einem akuten Nierenversagen führen können, stellt den Gutachter häufig vor eine schwierige Aufgabe. Erst die bis ins einzelne gehende Berufs- bzw. Expositionsanamnese, Rückfragen im Betrieb des Patienten und erforderlichenfalls eine Betriebsbesichtigung werden es manchmal ermöglichen, die tatsächlichen Zusammenhänge zu klären. Es ist auch zu berücksichtigen, daß nicht alle Personen, die der gleichen Schädigung ausgesetzt sind, erkranken müssen. Hier spielen Alter, Konstitution, Ernährungs- und Gesundheitszustand sowie zusätzliche Noxen (Alkoholgenuß!) eine entscheidende Rolle. Daher spricht die Tatsache, daß nur eine von mehreren der gleichen Schädlichkeit ausgesetzten Personen erkrankt, nicht gegen eine ursächliche Bedeutung dieser Noxe. Dies zeigt der nachfolgende, von uns beobachtete Fall:

Herr U. E., 21 Jahre, war in seiner Eigenschaft als Rohrschlosser mit vier Kollegen seit dem 23. 4. 1964 in einer chemischen Fabrik mit dem Auswechseln von Rohren beschäftigt, durch die Tetrachlorkohlenstoff geleitet wurde. Er trug einen Mundfilter. Im Laufe der Arbeit trat stärkeres Augentränen auf, so daß auf das Vorhandensein von Restgasen geschlossen werden muß und damit auch auf die Möglichkeit einer Inhalation von $CCl_4$ gegeben war. Am 1., 2. und 3. Mai nicht gearbeitet, am 4. Mai Wiederaufnahme der Arbeit. An den genannten Tagen (1.—4. Mai) täglich 20 Glas (!) Bier getrunken. Am Abend des 5. Mai intensives, zweistündiges Fußballtraining. Am Morgen des 6. Mai beim Aufstehen Rückenschmerzen, später Unterbauchkoliken und Erbrechen. Krankenhausaufnahme. Am 6. Mai gegen 11 Uhr 150 ml Urin entleert, anschließend daran völlige Anurie. Am 14. 5. erfolgte Aufnahme bei uns. Patient befand sich im Stadium der Urämie. Nach entsprechender Therapie unter Einschluß einer sechsstündigen Hämodialyse besserte sich der Zustand rasch, am 2. 7. konnte der Kranke in gutem Allgemeinzustand entlassen werden. Bei einer Kontrolluntersuchung am 13. 8. waren das Glomerulusfiltrat (Kreatininclearance 126 ml/min), der Konzentrationsversuch (maximal 1028), die Phenolrotausscheidung (40% in 15 min) und der Urinbefund völlig normal. Zusammenfassend kann gesagt werden, daß es sich um ein akutes Nierenversagen nach Einatmung von Tetrachlorkohlenstoffdämpfen handelte. Dabei ist besonders bemerkenswert, daß der Patient als einziger einer Gruppe von mehreren Arbeitskollegen erkrankte. Es wurde aus diesem Grunde von dem Betrieb nach entsprechender Rückfrage ein Zusammenhang mit der geleisteten Arbeit abgelehnt. Die Ursache für die besondere Empfindlichkeit des Patienten gegenüber den Tetrachlorkohlenstoffdämpfen ist zweifellos in dem Umstand zu suchen, daß er in engem zeitlichem Zusammenhang mit der Giftaufnahme große Mengen Alkohol getrunken und sich zusätzlich einer intensiven körperlichen Belastung ausgesetzt hatte.

Dieser Fall zeigt eindringlich, wie notwendig bei Erörterung von Zusammenhangsfragen eine minutiöse Expositionsanamnese unter Berücksichtigung aller Umstände ist. Gerade dem Alkoholgenuß muß dabei besondere Beachtung geschenkt werden. Bereits 1950 konnten wir die ungünstige Wirkung des Alkoholgenusses auf den Ablauf einer Tetrachlorkohlenstoffvergiftung aufzeigen (Losse, 1950). Baader (1961) führt den bei anderen gewerblichen Vergiftungen ebenfalls zu beobachtenden schädlichen Einfluß des Alkohols auf seine stoffwechselsteigernde Wirkung zurück.

### Arbeits- und Erwerbsfähigkeit

Infolge der großen Regenerationsfähigkeit der Nierentubuli kommt es bei zahlreichen Patienten mit akutem Nierenversagen zu einer Wiederherstellung der Nierenfunktion, sofern es gelingt, das Grundleiden zu beherrschen und die Phase der akuten Ausscheidungsinsuffizienz der Nieren durch geeignete Behandlungsmaßnahmen (Hämodialyse) zu überbrücken. Wenn die Harnausscheidung wieder in Gang kommt, ist die Gefahr häufig beseitigt. Im Laufe von Wochen oder Monaten tritt dann eine zunehmende Besserung der Nierenfunktion ein. Allerdings muß auf Grund neuerer Untersuchungen bezweifelt werden, daß sie sich in jedem Fall wieder völlig normalisiert.

Finkenstaedt u. Mitarb. untersuchten 16 Patienten 3—76 Monate nach Überstehen eines akuten Nierenversagens. Die Ergebnisse zeigen, daß sich die Phenolrotausscheidung und das Konzentrationsvermögen der Nieren zwar im

Verlaufe von durchschnittlich 6 Monaten normalisiert hatten, daß jedoch bei der Mehrzahl der Patienten die Clearancewerte leicht erniedrigt waren, so daß eine Defektheilung angenommen werden muß. Für eine fortschreitende Verminderung der Nierenfunktion nach Überstehen des akuten Nierenversagens fanden die Autoren keinen Anhalt.

PRICE und PALMER, die 14 Fälle von akutem Nierenversagen einen Monat bis 10 Jahre nach der akuten Erkrankung untersuchen konnten, fanden ebenfalls eine geringe Einschränkung der Clearancewerte und darüber hinaus bei einigen Patienten sogar eine fortschreitende Verminderung der Nierenfunktion. Bioptische Untersuchungen an acht Patienten ergaben Restschäden im Bereich der Glomeruli und Tubuli.

Nach eingehenden Tierversuchen und bioptischen Untersuchungen beim Menschen von NOLTENIUS und SCHELLHAS ist das Tubulusepithel nach Ablauf von 3 Monaten morphologisch und funktionell weitgehend wiederhergestellt. Nach 2 Jahren findet man nur noch fleckförmige Narben mit einzelnen atrophischen Glomeruli und Tubuli. Diese Narben bedeuten nach Ansicht der Autoren jedoch keine wesentliche Beeinträchtigung der Nierenleistung. Aus diesen Untersuchungen geht ferner hervor, daß eine vollständige Wiederherstellung der Tubulusfunktion unter Umständen erst nach Jahren eintritt.

LOWE berichtet über Langzeituntersuchungen bei 14 Fällen mit akutem Nierenversagen. Obwohl diese Patienten sich klinisch rasch erholten, zeigten die Clearancewerte noch eine geringe Einschränkung der Nierenfunktion bis zu einer Dauer von 3 Jahren.

HASSELBACHER berichtet über Untersuchungsergebnisse von acht Patienten, bei denen sich im Anschluß an schwere Verbrennungen ein akutes Nierenversagen entwickelt hatte. 1—2 Jahre nach der akuten Phase der Erkrankung bestand nach wie vor eine Einschränkung der Nierenfunktion, gemessen am Konzentrationsversuch und der Phenolrotprobe. In allen diesen Fällen bestand eine chronische Harnwegsinfektion. Diese Befunde zeigen sehr eindringlich, daß spätere Kontrolluntersuchungen durchgeführt werden müssen, um das Vorliegen einer komplizierenden Pyelonephritis auszuschließen.

Nach MERRILL ist die Prognose der Nierenläsionen bei akutem Nierenversagen im allgemeinen gut, eine geringe Einschränkung der Nierenfunktion könne jedoch für die Dauer bestehenbleiben. Sofern es zu einer progredienten chronischen Nephropathie komme, handele es sich meistens um eine komplizierende Pyelonephritis.

REUBI konnte bei der Mehrzahl der Patienten eine Normalisierung der Clearancewerte im Verlaufe von 3 Monaten nach der klinischen Heilung feststellen. Gelegentlich trat eine Besserung auch noch nach Jahren auf. Eine Tendenz zum Fortschreiten eventuell zurückbleibender organischer Veränderungen konnte von ihm nicht festgestellt werden, sofern keine sekundäre Harnwegsinfektion vorlag oder das akute Nierenversagen sich nicht auf dem Boden einer vorbestehenden Nierenerkrankung entwickelt hatte.

SARRE (1962a) ist ebenfalls der Ansicht, daß zwar multiple kleine Narben in den Nieren zurückbleiben können, daß aber ein chronisches Nierensiechtum wie bei den progredienten entzündlichen Nierenerkrankungen nicht vorkommt. Es ist daher stets entweder mit einer vollständigen Wiederherstellung der Nierenfunktion oder einer Heilung mit geringen Restdefekten zu rechnen. Diese leichte Funktionseinschränkung ist jedoch harmlos, auch wenn sie gelegentlich mit einer Proteinurie einhergeht.

Auch WETZELS und HERMS fanden die Clearancewerte noch längere Zeit nach dem akuten Nierenversagen erniedrigt.

Hinsichtlich der *Beurteilung von Arbeits- und Erwerbsfähigkeit* nach akutem Nierenversagen lassen sich auf Grund der erwähnten Untersuchungen folgende Schlußfolgerungen ziehen:

Während der akuten Phase der Erkrankung ist der Patient arbeitsunfähig. Sofern das Grundleiden oder die renalen Komplikationen nicht zum Tode führen, ist entweder mit einer restitutio ad integrum oder mit dem Zurückbleiben von wenig bedeutsamen Restdefekten zu rechnen. Die Periode der Rekonvaleszenz ist bei der Mehrzahl der Patienten nach etwa 3 Monaten abgeschlossen. Nach Ablauf dieser Zeit ist daher im allgemeinen gegen eine Wiederaufnahme der Arbeit nichts einzuwenden. In Einzelfällen muß mit einer längeren Dauer der Erholungsphase gerechnet werden. Solange noch eine deutliche Besserung der Nierenfunktion zu erkennen ist, wird man Arbeitsunfähigkeit annehmen müssen, erforderlichenfalls eine Rente auf Zeit gewähren. Es ist nicht zu befürchten, daß zurückbleibende organische Veränderungen eine Tendenz zum Fortschreiten haben, sofern nicht eine komplizierende Pyelonephritis den weiteren Ablauf der Erkrankung beeinflußt oder bereits vorher ein Nierenleiden bestanden hat. Mit einer dauernden Erwerbsminderung ist daher nicht zu rechnen.

### Zusammenhangsfragen

Sofern das akute Nierenversagen sich auf dem Boden einer entschädigungspflichtigen Grundkrankheit (Trauma, gewerbliche Vergiftung) entwickelt hat, ist es als indirekte Schädigungsfolge anzuerkennen. Dies ist insbesondere dann von Bedeutung, wenn die Niereninsuffizienz zum Tode des Patienten führt oder aber den Ablauf des Grundleidens nachteilig beeinflußt (verzögerte Wundheilung, Auftreten sekundärer Komplikationen, erhöhte Operationsgefährdung). Es muß dann stets sorgfältig geprüft werden, in welchem Maße die Nierenfunktionsstörungen das Krankheitsgeschehen geprägt haben. Auch eine eventuell erst später klinisch in Erscheinung tretende Pyelonephritis ist unter Umständen als Spätfolge des akuten Nierenversagens anzusehen, da wir wissen, daß narbige Veränderungen des Nierenparenchyms der Entstehung einer Pyelonephritis Vorschub leisten können (Hasselbacher; Merrill; Reubi, 1958).

# VI. Gefäßerkrankungen der Niere

## 1. Die Arteriolosklerose und Arteriolonekrose

Die Arteriolosklerose und Arteriolonekrose der Nierengefäße sind Folgeerscheinungen eines länger bestehenden arteriellen Hochdrucks, ganz gleich welcher Genese. Sie können bei essentieller Hypertonie, endokriner Hypertonie, Schwangerschaftstoxikose, primär-renaler Hypertonie und anderen Hochdruckformen auftreten.

Das klinische Bild der *Arteriolosklerose* der Nieren bzw. benignen Nephrosklerose entspricht dem der essentiellen Hypertonie. Die renalen Veränderungen beeinflussen im allgemeinen den Ablauf des Leidens nicht wesentlich. Zu einer Niereninsuffizienz kommt es sehr selten, meistens erfolgt der Tod vorher an Kreislaufkomplikationen wie Apoplexie, Herzinsuffizienz, Myokardinfarkt oder aus anderen Ursachen. Eine Beurteilung dieser Erkrankung im Hinblick auf die Nierenfunktion wird daher selten erforderlich sein. Die Erwerbsfähigkeit wird durch das Verhalten von Herz und Kreislauf bestimmt.

Die *Arteriolonekrose* oder maligne Hypertonie tritt vorwiegend im 5. Lebensjahrzehnt auf und ist bei Männern häufiger zu beobachten als bei Frauen. Sie ist durch einen plötzlichen Umschwung in der bis dahin gutartigen Verlaufsform des

Hypertonieleidens charakterisiert. Es treten sehr hohe Blutdruckwerte auf, der Allgemeinzustand verschlechtert sich rasch, im Urin finden sich eine Mikrohämaturie, Cylindrurie und geringe Proteinurie. Die Konzentrationsfähigkeit der Nieren bleibt relativ lange erhalten, jedoch entwickelt sich eine Niereninsuffizienz wesentlich häufiger als bei der benignen Hypertonie. Mit Auftreten derselben wird die Prognose infaust. Es liegt dann Erwerbsunfähigkeit vor. Allerdings gelingt es heute mit Hilfe der neuen blutdrucksenkenden Medikamente manchmal, selbst die schwere maligne Hypertonie günstig zu beeinflussen. Dadurch kann das Fortschreiten der Erkrankung aufgehalten werden. In derartigen Fällen kann ein gewisser Grad von Erwerbsfähigkeit erhalten bleiben unter der Voraussetzung, daß die Nierenfunktion nicht wesentlich eingeschränkt ist und keine kardiale Dekompensation vorliegt. Die Einordnung in den Arbeitsprozeß sollte dann wie bei chronischer Glomerulonephritis (die im übrigen gegen dieses Krankheitsbild differentialdiagnostisch abgegrenzt werden muß) erfolgen.

Die Erörterung der Zusammenhangsfragen ist erforderlich, wenn sich die Hypertonie auf dem Boden einer entschädigungspflichtigen Erkrankung entwickelt hat.

## 2. Die Arteriosklerose

befällt nicht selten auch die Nierengefäße. Es kommt dabei jedoch kaum zu einer Beeinträchtigung der Nierenfunktion, so daß klinische Zeichen einer Nierenerkrankung fehlen. Gelegentlich kann eine flüchtige Proteinurie oder Mikrohämaturie auftreten. Die Erwerbsfähigkeit wird seitens der Nieren nicht beeinträchtigt.

## 3. Stenosierende Prozesse der Nierenarterien und Nierenvenen

Eine Einengung des Lumens der Nierenarterien kann ein- oder doppelseitig erfolgen, akut einsetzen oder sich langsam entwickeln und zu einem vollständigen oder partiellen Verschluß des befallenen Gefäßes führen. Dabei kann sowohl die Arteria renalis selbst als auch einer ihrer Äste befallen sein. Bei plötzlichem Verschluß der Arteria renalis kommt es zur Infarzierung der gesamten Niere. Hierbei handelt es sich um ein relativ seltenes Ereignis, häufiger sind Verschlüsse kleinerer Nierengefäße, die zum anämischen Niereninfarkt führen. Die wichtigsten Ursachen dieser Infarkte sind vom Herzen ausgehende Embolien bei Herzfehlern, Endocarditis lenta, Vorhofflimmern und nach Myokardinfarkten (K. D. BOCK, VAHLENSIECK u. BETTAG). Auch arteriosklerotische Einengungen der größeren Nierengefäße, die gewöhnlich von einer Thrombose begleitet sind, sowie die Thrombangiitis obliterans und die Periarteriitis nodosa spielen eine Rolle.

Vom Standpunkt der Begutachtung aus ist die Tatsache bedeutsam, daß auch stumpfe Traumen auf die Nierengegend (Sturz, Schlag) oder direkte Nierenverletzungen (Messerstiche, Geschosse) zu einem Niereninfarkt führen können, meist infolge einer Thrombose der Nierenarterien oder -venen (ASCHNER, HIRSHBERG u. SOLL, REGAN u. CRABTREE, SAPHIR u. BALLINGER, STEGEMAN, STRANDNESS u. Mitarb., WILLIAMS). Gelegentlich wurden traumatische Niereninfarkte auch ohne Thrombose beobachtet. Hier wird ein arterieller Spasmus als Ursache des Infarktes diskutiert (LICHTENHELD u. AXLER). DRÜKE beobachtete bereits 2 Monate nach einem abdominellen Trauma eine Infarkt-Schrumpfniere. Über Totalnekrose einer Niere nach traumatischer Arterienthrombose berichtet BIRCKS. Vorgeschädigte oder kongenital minderwertige Nieren scheinen besonders zur Infarktbildung nach Traumen zu neigen (BOPP u. BLEICHING).

Die Folgen eines Niereninfarktes können Oligurie bzw. Anurie und septische Allgemeinerscheinungen sein. Im weiteren Verlauf kann es auf dem Boden der

Nierenischämie zu einer Hypertonie kommen. Durch Entfernung der infarzierten Niere läßt sich dieser Hochdruck in manchen Fällen beseitigen (STRANDNESS u. Mitarb.).

Bei der Nierenarterienthrombose sind die Symptome weniger stürmisch als bei der Embolie, häufig ist das erste und einzige Symptom eine relativ plötzlich auftretende arterielle Hypertonie.

Die *Nierenvenenthrombose* geht beim Erwachsenen meistens von einer aufsteigenden Thrombose der Beckenvenen bzw. der Vena cava inferior aus. In erster Linie führen die Herzinsuffizienz, die Phlebitis migrans, chirurgische Eingriffe im Bauchraum sowie Infektionen zur Nierenvenenthrombose. Gelegentlich können auch direkte oder indirekte Traumen der Niere, wahrscheinlich infolge sekundärer entzündlicher Veränderungen, eine Nierenvenenthrombose verursachen. Das klinische Bild ist durch ein nephrotisches Syndrom charakterisiert (WILLIAMS).

Während des akuten Stadiums der genannten Erkrankungen besteht *Arbeitsunfähigkeit*. Die weitere *Erwerbsfähigkeit* richtet sich nach den eventuell zurückbleibenden Nierenschädigungen. Wenn die befallene Niere entfernt werden muß, gelten die Richtlinien für Einnierige (s. dort). Bleibt eine Hypertonie trotz Entfernung der erkrankten Niere bestehen, so muß angenommen werden, daß auch die andere Niere sekundär in Mitleidenschaft gezogen worden ist. Die Erwerbsfähigkeit hängt dann vom Ausmaß der Hypertonie bzw. ihren Folgen ab.

Wenn sich die Nierengefäßveränderungen im Anschluß an ein stumpfes Bauchtrauma oder eine direkte Nierenverletzung entwickeln, ist die Frage eines ursächlichen *Zusammenhanges* sorgfältig zu prüfen.

## 4. Einseitige Nierenerkrankungen und Hochdruck

Früher nahm man an, daß ein renaler Hochdruck nur bei Erkrankung beider Nieren auftrete. Heute ist jedoch durch Experiment und klinische Erfahrung bewiesen, daß auch einseitige Nierenaffektionen, am häufigsten Veränderungen der Nierengefäße (Bildungsanomalien, Thrombosen, Embolien, Aneurysmen, Endangiitis, Periarteriitis, Kompressionen durch Tumoren) unter bestimmten Bedingungen zu einem Hochdruck führen können. Auch einseitige Pyelonephritiden, einseitige Hydronephrosen infolge Abflußbehinderung des Urins, Kompression des Nierengewebes von außen durch perirenale Blutungen mit anschließender Narbenbildung (nach Traumen), Mißbildungen der ableitenden Harnwege, Nierentumoren, Nierentuberkulose, Nierencysten können mit einer Hypertonie einhergehen (BOEMINGHAUS u. GOETZEN; COTTIER, WILDBOLZ u. COTTIER; HEINTZ u. Mitarb.; LINDER; LOSSE, 1963; SMITH; WILDBOLZ u. JENNY; WOLLHEIM u. MOELLER; ZIMMERMAN u. RADDING).

Die frühzeitige Erkennung der einseitigen Nierenaffektionen hat insofern große Bedeutung, als es gelegentlich gelingt, durch Wiederherstellung normaler anatomischer Verhältnisse oder Entfernung der erkrankten Niere die Hypertonie zu heilen. Über die Häufigkeit des Hochdrucks bei einseitigen Nierenerkrankungen geben größere Statistiken Auskunft (BRAASCH, 1942; SMITH, 1956; WILLIAMS): Bei etwa 2—3% aller Patienten mit einer diastolischen Hypertonie besteht Verdacht auf das Vorliegen einer einseitigen Nierenerkrankung. Eine Operationsindikation ergibt sich nach eingehender Untersuchung bei etwa 20% dieser Kranken. 25% der operierten Hypertoniker können bei Anlegung eines strengen Maßstabes als geheilt gelten (WILLIAMS).

Im Zusammenhang mit Begutachtungsfragen sind die traumatisch entstandenen Hypertonien von besonderem Interesse. KÖRNER und GRUENAGEL fanden bei 15 Patienten mit Spätkomplikationen nach Nierentrauma in sieben Fällen eine Schrumpfniere, die in fünf Fällen mit einer Hypertonie einherging. Der Hochdruck manifestierte sich im allgemeinen 6—9 Monate nach dem Unfall. Auch scheinbar unbedeutende abdominelle Traumen können zu — klinisch oft unerkannten — Nierenverletzungen mit nachfolgender Entwicklung eines Hochdrucks führen. Als Beispiel sei lediglich das schrumpfende, eventuell sogar verkalkende perirenale Hämatom genannt, das zu einer Einengung der Nierenstrombahn und damit zu einem sog. Goldblatt-Hochdruck führen kann (COTTIER u. Mitarb., ENGEL u. PAGE, HEINTZ u. Mitarb.). Bei allen in jugendlichem Alter des Patienten sich rasch entwickelnden Hypertonien sind derartige ätiologische Faktoren in Erwägung zu ziehen. Bei nachgewiesenen Nierenverletzungen müssen häufige Kontrolluntersuchungen durchgeführt werden. Sofern der Verdacht einer posttraumatischen Hypertonie gegeben ist, sollte möglichst frühzeitig operiert werden, um die Entwicklung sekundärer Gefäßveränderungen zu verhindern. Wie einige Fälle zeigen, ist jedoch eine Heilung auch noch nach Jahren möglich (COTTIER, WILDBOLZ u. COTTIER; KÖRNER u. GRUENAGEL; HEINTZ u. Mitarb.; LOSSE, 1963; ZIMMERMAN u. RADDING).

Die *Erwerbsfähigkeit* hängt von der Entwicklung des Hypertonieleidens ab.

Bei der Erörterung von *Zusammenhangsfragen* ist zu berücksichtigen, daß das schädigende Ereignis Jahre oder Jahrzehnte zurückliegen kann. Bei einem von uns (HEINTZ, LOSSE u. GÖRLITZ) beobachteten Fall entwickelte sich eine maligne Hypertonie bei einem 38jährigen Patienten, der in der Kindheit ein schweres Bauchtrauma erlitten hatte. Nach Entfernung der durch ein verkalktes Hämatom zerstörten Niere bildeten sich sämtliche Erscheinungen der malignen Hypertonie zurück, der Patient war als Lokomotivführer wieder voll arbeitsfähig.

## 5. Die diabetische Glomerulosklerose (KIMMELSTIEL-WILSON)

Während früher das diabetische Koma und interkurrente Infektionen die häufigsten Todesursachen bei Zuckerkranken darstellten, sterben heute fast 80% der Diabetiker an Gefäßkomplikationen. Letztere betreffen einerseits die Capillaren, andererseits die großen Arterien. In unserem Zusammenhang interessieren in erster Linie die Capillarschäden, die sich an den Nieren als diabetische Glomerulosklerose manifestieren.

Die diabetische Glomerulosklerose ist eine schwere und in der Regel verhältnismäßig rasch fortschreitende Komplikation der Zuckerkrankheit, die sich im allgemeinen erst nach 10—15jähriger Dauer des Diabetes klinisch manifestiert (BROD, 1962; OTTO).

Insbesondere bei Jugendlichen zeigt sich häufig eine rasche Progredienz. Von 23 Kranken waren 47,8% innerhalb von 4—5 Jahren nach Beginn der ersten Nierensymptome verstorben. Nur zwei Patienten zeigten im Verlaufe von 2—3 Jahren einen stationären Zustand (BROD). Auch OTTO ist der Ansicht, daß die Patienten meist innerhalb von 5 Jahren nach Auftreten der ersten Nierensymptome dem Leiden erliegen. Längere Verläufe sind jedoch, vorwiegend bei älteren Zuckerkranken, möglich. Nach REUBI (1960) beträgt die Verlaufsdauer der diabetischen Glomerulosklerose vom Erscheinen der Proteinurie an bis zum Tode 3—12 Jahre.

*Erwerbsfähigkeit.* Da bei der diabetischen Glomerulosklerose außer den renalen Symptomen (Ödeme, Proteinurie, Hypertonie, Niereninsuffizienz) auch andere schwere Komplikationen des Diabetes vorhanden zu sein pflegen (Retinopathia diabetica, diabetische Polyneuritis, Arteriosklerose), sind diese Kranken in der Regel erwerbsunfähig oder können höchstens sehr leichte Halbtagsbeschäftigung im Sitzen ausüben, sofern die Sehstörungen sie nicht daran hindern (BARTELheimer; Brod, 1962). Am Arbeitsplatz sollten die Möglichkeiten zu einer diätetischen Verpflegung gegeben sein.

## VII. Die Begutachtung unfallbedingter Nierenschäden

Die Beurteilung unfallbedingter akuter Nierenschäden obliegt im allgemeinen dem Chirurgen bzw. Urologen. Der internistische Gutachter hat es dagegen häufig mit Spätfolgen von Nierenverletzungen zu tun.

Der Unfall wird als ein einmaliges, plötzliches, von außen her einwirkendes Ereignis mit erkennbarer Schädigung des Körpers definiert, wobei die zeitliche Begrenzung der Einwirkung von ausschlaggebender Bedeutung ist. Nach der gültigen Rechtsprechung ist die Zeitspanne auf einige Stunden, bei Arbeitsunfällen höchstens auf die Dauer einer Arbeitsschicht anzusetzen. Körperschäden durch Unfälle, die in Verbindung mit der Berufsausübung erlitten wurden, unterliegen der Entschädigungspflicht der gesetzlichen Unfallversicherung.

Die Leistungen der gesetzlichen Unfallversicherung beruhen auf dem Nachweis des ursächlichen Zusammenhanges zwischen Körperschaden und angeschuldigtem Ereignis, der zumindest mit dem Grade der Wahrscheinlichkeit geführt werden muß. Wahrscheinlichkeit liegt vor, wenn die Argumente für den ursächlichen Zusammenhang die Zweifel dagegen überwiegen. Unter Umständen wird man einen Zusammenhang auch mit Sicherheit oder mit an Sicherheit grenzender Wahrscheinlichkeit annehmen können (Rostock, 1951a). Zur Annahme eines ursächlichen Zusammenhanges ist man auch dann berechtigt, wenn ein schicksalsmäßig vorbestehendes Leiden durch Folgen eines Unfalles oder einer Berufskrankheit in seiner weiteren Entwicklung maßgeblich ungünstig beeinflußt worden ist (Lauterbach, Staehler).

Bei direkten Nierenverletzungen ist der ursächliche Zusammenhang im allgemeinen klar überschaubar, die Beurteilung indirekter Folgen bereitet dagegen häufig große Schwierigkeiten.

Direkte Verletzungen der Nieren (durch Schnitt, Stich oder Schuß) sind infolge der geschützten Lage und guten Beweglichkeit dieser Organe äußerst selten. Es überwiegen die sog. subcutanen Verletzungen durch stumpfe Gewalt (Stoß, Schlag, Tritt, Quetschung, Überfahrenwerden). Stumpfe Gewalteinwirkung kann dabei zu den schwersten Verletzungen einer oder beider Nieren führen (Domrich). Bergmann fand bei 1,5% von 1765 Verunglückten eine isolierte oder zusätzliche Verletzung der Nieren. Von vier Nierenverletzten waren drei Opfer eines Verkehrsunfalles. Bei stumpfen Bauchtraumen fand sich eine Mitbeteiligung der Nieren in 35% der Fälle.

Sehr wichtig ist die Beachtung der Tatsache, daß die Gewalteinwirkung nicht die Nierengegend selbst zu treffen braucht, es genügen häufig eine starke Erschütterung des Körpers durch Sturz auf die Füße oder das Gesäß (Bergmann, Dosza) oder eine plötzliche Anspannung der Rumpfmuskulatur, z. B. beim Heben in gebückter Haltung, um eine Nierenverletzung hervorzurufen (Werner). Werner berichtet über einen 58jährigen Schmied, bei dem ohne jegliche äußere Gewalteinwirkung, von ihm selbst völlig unbemerkt, an einer gesunden Niere zwei Rupturen entstanden, die zur Anurie und zum Tode im Coma uraemicum führten. Offenbar genügte in diesem Fall eine Muskelanspannung im Rahmen der beruflichen Tätigkeit als Schmied, um eine Änderung der intraabdominellen Druckverhältnisse und damit Rupturen der Niere herbeizuführen.

Den internistischen Gutachter beschäftigen in der Unfallversicherung, worauf bereits hingewiesen wurde, in erster Linie die Dauerfolgen einer Verletzung. Diese werden von der Lokalisation und dem Ausmaß der Schädigung bestimmt. In der

Mehrzahl der Fälle handelt es sich bei stumpfen Nierenverletzungen um Kontusionen oberflächlicher Art und kleinere Rupturen. Diese heilen unter Bettruhe meistens ohne Folgezustände aus (DOSZA; KÖRNER; NATION u. MASSEY). Bei einem Teil der Fälle kann es jedoch zur Defektheilung mit narbigen Deformierungen im Bereich des perirenalen Gewebes, der Nierenkapsel, des Nierenparenchyms oder des Nierenbecken-Kelchsystems kommen. Schrumpfende, eventuell sogar verkalkende perirenale Hämatome führen zu einer fortschreitenden Verminderung der Nierendurchblutung, als deren Folge sich eine Hypertonie bzw. Schrumpfniere entwickeln kann. Eine Kompression von Nierenbecken oder Ureter durch traumatische Cysten oder narbige Verziehungen kann eine Hydronephrose mit Druckatrophie des Nierengewebes nach sich ziehen. Weitere Spätfolgen sind paranephritische Abscesse, posttraumatische Steinbildungen, Lage- bzw. Stellungsanomalien der Nieren sowie Schmerzen im Verletzungsgebiet. KÖRNER beobachtete 140 stumpfe Nierenverletzungen im Verlaufe von 18 Jahren. Bei 15 Patienten kam es zu Spätkomplikationen, an deren Spitze die posttraumatische Schrumpfniere in sieben Fällen (fünfmal mit Hypertonie) stand. Weitere Spätfolgen waren Steinbildung, paranephritischer Absceß, Cystenbildung und posttraumatische Lageveränderungen. Die Hypertonie manifestierte sich bei den genannten Patienten im Durchschnitt 6—9 Monate nach dem Unfall und nahm an Schwere mit fortschreitender Nierenschrumpfung zu. Bei einem Patienten gelang es, die Hypertonie noch 12 Jahre nach dem Trauma durch Nephrektomie günstig zu beeinflussen.

Da traumatisch geschädigte Nieren eine besondere Neigung zu sekundären Infektionen zeigen, muß nach Nierenverletzungen mit dem Auftreten einer Pyelonephritis einschließlich ihrer Folgeerscheinungen als indirekter Unfallfolge gerechnet werden. Eine Harnwegsinfektion kann auch durch einen während des Krankenlagers erforderlichen Katheterismus der Harnwege verursacht werden.

Die nach Nierenverletzungen auftretende Eiweiß- und Blutausscheidung im Harn klingt im allgemeinen nach einigen Wochen ab, seltener bleibt sie über Monate oder gar ein Jahr bestehen (SCHEELE). Bei dieser sog. „posttraumatischen Nephritis" handelt es sich nicht um eine doppelseitige Systemerkrankung der Nieren im Sinne der Glomerulonephritis, sondern um eine herdförmige Nierenschädigung. Man wird daher den Ausdruck posttraumatische Proteinurie oder Hämaturie vorziehen (SCHEELE). Die differentialdiagnostische Abgrenzung gegenüber einer diffusen Glomerulonephritis kann erforderlich werden, wenn durch Auftreten sekundärer Infektionen die Voraussetzungen für die Entstehung einer diffusen Glomerulonephritis gegeben sind. Hier wird neben dem klinischen Bild der weitere Verlauf, d.h. der rasche Rückgang der krankhaften Harnveränderungen und das Fehlen jeglicher Progredienz des Leidens den Ausschlag zugunsten einer herdförmigen Läsion geben.

Solange ein krankhafter Harnbefund besteht, sind regelmäßige Kontrolluntersuchungen erforderlich. Selbstverständlich muß eine posttraumatische Nierenschädigung mit Proteinurie und Hämaturie als Unfallfolge anerkannt werden, wenn sie in ursächlichem Zusammenhang mit dem Unfallereignis auftritt. Die Erwerbsfähigkeit wird, sofern keine sekundären Komplikationen (Pyelonephritis, narbige Deformierungen) auftreten, nicht wesentlich eingeschränkt.

Indirekte unfallbedingte Schädigungen der Nieren können infolge mechanischer, elektrischer oder thermischer Traumen und nach toxischen Einwirkungen auftreten. Hierbei handelt es sich im allgemeinen um das Krankheitsbild des akuten Nierenversagens (s. dort).

Zu den indirekten Unfallfolgen zählen auch Zwischenfälle bei diagnostischen und therapeutischen Maßnahmen, die durch das Unfallereignis erforderlich werden

(Kontrastdarstellung der Nieren bzw. Gefäße, allergische Reaktionen nach Verabreichung von Medikamenten, Serum). Hier sei auch auf die Möglichkeit der Entwicklung einer Pyelonephritis oder eines Steinleidens bei längerer Rückenlage hingewiesen.

Schließlich ist die Amyloidnephrose als Folge langdauernder Eiterungen zu erwähnen.

Bei der Beurteilung von Zusammenhangsfragen ist stets auch die Möglichkeit einer unfallbedingten Verschlimmerung eines vorbestehenden Nierenleidens zu diskutieren. Es müssen daher alle Anstrengungen gemacht werden, durch Rückfragen bei vorbehandelnden Ärzten Gewißheit über den Gesundheitszustand vor der Schädigung zu erhalten. Darüber hinaus sollte man sich, sobald es der Zustand des Patienten erlaubt, möglichst frühzeitig nach dem Unfall ein genaues Bild über den Zustand der Nieren verschaffen. Nicht selten werden z.B. angeborene oder erworbene Veränderungen im Bereich des Harntraktes erst im Laufe einer derartigen Untersuchung aufgedeckt. Hier ist dann zu entscheiden, inwieweit das Unfallereignis den schicksalsmäßigen Ablauf der Erkrankung beeinflußt hat (Einzelheiten siehe im Abschnitt „urologische Erkrankungen").

Bezüglich der unfallbedingten Verschlimmerung chronischer Glomerulonephritiden s. S. 621.

## Anhang. Nierenveränderungen beim Sport

In jüngster Zeit ist dem Auftreten krankhafter Harnveränderungen nach intensiver sportlicher Betätigung besondere Aufmerksamkeit geschenkt worden. Aus zahlreichen Berichten geht hervor, daß sportliche Anstrengungen bei sonst gesunden jungen Männern zu einer meist rasch vorübergehenden Proteinurie, Hämaturie oder Cylindrurie führen können (Alyea u. Parish; Gardner; Jezler; Kleiman).

Derartige krankhafte Harnbefunde treten nicht nur bei Sportarten auf, bei denen die Möglichkeit eines stumpfen Nierentraumas gegeben ist (Boxen, Fußball, Skifahren), sondern auch bei Ruderern und Langstreckenläufern. Untersuchungen Alyeas an gesunden Studenten zeigen, daß nach Langstreckenläufen in 100% und bei allen übrigen Sportarten in 70—80% der Fälle unmittelbar nach dem Wettkampf eine Proteinurie auftritt, bei 50—80% zusätzlich eine mikroskopische Hämaturie und Cylindrurie.

Kleiman, der 1100 Sportler untersuchte, fand eine signifikante Hämaturie bei 27% der Boxer, 25% der Basketballspieler, 9% der Ringer und 7% der Hockeyspieler.

Aus früheren Beobachtungen von Jezler geht hervor, daß das Ausmaß der krankhaften Harnveränderungen nach sportlicher Tätigkeit weitgehend von dem Trainingszustand des Sportlers abhängt.

Bei untrainierten Menschen ist nach sportlicher Belastung auch gelegentlich eine Hämoglobinurie oder Myoglobinurie mit akutem Nierenversagen zu beobachten (Gilligan u. Blumgart; Howenstine).

Erhebliche Traumen im Verlaufe sportlicher Betätigung können selbstverständlich zu mehr oder weniger ausgeprägten Nierenverletzungen führen (Dosza, Kleiman).

Die Proteinurie und Hämaturie klingen im allgemeinen innerhalb von 2—3 Tagen, ohne Residuen zu hinterlassen, ab. Häufige, die Nieren treffende Mikrotraumen können zu einer dauernden Nierenschädigung (narbige Veränderungen) führen („Athletenniere" nach Kleiman). Dies gilt in besonderem Maße für wiederholte schwere Nierenverletzungen, z.B. bei Boxern (Dosza, Kleiman).

KLEIMAN fand bei 22% der untersuchten Boxer eine abnorme Beweglichkeit der Nieren (gegenüber einer durchschnittlichen Häufigkeit von 1—2% bei Männern). Er nimmt an, daß es sich hierbei um eine Folge der häufigen Schläge gegen die Lende und das fortwährende Bücken der Boxer handele. Darüber hinaus fanden sich bei Boxern in überdurchschnittlicher Häufigkeit narbige Verziehungen im Bereich des Nierenbecken-Kelchsystems, Veränderungen, die der Entwicklung einer Pyelonephritis Vorschub leisten und damit zu einem chronischen Nierenleiden führen können.

Auch stärkere Nierentraumen während sportlicher Betätigung heilen im allgemeinen bei konservativer Behandlung aus. Sofern sich keine sekundären Komplikationen (Pyelonephritis, Hypertonie) entwickeln, ist mit einer Dauerschädigung nicht zu rechnen. Die Mortalität ist gering. Besonders gefährdet sind Personen, bei denen bereits kongenitale oder erworbene Nierenläsionen (Hydronephrose, chronische doppelseitige Nierenerkrankungen) vorliegen.

Zusammenfassend kann gesagt werden, daß die im Verlaufe sportlicher Anstrengungen auftretenden krankhaften Harnveränderungen meistens gutartig sind und sich nach 2—3 Tagen zurückbilden. Durch häufige Mikrotraumen (z.B. beim Boxen oder anderen mit körperlichem Kontakt einhergehenden Sportarten) oder im Gefolge einmaliger schwerer Nierenverletzungen kann es zu narbigen Veränderungen im Bereich der Nieren kommen, die ihrerseits sekundäre Komplikationen wie Pyelonephritis, Hydronephrose, Nierenatrophie, traumatische Cysten sowie Verziehungen des Nierenbecken-Kelchsystems nach sich ziehen können. Auch die Entwicklung einer Hypertonie wurde im Anschluß an sportliche Traumen beobachtet (KLEIMAN).

Im Zusammenhang mit Begutachtungsfragen ergibt sich aus den erwähnten Beobachtungen die Notwendigkeit, Leistungssportler regelmäßig zu untersuchen, um vorbestehende Nierenerkrankungen aufzudecken und die Entwicklung von Spätschädigungen zu verhüten. Darüber hinaus wird durch die Tatsache, daß selbst bei gesunden jungen Menschen nach stärkeren Belastungen Nierenveränderungen auftreten können, die Forderung nach weitgehender körperlicher Schonung chronisch Nierenkranker nachdrücklich unterstrichen.

## VIII. Sogenannte urologische Erkrankungen

### 1. Die Hydronephrose

Für die Begutachtung ist, insbesondere im Hinblick auf Zusammenhangsfragen, die Unterscheidung zwischen angeborenen und erworbenen Hydronephrosen wichtig.

*Angeborene Hydronephrosen*, die häufig erst im späteren Lebensalter erkannt werden, können durch Fehlbildungen im Bereich der unteren Harnwege (Strikturen, Klappenbildungen, abnorme Ureterostien, hoher Abgang des Ureters) sowie aberrierende Gefäße, die zur Kompression von Ureter oder Nierenbecken führen, hervorgerufen werden. Auch die verschiedenen Formen der Verschmelzung und Verlagerung der Nieren (Hufeisennieren, gekreuzte Dystopie) spielen als ätiologische Faktoren eine Rolle.

Die häufigsten Ursachen *erworbener Hydronephrosen* sind Narbenstrikturen, Steineinklemmungen, Verdrängungen des Ureters durch Nachbarorgane oder Tumoren, Prostatahypertrophie sowie Veränderungen im Bereich des weiblichen Genitale. FERSTEL fand bei 145 Hydronephrosen in 59 Fällen eine Stenose am Ureterabgang, in 39 Fällen aberrierende Gefäße als Ursache der Harnabflußstörung. Bei 48 Fällen konnte ein mechanischer Faktor nicht eruiert werden (dynamische Hydronephrose). Bei hochsitzenden Abflußhindernissen kommt es zu einer isolierten Nierenbeckenstauung, bei sehr tiefem Sitz (Harnröhrenstriktur) können Ureter und Blase miteinbezogen werden.

Die Folgen einer Hydronephrose sind langsam fortschreitende Druckatrophie des Nierenparenchyms sowie Störungen der Nierendurchblutung als Folge einer Kompression von Arterien und Venen. Hierdurch erklären sich die im Verlaufe der Hydronephrose auftretenden klinischen Erscheinungen (Nierenfunktionsstörungen bis zur Niereninsuffizienz, chronische Infektion, Hypertonie).

Gutachtlich sind die *traumatisch entstandenen Hydronephrosen* von Bedeutung. Nach STAEHLER findet sich bei 10—14% der friedensmäßigen Nierenverletzungen eine sekundäre Harnstauungsniere.

Die häufigsten Ursachen traumatischer Hydronephrosen sind narbige Einengung des Ureters nach Verletzungen, Ureterkompression durch Organisation eines perirenalen Hämatoms, Verlagerung der Niere (durch schrumpfende Narben) mit Abknickung des Ureters, Blutgerinnsel im Harnleiter sowie Steinbildung mit sekundärem Harnleiterverschluß (DOMRICH; DOSZA; ROSTOCK; SCHEELE). Für die Anerkennung der traumatischen Entstehung einer Hydronephrose müssen folgende Voraussetzungen erfüllt sein (ROSTOCK, 1951b; SCHEELE; STAEHLER).

1. Fehlen von Nierensymptomen vor dem Unfall.
2. Fehlen anderweitiger ätiologischer Momente für die Hydronephrose, wie z.B. angeborene Anomalien der Harnwege, aberrierende Gefäße, Tumoren der Blase oder Prostata, Ureterstrikturen nicht traumatischer Genese.
3. Nachweis der Erheblichkeit des Traumas in Gestalt einer direkten Verletzung der Niere bzw. Feststellung von Folgeerscheinungen des Unfalls (Nephrolithiasis), welche die Entstehung einer Abflußbehinderung wahrscheinlich machen.
4. Nachweis von Brückensymptomen (Schmerzen bei Anstrengungen, zeitweise Hämaturie).

Vorbestehende Hydronephrosen können durch direkte Traumen zur Ruptur gebracht werden (DOMRICH). Es bleibt dann zu entscheiden, ob das angeschuldigte Trauma als entschädigungspflichtiger Unfall zu werten ist.

Schon verhältnismäßig geringfügige Traumen oder körperliche Anstrengungen können genügen, bei bestehender Hydronephrose zu Hämaturie oder gar Nierenruptur zu führen (SCHEELE). So wird über Berstung einer Hydronephrose bzw. Cyste unter Geburtswehen (DOSZA), beim Rudern (SCHMIDT) und beim Fußballspielen (SIMON) berichtet.

Nach STAEHLER ist die traumatische Schädigung einer bereits bestehenden Hydronephrose ein wesentlich häufigeres Ereignis als das Auftreten einer traumatischen Hydronephrose. Daher ist, wenn die Wahrscheinlichkeit dafür spricht, daß eine Hydronephrose schon vor dem Unfall bestanden hat, besonders sorgfältig zu prüfen, ob dieser geeignet gewesen sein kann, eine maßgebliche Verschlimmerung herbeizuführen. Wenn schicksalsmäßige Faktoren in hohem Maße dominieren, läßt sich die Annahme eines Unfallzusammenhanges nicht begründen.

Aseptische Hydronephrosen, die durch eine unfallbedingte Infektion zur Pyonephrose werden und eventuell eine Nephrektomie erforderlich machen, bedingen eine Anerkennung des Nierenverlustes. Hat die Hydronephrose schon vor dem zusätzlichen Infekt zu einer stummen Niere geführt, so ist die Pyonephrose nicht anzuerkennen (STAEHLER).

## 2. Nierenmißbildungen

Mißbildungen der Nieren sind die Folge embryonaler Entwicklungsstörungen und können Form, Lage und Zahl sowie den Gewebsaufbau der Nieren betreffen.

Sie haben insofern klinische Bedeutung, als sie mit mehr oder weniger ausgeprägten Nierenfunktionsstörungen einhergehen können. Diese beruhen entweder auf einer primären Dysfunktion des minderwertigen Nierenparenchyms, oder sie entstehen sekundär auf dem Boden von Harnabflußstörungen mit begleitenden Infektionen. Darüber hinaus zeigen fehlgebildete Nieren eine besondere Neigung zu bestimmten Erkrankungen wie Pyelonephritis und Nephrolithiasis. Die Häufigkeit der Nierenmißbildungen ist größer als allgemein angenommen wird. BUGBEE u. WOLLSTEIN fanden bei 4903 Autopsien von Kindern in 117 Fällen (=2,3%) kongenitale Mißbildungen des Harntraktes.

Vom Standpunkt der Begutachtung aus ist zu beachten, daß Mißbildungen gelegentlich erworbene Erkrankungen vortäuschen können oder durch äußere Einwirkungen in ihrem schicksalsmäßigen Verlauf beeinflußt werden. Daraus ergibt sich die Notwendigkeit einer eingehenden urologischen Untersuchung bei unklaren Nierenerkrankungen. Darüber hinaus muß der Gutachter mit dem üblichen Verlauf und den eventuell spontan auftretenden Komplikationen vertraut sein.

Einige Mißbildungen sind bereits bei der Geburt sichtbar. Andere machen erst im Kindesalter oder im höheren Lebensalter Symptome. Letztere sind gewöhnlich durch sekundäre Veränderungen, insbesondere Infektionen, kompliziert. Ohne Behandlung ist die Prognose dieser Fälle ungünstig. Die Patienten erliegen gewöhnlich früher oder später der Stauungsatrophie der Nieren oder einer chronischen Pyelonephritis. Mit Hilfe einer operativen Korrektur ist unter Umständen eine kausale Therapie möglich. Gelegentlich gelingt es, die Infektion durch Antibiotika zu beherrschen.

Über die Häufigkeit der einzelnen Komplikationen bei Mißbildungen der Nieren und des Ureters geben die Untersuchungen von SMITH und ORKIN Auskunft. Diese Autoren fanden unter 471 Patienten mit angeborenen Anomalien des Harntraktes in 79,5% der Fälle sekundäre pathologische Veränderungen (Infektionen: 62,2%, Hydronephrose: 45,6%, Nephrolithiasis: 18,2%). Darüber hinaus fanden sich Nephroptose, Pyonephrose, Tuberkulose, Cysten, Tumoren (in 1,7% der Fälle) und in einem Fall eine Nierenruptur. Die Ergebnisse sind für die Begutachtung von großer Bedeutung, da sie zeigen, welche sekundären Veränderungen bei kongenitalen Anomalien der Nieren und ableitenden Harnwege auch ohne äußere Einwirkung auftreten können. Bemerkenswert erscheint die Tatsache, daß Glomerulonephritiden bei diesem Patientengut nicht beobachtet wurden.

Die wichtigsten Mißbildungen werden im folgenden kurz besprochen.

*Aplasie* einer Niere wird bei etwa 1—2$^0/_{00}$ aller Menschen beobachtet, Männer sind besonders häufig (in zwei Drittel der Fälle) betroffen (HAYMAN, SUTER). Von 236 Patienten mit Solitärnieren hatten 66 (=38%) ein krankes Organ (WINTER, zitiert nach SUTER). Nach SUTER disponieren die Einzelnieren vor allem zur „Nephritis", an der etwa 32% dieser Patienten erkranken (offenbar handelt es sich um Pyelonephritiden), sowie zu Tuberkulose, Nephrolithiasis, Hydronephrose und Tumoren.

Die Solitärniere ist meistens doppelt so groß wie eine normale Niere. Störungen in der Ausscheidungsfunktion sind, sofern das Einzelorgan gesund ist, nicht zu beobachten. CONROY und WALKER sind sogar der Ansicht, daß bei gesunder Einzelniere die Zurückstellung vom Militärdienst nicht berechtigt ist.

Klinische Bedeutung erlangt das Vorliegen einer Einzelniere dann, wenn diese erkrankt oder traumatisch geschädigt wird. Wird die Entfernung einer zerstörten Niere in Erwägung gezogen, muß zunächst das Vorhandensein einer zweiten Niere nachgewiesen werden. Anderenfalls ist auch bei aussichtsloser Situation die Durchführung organerhaltender Operationen erforderlich (MAY).

*Hypoplasie* einer Niere (Häufigkeit 1:500 nach HAYMAN) findet sich vorwiegend beim weiblichen Geschlecht (BOEMINGHAUS). Die kontralaterale Niere ist häufig hypertrophisch. Die hypoplastische Niere ist oft Sitz einer Pyelonephritis. BOEMINGHAUS berichtet über 16 Fälle von Nierenhypoplasie (zwölf Frauen und vier Männer) von denen elf einen stark erhöhten Blutdruck hatten. Die Nephrektomie war bei sechs von sieben dieser Kranken von einer Normalisierung des Blutdrucks gefolgt. Nur bei einer Patientin blieb die Hypertonie bestehen.

Eine *Vermehrung der Nierenzahl*, wobei drei, vier oder sogar sechs Nieren im Organismus vorhanden sein können (BEGG, TÖLLE) ist außerordentlich selten. Häufiger findet sich eine ein- oder doppelseitige sog. Doppelniere, bei der es sich nicht um ein überzähliges Organ, sondern um eine Zweiteilung des Nierenbeckens, evtl. auch des Ureters, handelt (SUTER). Diese Mißbildung geht häufig mit Pyelonephritis und Harnstauung einher.

Auch die verschiedenen Formen der *Verschmelzungsnieren* (z.B. Hufeisennieren), die bei Männern doppelt so häufig auftreten wie bei Frauen (NATION), können zu Hydro- oder Pyonephrosen führen. Das gleiche gilt für die *Nierendystopie*, d.h. die angeborene Verlagerung einer oder beider Nieren mit Abknickung des Ureters. Die Beckenniere stellt manchmal ein Geburtshindernis dar (SUTER).

Zu erwähnen sind noch die *Anomalien der Nierengefäße*, da sie zu sekundären Nierenfunktionsstörungen führen können. Neben aberrierenden Gefäßen, die den Harnleiter komprimieren, wodurch es zur Ausbildung einer Hydronephrose kommt, ist vor allen Dingen die Hypoplasie der Arteria renalis von Bedeutung, da sie zu einer Unterdurchblutung der Niere mit nachfolgender arterieller Hypertonie führen kann.

## Die Cystennieren

Bei diesem familiär gehäuft auftretenden, hereditären Leiden sind die Nieren von zahlreichen Cysten verschiedener Größe durchsetzt. Die Erkrankung tritt im allgemeinen doppelseitig, gelegentlich jedoch auch einseitig auf. In einem größeren Sektionsgut wurde sie einmal auf 773 Autopsien beobachtet (DALGAARD). Von 350 Patienten DALGAARDs waren 193 Frauen und 157 Männer. Das Alter zum Zeitpunkt der Feststellung der Erkrankung variierte zwischen 16 und 85 Jahren, es betrug im Mittel 47,2 Jahre. Das Alter, in dem die Erkrankung begann, variierte zwischen 8 und 77 Jahren, im Mittel betrug es 40,7 Jahre (DALGAARD). Das mittlere Lebensalter zum Zeitpunkt des Todes der Patienten betrug 51,5 Jahre (DALGAARD) bzw. 50 Jahre (REUBI, 1960). Die häufigsten Todesursachen waren Urämie, Hirnblutung und kardiale Komplikationen.

Vom gutachtlichen Standpunkt gewinnen die Cystennieren dann Bedeutung, wenn es gilt, den Einfluß äußerer Einwirkungen auf den Ablauf des Leidens abzuwägen. Da, wie aus den obigen Zahlenangaben hervorgeht, die Träger von Cystennieren häufig im 5. Lebensjahrzehnt ihrem Leiden erliegen, wird man dem Lebensalter zur Zeit der Begutachtung große Bedeutung beimessen müssen. Darüber hinaus sind das Ausmaß der Nierenfunktionsstörungen und sekundären Komplikationen vor dem schädigenden Ereignis und eine eventuelle Änderung in der Schnelligkeit des Ablaufs danach zu berücksichtigen.

Für die Beurteilung der Arbeits- bzw. Erwerbsfähigkeit gelten die gleichen Gesichtspunkte wie bei der chronischen Glomerulonephritis. Es ist besonders zu beachten, daß körperliche Anstrengungen vermieden werden müssen, da diese zur Ruptur der Cysten und damit eventuell zu einer raschen Verschlechterung der Nierenfunktion führen können (BROD, 1962).

### 3. Nierentumoren

Gutartige Nierentumoren (Fibrome, Adenome, Angiome) sind sehr selten und haben gutachtlich keine große Bedeutung.

Bei den *bösartigen Tumoren,* die 90% aller klinisch festgestellten renalen Neubildungen ausmachen (ENDTNER u. WILDBOLZ), unterscheidet man im allgemeinen zwei Gruppen, je nachdem ob der Tumor vom Nierenparenchym (Hypernephrom, Carcinom, Sarkom bei Kindern) oder vom Epithel der Nierenhohlräume (papilläre oder solide Carcinome) seinen Ausgang nimmt.

Vom gutachtlichen Standpunkt aus ist die Frage des ursächlichen Zusammenhanges zwischen Trauma und Nierentumor von Bedeutung.

Die Frage, ob eine einmalige Verletzung imstande ist, einen Krebs auszulösen, ist seit Jahrzehnten in widersprechender Weise beantwortet worden. Nach dem Massenexperiment der Weltkriege mit ihren zahllosen Verwundungen ist eine Carcinomhäufung ausgeblieben: DIETRICH (1950) fand unter 5 Mill. Kriegsverwundungen 73 maligne Neubildungen, bei denen der begründete Verdacht eines ursächlichen Zusammenhanges mit der Verletzung gegeben war. Nur in einem Fall handelte es sich um ein hypernephroides Carcinom einer Niere, das als Folge einer Schußverletzung anerkannt worden war. Dieser von WILLER (1942a) beschriebene Fall betraf einen Mann, der 27 Jahre nach Steckschußverletzung des 12. Brustwirbels mit Nierenverletzung an einem hypernephroiden Carcinom starb. Es wurden hier „die Verwundung und ihre Folgen als realisierende Faktoren für das in der Anlage determinierte hypernephroide Carcinom anerkannt". In der Einteilung von DIETRICH ist dieser Fall der Gruppe der Narbenkrebse zugeordnet. BAUER und FREY führen noch einen zweiten Fall an, bei dem ein Zusammenhang mit einem friedensmäßigen Unfall angenommen wurde. Es handelte sich um einen 33jährigen Mann, der auf dem Wege zur Arbeit hinfiel und mit der linken Körperseite auf ein Winkeleisen aufschlug. Am nächsten Morgen aufgetriebener Leib, kolikartige Schmerzen, Schwierigkeiten beim Wasserlassen. Im Harn massenhaft geronnenes Blut. Nach einigen Tagen erneut Beschwerden. Zwei Jahre und 3 Monate nach dem Unfall heftige Kreuzschmerzen, starkes Druckgefühl im Leib. Bei der Operation großes Hypernephrom (1 kg schwer) links. Latenzzeit 2,3 Jahre. BAUER und FREY betonen, daß es sich hier um die Einwirkung eines Traumas auf einen embryonalen oder einen vorbestehenden benignen Tumor handeln kann, etwa im Sinne einer Sprengung der den Tumor umgebenden Kapsel. Die Angabe völliger Gesundheit vor dem Trauma sei in diesem Fall ohne jede Bedeutung. Die Autoren weisen darauf hin, daß man sofort nach der Verletzung Symptome einer Nierenschädigung (Blutungen, Anurie) fordern muß, um einen Beweis für die unmittelbare Schädigung der Nieren zu haben.

DIETRICH (1954) fordert für die Anerkennung einer Geschwulstbildung durch äußere Einwirkungen:

a) Die Verletzung (Unfall) muß einwandfrei erwiesen sein und die Stelle der späteren Geschwulstbildung getroffen haben.

b) Die Verletzung muß unmittelbar erhebliche und nachgewiesene Folgen haben, die eine Störung im Gewebsbau annehmen lassen.

c) Aus den ersten Folgen der Verletzung muß sich die Geschwulst in einer ihrem Charakter entsprechenden Zeit entwickelt haben.

BAUER und FREY weisen in ihren Leitsätzen über den Zusammenhang zwischen Geschwulst und Trauma darauf hin, daß eine Anerkennung auch gerechtfertigt sein kann, wenn „die Auswirkungen des angeschuldigten Traumas die Frühsymptome eines noch unbemerkten Tumors verdeckt, bzw. eine wesentlich frühere Diagnose und Therapie desselben verhindert haben."

Über eine entsprechende Beobachtung berichtet MELLIN. Es handelte sich um einen Patienten mit einem Geschoßsplitter im Nierenparenchym und einem hypernephroiden Carcinom in der gleichen Niere. Dieses ungewöhnliche Zusammentreffen führte zu einer Verkennung der wahren Ursache einer seit $2^1/_2$ Jahren bestehenden Hämaturie und damit auch zur Verkennung des Nierentumors, da das Bluthamen auf Arrosionsblutungen durch den großen, dem Hohlsystem der Niere unmittelbar benachbarten Metallsplitter bezogen wurde. Bei der Operation zeigte sich, daß sowohl der Geschoßsplitter als auch die Narben des Schußkanals in der Niere im tumorfreien Bezirk lagen und daß chronisch-entzündliche Gewebsveränderungen, die als örtlicher Dauerreiz in Betracht kämen, fehlten. Aus diesem Grunde wurde eine Geschwulstauslösung im Sinne eines Narbenkrebses nicht anerkannt und ein kausaler Zusammenhang zwischen Verwundungsfolgen und Carcinom abgelehnt. Es wurde jedoch eine richtunggebende Verschlimmerung durch Verschleierung im Sinne der Forderung von BAUER und FREY angenommen.

Die Frage, ob ein die Niere treffendes Trauma ein beschleunigtes Wachstum des Tumors oder eine beschleunigte Metastasenbildung zur Folge haben kann, wird von BUCKUP sowie STAEHLER bejaht. Nach STAEHLER ist eine wesentliche Verschlimmerung im Ablauf des Tumorleidens anzuerkennen, wenn

1. die Geschwulst nachweisbar von einem Trauma getroffen wurde;
2. sich unmittelbar nach dem Trauma eine auffallende, überstürzte Verschlimmerung der Geschwulst gezeigt hat.

Gelegentlich wird die Frage diskutiert, ob ein Nierenkrebs im Zusammenhang mit einer früher durchgemachten Nephritis entstehen kann. DIETRICH (1950) beschreibt einen Fall, bei dem eine im Jahre 1916 überstandene Kriegsnephritis als Ursache eines im Jahre 1937 zum Tode führenden Nierencarcinoms angeschuldigt wurde. In seiner Stellungnahme führt DIETRICH aus, daß das umfangreiche Schrifttum keine Angaben darüber enthält, ob ein chronisches Nierenleiden die Entstehung eines Nierenkrebses bedingen oder begünstigen könnte. Darüber hinaus sei die Entstehung eines Nierenkrebses aus einer chronischen Nierenentzündung vom Standpunkt der allgemeinen Geschwulstlehre als sehr unwahrscheinlich zu bezeichnen, da die chronische Nierenentzündung zu einer Narbenbildung ohne jegliche Wucherung führe.

Eine andere Frage sei, ob das chronische Nierenleiden zu einem wesentlich schnelleren und ungünstigeren Verlauf der Krebserkrankung beigetragen hat. Diese Frage könnte bejaht werden, wenn die andere Niere durch die chronischen Veränderungen so stark geschädigt wäre, daß sie die vermehrte Arbeit nicht zu leisten vermochte. Der Tod hätte dann durch Urämie herbeigeführt werden müssen. Das war aber nicht der Fall. Vielmehr starb der Patient an allgemeiner Kachexie. Die Untersuchung der tumorfreien Niere ergab lediglich narbige Veränderungen bei gut erhaltenem Nierengewebe. Das frühere Nierenleiden hat daher in dem beschriebenen Fall auf den tödlichen Verlauf des Nierenkrebses keinen nachweisbaren Einfluß gehabt.

Manchmal können, wie einige wenige Beobachtungen zeigen, *Nierenbeckencarcinome* auf dem Boden eines chronischen Nierensteinleidens entstehen. ECK berichtet über zwei Fälle. Bei einem Patienten entwickelte sich 44 Jahre nach einem im ersten Weltkrieg erlittenen Unfall mit Nierenverletzung und nachfolgender Nephrolithiasis ein Nierenbeckencarcinom. Ein Zusammenhang mit dem Unfall wurde anerkannt. Nach STAEHLER kann ein chronischer Reizzustand im Bereich des Nierenbeckens (z.B. bei Steinpyonephrose oder Pyelonephritis) zum Plattenepithelcarcinom führen. Letzteres muß bei entsprechender Latenzzeit und entschädigungspflichtigem Grundleiden als indirekte Schädigungsfolge anerkannt werden. K. H. BAUER weist in diesem Zusammenhang auf die Rolle chronischer Infekte bei der Entstehung der Gallenblasencarcinome hin. Einen zusätzlichen mechanischen Reizfaktor stellen Gallensteine bei Schrumpfgallenblasen mit Steindecubitus dar. Die geringere Häufigkeit des Nierenbeckencarcinoms bei Nierensteinen und Nierenbeckeninfektionen erklärt BAUER damit, daß bei den Harnwegen der Abfluß im Gegensatz zu der chronisch infizierten Gallenblase gar nicht oder nur wenig behindert ist.

Die *Beurteilung der Arbeits- und Erwerbsfähigkeit* bei malignen Nierentumoren muß, ebenso wie bei anderen Geschwülsten (HEISS, NAVRATIL), von dem klinischen Zustand des Patienten ausgehen. Die manifeste bösartige Nierengeschwulst oder der begründete Verdacht darauf bedingen Arbeitsunfähigkeit. Ergeben die weiteren Untersuchungen die Inoperabilität, sei es wegen der lokalen Ausdehnung oder im Hinblick auf Metastasen, steht die Annahme dauernder Erwerbsunfähigkeit außer Frage. Anders ist die Situation zu beurteilen, wenn es gelingt, den Tumor zu entfernen und keine Anzeichen für eine Metastasierung vorliegen. Im allgemeinen herrscht Übereinstimmung darüber, daß dann die Wiederaufnahme der Berufstätigkeit auf jeden Fall angestrebt werden soll, auch wenn die Prognose bösartiger Geschwülste auf längere Sicht stets ungewiß bleibt. BAUER hat darauf aufmerksam gemacht, daß es für einen Krebskranken immer das Beste sei, „wenn er, sobald es geht, wieder in die Familie, in Arbeit und Beruf zurückkehrt."

Voraussetzung für die Wiederaufnahme der beruflichen Tätigkeit sind eine ausgedehnte postoperative Rekonvaleszenzphase und ein guter Allgemeinzustand des Patienten. Man wird daher den Zeitpunkt der Wiedereingliederung in den Arbeitsprozeß von der Entwicklung der klinischen Befunde (Körpergewicht, Blutkörperchensenkungsgeschwindigkeit, Blutbild) abhängig machen. Da sich erwiesen hat, daß die meisten Tumorrezidive innerhalb von 2 Jahren auftreten, ist zunächst für diesen Zeitraum Erwerbsunfähigkeit anzunehmen (Verb. Dtsch. Rent.-Vers.-Träger). Während dieser Periode sollen roborierende Kuren durchgeführt werden, um die Widerstandskraft des Patienten zu steigern. Ein Entzug der Rente darf erst erfolgen, wenn mit Wahrscheinlichkeit eine klinische Heilung angenommen werden kann. Eine genaue Kontrolle der häufigsten Metastasenlokalisationen (Lunge, Leber, Skelet) ist in regelmäßigen, etwa sechsmonatigen Abständen erforderlich.

## IX. Strahlenschädigungen der Nieren

Im Zusammenhang mit Haftpflichtansprüchen kann das Auftreten von Nierenschädigungen nach diagnostischen oder therapeutischen Strahlenanwendungen gutachtliche Bedeutung gewinnen.

### 1. Schädigungen nach Röntgenbestrahlung der Nieren

Im Verlaufe der letzten Jahre ist in zunehmendem Maße über das Auftreten von Nierenschäden nach therapeutischer Röntgenbestrahlung der Nierenregionen oder des Bauchraumes berichtet worden (GRAUL, LUXTON, MAIER u. CASARETT, SARRE u. MOSER, RUBENSTONE u. FITCH).

LUXTON hat nach dem Krankheitsbild und dem Verlauf eine Unterteilung in vier Gruppen vorgenommen:

*a) Die akute Bestrahlungsnephritis.* Diese trat im Durchschnitt 8 Monate nach der Radiotherapie auf, wobei Dosen zwischen 2200 und 2500 r verabreicht worden waren. Klinisch fanden sich neben starken subjektiven Beschwerden (Kopfschmerzen, allgemeine Müdigkeit, Schweißausbrüchen) eine Hypertonie, Proteinurie, Ödeme, Herzvergrößerung und Rest-N-Steigerung. Die Prognose der Erkrankung war ungünstig, fünf von 13 Patienten LUXTONs starben 10—15 Monate nach der Bestrahlung.

*b) Die chronische Bestrahlungsnephritis.* Diese trat ohne wesentliche Beschwerden durchschnittlich 20 Monate nach der Bestrahlung auf und war durch eine geringer ausgeprägte Hypertonie und Rest-N-Steigerung charakterisiert. Die Prognose quoad vitam ist gut.

c) Die *benigne Hypertonie*, die sich im allgemeinen nach Strahlendosen von 500—2000 r entwickelt und ohne Störungen der Nierenfunktion einhergeht.

d) *Die maligne Hypertonie*, die innerhalb weniger Wochen tödlich enden kann.

Die genannten Beobachtungen mahnen zur Vorsicht bei Strahlenanwendungen im Bereich des Bauchraumes. Sofern die Nieren Röntgenstrahlen ausgesetzt wurden, sind regelmäßige Kontrolluntersuchungen der Nierenfunktion erforderlich.

### 2. Strahlenschädigungen nach Thorotrast

In neuerer Zeit mehren sich die Beobachtungen über Strahlenschädigungen der Nieren nach Untersuchungen der Harnwege mit Thorotrast.

Thorotrast, eine kolloidale Lösung von Thoriumdioxyd, wurde 1928 als Röntgenkontrastmittel eingeführt, und unter anderem auch zur retrograden Pyelographie benutzt. Obwohl schon im Anfang aus theoretischen Erwägungen heraus vor der Anwendung des Thorotrast gewarnt wurde, da Spätschädigungen, bedingt durch radioaktive Strahlung, befürchtet wurden, fand es breiteste Anwendung. Thorium selbst sendet vorwiegend α-Strahlen aus und hat eine Halbwertszeit von vielen Millionen Jahren (MARTI und HEILBRONN). Nach Ablauf der Latenzzeit, die mit 10—20 Jahren angenommen wird, häufen sich jetzt die Beobachtungen von durch Thorotrast induzierten malignen Tumoren. Als erster teilte ZOLLINGER 1949 ein Radiosarkom einer Niere 16 Jahre nach Pyelographie mit 30 ml Thorotrast bei Hydronephrose mit. Das Sarkom hatte sich um das Thorotrastdepot herum entwickelt.

Über Thorotrastcarcinome im Nierenbecken nach retrograder Pyelographie berichten FEINE und LEONHARD; KRÜCKEMEYER; KRÜCKEMEYER u. Mitarb.; WEYENETH, 1958; BOEMKE. Auch nach Arteriographie (Arteria femoralis) mit Thorotrast wurde die Entstehung von Carcinomen beobachtet: WUKETICH und MARK sahen bei einem 70jährigen Patienten 30 Jahre nach Thorotrastarteriographie beider Femoralarterien ein Carcinom im Bereich des Pankreaskopfes und ein Hypernephrom der rechten Niere. Beide Carcinome lagen in enger topographischer Beziehung zu den massiven Thorotrastdepots in den Lymphknoten entlang des Pankreas. Sie wurden daher auf den cancerisierenden Effekt der Bestrahlung mit Thoriumdioxyd bezogen.

Neben den malignen Neubildungen finden sich auch andere Thorotrastschädigungen der Nieren: So berichten MARTI und HEILBRONN; BRUNNER; WEYENETH, 1962, sowie BOEMKE über bindegewebige Verödung der Nieren mit praktisch völligem Parenchymschwund. RÜBE und MEHL sahen eine Hydronephrose infolge bindegewebiger Verödung des Nierenhilus.

Sofern die Thorotrastapplikation als diagnostische Maßnahme bei entschädigungspflichtigen Erkrankungen erfolgte, ist die Thorotrastschädigung als indirekte Schädigungsfolge anzuerkennen.

3. Im Verlaufe der **Strahlenbehandlung gynäkologischer Carcinome** (Röntgenbestrahlung, Radiumeinlage) können sich narbige Veränderungen im Bereich der Ureteren mit entsprechenden Folgeerscheinungen (Hydronephrose, Pyonephrose) entwickeln (MUTH).

## X. Die Begutachtung des einseitigen Nierenverlustes

Die Begutachtung des einseitigen Nierenverlustes obliegt, sofern die Restniere gesund ist, im allgemeinen dem Chirurgen bzw. Urologen. Eine internistische

Stellungnahme wird dann erforderlich sein, wenn Zweifel an der Integrität der kontralateralen Niere bestehen oder diese mit Sicherheit erkrankt ist.

Bei einseitigem traumatischen Nierenverlust paßt sich die Restniere, sofern sie gesund ist und der Patient das 30. Lebensjahr noch nicht überschritten hat, im allgemeinen im Verlaufe von 2—4 Wochen der Mehrbelastung an, so daß dann wieder normale Ausscheidungsverhältnisse vorliegen. Dementsprechend ist der Patient zunächst für etwa 6 Wochen arbeitsunfähig. Nach einer Übergangsrente in Höhe einer Erwerbsminderung von 30% bzw. 20% für je 3 Monate wird eine meßbare Einbuße der Erwerbsfähigkeit meistens nicht mehr angenommen (Einzelheiten zu diesem Problem siehe bei BLUMENSAAT sowie SCHEELE). Bei einem nach § 1 BVG zu entschädigenden Nierenverlust beträgt die gesetzlich festgelegte Dauererwerbsminderung 30%.

Zweifellos besteht die Befürchtung zu Recht, daß der Einnierige im Falle einer späteren Erkrankung der Restniere besonders gefährdet ist (SCHULTHEIS). Aus diesem Grunde wird gelegentlich für die Dauer eine sog. Schonungs- oder Gefährdungsrente in Höhe von 15% gewährt. BLUMENSAAT ist der Ansicht, daß eine potentielle Gefährdung weder eine Erwerbseinbuße darstelle, noch ärztlicherseits erfaßt werden könne. Darüber hinaus sei eine Gefährdungsrente von 15% auch ohne praktische Bedeutung, da sie sich gerade unterhalb der zur Rentenauszahlung erforderlichen Höhe von 20% halte. Er lehnt daher eine derartige Gefährdungsrente ab. SCHEELE schlägt vor, dem Einnierigen dann eine Gefährdungsrente zu gewähren, wenn ihm infolge des Nierenverlustes bestimmte Möglichkeiten innerhalb seines Berufes verschlossen sind und damit seine Wettbewerbsfähigkeit auf dem allgemeinen Arbeitsmarkt eine Einschränkung erfährt. Dies wird z.B. der Fall sein, wenn der Verletzte vor dem Unfall körperlich angestrengt und unter ungünstigen Temperaturen oder Witterungsbedingungen gearbeitet hat. Es wird daher individuell zu entscheiden sein, ob auch der glatte Verlust einer Niere einen entschädigungspflichtigen Dauerschaden darstellt oder nicht.

Von besonderer Bedeutung ist es, bei der Bewertung der Erwerbsminderung durch einen traumatischen Nierenverlust den Funktionszustand der Restniere exakt zu beurteilen. Bei vorbestehender Schädigung oder durch den Unfall mittelbar erfolgter Beeinträchtigung der Restniere liegt die Höhe der Erwerbsminderung je nach Ausmaß der Nierenfunktionsstörung zwischen 30 und 100%, bei Schädigungen im Sinne des § 1 BVG zwischen 60 und 100%. Eine spätere Erkrankung der Restniere, die in keinem ursächlichen Zusammenhang mit dem ursprünglichen Nierenverlust steht, bedeutet keine Verschlimmerung im Sinne des § 608 RVO und des BVG und bedingt daher keine Erhöhung der Unfallrente (BLUMENSAAT).

Auch nach Rentenentzug empfiehlt sich eine Nachuntersuchung in Abständen von etwa 6 Monaten für die Dauer von 2 Jahren. Diese Nachuntersuchungen dienen dazu, einen eventuellen Schaden an der Restniere frühzeitig zu erkennen, zu behandeln und gutachtlich im Hinblick auf eine etwaige Verschlimmerung zu beurteilen.

Die bisherigen Ausführungen bezogen sich auf den traumatischen Nierenverlust, bei dem im allgemeinen die verbleibende Restniere gesund ist. Anders liegen die Verhältnisse, wenn eine Niere wegen Erkrankung entfernt werden mußte. Hier ist die Restniere häufig ebenfalls mehr oder weniger geschädigt. Nach Beobachtungen von ROCKSTROH, der 161 Patienten, bei denen eine Nephrektomie durchgeführt worden war, nachuntersuchte, muß damit gerechnet werden, daß bei etwa 50% der Fälle die Restniere ebenfalls geschädigt ist. Die Funktionsminderung der Restniere kann entweder Folge einer Erkrankung oder einer fehlenden Anpassung an die Mehrbelastung sein. Die Anpassung der Restniere kann unterbleiben, wenn sie bereits geschädigt ist, oder die Nephrektomie jenseits des

30. Lebensjahres erfolgt. Nach ROCKSTROH kommt es im Verlaufe einer Nephrektomie nicht selten infolge Blutverlust, Kreislaufschock oder reflektorischer Ischämie zu einer bleibenden Schädigung der kontralateralen Niere. Dieser Autor ist daher der Ansicht, daß die Vorstellung von der ungetrübten Lebenserwartung Einnieriger revidiert werden müsse. Für diesen Personenkreis bestehe vom Zeitpunkt der Nephrektomie an eine besondere Gefährdung. Er fordert einen Arbeitsplatz frei von schädlichen Witterungseinflüssen und Unfallgefahren, um die Lebenserwartung Einnieriger zu verbessern. Auf Grund seiner Erfahrungen schlägt ROCKSTROH die in der nachfolgenden Tabelle 2 wiedergegebenen Rentensätze für Einnierige vor.

Tabelle 2. *Begutachtung Einnieriger* (nach H. ROCKSTROH)

| Nierenverlust infolge | Gesunde Restniere | | Funktionsminderung der Restniere | Erkrankung der Restniere unabhängig vom Alter | | | | |
|---|---|---|---|---|---|---|---|---|
| | | | | Pyelonephritis mit | | | Steine | Hydronephrose |
| | bis 30 Jahre | über 30 Jahre | in % | Harnwegsinfekt in % | erhöhter BKS in % | erhöhtem Blutdruck in % | in % | in % |
| Pyonephrose | für $^1/_2$ Jahr 30%, dann 20% | für 1 Jahr 30%, dann 20% | 30—70 | 50 | 70 | 70 | 70 | 70 |
| Tuberkulose | s. o. | s. o. | 30—70 | 50 | 70 | 70 | 70 | 70 |
| Steinniere — Ausgußstein | s. o. | s. o. | 30—70 | 50 | 70 | 70 | 70 | 70 |
| Mißbildung | s. o. | s. o. | 30—70 | 50 | 70 | 70 | 70 | 70 |
| bösartiger Geschwulst | für 1 Jahr 100%, im 2. Jahr 70%, im 3.—5. Jahr 50%, dann 20% | für 1 Jahr 100%, im 2. Jahr 70%, im 3.—5. Jahr 50%, dann 30% | 100 | 100 | 100 | 100 | 100 | 100 |

Eine Aufnahme Einnieriger in die *Lebensversicherung* erfolgt meistens unter erschwerten Bedingungen. Auf Grund statistischer Untersuchungen hat sich gezeigt, daß die Nephrektomie nach Trauma die günstigste Prognose hat. Nephrektomien wegen Trauma, gutartiger Tumoren, Steinbildung oder Infektionen werden bis 6 Monate nach dem Eingriff zurückgestellt und danach mit abnehmendem Zuschlag versichert. Nach 5 Jahren erfolgt Normalaufnahme, vorausgesetzt, daß die verbliebene Niere ganz gesund ist. Unter den gleichen Bedingungen kann bei Nephrektomie wegen Nierenkrebs nach 10 Jahren normal aufgenommen werden. Von entscheidender Bedeutung ist in jedem Fall der Nachweis völlig einwandfreier Nierenfunktion (DOLL, 1958; 1959). Ist die verbliebene Niere erkrankt, kann eine Aufnahme in die Lebensversicherung nicht erfolgen (QUADE).

## XI. Die orthostatische Proteinurie

Ebenso wie das Fehlen einer Proteinurie eine Nierenerkrankung nicht ausschließt, bedeutet ihr Vorhandensein nicht unbedingt das Vorliegen organischer Nierenveränderungen.

Nach größeren Statistiken zeigen 2—5% gesunder Jugendlicher und junger Erwachsener während des Tages eine geringe Proteinurie, die während der nächtlichen Rückenlage verschwindet (DIEHL u. MCKINLEY; LÖWGREN; SCHREINER). BULL fand bei einer Gruppe gesunder Jungen zwischen 14 und 16 Jahren in 77%

der Fälle und bei einer Gruppe von gesunden Medizinstudenten zwischen 20 und 30 Jahren bei 36% der Fälle eine Proteinurie bei extremer lordotischer Haltung des Körpers.

Obwohl diese Untersuchungen zeigen, daß die Proteinurie bei aufrechter Körperhaltung und nach Belastungen bei gesunden jungen Menschen relativ häufig vorkommt, sollte ihr Auftreten stets Anlaß zu einer eingehenden Untersuchung der Nieren sein. Nach Untersuchungen von King können sich hinter einer orthostatischen Proteinurie zahlreiche Nierenerkrankungen verbergen. Dieser Autor untersuchte 191 gesunde junge Männer im militärpflichtigen Alter, bei denen eine orthostatische Proteinurie nachgewiesen worden war, über einen Zeitraum von 5—8 Jahren. 105 dieser Patienten zeigten auch nach Ablauf von 6 Jahren eine orthostatische Proteinurie, bei 60 Patienten hatte sich eine dauernde Proteinurie entwickelt, 26 waren eiweißfrei. Bei den 60 Patienten, die später eine dauernde Proteinurie aufwiesen, fanden sich bei genauer Untersuchung verschiedene Nierenerkrankungen wie Glomerulonephritis, chronische Pyelonephritis, kongenitale Nierenveränderungen sowie urologische Erkrankungen oder eine renale Beteiligung bei verschiedenen Systemerkrankungen wie Diabetes mellitus, Hochdruck und Kollagenkrankheiten. Somit erwiesen sich 32% der Patienten mit einer ursprünglich orthostatischen Proteinurie später als nierenkrank.

Nierenbiopsien bei 56 asymptomatischen und scheinbar gesunden jungen Männern mit orthostatischer Proteinurie zeigten eine sichere membranöse Glomerulonephritis bei drei und eine Pyelonephritis bei einem Patienten. In 23 Fällen wurden mehr oder weniger ausgeprägte, uncharakteristische diffuse oder herdförmige glomeruläre Veränderungen gefunden (Robinson u. Mitarb.).

Nach Schreiner handelt es sich nur bei 10% aller orthostatischen Proteinurien um einen benignen funktionellen Prozeß.

Die genannten Untersuchungen widerlegen die Ansicht, daß die orthostatische Proteinurie immer eine gutartige Störung speziell des jungendlichen Alters darstellt, die im späteren Leben verschwindet und ohne klinische Bedeutung ist.

Differentialdiagnostisch muß, abgesehen von den obengenannten Erkrankungen, auch an eine Pseudoproteinurie nach Verabreichung von jodhaltigen Kontrastmitteln, eine vorgetäuschte Proteinurie (durch Beimischung von Eiereiweiß oder Serum zum Urin) und an die sog. funktionelle Proteinurie nach körperlichen Belastungen, bei Fieber und psychischen Emotionen gedacht werden (Schreiner). Eine Eiweißausscheidung bei chronischen Nierenerkrankungen kann orthostatisch verstärkt werden.

Obwohl man es vermeiden sollte, einen Jugendlichen mit orthostatischer Proteinurie zum Nierenkranken zu stempeln (Koch), ist in jedem Falle eine eingehende Untersuchung der Nierenfunktion durchzuführen und der Patient über einen längeren Zeitraum (2 Jahre) zu überwachen.

## XII. Die beruflich bedingten Nierenschäden

Von einer Berufskrankheit spricht man dann, wenn ein in der Arbeitsweise begründeter schädlicher Faktor erst nach wiederholter, gegebenenfalls über Monate und Jahre sich erstreckender Einwirkung zur klinisch evidenten Erkrankung führt. Nicht immer ist ein solcher schädlicher Faktor zu eruieren, so daß Baader (1961) den Begriff der Berufskrankheit weiterfaßt, indem er sie als Krankheit definiert, „die besonders regelmäßig unter den Angehörigen einer bestimmten Berufsgruppe oder wesentlich häufiger als unter der übrigen Bevölkerung auftritt“.

Abgesehen von den Schleimhautveränderungen und Geschwülsten nach Einwirkung aromatischer Amine sind isolierte Schädigungen der Nieren und ableitenden Harnwege bei Berufskrankheiten sehr selten. In der Regel handelt es sich um eine sekundäre renale Beteiligung im Rahmen eines komplexen Krankheitsbildes.

Während die Diagnose der akuten gewerblichen Vergiftungen sich im allgemeinen aus den näheren Umständen des Unfallereignisses ergibt, bereitet die Erkennung der chronischen, protrahierten Gifteinwirkung, die den Berufskrankheiten häufig zugrunde liegt, große Schwierigkeiten. Stets ist in Erwägung zu ziehen, daß sich die vorliegende Erkrankung auch unabhängig von der Ausübung des Berufes entwickelt haben kann (Koetzing).

Im nachfolgenden Abschnitt werden diejenigen Berufskrankheiten kurz besprochen, in deren Verlauf es erfahrungsgemäß häufiger zu einer Beteiligung der Nieren und ableitenden Harnwege kommt.

## Schleimhautveränderungen, Krebs oder andere Neubildungen der Harnwege durch aromatische Amine (Nr. 1*)

Die aromatischen Amine, Abkömmlinge des Anilins, haben cancerogene Eigenschaften und können zur Geschwulstbildung im Bereich der ableitenden Harnwege führen. Als besonders schädlich gelten Benzidin, $\alpha$- und $\beta$-Naphthylamin sowie Toluidine (M. Bauer, Hueper). Gefährdet sind Arbeiter der chemischen Industrie bei der Herstellung von Teerfarben bzw. deren Ausgangs- und Zwischenprodukten.

Die unter dem Einfluß der aromatischen Amine auftretenden Neubildungen können sowohl die Harnblase als auch den Ureter und das Nierenbecken betreffen (M. Bauer; Hueper; Müller). Dabei kann es sich entweder um gutartige Papillome oder um Carcinome handeln. Das Verhältnis von bösartigen zu gutartigen Tumoren in einem größeren Betrieb betrug 1:3 (M. Bauer). Auch multiple Primärkrebse (z.B. Blasen- und Nierenbeckentumoren) wurden beobachtet (M. Bauer; Müller, 1951). Mit der Umwandlung gutartiger Tumoren in Carcinome muß gerechnet werden (M. Bauer). Die Latenzzeit zwischen Beginn der Exposition und Auftreten der Tumoren beträgt 1—45 Jahre, im Mittel 17,6 Jahre (Hueper; Müller, 1949). In Einzelfällen wurden schon nach $^1/_2$jähriger Arbeit Blasencarcinome gefunden. Nicht selten treten diese erst jahrelang nach Aufgabe der Anilinarbeit in Erscheinung.

Nach Sroka kann es auch zu diffusen Parenchymschädigungen der Nieren kommen, die als Überempfindlichkeitsreaktionen gedeutet werden.

Vom gutachtlichen Standpunkt aus sind die Voraussetzungen für die Anerkennung einer Berufskrankheit erfüllt, wenn es bei einem entsprechend exponierten Versicherten zum Auftreten epithelialer Geschwülste im Bereich der ableitenden Harnwege kommt.

## Erkrankungen durch Arsen und seine Verbindungen (Nr. 2)

Die gewerbliche Arsenvergiftung wird bei der Verhüttung arsenhaltiger Erze sowie in der chemischen Industrie bei der Herstellung von Arsenpräparaten und arsenhaltigen Farben beobachtet. Arsen spielt auch eine große Rolle in der Schädlingsbekämpfung (Weinbau, Forstwirtschaft, Obstbau, Tierzucht). Unter der Einwirkung von Arsen kann es zu einer Capillarlähmung kommen, wodurch sich die bei der akuten und chronischen Arsenvergiftung auftretenden Symptome erklären lassen (Kollapszustände mit akutem Nierenversagen, Hämaturie, Proteinurie sowie Blutungen aus der Nase und dem Magen-Darmtrakt).

---

* Die Ziffern entsprechen denjenigen der VI. Berufskrankheitenverordnung (1961).

*Arsenwasserstoff* ($AsH_3$), ein farbloses, knoblauchartig riechendes Gas, kann zu einer Hämolyse mit akutem Nierenversagen führen (DEROT u. Mitarb.). Es entsteht immer dort, wo Wasserstoff in statu nascendi auf Arsenverbindungen einwirkt. Dementsprechend werden gewerbliche Vergiftungen beim Löten, autogenen Schweißen und der Akkumulatorenfabrikation beobachtet (BAADER, GROETSCHEL).

## Nitro- oder Aminoverbindungen des Benzols oder seiner Homologen oder deren Abkömmlinge (Nr. 5)

können infolge Hämolyse und Methämoglobinbildung zu Nierenschädigungen führen. Einige der gebräuchlichsten Nitrokörper sind das Nitrobenzol (Parfümierungsmittel), Dinitrobenzol, Di- und Trinitrotoluol (Sprengstoffe), Trinitrophenol (Pikrinsäure als Färbemittel). Von den Aminokörpern sind besonders Anilin und seine Derivate zu erwähnen. Gefährdet sind Arbeiter in chemischen Fabriken, insbesondere Teerfarben- und Sprengstoffabriken, Seifenfabriken, Parfümerien und pharmazeutischen Betrieben (HOLSTEIN).

Seitens der Nieren finden sich gelegentlich eine geringe Proteinurie, Hämoglobinurie und Hämaturie. In schweren Fällen kann es zu einem akuten Nierenversagen, meist in Kombination mit einer akuten gelben Leberatrophie kommen.

## Erkrankungen durch Blei oder seine Verbindungen (Nr. 6)

Die berufliche Bleivergiftung ist dank ausgedehnter gewerbehygienischer Maßnahmen jetzt außerordentlich selten geworden. Insbesondere Spätschädigungen, wie z.B. die Bleischrumpfniere, werden, von Ausnahmen abgesehen (GROSSDORFER), heute kaum noch beobachtet (BAADER; FRANKE; LACHNIT; LITZNER; POPPER).

Gefährdend wirken vor allem solche Arbeiten, bei denen eine Bleiaufnahme per inhalationem erfolgt. Diese Möglichkeit ist dann gegeben, wenn Blei über den Verdampfungspunkt ($700^0$ C) erhitzt wird, wie es z.B. beim Schweißen von Metallteilen, die mit Bleifarbe gestrichen sind (Brücken- und Schiffsbau) der Fall ist. Auch bei der Entfernung alter Farbanstriche durch Sandstrahlgebläse, bei der Herstellung von Akkumulatoren, bei Töpfern, Porzellan- und Glasmalern sowie in der Textilindustrie besteht eine Bleigefährdung. Diese ist andererseits heute im Buchdruckerbetrieb gering einzuschätzen. MOESCHLIN widmet neuerdings der Vergiftungsgefahr durch Bleitetraäthyl, das als Zusatz zum Motorentreibstoff verwandt wird, besondere Aufmerksamkeit. Hier werden in erster Linie Automechaniker und Tankstellenbedienungen betroffen.

Bei der *akuten Bleivergiftung* infolge oraler Aufnahme kann es ähnlich wie bei anderen Schwermetallen (Quecksilber, Wismut) zu Tubulusnekrosen mit akutem Nierenversagen kommen (LACHNIT; RATHERY u. MICHEL; QUITTE).

Von gewerbemedizinischer Bedeutung sind die subakuten bzw. die subchronischen und die chronischen Bleivergiftungen.

Bei der *subakuten bzw. subchronischen Bleivergiftung*, die klinisch durch die charakteristischen Bleikoliken gekennzeichnet ist, kann es seitens der Nieren zur Proteinurie, Hämaturie, Cylindrurie und Azotämie kommen (BUCKUP; LACHNIT; LITZNER; TELEKY; WOLLHEIM u. MOELLER). FRANK u. Mitarb. fanden bei einer subakuten Bleivergiftung mit Hilfe der Inulin- und PAH-Clearance Durchblutungsstörungen der Nieren, die trotz Aufgabe der Bleiarbeit fortschreitende Tendenz zeigten.

Das Zustandekommen dieser Veränderungen wird über die Gefäßwirkung des Bleies erklärt (s. weiter unten). Ob die beobachteten tubulären Schädigungen als sekundäre Folge der Durchblutungsstörung (LITZNER) oder als Ausdruck einer direkten Bleieinwirkung auf die Epithelzellen (BUCKUP) anzusehen sind (Fermentstörungen), bedarf noch der Klärung. Zweifellos sind jedoch die Nierenveränderungen im allgemeinen reversibel. Bei Auftreten erneuter Koliken (Fortsetzung der Bleiarbeit) können die gleichen Veränderungen wieder auftreten.

Die Frage, ob es bei der *chronischen Bleivergiftung* über eine generalisierte Gefäßschädigung zu einer vasculären Schrumpfniere („Bleischrumpfniere") kommen kann, wird bisher nicht einheitlich beantwortet. Während einige Autoren den Zusammenhang zwischen degenerativen Gefäßveränderungen und Bleivergiftung ablehnen (BELKNAP; JOHNSTONE), wird von der Mehrzahl der Gewerbeärzte zumindest ein potenzierender Einfluß des Bleies auf die Entwicklung der Arteriosklerose angenommen (BAADER; LACHNIT; MINDEN; MOESCHLIN; TELEKY). Nach TELEKY kommt es bei der chronischen Bleieinwirkung zunächst zu Gefäßspasmen, in deren Gefolge sich eine Hypertonie entwickeln kann. Sekundär treten dann Veränderungen an der Gefäßmedia auf. Sofern sich im Endstadium eine Schrumpfniere entwickelt, unterscheidet sich diese weder klinisch noch pathologisch-anatomisch von einer vasculären Schrumpfniere anderer Genese (BAADER, 1960; DANILOVIC u. Mitarb.; GROSSDORFER; LACHNIT; RADOŠEVIĆ u. Mitarb.). Gutachtlich ist daher die Frage zu klären, ob die Nierenerkrankung ausschließlich Folge einer Bleischädigung der Gefäße ist, ob sie bleiunabhängig entstanden ist (chronische Glomerulonephritis, Pyelonephritis), oder ob eine bleiunabhängige Gefäßerkrankung (Arteriosklerose) durch die Bleieinwirkung verstärkt wurde.

Eine exakte Erhebung der Vorgeschichte sowie die sorgfältige Untersuchung der Nierenfunktion zum Ausschluß einer chronischen Glomerulonephritis oder Pyelonephritis sind differentialdiagnostisch bedeutsam. Darüber hinaus ist eine genügend lange Expositionszeit gegenüber dem Blei, die von BAADER mit 20—30 Jahren angegeben wird, vorauszusetzen. Auch müssen *in der Vorgeschichte* Symptome einer chronischen Bleivergiftung (intermittierende Koliken und Porphyrinurie, Anämie, neurologische Symptome) vorhanden sein. Dagegen findet man, worauf BAADER hinweist, sog. Frühsymptome der Bleivergiftung wie Tüpfelzellen, Bleisaum und Porphyrinausscheidung bei einer *bestehenden* Schrumpfniere nur, wenn der Patient noch kürzlich mit Blei gearbeitet hat. Während BAADER lediglich einen potenzierenden Einfluß der Bleivergiftung auf eine sich schicksalsmäßig entwickelnde Arteriosklerose anerkennt, ist TELEKY der Ansicht, daß eine Hypertonie ohne Zeichen einer Nierenerkrankung oder stärkere Arteriosklerose bei einem längere Zeit exponierten Bleiarbeiter als Folge der Bleieinwirkung angesehen werden muß. Das gleiche gilt nach seiner Ansicht für eine Nierenkrankheit, die sich im Verlaufe einer länger bestehenden Hypertonie bei einem Bleiarbeiter entwickelt. WOLLHEIM und MOELLER weisen darauf hin, daß man bei nachgewiesener Bleiexposition insbesondere dann eine bleibedingte hypertonische Nierenerkrankung in Betracht ziehen muß, wenn sich der Hochdruck bei jüngeren Menschen, d.h. vor dem üblichen Manifestationsalter der essentiellen Hypertonie, entwickelt hat.

Bei der Begutachtung der Zusammenhangsfrage zwischen chronischer Bleischädigung und Nierenerkrankung wird es sich daher empfehlen, der vorsichtigen Einstellung BAADERs und MOESCHLINs zu folgen, die einen potenzierenden Einfluß der Bleivergiftung auf die Arteriosklerose-Entwicklung für möglich halten und die Bleischrumpfniere nicht grundsätzlich ablehnen. Hinsichtlich der weiteren Arbeitsfähigkeit sind BAADER sowie BUCKUP der Ansicht, daß bei *bestehender* Bleischrumpfniere ein Ausschluß von der Bleiarbeit wenig sinnvoll sei, da das Leiden auf jeden Fall fortschreite. BAADER hält bei diesen Bleikranken „möglichste Toleranz in der Arbeitszulassung für geboten", da der wirtschaftliche

Schaden, der ihnen durch die Arbeitsaufgabe erwachsen würde, in keinem Verhältnis zu der möglichen Besserung des Leidens stehe.

Sofern jedoch noch keine Zeichen einer Schrumpfniere bestehen, muß der Bleiarbeiter bei den geringsten Symptomen einer Nierenschädigung für 6—12 Monate von der Bleiarbeit ausgeschlossen und in dieser Zeit laufend kontrolliert werden (BUCKUP).

Die Folgeerscheinungen einer beruflich verursachten Bleischrumpfniere (Niereninsuffizienz) und Komplikationen seitens des Herzens und Kreislaufs (Myokardinfarkt, Herzinsuffizienz, Apoplexie) müssen bei der Begutachtung eingehend gewürdigt werden.

## Erkrankungen durch Chrom oder seine Verbindungen (Nr. 7)

Die in der Technik am häufigsten verwandten Stoffe sind Chromsäure, Alkalichromate (Natrium- und Kaliummono- und -bichromate), Chromalaun und Bleichromate (M. BAUER; BUESS). Sie werden in der Gerberei, zum Holzbeizen, zur Füllung galvanischer Elemente, für elektrische Batterien, als Oxydationsmittel in der Industrie und als lichtechte Farben verwandt. Gefährdung besteht vor allem bei jahrelanger Einatmung von chromhaltigem Staub oder Dämpfen. Jedoch kann die Giftaufnahme auch durch verletzte Stellen der Haut erfolgen. Darüber hinaus wird in letzter Zeit die Möglichkeit diskutiert, daß ein allergischer Mechanismus infolge Sensibilisierung durch Kontakt mit der Haut oder den Schleimhäuten eine Rolle spielt (BUESS).

Von besonderer Bedeutung hinsichtlich der Nierenschädigungen ist die resorptive Aufnahme von Chromaten (über die Haut und Schleimhäute) sowie deren Ausscheidung durch die Nieren und den Dickdarm. Insbesondere nach Verschlucken von Chromsäure oder Bichromattröpfchen kommt es zu schweren Störungen seitens des Magen-Darmkanals mit Leibschmerzen, Übelkeit, Erbrechen und schleimig-blutigen Durchfällen. Gleichzeitig tritt ein blutiger Harn auf, es kann zum Kollaps mit Anurie und Urämie kommen (M. BAUER, BUESS, POPPER). Auch die chronische gewerbliche Vergiftung kann zu Nierenschädigungen, die bis zur Urämie gehen, führen. Dabei kommt es zu Nekrosen der Harnkanälchen (BAADER, POPPER).

## Erkrankungen durch Halogenkohlenwasserstoffe (Nr. 9)

BORBÉLY hat weit über 100 halogenierte Kohlenwasserstoffe zusammengestellt, die industrielle Verwendung finden. Von einigen dieser Stoffe ist bekannt, daß sie zu gewerblichen Vergiftungen führen können. Ein großer Teil ist toxikologisch noch nicht abgeklärt. Zu ersteren gehören Methylchlorid, Methylbromid, Methyljodid, Chloroform, Tetrachlorkohlenstoff, Dichloräthan, Dichloräthylen, Tetrachloräthan, Trichloräthylen, Perchloräthylen, Monochlorbenzol, Dichlorbenzol (= Globol), gechlorte Naphthaline und DDT (Dichlordiphenyl — Dichloräthan). Einzelheiten siehe bei BORBÉLY sowie M. BAUER.

Die Halogenkohlenwasserstoffe spielen in der chemischen Industrie als Lösungsmittel, als Kühl- und Treibmittel und bei der Schädlingsbekämpfung eine Rolle. Die Aufnahme erfolgt durch Einatmung der Dämpfe und auch percutan. Ihre schädliche Wirkung beruht in erster Linie auf ihrem Fettlösungsvermögen und ihrer großen Affinität zum Zentralnervensystem.

*Akute Vergiftungen* kommen in engen Räumen oder Behältern bei mangelhaftem Frischluftzutritt vor. Hier ist vor allen Dingen die Tetrachlorkohlenstoffvergiftung, die zu einem akuten Nierenversagen führen kann (s. dort), zu erwähnen.

Industriell spielt in erster Linie die *chronische Vergiftung* eine Rolle. Seitens der Nieren werden Proteinurie, Cylindrurie und Hämaturie wechselnden Ausmaßes beobachtet. Nach BORBÉLY handelt es sich hierbei entweder um eine direkte toxische Nierenschädigung oder um sekundäre Nierenfunktionsstörungen bei toxischer Leberschädigung. Im Verlaufe cerebraler Schädigungen durch Halogenkohlenwasserstoffe kann es zum Kreislaufschock mit nachfolgendem akutem Nierenversagen kommen. SCHULER berichtet über das Auftreten eines typischen nephrotischen Syndroms.

## Erkrankungen durch Cadmium oder seine Verbindungen (Nr. 10)

Auch dem Cadmium kommt bei gewerblicher Verwendung eine nierenschädigende Wirkung zu (BAADER, 1960; FRIBERG; POPPER). Cadmium ist infolge seiner leichten Schmelzbarkeit ein häufiger Legierungsbestandteil und wird als Schutzüberzug bei der Herstellung von Telefon-, Hochspannungs- und Oberleitungen, zum Löten von Edelmetallen, als Farbstoff, als Lichtquelle zum Photographieren in ultraviolettem Licht, zur Herstellung gefärbter Gläser und in der Kosmetik verwandt. Eine große Bedeutung hat es auch als Imprägnierungsmittel für wasserdichte Stoffe sowie als Rostschutzmittel und Metallüberzug.

*Akute Cadmiumvergiftungen* kommen nach Aufnahme verunreinigter Speisen vor. *Gewerbliche Vergiftungen* beruhen auf der Einatmung von Cadmiumstaub. Neben blutigem Auswurf, blutigen Durchfällen und Hämaturien findet sich charakteristischerweise eine oft jahrelang bestehende Proteinurie, wobei nach FRIBERG sonstige Zeichen einer Nierenfunktionsstörung fehlen können. Auffallend ist, daß sich diese Proteinurie mit der üblichen Kochprobe nicht nachweisen läßt, jedoch mit der Hellerschen Eiweißprobe oder der Trichloressigsäureprobe. Eine nähere Untersuchung des im Harn ausgeschiedenen Proteins ergab, daß es für die Cadmiumvergiftung spezifisch ist und sich deutlich von dem bei Nierenerkrankungen gewöhnlich im Harn auftretenden Eiweiß unterscheidet (Molekulargewicht 20000—30000). Die eigentliche Ursache der Proteinurie sowie die genaue chemische Natur des Eiweißkörpers sind durch die bisherigen Untersuchungen nicht geklärt worden. FRIBERG fand unter 43 Arbeitern mit über achtjähriger Cadmiumexposition bei 36, BAADER unter acht Arbeitern bei sechs eine spezifische Proteinurie. Gelegentlich kommt es auch zu einer toxischen Nephrose mit tubulären Degenerationen (BAADER, 1960). Klinisch finden sich dann Erscheinungen der Niereninsuffizienz bis zur Urämie. In einem von BAADER (1960) beobachteten Fall wurde in den Nieren der höchste Cadmiumghalt von allen Organen (1750 $\gamma$ im Gegensatz zu 5—30 $\gamma$ in Herz und Milz) noch 4 Jahre nach Aufgabe der Cadmiumarbeit nachgewiesen. FRIBERG beobachtete eine besondere Häufung von Nierensteinen bei Cadmiumarbeitern.

## Erkrankungen durch Phosphor und seine Verbindungen (Nr. 14)

Bei den heute sehr selten gewordenen Vergiftungen mit organischen Phosphorverbindungen kann es, abgesehen von der Schädigung des zentralen Nervensystems, zur Proteinurie und Hämaturie kommen (EHRHARDT). Phosphor wird als Bronzezusatz, bei der Herstellung therapeutischer Phosphorpräparate, der Fabrikation von Rauch- und Brandbomben sowie Feuerwerkskörpern und als Rattengift verwandt.

*Die akute Phosphorvergiftung* ist stets durch Mord, Selbstmord, Abtreibungsversuch bedingt. Es kommt dabei zu schweren Schleimhautblutungen, Erbrechen, Durchfällen, Kreislaufkollaps und akuter gelber Leberatrophie. Als sekundäre

Komplikation kann ein akutes Nierenversagen auftreten. Die *chronische Phosphorvergiftung* tritt nach Einatmung von Phosphordämpfen auf (Popper).

Unter den Phosphorverbindungen sind vor allen Dingen das als Weichmacher in der Herstellung plastischer Kunststoffe benutzte Triorthokresylphosphat und das E 605, ein Alkylphosphat, zu nennen (Ehrhardt). Hamm und v. Pentz beschreiben drei Fälle (es handelte sich um Obstbauern und Angehörige der chemischen Industrie), bei denen es nach mehrmonatiger Einwirkung von E 605 zu einer Proteinurie, Hämaturie und Cylindrurie kam. Bei zwei Fällen wurde mit Hilfe von Clearanceuntersuchungen eine deutliche Einschränkung des Glomerulusfiltrates nachgewiesen. Nach Ehrhardt kann es nach E 605 zur Hämaturie und Anurie kommen.

## Erkrankungen durch Quecksilber oder seine Verbindungen (Nr. 15)

Quecksilber findet neben dem Blei die häufigste gewerbliche Verwendung von allen Schwermetallen. Das flüssige Quecksilber verdampft schon bei Zimmertemperaturen, so daß die Gefahr einer Quecksilbervergiftung überall da besteht, wo Quecksilberkügelchen im Arbeitsraum verschüttet werden (Laboratorien) oder Quecksilberdämpfe beim Arbeitsprozeß in die Luft übergehen („Annotations", Noe). Schon minimale Spuren von Quecksilber können über die Einatmung zur Vergiftung führen. Auch die Haut kann als Aufnahmeweg des Quecksilbers in Frage kommen, wie die häufige Stomatitis nach Quecksilberschmierkuren zeigt (Baader). Quecksilber in metallischer Form findet Verwendung bei der Herstellung physikalischer Apparate (Gleichrichter, Thermometer und Barometer), zur Erzeugung luftleerer bzw. luftverdünnter Räume in elektrischen Glühbirnen mit Hilfe von Quecksilberpumpen, in anorganischen und organischen Verbindungen als Desinfektionsmittel, zur Verstärkung in der Photographie, als Füllmasse von Trockenelementen und als Zusatz zur Streichmasse in Akkumulatorenfabriken, zur Konservierung von Eisenbahnschwellen und Telegraphenstangen, als Saatbeizmittel und zur Herstellung von Zündschnüren in der Sprengstoffindustrie.

Das Bild der *akuten Quecksilbervergiftung* entspricht demjenigen der Sublimatvergiftung, es kann durch Einatmen großer Mengen von Quecksilberdampf, z.B. bei Explosionen von Knallquecksilber oder beim Bruch einer in Betrieb befindlichen Quecksilberdampflampe, entstehen. Seitens der Nieren findet sich dabei das typische Bild des akuten Nierenversagens (Baader, 1960; Buckup; Quitte).

Bei der *chronischen Quecksilberintoxikation* kann es zur Ausbildung eines nephrotischen Syndroms kommen (Baader; Friberg; Kazantzis u. Mitarb.; Moeschlin). Wilkening und Litzner berichten über Rest-N-Erhöhung, Proteinurie, Hämaturie und Cylindrurie nach Inhalation von Alkylquecksilberverbindungen.

Über ein nephrotisches Syndrom schon nach kurzer Quecksilberexposition (viertägige Arbeit mit Quecksilber!) berichtet Baader (1960). Zollinger (1955) beobachtete Quecksilbernephrosen nach mehrmonatiger Verabreichung eines Quecksilberdiureticums, Sarre (1959) beschreibt einen Fall von nephrotischem Syndrom nach einjähriger Anwendung von quecksilberhaltigen Salben wegen Psoriasis. Die krankhaften Symptome bilden sich im allgemeinen zurück, sofern der Kontakt mit Quecksilber wegfällt, vorausgesetzt, daß nicht bereits irreversible Schädigungen eingetreten sind (Baader, 1960; Heintz, 1963; Moeschlin; Sarre, 1959).

Gutachtlich wird man, sofern eine Quecksilberexposition nachgewiesen ist, das Auftreten eines nephrotischen Syndroms als Teilsymptom der Berufskrankheit zu werten haben, insbesondere wenn gleichzeitig die typische neurologische Symptomatik der chronischen Quecksilbervergiftung vorliegt.

### Erkrankungen durch Salpetersäureester (Nr. 16)

Salpetersäureester, insbesondere Nitroglykol und Nitroglycerin, finden in der Sprengstoffindustrie Verwendung (M. Bauer, Symanski). Die Salpetersäureester sind ausgesprochene Methämoglobinbildner. Bei schweren Vergiftungen kann es zu einem akuten Nierenversagen mit Anurie und Tod im urämischen Koma kommen (Popper).

### Erkrankungen durch Schwefelkohlenstoff (Nr. 18)

Schwefelkohlenstoff wurde ursprünglich in erster Linie als Nervengift betrachtet, das bei akuter Einwirkung narkotisch wirkt, bei subakuter Vergiftung Psychosen hervorruft und bei chronischer Intoxikation zur Polyneuritis führt (Vigliani). Weitere Beobachtungen haben gezeigt, daß dem Schwefelkohlenstoff offenbar auch eine gefäßschädigende Wirkung zukommt. Vigliani nimmt an, daß Schwefelkohlenstoff das Plasmaenzym hemmt, welches die $\beta$- in $\alpha$-Lipoproteide umwandelt (Clearingfaktor) und hält es für wahrscheinlich, daß eine jahrelange Exposition gegenüber Schwefelkohlenstoff bei entsprechend disponierten Individuen arteriosklerotische Gefäßveränderungen begünstigt. Wenngleich die sog. „Vasculopathia sulfocarbonica" in erster Linie die Hirnschlagadern betreffen soll (Vigliani), gibt es doch eine Reihe von Beobachtungen, die keinen Zweifel daran lassen, daß eine jahrelang (10—15 Jahre) anhaltende chronische Schwefelkohlenstoffeinwirkung zur vasculären Nierenschädigung mit Ausgang in eine tödliche Schrumpfniere führen kann (Attinger; Gsell; Rechenberg; Uehlinger).

Schwefelkohlenstoff findet industrielle Verwendung als Lösungsmittel für Cellulose, Gummi, Öle und Fette. Sein Hauptanwendungsgebiet liegt bei der Herstellung von Viscose. Zusammen mit Tetrachlorkohlenstoff wird es als Schädlingsbekämpfungsmittel in den Silos verwandt.

Abschließend sei noch auf folgende Berufskrankheiten hingewiesen, die gelegentlich mit Nierenschädigungen einhergehen können:

### Erkrankungen durch Röntgenstrahlen, durch die Strahlen radioaktiver Stoffe oder durch andere ionisierende Strahlen (Nr. 27)

Es wird auf den Abschnitt „Strahlenschädigungen der Nieren" verwiesen. Eine ausführliche Darstellung dieses Problems findet sich bei Graul.

### Durch Infektionserreger oder Parasiten verursachte Krankheiten (Nr. 37 und 38)

können gutachtlich in unserem Zusammenhang dann eine Rolle spielen, wenn es zu einer Mitbeteiligung der Nieren kommt. Es wird in diesem Zusammenhang auf die vorangehenden Abschnitte verwiesen.

Ich danke Herrn Regierungsmedizinaldirektor Dr. med. W. Gercke, Stuttgart, für die Durchsicht eines Teiles des Manuskriptes, Herrn Dr. O. Nacke vom Landesversorgungsamt Westfalen, Bielefeld, für ausführliche Literaturhinweise und Herrn Dr. med. W. Oberwittler, Münster, für wertvolle Ratschläge bei der Abfassung des Manuskriptes.

## Literatur

**Adams, D. A., D. Bernstein,** and **M. H. Maxwell:** Nephrotic syndrome, glomerulonephritis, and other edematous states. In: Clinical uses of adrenal steroids. Ed. by J. Brown, and C.M. Pearson. New York: McGraw-Hill Book Co. 1962. — **Addis, T.:** Glomerular nephritis. Diagnosis and treatment. New York: The Macmillan Co. 1949. — **Allen, A.C.:** The kidney. Medical and surgical diseases. New York: Grune & Stratton 1962. — **Alwall, N., S. Johnsson, A. Tornberg,** and **L. Werkö:** Acute renal failure following angiography especially the risk of repeated examination, revealed by eight cases (two deaths). Acta chir. scand. **109**, 11 (1955). — **Alyea, E.P.,** and **H.H. Parish jr.:** Renal response to exercise-urinary findings. J. Amer. med. Ass. **167**, 807 (1958). — „*Anhaltspunkte* für die ärztliche Gutachtertätigkeit im Versorgungswesen". Hrsg.: Der Bundesminister f. Arbeit. Bonn: Köllen 1958. — *Annotations:* Mercury and the Kidney. Lancet **1963 I**, 258. — **Arnholdt, F.:** Die Beurteilung der Harnsteinkrankheit im Gutachten über Wehrdienstbeschädigung. Med. Klin. **52**, 813 (1957). ~ Gibt es Schädigungen nach intravenöser und retrograder Urographie? Dtsch. med. Wschr. **84**, 618 (1959). — **Arnold, O.H.,** u. **K.D. Bock:** Zur Frage einer postnephritischen Hypertonie. Dtsch. med. Wschr. **83**, 711, 715 (1958). — **Aschner, P.W.:** The clinical importance of aseptic infarction of the kidney. Amer. J. med. Sci., N.S. **164**, 386 (1922). — **Askari, S.A., P.A. Morales, A. Tessler,** and **R.S. Hotchkiss:** Survival from acute renal failure due to sulfonamide sensitivity reaction. J. Urol. (Baltimore) **82**, 203 (1959). — **Attinger, E.:** Chronische Schwefelkohlenstoffvergiftung unter dem Bilde einer schweren Gefäßkrankheit. Schweiz. med. Wschr. **82**, 829 (1952).

**Baader, E.W.:** Berufskrankheiten. München u. Berlin: Urban & Schwarzenberg 1960. ~ Handbuch der gesamten Arbeitsmedizin, Bd. II/1. Berlin-München-Wien: Urban & Schwarzenberg 1961. — **Bartelheimer, H.:** Endokrine und Stoffwechselkrankheiten vom Standpunkt des Gutachters. München: Barth 1959. — **Bary, A. de:** Standespflichten für den ärztlichen Gutachter. In: Liniger-Weichbrodt-Fischer, Handbuch der ärztlichen Begutachtung. Leipzig: Barth 1931. — **Bates, R.C., R.B. Jennings,** and **D.P. Earle:** Acute nephritis unrelated to group A hemolytic streptococcus infection. Report of ten cases. Amer. J. Med. **23**, 510 (1957). — **Bauer, K.H.:** Das Krebsproblem, 2. Aufl. Berlin-Göttingen-Heidelberg: Springer 1963. — **Bauer, K.H.,** u. **R. Frey:** Geschwulst und Trauma, S. 1—72. In: H. Bürkle de la Camp und P. Rostock, Handbuch der gesamten Unfallheilkunde, Bd. II. Stuttgart: Enke 1955. — **Bauer, M.:** Die entschädigungspflichtigen Berufskrankheiten. In: Arbeit und Gesundheit, N. F., Heft 50, Hrsg. M. Bauer und F. Paetzold. — **Becher, E.:** Nierenkrankheiten, Bd. 2. Jena: Fischer 1947. — **Becker, C.G., E.L. Becker, J.F. Maher,** and **G.E. Schreiner:** Nephrotic syndrome after contact with mercury. A report of five cases, three after the use of ammoniated mercury ointment. Arch. intern. Med. **110**, 178 (1962). — **Begg, R.C.:** Sextuplicitas renum: a case of six functioning kidneys and ureters in an adult female. J. Urol. (Baltimore) **70**, 686 (1953). — **Belknap, E.L.:** Differential diagnosis in lead poisoning. J. Amer. med. Ass. **139**, 818 (1949). — **Bell, E.T.:** Renal diseases, 2nd ed. Philadelphia: Lea & Febiger 1950. — **Bergmann, M.:** Zur Diagnose bei stumpfen Nierenverletzungen. Langenbecks Arch. klin. Chir. **293**, 28 (1959). — **Berman, L.B., G.E. Schreiner,** and **J. Feys:** The nephrotoxic lesion of ethylene glycol. Ann. intern. Med. **46**, 611 (1957). — **Berning, H.:** Plyeonephritis. In: Linneweh. ~ Pyelonephritis. Pathogenese, klinische Symptome, Therapie. Internist. Prax. **1**, 343 (1961). — **Berning, H.,** u. **R. Prévôt:** Die klinischen Verlaufsformen der Pyelonephritis. Ergebn. inn. Med. Kinderheilk. **3**, 320 (1952). — **Bernstein, S.H.,** and **M. Stillerman:** A study of the association of group A streptococci with acute glomerulonephritis. Ann. intern. Med. **52**, 1026 (1960). — **Bibus, B.:** Nierensteinkrankheit und Kriegsernährung. Z. Urol., Sonderheft **1950**, 130—134. — **Bingold, K.:** Über Ursachen und Symptome bei Hämolyse und Haemoglobinurie. Z. klin. Med. **126**, 233 (1934). ~ Zum Wesen der Hämaturie nach Weichteilquetschungen (infolge von Verschüttungen) und Verbrennungen. Münch. med. Wschr. **91**, 39 (1944). — **Bingold, K.,** u. **W. Stich:** Das myorenale Syndrom. Schweiz. med. Wschr. **80**, 630 (1950). — **Bircks, W.:** Totalnekrose einer Niere nach traumatischer Arterienthrombose. Z. Urol. **47**, 783 (1954). — **Blumensaat, C.:** Die Erwerbsminderung beim traumatischen Nierenverlust. Gesichtspunkte und Folgerungen. Mschr. Unfallheilk. **60**, 3 (1957). — **Bock, H.E.:** In: A.W. Fischer, R. Herget u. G. Molineus, Das ärztliche Gutachten im Versicherungswesen, Bd. I. München: Barth 1955. — **Bock, K.D.:** Die gefäßbedingten Nierenerkrankungen. Med. Klin. **52**, 1025 (1957). — **Boeminghaus, H.:** Nierenhypoplasie und Hochdruck. Z. Urol. **51**, 323 (1958). — **Boeminghaus, H.,** u. **F.J. Götzen:** Über den Hochdruck bei einseitiger Nierenerkrankung. Z. Urol. **45**, 472 (1952). — **Boemke, Fr.:** Thorotrastschäden der Nieren. Zbl. allg. Path. path. Anat. **95**, 464 (1956). — **Boen, S.T.:** Chronic hemodialysis and peritoneal dialysis. Proc. European Dialysis and Transplant Ass. vol. I, 1964. — **Bopp, K.Ph.,** u. **E.P. Bleiching:** Über einen Fall von traumatischem renalem Hochdruck. Schweiz. med. Wschr. **88**, 978 (1958). — **Borbély, F.:** Vergiftungen durch halogenierte Kohlenwasserstoffe. In: Handbuch der gesamten Arbeitsmedizin, Bd. II. Berlin-München-Wien: Urban & Schwarzenberg 1961. — **Boshamer, K.:** Lehrbuch der Urologie, 6.

Aufl. Stuttgart: Fischer 1963. — **Boyle, H.H., C.A. Aldrich, A. Frank,** and **S. Borowsky:** The Addis count in children following clinical recovery from postinfectious nephritis. J. Amer. med. Ass. **108**, 1496 (1937). — **Braasch, W.F.:** Clinical data concerning chronic pyelonephritis. J. Urol. (Baltimore) **39**, 1 (1938). ~ Renal disease as a factor in hypertension. Amer. J. Surg. **56**, 209 (1942). — **Brod, J.:** Chronische Pyelonephritis. Berlin: VEB Verlag Volk und Gesundheit 1957. ~ Arbeitsfähigkeit bei chronischen Nierenerkrankungen. Z. ärztl. Fortbild. **56**, 321 (1962). — **Bromig, G.,** u. **P. Andreadis:** Harnsteinbildung als Arzneimittelnebenwirkung. Z. Urol. **53**, 361 (1960). — **Brunner, H.E.:** Spätschäden nach diagnostischer Thorotrastanwendung. Schweiz. Z. Path. 18, 170 (1955). — **Buckup, H.:** Harn- und Geschlechtsorgane. In: Handbuch der Berufskrankheiten von F. Koelsch. Jena: Fischer 1959. — **Büngeler, W.,** u. **W. Dontenwill:** In: O. Hirt, Gutachten- Sammlung aus dem Gebiet der Versicherungs- und Versorgungsmedizin. München: Stutz 1953. — **Bürkle de la Camp, H.,** u. **H. Rostock:** Handbuch der gesamten Unfallheilkunde, Bd. 1—3. Stuttgart: Enke 1955. — **Buess, H.:** Erkrankungen durch Chrom und seine Verbindungen. In: Baader, 1961. — **Büscher, H. K.:** Mißbildungen an den oberen Harnwegen und ihre Folgezustände. Med. Klin. **53**, 867, 886 (1958). — **Bugbee, H.G.,** and **M. Wollstein:** Surgical pathology of urinary tract in infants. Based on a review of 4903 necropsies. J. Amer. med. Ass. **83**, 1887 (1924). — **Bull, G.M.:** Postural proteinuria. Clin. Sci. **7**, 77 (1948). — **Bywaters, E.G.L.,** and **D. Beall:** Crush injuries with impairment of renal function. Brit. med. J. **1941 I**, 427.

**Chasis, H.:** In: Glomerulonephritis and pyelonephritis. Bull. N.Y. Acad. Med. **36**, 662 (1960). — **Christ, P.:** Über die Bedeutung von Streptokokkeninfektionen in der Pathogenese der akuten Polyarthritis und der akuten Nephritis. Ergebn. inn. Med. Kinderheilk., N. F. **11**, 379 (1959). — **Conroy, T.F.,** and **J.H. Walker:** Congenital solitary kidney: case reports and consideration of military significance. J. Urol. (Baltimore) **53**, 4 (1945). — **Cottier, P., P. Mosimann** u. **K. Bürki:** Beitrag zur Quecksilbernephrose. Ther. Umsch. **20**, 119 (1963). — **Cottier, P., A. Strausak** u. **P. Hiltbold:** Diagnose und Therapie der chronischen Pyelonephritis. Schweiz. med. Wschr. 88, 463 (1958). — **Cottier, P., E. Wildbolz** u. **H. Cottier:** Hypertonie als Unfallfolge. Z. Urol **51**, 441 (1958).

**Dalgaard, O.Z.:** Polycystic disease of the kidney. In: Strauss and Welt. — **Danilovic, V., M. Djurisic, M. Mokranjac, B. Stojimirovic, J. Zivojinovic** et **P. Stojakovic:** Néphrites chroniques provoquées par l'intoxication au plomb par voie digestive (Farine). Presse méd. **65**, 2039 (1957). — **Dennig, H.:** Serum- und Impfschäden. In: Fischer-Herget-Molineus. — **Derot, M., M. Legrain, C. Jacobs, P. Prunier** et **G. Hazebroucq:** Intoxication par l'hydrogène arsénié. Etude des formes rénales à propos d'une intoxication collective (5 cas). J. Urol. Néphrol. **69**, 407 (1963). — **Derow, H.:** The diagnostic value of serial measurements of albuminuria in ambulatory patients. New Engl. J. Med. **227**, 827 (1942). — **Diehl, H.S.,** and **C.A. McKinlay:** Albuminuria in young man. In: H. Berglund, and G. Medes (Eds.), The kidney in health and disease. Philadelphia: Lea & Febiger 1935. — **Dietrich, A.:** Krebs im Gefolge des Krieges mit Richtlinien für die ärztliche Begutachtung. Stuttgart: Hirzel 1950. ~ Geschwulstbildung durch äußere Einwirkungen. Mschr. Unfallheilk. **57**, 1 (1954). — **Dietze, A.:** In: Arbeit und Gesundheit, N. F. Heft 65. Die Dystrophie. Spätfolgen und Dauerschäden. Stuttgart: Thieme 1958. — **Doll, H.:** Der 6. Internat. Kongr. für Lebensversicherungsmedizin in Den Haag-Scheveningen vom 10.—14. Juni 1958. Lebensversicher.- Med. **10**, 1 (1958). ~ Lehrbuch der Lebensversicherungsmedizin. Karlsruhe: Braun 1959. — **Domrich, H.:** Die stumpfen Nierenverletzungen und ihre Folgezustände. Z. Urol. **33**, 337, 435, 521 (1939). — **Dosza, E.:** Über die subcutanen Nierenverletzungen und deren Spätfolgen. Langenbecks Arch. klin. Chir. **165**, 127 (1931). — **Drüke, O.:** Traumatische Niereninfarzierung. Kasuistischer Beitrag zum Problem der Nierenverletzungen. Z. Urol. **48**, 704 (1955).

**Ebbinghaus, K.D.:** Die technische Durchführung der intravenösen Pyelographie. Zugleich ein Beitrag zur Frage der ärztlichen Haftpflicht. Ärztl. Wschr. **10**, 97 (1955). — **Eck, H.:** Nierenstein, Nierenbeckenkarzinom und Begutachtung. Bruns' Beitr. klin. Chir. **201**, 31 (1960). — **Ehrhardt, W.:** Erkrankungen durch Phosphor oder seine Verbindungen. In: Baader, 1961. — **Ellenberg, S.L.,** and **A.T. Martin:** Acute nephritis simultaneously affecting three siblings. Arch. Pediat. **57**, 38 (1940). — **Ellis, A.:** Natural history of Bright's disease. I. Clinical, histological and experimental observations. II. Essential hypertension. III. The vicious circle in chronic Bright's disease. Lancet **1942 I**, 1, 34, 72. — **Endtner, B.,** u. **E. Wildbolz:** Tumoren der abführenden Harnwege und des männlichen Genitale. In: H. Bartelheimer und H.J. Maurer, Diagnostik der Geschwulstkrankheiten. Stuttgart: Thieme 1962. — **Engel, W.J.,** and **I.H. Page:** Hypertension due to renal compression resulting from subcapsular hematoma. J. Urol. (Baltimore) **73**, 735 (1955).

**Feine, U.,** u. **J. Leonhardt:** Nierenbeckencarcinom nach Thorotrastpyelographie. Z. Krebsforsch. **64**, 323 (1961). — **Fergus, E.B.:** Infections as a cause and complication of renal disease. J. chron. Dis. **15**, 647 (1962). — **Ferstel, A.v.:** Diskussionsbemerkung. Langenbecks Arch. klin. Chir. **180**, 162 (1934). — **Figdor, P.P.:** Akute Nierenschäden nach Pyelographien. Z. Urol. **49**, 133 (1956). — **Finkenstaedt, J.T.,** and **J.P. Merrill:** Renal function after recovery from acute renal failure. New Engl. J. Med. **254**, 1023 (1956). — **Fischer, A. W., R. Herget** u. **G. Molineus:** Das ärztliche Gutachten im Versicherungswesen. München: Barth 1955. — **Fleming, J.:** An epidemic of acute nephritis. Lancet **1949** I, 763. — **„Forgotten Tourniquet":** Brit. Med. J. **1952** I, 225. — **Frank, H., F. Scheiffarth** u. **G. Berg:** Zur Frage der Nierenfunktionsstörungen bei akuter und chronischer Bleivergiftung. Ärztl. Wschr. **10**, 1126 (1955). — **Franke, W.:** Die heutige Bedeutung und das klinische Bild der Bleivergiftung aus der Sicht des Gewerbearztes. Med. Welt **1963**, Nr 44, 2229. — **Freedman, L. R.:** Pyelonephritis and urinary tract infection. In: Strauss and Welt. — **Frey, W.:** Handbuch der inneren Medizin, Bd. VIII. Berlin-Göttingen-Heidelberg: Springer 1951. — **Friberg, L.:** Kadmiumvergiftung. In: Baader, 1961. — **Friedman, E. A., J. B. Greenberg, J. P. Merrill,** and **G. J. Dammin:** Consequences of ethylene glycol poisoning. Report of 4 cases and review of literature. Amer. J. Med. **32**, 891 (1962).

**Gamp, A.:** Zur Klinik und Therapie der Amyloidose bei chronischer Polyarthritis. Schweiz. med. Wschr. **87**, 585 (1957). — **Gardner jr., K. D.:** Athletic pseudonephritis. Alteration of urine sediment by athletic competition. J. Amer. med. Ass. **161**, 1613 (1956). — **George, J. T., J. C. McDonald, D. J. Payne,** and **D. A. Slade:** Nephritis in North Yorkshire. Brit. med. J. **1958** II, 1381. — **Gercke, W.:** Prävention, Rehabilitation, Berufsunfähigkeit, Erwerbsunfähigkeit, 2. Aufl. München: Werk-Verlag Banaschewski 1962. — **Gercke, W.,** u. **H. Düllo:** Medizin im Sozialrecht B 180/2. Neuwied: Luchterhand 1962. — **Gilligan, D. R.,** and **H. L. Blumgart:** March hemoglobinuria: Studies of clinical characteristics, blood metabolism and mechanism, with observations on three new cases, and a review of the literature. Medicine (Baltimore) **20**, 341 (1941). — **Gilman, A.:** Analgesic nephrotoxicity. A pharmacological analysis. Amer. J. Med. **36**, 167 (1964). — **Gloor, F.:** Phenacetinabusus und Nierenschädigung. Schweiz. med. Wschr. **92**, 61 (1962). — **Goldsmith, H. J., M. A. Cowan,** and **E. Gooder:** Familial outbreak of acute glomerulonephritis due to Griffith Type-1 streptococcus. Lancet **1958** II, 674. — **Graul, E. H.:** Schädigungen durch strahlende Energien. In: Handbuch der gesamten Arbeitsmedizin, Bd. II. Berlin-München-Wien: Urban & Schwarzenberg 1961. — **Groetschel, H.:** Arsenvergiftung. In: Baader, 1961. — **Grossdorfer, K.:** Die maligne Nephrosklerose als Endzustand der chronischen gewerblichen Blei-Intoxikation. Mitt. öst. San.-Verwalt. **53**, 247 (1952). — **Gruhle, H. W.:** Gutachtentechnik. Berlin-Göttingen-Heidelberg: Springer 1955. — **Gsell, O.:** Nephritis bei chronischer Schwefelkohlenstoff- und Bleivergiftung, sowie bei Silikose. Z. Unfallmed. Berufskr. **41**, 55 (1948). — **Günther, H.:** Zur Pathogenese der Kohlenoxydvergiftung. Z. klin. Med. **92**, 41 (1921). — **Guild, W. R., J. V. Young,** and **J. P. Merrill:** Anuria due to carbon tetrachloride intoxication. Ann. intern. Med. **48**, 1221 (1958).

**Hamm, H.,** u. **U. v. Pentz:** Zur Frage einer Nierenschädigung durch chronische Einwirkung von Phosphorsäureestern. Ärztl. Wschr. **9**, 125 (1954). — **Hasselbacher, K.:** Nierenkomplikationen nach Verbrennungen. Med. Welt **1961**, Nr 13, 654. — **Hayman jr., J. M.:** Congenital malformations of the kidney. In: Strauss and Welt. — **Hebert, H. J.:** Acute glomerulonephritis in childhood. A study of the late prognosis of twenty-seven cases. J. Pediat. **40**, 549 (1952). — **Heintz, R.:** Das Crush-Syndrom. Ärztl. Fortbild. **11**, 544 (1961). ~ Nieren-Fibel. Stuttgart: Thieme 1964. — **Heintz, R., H. Losse** u. **F. Görlitz:** Ungewöhnliche Formen renaler Hypertonie. Münch. med. Wschr. **96**, 4, 33 (1954). — **Heiss, H.:** Arbeitsunfähigkeit, Invalidität und Rehabilitation beim Genitalkarzinom der Frau. Krebsarzt **15**, 283 (1960). — **Herrmann, W. P., G. Hopfeld** u. **H. Berning:** Über Nierenentzündungen nach Irgapyrin-Behandlung. Z. klin. Med. **154**, 302 (1956). — **Heusch, K.:** Klinische Faktoren der Steinbildung. Z. Urol., Sonderheft **1950**, 144. — **Hirshberg, H. A.,** and **S. N. Soll:** Renal infarction of traumatic origin. J. Amer. med. Ass. **119**, 1088 (1942). — **Höfle, K. H.,** u. **W. Schoop:** Akutes nephrotisches Syndrom bei Mesantoin-Behandlung. Dtsch. med. Wschr. **84**, 837 (1959). — **Hoffman, S., B. E. Simon, R. A. Fischel,** and **D. Gribetz:** Renal amyloidosis resulting from a chronically infected burn. Pediatrics **32**, 888 (1963). — **Holstein, E.:** Erkrankungen durch aromatische Nitro- und Aminokörper. In: Baader, 1961. ~ Grundriß der Arbeitsmedizin. Leipzig: Barth 1964. — **Howenstine, J. A.:** Exertion-induced myoglobinuria and hemoglobinuria. J. Amer. med. Ass. **173**, 493 (1960). — **Huber, P.,** u. **H. Fischer:** Beitrag zur Nierenpathologie des Starkstromunfalles. Myoglobin als nephrotoxischer Faktor: das Schädigungsmuster in Langzeit-Versuchen (Myoglobinstudien IV.). Arch. Gewerbepath. Gewerbehyg. **16**, 103 (1958). — **Hubmann, R.:** Pathogenese und Klinik der Pyelonephritis. Diagnostik und Therapie der Pyelonephritis. Fortschr. Med. 82, 8, 43 (1964). — **Hueber, E. F., H. Saexinger** u. **R. Laveran-Stiebar:** Über die Nierenerkrankungen im Rahmen der subakuten bakteriellen Endokarditis. Wien. klin. Wschr. **65**, 905 (1953). — **Hueper, W. C.:** Berufskrebse. In: Handbuch der gesamten Arbeitsmedizin, Bd. II. Berlin-München-Wien: Urban & Schwarzenberg 1961.

**Jasinski, B.,** u. **H. Brütsch:** Zur Pathogenese, Prognose und Therapie traumatischer Myoglobinurien. Schweiz. med. Wschr. 82, 29 (1952). — **Jeddeloh, B. zu:** Pathogenese der Nierenschädigungen bei Hämoglobinurien und Myoglobinurien. Ergebn. inn. Med. Kinderheilk. **64**, 731 (1944/45). — **Jennings, R. B.,** and **D. P. Earle:** Post-streptococcal glomerulonephritis: Histopathologic and clinical studies of the acute, subsiding acute and early chronic latent phases. J. clin. Invest. 40, 1525 (1961). — **Jenny, F.:** Über chirurgische Folgen elektrischer Unfälle. Hefte Unfallheilk., H. 44, 49—56 (1953). — **Jezler, A.:** Albuminurie beim Sport. Schweiz. med. Wschr. 18, 766 (1937). — **Johnstone, R.T.:** Occupational medicine and industrial hygiene. St. Louis, 1948. Zit. nach Lachnit.

**Karcher, G.:** Diagnose und Behandlung der einseitigen ascendierenden anurischen Pyelonephritis nach instrumentellen Harnwegsuntersuchungen. Langenbecks Arch. klin. Chir. **291**, 35 (1959). — **Kass, E.H.:** Chemotherapeutic and antibiotic drugs in the management of infections of the urinary tract. Amer. J. Med. 18, 764 (1955). — **Kassirer, J.P.,** and **W.B. Schwartz:** Acute glomerulonephritis. New Engl. J. Med. **265**, 686 (1961). — **Kazantzis, G., K.F.R. Schiller, A.W. Asscher,** and **R.G. Drew:** Albuminuria and the nephrotic syndrome following exposure to mercury and its compounds. Quart. J. Med. (London) **31**, 403 (1961). — **Keefer, Ch.S.:** Pyelonephritis—its natural history and course. Bull. Johns Hopk. Hosp. **100**, 107 (1957). — **Kempe, C.H., R.W. Olmsted,** and **E.C. Curnen:** Outbreak of acute nephritis in adolescent schoolboys. Pediatrics 8, 393 (1951). — **Keup, W.,** u. **H. Losse:** Ein Beitrag zur peroralen Chloroformvergiftung. Samml. Vergiftungsf., Arch. Toxikol. **14**, 63 (1952). — **Kilpatrick, L.G.:** Susceptibility to acute nephritis. Brit. med. J. **1945 I**, 222. — **King, S.E.:** Albuminuria (proteinuria) in renal diseases. II. Preliminary observations on the clinical course of patients with orthostatic albuminuria. N. Y. St. J. Med. **59**, 825 (1959). — **Kirch, E.:** Zur Frage der traumatischen Glomerulonephritis. Zbl. allg. Path. path. Anat. **85**, 266 (1949). — **Kleibel, F.,** u. **J. Frank:** Akute Nierenschädigung bei der peroralen Diabetes-Behandlung. Medizinische **1958**, Nr 29/30, 1147. — **Kleiman, A. H.:** Renal trauma in sports. West. J. Surg. **69**, 331 (1961). — **Kleinman, H.:** Epidemic acute glomerulonephritis ad Red Lake. Minn. Med. **37**, 479 (1954). — **Klosterhalfen, H.,** u. **E. Farthmann:** Neue Aspekte zur Nephrolithiasis. Med. Welt **1963**, Nr 16, 862. — **Koch, F.:** Die doppelseitigen hämatogenen Nierenerkrankungen. In: Handbuch der ärztlichen Begutachtung, Bd. II (Hrsg. H. Liniger, R. Weichbrodt, A.W. Fischer). Leipzig: Barth. 1931. ~ Die doppelseitigen hämatogenen Nierenerkrankungen. In: Fischer-Molineus, Das ärztliche Gutachten im Versicherungswesen. Leipzig: Barth 1939. — **Koelsch, F.R.:** Die melde pflichtigen Berufskrankheiten. München-Berlin-Wien: Urban & Schwarzenberg 1962. — **Koeppen, S.:** Erkrankungen der inneren Organe und des Nervensystems nach elektrischen Unfällen. Hefte Unfallheilk., H. 34 (2. Aufl.), 1 (1953). — **Körner, Fr.,** u. **H.H. Gruenagel:** Spätfolgen nach stumpfen Nierentraumen. Urol. int. (Basel) 8, 193 (1959).— **Koetzing, K.:** Internationale Berufskrankheitengesetzgebung. In: Baader, 1961. — **Kolff, W.:** To live without heart and kidneys. Proc. European Dialysis and Transplant Ass., vol. I, 1964. — **Krückemeyer, K.:** Entwicklung eines Nierencarcinoms nach Thorotrast-Pyelographie. Urologe **2**, 73 (1963). — **Krückemeyer, K. H.D. Lessmann** u. **K.R. Pudwitz:** Nierenkarzinom als Thorotrastschaden. Fortschr. Röntgenstr. **93**, 313 (1960). — **Kühnau, J.,** u. **L.V. Holt:** Die Vitamine. (Theoretischer und experimenteller Teil.) In: Klinik der Gegenwart, Bd. VII. München u. Berlin: Urban & Schwarzenberg 1958. — **Kushner, D.S., S.H. Armstrong jr., A. Dubin, P.B. Szanto, A. Markowitz, B.P. Maduros, J.M. Levine, G.L. River, T.N. Gynn,** and **J.P. Pendras:** Acute glomerulonephritis in the adult. Medicine (Baltimore) **40**, 203 (1961).

**Lachnit, V.:** Bleivergiftung. In: Handbuch der gesamten Arbeitsmedizin, Bd. II. Berlin-München-Wien: Urban & Schwarzenberg 1961. — **Lange, K., G. Treser, L. Slobody** u. **E. Wasserman:** Die langdauernde stoßweise Behandlung der Nephrose mit Steroiden. Dtsch. med. Wschr. **84**, 1442 (1959). — **Lasch, F.:** Klinik und Therapie der schweren Natriumchloratvergiftungen. Med. Klin. **55**, 102 (1960). — **Latten, W.:** Nierensteinentstehung durch Kriegsverletzung. Z. Urol. **52**, 17 (1959). — **Lauterbach, H.:** Rechtliche und allgemeine Grundlagen der gesetzlichen Unfallversicherung. In: H. Bürkle de la Camp u. P. Rostock, Handbuch der gesamten Unfallheilkunde. Stuttgart: Enke 1955. — **Lichtenheld, F.,** u. **G. Axler:** Traumatischer Niereninfarkt. Z. Urol. **51**, 655 (1958). — **Linder, F.:** Experimentelle und klinische Untersuchungen zur Frage der Hypertonie bei chirurgischen Nierenerkrankungen. Langenbecks Arch. klin. Chir. **262**, 320 (1949). — **Liniger, H. (†),** u. **G. Molineus:** Der Rentenmann, 6. Aufl. Leipzig: Barth 1936. — **Linneweh, F.** (Hrsg.): Die Prognose chronischer Erkrankungen.Berlin-Göttingen-Heidelberg: Springer 1960. — **Litzner, St.:** Erkrankungen der Niere durch Blei (Pb). In: E. Becher, Nierenkrankheiten. — **Loeb, E.N., J.D. Lyttle, D. Seegal,** and **E.L. Jost:** On the permanence of recovery in acute glomerulonephritis. J. clin. Invest. **17**, 623 (1938). — **Löwgren, E.:** Studies on benign proteinuria with special reference to the renal lymphatic system. Acta med. scand., Suppl. 300 (1955). — **Longcope, W.T.:** Chronic bilateral pyelonephritis—its origin and its association with hypertension. Ann. Intern. Med. **11**, 149 (1937). ~ Some observations on the course and outcome of hemorrhagic nephritis. New int. Clin. **1**, 1 (1938). — **Losse, H.:** Zwei Fälle von Tetrachlorkohlenstoffvergiftung mit akuter Niereninsuffizienz. Ärztl. Wschr. **5**, 54 (1950). ~ Kurzlehrbuch der Nierenkrankheiten. Stuttgart: Schattauer 1963. — **Lowe, K. G.:** Late prognosis in acute tubular necrosis: interim follow-up report on 14 patients. Lancet **1952 I**, 1086. — **Lürmann, O.:** Die traumatisch entstandenen doppelseitigen hämatogenen Nierenerkrankungen und ihre Beurteilung. Wien. med. Wschr. **90**, 895 (1940). ~ Die traumatisch entstandenen doppelseitigen hämatogenen Nierenerkrankungen und ihre Beurteilung. Wien. med. Wschr. **91**, 29 (1941). ~ Die traumatisch entstandenen doppelseitigen hämatogenen Nierenerkrankungen und ihre Beurteilung. Wien. med. Wschr. **91**, 43 (1941). — **Lürmann, O.-W.:** Die Begutachtung der traumatisch entstandenen hämatogenen Nierenerkrankungen und der primären Hypertonie. In: E. Becher, Nierenkrankheiten, Bd. II. Jena: Fischer 1947. — **Luxton, R. W.:** Effects of irradiation on the kidney. In: Strauss and Welt.

**Maier, J. G.,** and **G. W. Casarett:** Cellular growth and tissue radiosensitivity: Tissue studies in vivo and the concept of radiation nephritis. Trans. N.Y. Acad. Sci. **26**, 599 (1964). — **Malt, R. A., H. G. Olken,** and **W. J. Goade:** Renal tubular necrosis after oral cholecystography. Arch. Surg. 87, 743 (1963). — **Manser, R. W. E.,** and **M.M. Wilson:** Epidemic of hemolytic streptococcal (group A) infection associated with considerable incidence of acute nephritis. Med. J. Aust. **2**, 339 (1952). — **Marti, H.R.,** u. **Y. Heilbronn:** Spätschäden nach Thorotrast-Anwendung. Praxis 51, 1068 (1962). — **Martini, G.A.:** Gibt es ein hepatorenales Syndrom? Dtsch. med. Wschr. 87, 2408 (1962). — **Marx, W.:** Die Nierenentzündung und sekundäre Schrumpfniere als Wehrdienstbeschädigung und in der Unfallbegutachtung. Mschr. Unfallheilk. **54**, 51 (1951). — **May, F.:** Mißbildungen der Harnorgane. In: Klinik der Gegenwart, Bd. I. München u. Berlin: Urban & Schwarzenberg 1955. — **Mellin, P.:** Ein hypernephroides Karzinom in einer Niere mit Granatsplittersteckschuß. Med. Mschr. **14**, 384 (1960). — **Merrill, J.P.:** Acute renal failure. In: Strauss and Welt. — **Merrill, J.P., J.E. Murray, F.J Takacs, E.B. Hager, R.E. Wilson,** and **G.J. Dammin:** Successful transplantation of kidney from a human cadaver. J. Amer. med. Ass. **185**, 347 (1963). — **Merzweiler, A., A.M. Welter** u. **L. Heilmeyer:** Bericht zur Endocarditis lenta nach 1945 in Deutschland. Dtsch. med. Wschr. **78**, 560, 639, 665 (1953). — **Meyer zu Schwabedissen, O.:** Beitrag zum myorenalen Syndrom, insbesondere in seiner Beziehung zum Schock. Münch. med. Wschr. **98**, 1688 (1956). — **Meyeringh, H.:** Versicherungsrechtliche Beurteilung innerer Krankheiten mit besonderer Berücksichtigung der Kriegs- und Unfallschäden. Hamburg: Schaaf 1951. — **Minami, S.:** Über Nierenveränderungen nach Verschüttung. Virchows Arch. path. Anat. **245**, 247 (1923). — **Minden, H.:** Die Beteiligung des Gefäßsystems bei der Bleivergiftung. Int. Arch. Gewerbepath. Gewerbehyg. **19**, 581 (1962). — **Moeschlin, S.:** Klinik und Therapie der Vergiftungen. Stuttgart: Thieme 1959. — **Moll, H. Ch.,** u. **B. Mantz:** Die Funktion der Restniere. Münch. med. Wschr. **106**, 708 (1964). — **Müller, A.:** Rückblick auf die gewerblichen Blasen- und Nierenschädigungen in der Basler Farbstoffindustrie. Schweiz. med. Wschr. **79**, 445 (1949). ~ Über Blasen- und Nierenschädigungen in der Farbstoffindustrie. Helv. chir. Acta, Ser. B **18**, 1 (1951). — **Murphy, F.D.,** and **B.J. Peters:** Treatment of acute nephritis. The immediate results and the outcome 10 years later in 89 cases. J. Amer. med. Ass. **118**, 183 (1942). — **Murphy, F.D.,** and **E.G. Schulz:** Natural history of glomerular nephritis. A report of patients treated from ten to twenty-five years after the acute stage. Arch. intern. Med. **98**, 783 (1956). — **Muth, H.:** Über Funktionsstörungen der ableitenden Harnwege nach Strahlenbehandlung und Radikaloperation des Kollumkarzinoms. Z. Geburtsh. Gynäk. **151**, 267 (1958).

**Nakamoto, S.,** and **W.J. Kolff:** Hemorrhagic diathesis in uremia and the avoidance of bleeding problems during dialysis. Ann. N.Y. Acad. Sci. **115**, 348 (1964). — **Nation, E.F.:** Horseshoe kidney, a study of thirty-two autopsy and nine surgical cases. J. Urol. (Baltimore) **53**, 762 (1945). — **Nation E.F.,** and **B.D. Massey:** Renal trauma: Experience with 258 cases. J. Urol. (Baltimore) **89**, 775 (1963). — **Navratil, E.:** Die krebskranke Frau im Berufsleben. In: Handbuch der gesamten Arbeitsmedizin, Bd. III. Berlin-München-Wien: Urban & Schwarzenberg 1962. — **Nixdorf, H.,** u. **H. Bornemann:** Ärztliche Begutachtung. Stuttgart: Fischer 1964. — **Noe, F.E.:** Mercury as a potential hazard in medical laboratories. New Engl. J. Med. **261**, 1002 (1959). — **Noltenius, H.,** u. **H. Schellhas:** Bioptische und tierexperimentelle Untersuchungen zur histologischen Rückbildung glomerulärer und tubulärer Nierenerkrankungen. Med. Welt **1963**, Nr 16, 844.

**Oberwittler, W.,** u. **W. Hartung:** Phenacetin und Nephropathie in versicherungsmedizinischer Sicht. Mschr. Unfallheilk. **69**, 201 (1966). — **Oliver, J., M. MacDowell,** and **A. Tracy:** The pathogenesis of acute renal failure associated with traumatic and toxic injury. Renal ischemia, nephrotoxic damage and the ischemuric episode. J. clin. Invest. **30**, 1305 (1951). — **Osman, A.A., H.G. Close,** and **H. Carter:** Studies in Bright's disease, No VIII: observations on the aetiology of scarlatinal nephritis. Guy's Hosp. Rep. **83**, 360 (1933). — **Otto, H.:** Die Zuckerkrankheit. Leitfaden für Studierende und Ärzte. Von F. Bertram, fortgeführt von H. Otto. Stuttgart: Thieme 1963. — **Owen, D.:** Renal failure due to para-aminosalicylic acid. Brit. med. J. **1958 II**, 483.

**Paeslack, V.:** Harnwegsinfekte und sekundäre Nierenschäden bei Paraplegie. Med. Welt **1962**, Nr 28, 1507. — **Pendergrass, H.P., R.L. Tondreau, E.P. Pendergrass, D.J. Ritchie, E.A. Hildreth,** and **S.I. Askovitz:** Reactions associated with intravenous urography: historical and statistical review. Radiology **71**, 1 (1958). — **Pilgerstorfer, W.:** Die Nephritiden (unter besonderer Berücksichtigung der sogenannten Feldnephritis). Wien: Urban & Schwarzenberg 1948. ~ Die entzündlichen Erkrankungen der Nieren und ihre Beurteilung im Hinblick auf die Arbeitsfähigkeit. Wien. med. Wschr. **105**,607 (1955). — **Popper, L.:** Die Niere bei Vergiftungen. Wien. med. Wschr. **105**, 549 (1955). — **Price, J.D.E., and R.A. Palmer:** A functional and morphological follow-up study of acute renal failure. Arch. intern. Med. **105**, 90 (1960).

**Quade, K.:** Neue Untersuchungen über die Sterblichkeit erhöhter Risiken. Lebensversich.-Med. **6**, 1 (1954). — **Quitte, Ch.:** Neuere Ergebnisse über die Wirkung gewerblicher Schädigungen auf das blut- und harnbereitende System. Öff. Gesundh.-Dienst **24**, 317 (1962).

**Radošević, Z., M. Šarić, T. Beritić,** and **J. Knežević:** The kidney in lead poisoning. Brit. J. industr. Med. **18**, 222 (1961). — **Ramberg, R.:** The prognosis for acute nephritis. Acta med. scand. **127**, 396 (1947). — **Rammelkamp, C.H.:** Prevention of acute nephritis. Ann. intern. Med. **43**, 511 (1955). — **Rammelkamp, C.H., C.A. Stetson, R.M. Krause, W.D. Perry,** and **R.J. Kohen:** Epidemic nephritis. Trans. Ass. Amer. Phycns **67**, 276 (1954). — **Rammelkamp jr., C.H.:** Glomerulonephritis. Frank Billings lecture. Proc. Inst. Med. Chic. **19**, 371 (1953). Zit. nach Schwartz and Kassirer. — **Rammelkamp jr., C.H.,** and **R.S. Weaver:** Acute glomerulonephritis. The significance of the variations in the incidence of the disease. J. clin. Invest. **32**, 345 (1953). — **Rammelkamp jr., C.H., R.S. Weaver,** and **J.H. Dingle:** Significance of the epidemiological differences between acute nephritis and acute rheumatic fever. Trans. Ass. Amer. Phycns **65**, 168 (1952). — **Rathery, F.,** et **R. Michel:** Nephrite suraigue, anurie et mort consécutive à l'ingestion répétée de petites doses de sous-acétate de plomb. Bull. Soc. méd. Hôp. Paris 162 (1923). Zit. nach W. Frey, in: Handbuch der inneren Medizin, Bd. VIII. Berlin-Göttingen-Heidelberg: Springer 1951. — **Rechenberg, H.K.v.:** Das vaskuläre Spätsyndrom der chronischen Schwefelkohlenstoffvergiftung. Helv. med. Acta **4**, 510 (1957).— **Reece, J.M.,** and **T.B. Reynolds:** Amyloidosis complicating rheumatoid arthritis. Amer. J. med. Sci. **228**, 554 (1954). — **Reed, R.W.:** An epidemic of acute nephritis. Canad. med. Ass. J. **68**, 448 (1953). — **Regan, F.C.,** and **E.G. Crabtree:** Renal infarction: a clinical and possible surgical entity. J. Urol. (Baltimore) **59**, 981 (1948). — **Reinwein, H.,** u. **F. Anschütz:** Nierenschädigungen durch quecksilberhaltige Diuretika. Münch. med. Wschr. **103**, 2506 (1961). — **Relman, A.S.:** Clinical aspects of chronic glomerulonephritis. In: Strauss and Welt. — **Rene, R.M.,** and **S.M. Mellinkoff:** Renal insufficiency after oral administration of a double dose of a cholecystographic medium. Report of two cases. New Engl. J. Med. **261**, 589 (1959). — **Reuber, M.D.,** and **J.E. Bradley:** Acute versenate nephrosis occurring as the result of treatment for lead intoxication. J. Amer. med. Ass. **174**, 263 (1960). — **Reubi, F.:** Fragen aus der Praxis. Frage: Welche Zusammenhänge bestehen zwischen einem Trauma und einer Glomerulonephritis? (Antwort Reubi.) Dtsch. med. Wschr. **83**, 1410 (1958). ~ Nierenkrankheiten. Bern u. Stuttgart: Huber 1960. — **Richter, A.B.:** Prognosis in acute glomerular nephritis. Ann. intern. Med. **9**, 1057 (1935). — **Robinson, R.R., C.T. Ashworth, S.N. Glover, P.J. Phillippi, F.R. Lecocq,** and **P.R. Langelier:** Fixed and reproducible orthostatic proteinuria. II. Electron microscopy of renal biopsy specimens from five cases. Amer. J. Path. **39**, 405 (1961). — **Robinson, R.R., S.N. Glover, P.J. Phillippi, F.R. Lecocq,** and **P.R. Langelier:** Fixed and reproducible orthostatic proteinuria. I. Light microscopic studies of the kidney. Amer. J. Path. **39**, 291 (1961). — **Rockstroh, H.:** Das Lebensschicksal der Einnierigen. Fortschr. Med. **82**, 463 (1964). — **Rostock, P.:** Ärztliche Begutachtung Kriegsversehrter. München: Stutz 1951 (a). ~ Unfallbegutachtung, 2. Aufl. Berlin: Gruyter & Co. 1951 (b). — **Rubenstone, A.I.,** and **L.B. Fitch:** Radiation nephritis: A clinicopathologic study. Amer. J. Med. **33**, 545 (1962). — **Rudebeck, J.:** Clinical and prognostic aspects of acute glomerulonephritis.Actamed. scand. (Suppl. 173) 1—184 (1946). — **Rübe, W.,** u. **H. Mehl:** Thorotrastschädigung nach retrograder Pyelographie. Fortschr. Röntgenstr. **84**, 343 (1956).

**Saphir, O.,** and **J. Ballinger:** Hypertension (Goldblatt) and unilateral malignant nephrosclerosis. Arch. intern. Med. **66**, 541 (1940). — **Sarre, H.:** Nierenstörungen bei der Verbrennungskrankheit. Langenbecks Arch. klin. Chir. **282**, 102 (1955). ~ Defektheilung von diffusen Glomerulonephritiden. Dtsch. med. Wschr. **80**, 1290, 1345 (1955). ~ Neuere Anschauungen über die Ätiologie der Nephritiden. Ärztl. Prax. **10**, 953, 971 (1958). ~ Nierenkrankheiten, 2. Aufl. Stuttgart: Thieme 1959. ~ Restzustände und Defektheilungen nach Nierenentzündungen. Dtsch. med. Wschr. **87**, 833 (1962 (a). ~ Der Nierenkranke im Berufsleben. In: Handbuch der gesamten Arbeitsmedizin, Hrsg. E.W. Baader. Bd. III: Der Kranke im Berufsleben. Berlin-München-Wien: Urban & Schwarzenberg 1962 (b). ~ Die Prognose der chronischen Nephritis. Lebensversicher.-Med. **15**, 1 (1963). — **Sarre, H.,** u. **E. Lindner:** Prognose der arteriellen Hypertonie entsprechend Blutdruck- und Augenhintergrundsveränderungen (nach 166 Beobachtungen über 7 Jahre). Klin. Wschr. **26**, 102 (1948). — **Sarre, H.,** u. **F. Moser:** Bestrahlungsfibrose, Bestrahlungsnephritis und isolierte Hypertonie nach Röntgenbestrahlung der Nieren. Dtsch. med. J. **12**, 232 (1961). ~ Hypertonie, Nephritis und Nephrofibrose (-zirrhose) nach Bestrahlung der Nieren. Med. Klin. **57**, 1526 (1962). — **Sarre, H.,** u. **U. Rogal:** Nierenerkrankung bei Phenacetinabusus. Dtsch. med. Wschr. **89**, 2269 (1964). — **Sarre, H.,** u. **K. Rother:** Ätiologie, Pathogenese und Therapie der akuten Glomerulonephritis. Internist (Berl.) **3**, 645 (1962). — **Scheele, K.:** Niere, Harnblase, Harnröhre und männliche Geschlechtsorgane einschließlich innere Sekretion. In: H. Bürkle de la Camp und

P. Rostock, Handbuch der gesamten Unfallheilkunde, Bd. II. Stuttgart: Enke 1955. — **Scheibert, C.D.:** Intracranial lesions as a cause of impaired renal function. J. Neurosurg. **18**, 182 (1961). — **Schlomka, G., F.E. Rissmann** u. **H. Bornemann:** Die Bewertung der Erwerbsminderung durch innere Erkrankungen. Berlin: VEB Verlag Volk und Gesundheit 1954. — **Schmidt, A.:** Spontanruptur einer infizierten Sackniere. Z. Urol. **25**, 93 (1931). — **Schneider, H.J.,** u. **W. Helbig:** Zur Frage der Nierenschädigung nach Ausscheidungsurographie. Z. Urol. **55**, 529 (1962). — **Schoen, R.:** Klinik der Pyelonephritis. Dtsch. med. J. **12**, 242 (1961). — **Schöneberg, G.:** Die ärztliche Beurteilung Beschädigter. Darmstadt: Steinkopff 1960. — **Scholz, J.:** Zur Toxikologie der Glykole. Klin. Wschr. **28**, 69 (1950). — **Schreiner, G.E.:** The nephrotic syndrome. In: Strauss and Welt. — **Schuler, B.:** Die Klinik der Schädigung durch Lösungsmittel. Hefte Unfallheilk., H. **43**, 97 (1952). — **Schultheis, Th.:** [Aus Gutachten und Gerichtsentscheidungen (9).] Der Tod des Einnierigen und seine sozialrechtliche Bewertung. Z. Urol. **55**, 31 (1962). — **Schwartz, W.B.,** and **J.P. Kassirer:** Clinical aspects of acute glomerulonephritis. In: Strauss and Welt. — **Seegal, D., J.D. Lyttle, E.N. Loeb, E.L. Jost,** and **G. Davis:** On the exacerbation in chronic glomerulonephritis. J. clin. Invest. **19**, 569 (1940). — **Setter, J.G., J.F. Maher,** and **G.E. Schreiner:** Acute renal failure following cholecystography. J. Amer. med. Ass. **184**, 102 (1963). — **Siegel, A.C., C.H. Rammelkamp,** and **H.J. Griffeath:** Epidemic nephritis in a school population. The relation of hematuria to group A streptococci. Pediatrics **15**, 33 (1955). — **Simon, K.:** Bericht über eine traumatische Ruptur einer pathologisch veränderten Niere. Mschr. Unfallheilk. **55**, 243 (1952). — **Smith, E.C.,** and **L.A. Orkin:** A clinical and statistical study of 471 congenital anomalies of the kidney and ureter. J. Urol. (Baltimore) **53**, 11 (1945). — **Smith, H.W.:** Hypertension and urologic disease. Amer. J. Med. **4**, 724 (1948). ~ Unilateral nephrectomy in hypertensive disease. J. Urol. (Baltimore) **76**, 685 (1956). — **Spühler, O.:** Probleme der interstitiellen Nephritis. Schweiz. med. Wschr. **83**, 145 (1953). — **Spühler, O.,** u. **H.U. Zollinger:** Die chronisch-interstitielle Nephritis. Z. klin. Med. **151**, 1 (1953). — **Sroka, K.H.:** Zur Frage der Aminokrebse. Krebs der Harnwege. Krebsarzt **7**, 25 (1952). — **Staehler, W.:** Klinik und Praxis der Urologie, Bd. I und II. Stuttgart: Thieme 1959. — **Stegeman, W.:** Renal vessel thrombosis. (Do we sometimes cause this?) Urol. cutan. Rev. **52**, 710 (1948). — **Stein, A.A.,** and **J. Wiersum:** The role of renal dysfunction in wound dehiscence. J. Urol. (Baltimore) **82**, 271 (1959). — **Stetson, C.A., C.H. Rammelkamp jr., R.M. Krause, R.J. Kohen,** and **W.D. Perry:** Epidemic acute nephritis: Studies on etiology, natural history and prevention. Medicine (Baltimore) **34**, 431 (1955). — **Stich, W.:** Das myorenale Syndrom. Regensburg. Jb. ärztl. Fortbild. **6**, 1 (1957/58). — **Strandness jr., D.E., J.H. Smith,** and **V.A. Pate:** Acute hypertension and renal infarction. U.S. armed Forces med. J. **11**, 584 (1960). — **Strauss, M.B.,** and **L.G. Welt:** Diseases of the kidney. Boston: Little, Brown & Co. 1963. — **Strobel, W., H. Wehmeyer** u. **H. Losse:** Über Gefahren bei der Anwendung von Sulfonamiddiuretika. Med. Welt **1961**, Nr 16, 844. — **Stucke, K.,** u. **G. Carstensen:** Nierenfunktionsstörungen nach Commotio cerebri. Dtsch. med. Wschr. **82**, 177 (1957). — **Suter, F.:** Handbuch der inneren Medizin, Bd. VIII. Berlin-Göttingen-Heidelberg: Springer 1951. — **Symanski, H.:** Erkrankungen durch Salpetersäureester. In: Baader, 1961.

**Taeger, H.:** Die Klinik der entschädigungspflichtigen Berufskrankheiten. Berlin: Springer 1941. — **Taschen, B.,** u. **R. Stiller:** Nierenerkrankungen durch quecksilberhaltige Arzneimittel. Med. Klin. **50**, 1018 (1955). — **Teleky, L.:** Gewerbliche Vergiftungen. Berlin-Göttingen-Heidelberg: Springer 1955. — **Thiessen, P.,** u. **E. Augustin:** Toxische Parenchymschädigungen der Niere nach Sulfonamidanwendung. Dtsch. med. Wschr. **75**, 393 (1950). — **Thoelen, H.:** Interstitielle Nephritis. Schweiz. med. Wschr. **84**, 963 (1954). — **Tölle, R.:** Zur Kasuistik der Doppelniere. Z. Urol. **49**, 501 (1956). — **Tudor, R.B.:** Acute glomerulonephritis occurring in three children in the same family. Amer. J. Dis. Child. **66**, 528 (1943).

**Übelhör, R.:** Bemerkungen zur Beurteilung chronisch Nierenkranker. Wien. med. Wschr. **105**, 662 (1955). — **Uehlinger, E.:** Über die Schwefelkohlenstoff-Glomerulosklerose. Schweiz. Z. allg. Path. **15**, 217 (1952).

**Vahlensieck, W.,** u. **W. Bettag:** Niereninfarkte. Münch. med. Wschr. **101**, 229 (1959). — **Verband Deutscher Rentenversicherungsträger (Hrsg.):** Die medizinische Begutachtung in der Rentenversicherung der Arbeiter und in der Rentenversicherung der Angestellten. Heidelberg: Brausdruck 1958. — **Vigliani, E.C.:** Erkrankungen durch Schwefelkohlenstoff. In: Handbuch der gesamten Arbeitsmedizin, Bd. II. Berlin-München-Wien: Urban & Schwarzenberg 1961. — **Vogt, W.,** u. **H. Cottier:** Nekrotisierende Nephrose nach Behandlung einer subakut-chronischen Bleivergiftung mit Versenat in hohen Dosen. Schweiz. med. Wschr. **87**, 665 (1957). — **Volhard, F.:** Die doppelseitigen hämatogenen Nierenerkrankungen. In: Handbuch der inneren Medizin, 2. Aufl., Bd. VI, Teil 1 und 2. Berlin: Springer 1931. — **Vorlaender, K.O., K.W. Fritz** u. **H.J. Braun:** Rheumatismus und Nierenentzündung. Münch. med. Wschr. **101**, 150 (1959).

**Weiss, S.,** and **F. Parker:** Relation of pyelonephritis and other urinary tract infections to arterial hypertension. New Engl. J. Med. **223**, 959 (1940). — **Wennberg, J.E., R. Okun,**

**E. J. Hinman, R.C. Northcutt, R. J. Griep,** and **W.C. Walker:** Renal toxicity of oral cholecystographic media. J. Amer. med. Ass. **186**, 461 (1963). — **Werner, W.:** Spontanruptur einer gesunden Niere. Zbl. Chir. **77**, 2272 (1952). — **Wertheim, A.R., J.D. Lyttle, E.N. Loeb, D.P. Earle jr., B.C. Seegal,** and **D. Seegal:** The association of type specific hemolytic streptococci with acute glomerulonephritis. J. clin. Invest. **32**, 359 (1953). — **Wetzels, E.,** u. **W. Herms:** Die akute Tubulusnekrose. Dtsch. med. Wschr. **86**, 514, 657, (1961). — **Weyeneth, R.:** Spätschäden nach Pyelographie mit Thorotrast. Z. Urol. **51**, 513 (1958). ~ Ein weiterer Spätschaden nach Pyelographie mit Thorotrast, die Uronephrose, hervorgerufen durch Ablagerung von Thoriumdioxyd am Ureterabgang. Z. Urol. **55**, 441 (1962). — **Wildbolz, E.:**D ie Pyelonephritis. Dtsch. med. Wschr. **87**, 2509 (1962). — **Wildbolz, E.,** u. **F. Jenny:** Gedanken zur renalen Hypertonie als Verletzungsfolge. Mschr. Unfallheilk. **56**, 86 (1953). — **Wilkening, H.,** u. **St. Litzner:** Über Erkrankungen insbesondere der Niere durch Alkyl-Quecksilberverbindungen. Dtsch. med. Wschr. **77**, 432 (1952). — **Willer, H.:** Über traumatische Gewächsbildung. Zbl. allg. Path. path. Anat. **78**, 1 (1942a). ~ Über chronische Glomerulonephritis mit Amyloidnephrose. Zbl. allg. Path. path. Anat. **78**, 113 (1942b). — **Williams, T.F.:** Renal cortical necrosis, renal infarction, and hypertension due to renal vascular disease. In: Strauss and Welt. — **Winckelmann, W.:** Taschenbuch zur ärztlichen Begutachtung der Invalidität und Berufsunfähigkeit in der Sozialversicherung (RVO—AVG). München: Barth 1952. — **Winkenwerder, W.L., N. McLeod,** and **M. Baker:** Infection and hemorrhagic nephritis. Arch. intern. Med. **56**, 297 (1935). — **Wollheim, E.,** u. **J. Moeller:** Hypertonie, Hypotonie. In: Handbuch der inneren Medizin, Bd. IX/5. Berlin-Göttingen-Heidelberg: Springer 1960. — **Wuketich, St.,** u. **T. Mark:** Doppelcarcinom nach Thorotrast-Arteriographie. Z. Krebsforsch. **62**, 95 (1957).

**Zellweger, H..** u. **W.H. Adolph:** Vitamine und Vitaminkrankheiten. In: Handbuch der inneren Medizin, 4. Aufl., Bd. VI/2. Berlin-Göttingen-Heidelberg: Springer 1954. — **Zeman, F.D.:** Toxic effects ascribed to prolonged abuse of acetophenetidin (Phenacetin). J. chron. Dis. **16**, 1085 (1963). — **Zimmerman, St. J.,** and **R.S. Radding:** Hypertension due to trauma of the kidney. New Engl. J. Med. **264**, 238 (1961). — **Zöllner, D.:** Die soziale Gesetzgebung der Bundesrepublik. Bad Godesberg 1962. — **Zollinger, H.U.:** Die interstitielle Nephritis. Basel: Karger 1945. ~ Ein Spindelzellsarkom der Niere, 16 Jahre nach Thorotrastpyelographie. Schweiz. med. Wschr. **79**. 1266 (1949). ~ Anurie bei Chromoproteinurie. (Hämolyseniere, Crush-Niere.) Stuttgart: Thieme 1952. ~ Autoptische und experimentelle Untersuchungen über Lipoidnephrose, hervorgerufen durch chronische Quecksilbervergiftung. Schweiz. Z. Path. **18**, 155 (1955). ~ Pathogenese und Folgen der frühkindlichen Pyelonephritis. Schweiz. med. Wschr. **89**, 664 (1959).

Abgeschlossen März 1965

# Sachverzeichnis

Die *kursiv* gesetzten Zahlen bezeichnen die Seiten, auf denen der betreffende Gegenstand ausführlich dargestellt ist

Die römischen Zahlen beziehen sich auf die Teilbände 1—3

Soweit bei gleichem Hauptstichwort mehrmals nacheinander auch gleiche Unterstichworte folgen, sind letztere durch *Kursivdruck* gekennzeichnet; in diesen Fällen beziehen sich die nachfolgenden Unterführungsstriche nicht nur auf das Hauptstichwort, sondern auch auf den *kursiv* gesetzten Teil der Unterstichworte

GPSR Compliance

*The European Union's (EU) General Product Safety Regulation (GPSR) is a set of rules that requires consumer products to be safe and our obligations to ensure this.*

*If you have any concerns about our products, you can contact us on ProductSafety@springernature.com*

In case Publisher is established outside the EU, the EU authorized representative is:

Springer Nature Customer Service Center GmbH
Europaplatz 3
69115 Heidelberg, Germany

**Batch number: 10584556**

Printed by Printforce, the Netherlands